药品 GMP 指南 第2版

原料药

国家药品监督管理局食品药品审核查验中心◎组织编写

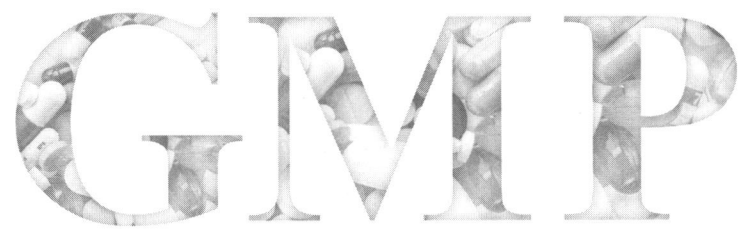

中国健康传媒集团

中国医药科技出版社

内 容 提 要

"药品 GMP 指南"（第 2 版）由国家药品监督管理局食品药品审核查验中心组织编写。《原料药》分册内容紧扣《药品生产质量管理规范（2010 年修订）》及其附录的要求，结合国内外制药行业的具体实践，吸收参考了国际组织和监管机构有关指南的关键变化。本书以上版内容为基础，新增技术转移和临床用原料药的管控章节，以及质量风险管理决策树、连续化生产、酶催化控制、回收物料的管理、原料药及其中间产品的有效期/复验期确定、原料药中元素杂质控制的讨论、清洁验证过程中其他可能残留物的讨论、返工工艺验证、模拟召回实例、菌种库制备、发酵液取样要求、无菌原料药生产和污染控制等内容。

本书可供药品生产企业、药品上市许可持有人、工程设计、设备制造、药品监管机构等相关人员和检查员参考使用。

图书在版编目（CIP）数据

原料药 / 国家药品监督管理局食品药品审核查验中心组织编写；高天兵，郑强主编 .
— 2 版 . — 北京：中国医药科技出版社，2023.4
（药品 GMP 指南）
ISBN 978-7-5214-3823-9

Ⅰ . ①原… Ⅱ . ①国… ②高… ③郑… Ⅲ . ①药品—原料—质量管理—中国—指南
Ⅳ . ① TQ460.4-62

中国国家版本馆 CIP 数据核字（2023）第 042750 号

责任编辑　高雨濛　曹化雨
美术编辑　陈君杞
版式设计　也　在

出版　**中国健康传媒集团** | 中国医药科技出版社
地址　北京市海淀区文慧园北路甲 22 号
邮编　100082
电话　发行：010-62227427　邮购：010-62236938
网址　www.cmstp.com
规格　787 × 1092 mm $\frac{1}{16}$
印张　39 $\frac{3}{4}$
字数　776 千字
初版　2011 年 8 月第 1 版
版次　2023 年 4 月第 2 版
印次　2023 年 4 月第 1 次印刷
印刷　三河市万龙印装有限公司
经销　全国各地新华书店
书号　ISBN 978-7-5214-3823-9
定价　**328.00** 元

获取新书信息、投稿、为图书纠错，请扫码联系我们。

编　委　会

编写说明

"药品 GMP 指南"丛书自 2011 年 8 月出版以来,对帮助我国制药行业更好学习、理解、实施药品生产质量管理规范(GMP)发挥了重要作用,同时也为药品 GMP 检查员提供了学习教材。十年来,我国制药工业质量管理体系建设不断完善,质量管理水平不断提升,《药品管理法》《疫苗管理法》《药品注册管理办法》《药品生产监督管理办法》等法律、部门规章陆续修制定,以及多个 GMP 附录颁布实施,不断加强与完善了药品 GMP 实施的要求。随着国家药监局成为 ICH 管委会成员,疫苗国家监管体系通过世界卫生组织 NRA 评估,积极筹备申请加入药品检查合作计划(PIC/S),我国药品监管国际化程度日益深化。特别是近十年来国际药品 GMP 指南不断更新,涉及数据可靠性、无菌产品、连续制造等新理念、新标准、新技术,产业界对于"药品 GMP 指南"丛书内容更新修订的需求日益迫切。

2021 年 8 月,在国家药品监督管理局以及相关业务司局的支持和指导下,国家药品监督管理局食品药品审核查验中心会同北京大学知识工程与监管科学实验室和中国健康传媒集团中国医药科技出版社组织开展"药品 GMP 指南"修订工作。

"药品 GMP 指南"第 2 版以上版内容为基础,结合过去十几年国内外制药行业的具体实践,吸收 ICH、WHO、PIC/S、美国 FDA、EMA 有关指南,以及借鉴 ISPE、ISO、PDA、APIC 等有关指南的关键变化,旨在服务于知识和创新驱动的产业发展和以患者为中心、基于风险的科学监管。

来自 130 多家国内外药品监督管理机构、生产企业和研究机构的 500 余位专家积极参与再版修订工作,完成了 500 多万字的稿件,内容较上版增加近 1 倍。

"药品 GMP 指南"第 2 版《质量管理体系》分册新增研发质量体系、数据可靠性策略章节和药品上市许可持有人管理要求等;《厂房设施与设备》分册新增工艺气体系统、信息化和计算机化系统、先进制造三个部分;《口服固体制剂与非无菌吸入制剂》分册新增吸入制剂、缓控释制剂和中药颗粒剂附表、技术转移、工艺验证、共线生产等内容;《无菌制剂》分册新增生物制品（单抗）和细胞治疗产品两个部分，以及脂质体和预灌封注射剂产品、一次性使用技术和免洗物料等;《质量控制实验室与物料系统》《原料药》分册对接国内外产业法规指南全面升级，并就实验室调查、微生物实验室、供应商管理、委托储存、临床用原料药、溶媒回收等热点内容进行专题讨论。

本次修订得到了国家药品监督管理局以及相关业务司局的支持和指导，北京大学知识工程与监管科学实验室和有关企业给予了全力配合。在此，谨对关心和支持本次修订的各级领导和专家表示衷心的感谢！特别感谢北京市药品审评检查中心、辽宁省药品审评查验中心、上海药品审评核查中心、江苏省药品监督管理局审核查验中心、山东省食品药品审评查验中心、广东省药品监督管理局审评认证中心对本丛书审核工作给予的大力支持。

"药品 GMP 指南"第 2 版涉及的内容广泛，虽经努力，但因时间仓促、水平有限，错漏之处恳请广大读者批评指正。

国家药品监督管理局食品药品审核查验中心
2023 年 1 月

目 录

4 厂房与设施

5 设备

6 文件与记录

11 实验室控制

12 确认与验证

13 变更控制

14 不合格品与物料再利用

15 投诉、退货与召回

1 前言

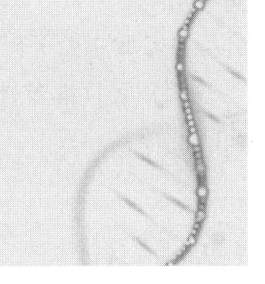

本章主要内容：

☞ 目的

☞ 适用范围

☞ 如何定义原料药的起始物料

☞ 各章主要内容和修订要点

1.1 目的

《原料药》分册在《药品生产质量管理规范（2010 年修订》及原料药附录的基础上，参考了国际人用药品注册技术协调会（ICH）、世界卫生组织（WHO）、药品检查合作计划（PIC/S）、美国食品药品管理局（FDA）、欧洲药品管理局（EMA）、国际标准化组织（ISO）、国际制药工程协会（ISPE）等监管机构或国际组织原料药相关指南或技术文件及其最新进展，并广泛了解企业的实际状况及需求，结合国内的具体实例，力图更具指导性、实用性和可操作性。对每个关键控制点，本分册尽可能给出多种具体的实施方法以供参考，药品生产企业可根据自身情况，在风险评估的基础上选择应用，并不限于本分册中提供的方法。

随着我国加入 ICH，制药行业的发展与技术进步，尤其是企业国际化进程的不断加快，企业实施 GMP 的水平不断提高，同时基于环保、职业卫生健康、安全（EHS）的新要求，新技术、新设备的应用日益广泛。GMP 的实施是一个动态提升的过程，各国监管机构的期望也都在不断提高，这不仅反映在研发和注册申报的要求中，也反映在 GMP 实施的监管实践当中。近年来，GMP 实施逐步涵盖了产品的生命周期，包括了研发活动和临床使用的原料药。数据可靠性、连续化生产、酶转化等绿色工艺以及基于本质安全的微通道反应等成为行业热点，GMP 实施也需要与时俱进，行业在实践中也有许多新的认识和疑问，实施案例也需要更新。本次组织行

1

业专家修订，除了对上版内容进行丰富之外，同时增加了针对以上热点问题的讨论。

本分册主要突出了原料药生产的特点，对于公共部分，可参见本丛书相应分册。

本分册是推荐性、非强制的指导，仅供相关企业参考，生产企业可以有其他合理的选择。

1.2 适用性

法规要求 ···

药品生产质量管理规范（2010 年修订）

第三百一十二条 本规范下列术语（按汉语拼音排序）的含义是：

（三十五）物料

指原料、辅料和包装材料等。

例如：化学药品制剂的原料是指原料药；生物制品的原料是指原材料；中药制剂的原料是指中药材、中药饮片和外购中药提取物；原料药的原料是指用于原料药生产的除包装材料以外的其他物料。

（四十）原辅料

除包装材料之外，药品生产中使用的任何物料。

背景介绍 ━━━━━━━━━━

当某种物质被称为原料药，并被用于生产药物制剂时，就应按 GMP 的要求进行管理。

原料药的起始物料是指某一种原料、中间体或原料药，被用来生产另一种原料药，并且以主要结构片段的形式结合进原料药的结构中。原料药的起始物料可能是在市场上有售、能够通过合同或商业协议从一个或多个供应商处购得，或由生产企业自制。原料药的起始物料一般来说具有特定的化学性质和结构。

生产企业应指出并证明其原料药的生产是从哪一步开始的。对于合成工艺而言，就是"起始物料"进入工艺的那一时刻；对于其他工艺（如发酵、提取、纯化等），其起始点应根据具体情况而定。

实施指导

生产企业负责定义起始物料，是 ICH Q7 原料药的药品生产质量管理规范指南中最重要的建议之一。企业的研发、质量和注册部门应密切配合，形成一致认可的起始物料。理论上，无论是从新原料药注册角度还是从 GMP 角度，都应采用相同的起始物料定义。但根据目前监管要求，当起始物料和原料药之间只有一、二步合成步骤，或者起始物料本身就是原料药时，药监部门很可能会要求企业提供更多的起始物料的信息。

企业应审核原料药的工艺，通过对工艺和质量的评估来定义主要结构片段，而不是仅限于 ICH Q7 中 GMP 标准的适用范围。一般来说，物料的来源并非是决定其是否是起始物料的主要因素。所谓的"主要结构片段"是指分子结构中对分子的药理活性有贡献的或是有重要意义部分。最初的定义是称其为"重要元素"，在 ICH Q7 中，"元素"一词改成了"片段"，以避免与化学意义上的"元素"相混淆。

一般来说，起始物料至少有下面三个关键特性：①构成原料药的显著片段；②有确定的化学结构和特征；③有可控的质量标准。

对于多分支的合成路线，合成路径的每一分支都可能有其各自的"起始物料"，这需要企业根据"起始物料决策树"，结合具体情况而定（即不同工艺，起始物料可能不同）。

尽管有例子表明最终中间体可作为原料药的起始物料（如用市场上普遍可获得的物质或 6-APA 生产半合成青霉素），但当它们作为后工序的起始物料时，监管部门可能仍会要求企业提供更进一步的细节。

如何定义原料药的起始物料：

● 结合 ICH Q7 指南，在注册资料申报前，技术、质量和注册部门应定义出一致认可的起始物料。因此在注册和企业内部文件中，起始物料的定义应相同。

● 起始物料决策树（图 1-1）可为如何定义起始物料提供一个思路。

● 当被定义的起始物料非常靠近原料药本身时，监管部门有可能要求企业提供起始物料的合成工艺和分析控制方法或者工艺前沿，重新确定起始物料。

● 在供应原料药起始物料的商业合同中，一般应确定变更控制的有关要求。当起始物料的工艺路线、分析控制方法或者质量标准有任何重大变更时，生产商一般应通知客户并得到客户的同意。

● 当原料药的起始物料不需要按照 ICH Q7 定义的 GMP 要求进行生产时，中间体或原料药的制造商应有一套系统来评估该物料的供应商，原料药起始物料的供应商应具备合适的资质。

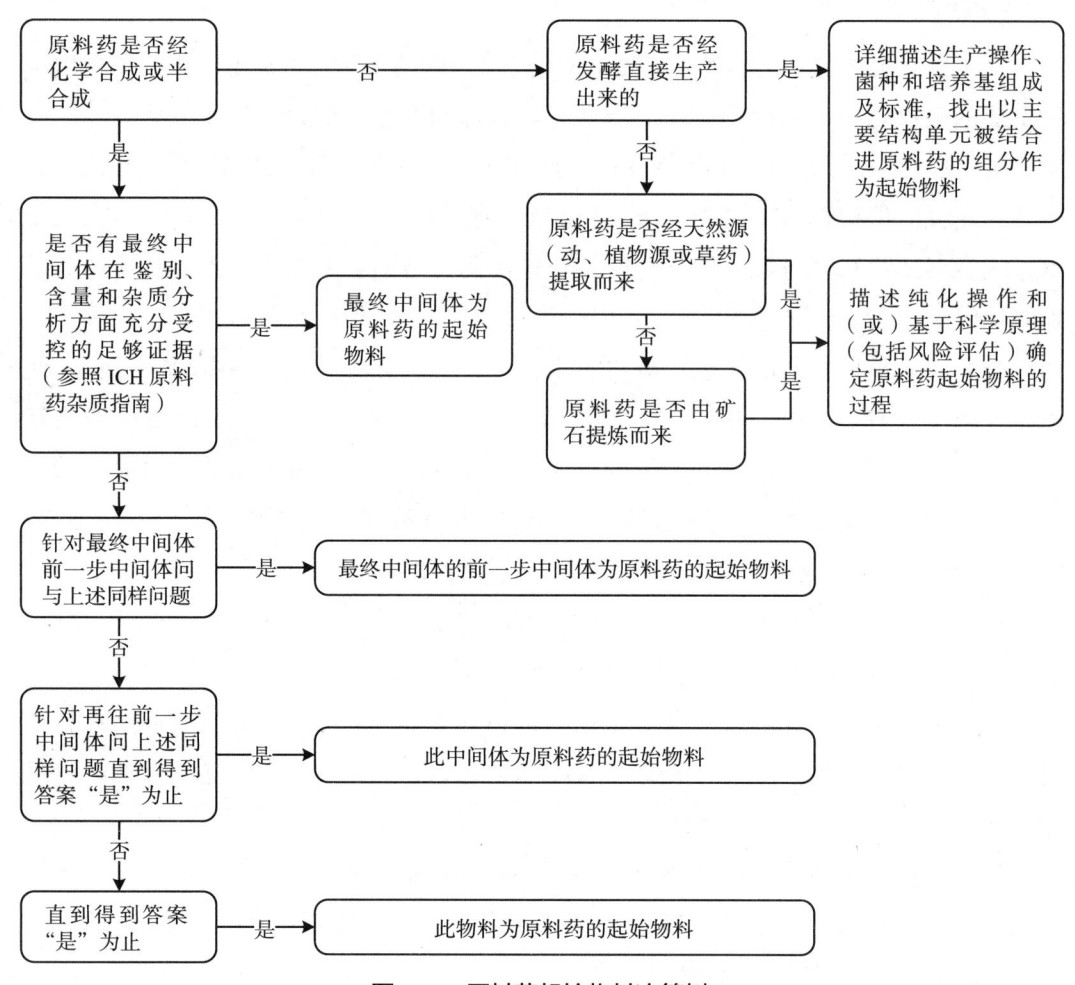

图 1-1　原料药起始物料决策树

　　表 1-1 给出了起始物料从哪一点引入工艺过程的指导原则。从这步开始，就应当按 GMP 的要求进行生产，这包括对原料药质量有重大影响的关键工艺步骤的验证。

　　通常 GMP 适用于表 1-1 中灰色的部分。原料药生产过程中，GMP 的要求随工艺过程的进行而逐步提高。需要注意的是，一般情况下，GMP 不适用于"起始物料"引入前的步骤。

　　GMP 中特别强调原料药的生产起始点必须按注册批准的工艺执行，任何变更（推后或提前生产起始点）都必须报药监部门批准。

表 1-1 原料药生产中 GMP 的适用范围

生产类型	在该种生产类型中本分册的适用步骤（灰色）				
化学合成	原料药起始物料的生产	原料药起始物料引入工艺的过程	中间体的生产	分离和纯化	物理加工和包装
动物来源	器官、液体或组织的采集	切制、混合和（或）初步加工	原料药起始物料引入工艺的过程	分离和纯化	物理加工和包装
植物来源	植物的采集	切制和初步提取	原料药起始物料引入工艺的过程	分离和纯化	物理加工和包装
植物药提取所得的原料药	植物的采集	切制和初步提取		进一步提取	物理加工和包装
经粉碎或磨粉后的植物药组成的原料药	植物的采集和（或）培养和收割	切制/粉碎			物理加工和包装
生物技术：发酵/细胞培养	主细胞库和工作细胞库的建立	工作细胞库的维护	细胞培养和（或）发酵	分离和纯化	物理加工和包装
"传统"发酵工艺原料药	细胞库的建立	细胞库的维护	接种和发酵	分离和纯化	物理加工和包装

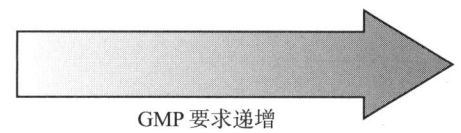

GMP 要求递增

📋 **要点备忘**

- 企业所定义的"起始物料"是否恰当。

- 实际生产起始点是否与注册工艺中所描述的一致。

- 所用物料和供应商是否与注册工艺描述一致？如变更，是否按要求履行相应手续。

1.3 范围与结构

本分册适用于原料药的生产，即通过化学合成、细胞培养或发酵提取、天然资源回收，或通过以上工艺的结合而得到的原料药，包括无菌原料药和非无菌原料药。

结构上参照 GMP，内容上偏重原料药的特点，与 GMP 原料药附录和 ICH Q7 一致。共性的部分可参照本丛书《质量管理体系》《质量控制实验室与物料系统》《厂房设施与设备》。委托生产和委托检验的内容，参见本丛书《质量管理体系》分册与《质量控制实验室与物料系统》分册相关内容，本分册不再赘述。

本分册共有 18 章。

第 1 章　前言　主要讨论本分册起草的目的、适用范围、内容结构，以及本次修订的主要内容，重点讨论了原料药起始物料的定义和确定方式。

第 2 章　质量管理　主要讨论了质量目标的设定，生产、质量等各部门职责、自检和产品质量回顾的内容。本次修订主要突出原料药质量管理特点，在上版指南基础上对内容做了调整，如删除了上版"2.1 原则"中的"物料和产品放行""记录"和"偏差"内容，将上版"2.1 原则"的"实施指导原则"中的"职责"并入"2.2 机构与架构"中，增加了"集团公司质量体系组织架构的设置"的实施指导案例，细化了自检内容，细化了质量回顾的回顾方式、回顾内容，修订了"原料药产品年度质量报告模板"。

第 3 章　人员　主要讨论了人员资质、人员培训和人员卫生。本次修订主要增加了对顾问的管理，更新了表格内容，修订了培训记录的保存时限等，删除了无菌人员卫生内容，相关要求可参考本丛书《无菌制剂》分册。

第 4 章　厂房与设施　主要讨论原料药厂房与设施的设计和建造原则，公用设施与系统，照明，高毒高活性产品特殊要求，排污系统以及维护与保养。本次修订基于最新法规要求，主要增加从源头设计实现过程控制，防止产品污染和交叉污染的风险：对于多功能厂房设施，在设计上要考虑单元功能模块化，在物料转移上提倡垂直流设计方式及其基本介绍。同时讨论了微通道反应器、管道反应器等最新科学技术发展的连续化反应设计。对于具有高活性的特殊类药品功能区域和辅助设施要求，增加根据职业接触极限值（OEL，occupational exposure limit）确定出职业暴露等级（OEB，occupational exposure band），强化人员的防护与环境的保护。针对水系统，增加对水中亚硝胺杂质的评估及控制；同时把上版"5 设备"中纯化水系统的维护案例移到本章节中。

第 5 章　设备　结合原料药特点重点讨论了设备的设计与建造，维护保养与清洁，校准和计算机化系统。本次修订增加了微通道反应器等新设备和新技术应用等内容，强调设备的生命周期管理，基于风险的分级分类管理，维护保养与清洁策略，并结合实例进行深入讨论。

第 6 章　文件与记录　主要针对原料药特点讨论了质量标准的制定，记录的建立与审核等。本次修订主要增加针对数据可靠性要求，标准制定中遗传毒性杂质考量，并在案例中介绍了特殊情况如微粉工艺的文件与记录要求，同时细化了部分内容。

第7章 物料管理 讨论了大宗物料、特殊物料和研发物料的管理，以及物料存贮、取样测试和不合格物料的处理。本次修订基于药品生命周期的质量管理要求，细化了研发物料管理、取样检测细则以及复验期管理等内容。深入讨论了对回收物料包括回收溶剂的管理。细化了供应商分类管理，包括集团内供应商要求，增加物料供应商审计报告模板和供应商问卷内容，包括对物料亚硝基杂质控制要求，完善了质量协议内容。本次修订把上版"11 实验室控制"中有关物料取样包括气体取样等内容移到本章节中，并更新了部分案例分析内容。

第8章 生产和过程控制 讨论了生产过程关键点与过程控制注意事项，生产时限管理，混批与交叉污染防控等。本次修订增加了连续化生产、酶催化控制等新技术控制要求，细化了回收物料使用以及清场清洁的操作要求等内容，修订了个别描述不准确、有歧义的内容，更新部分案例分析。

第9章 原料药和中间体的包装与贴签 主要讨论了包装和贴签要求，重复使用容器管理和标签管理，以及产品包装研究。本次修订增加内外包装作用及与稳定性实验关系的讨论，并在案例讨论中增加了很多实施细节，更新了部分模板。

第10章 贮存和发运 主要讨论原料药与中间体的贮存要求，以及发货运输过程中的控制要求。本次修订主要基于风险控制理念，细化了对储存和运输的具体要求，如增加对承运商的要求、运输确认的要求及实施要点、模拟运输的规定及案例。更新了《中国药典》中贮存条件，增加了欧美药典中的贮存条件对比等。同时还增加了温湿度分布研究的参考指南。

第11章 实验室控制 重点介绍了不同特性原料、中间体、原料药的标准制定，取样留样，检测及稳定性实验中注意的问题。本次修订反映了最新监管要求变化和行业发展新动向，增加了如对残留溶剂、元素杂质及遗传毒性杂质等基于风险的标准制定讨论及实施案例。删除关于原料药的原料的取样内容，该内容移至"7 物料管理"中。细化了中间过程取样的讨论并增加了实施案例。

第12章 确认与验证 主要讨论了原料药生产中设备确认，氮气和压缩空气系统验证，工艺验证及清洁验证等内容。本次修订强调了生命周期管理，增加了持续工艺确认、连续化生产工艺验证等新的内容，案例中结合行业实践，讨论了取样、检测和可接受标准等方面的具体实施细则，更新了部分案例。

第13章 变更控制 主要讨论了变更基本管理流程，GMP 变更与非 GMP 变更，变更与 EHS 的衔接，变更与注册的结合等。本次修订结合最新法规变化，对内容做了部分细化和完善并更新了部分案例。

第 14 章　不合格品与物料再利用　主要讨论了不合格品，包括物料、中间体、产品的处理，返工与重新加工及其合规要求，物料与溶剂的回收处理。本次修订根据 GMP 和法规要求，结合行业实践，对常见热点问题及有关细节做了深入的讨论和补充。更新了部分案例。将退货相关内容移至"15.2 退货"。

第 15 章　投诉、退货与召回　相关基本要求在本丛书《质量管理体系》《质量控制实验室与物料系统》分册中进行了充分说明，本章主要针对原料药特点对投诉和召回的具体实施做了比较深入的讨论。本次修订主要是细化了有关实施指导，如对原料药投诉原因的分析、不同原因退货的评估与处理、退货与投诉的区别、召回原因的分析及调查等。将退货内容从第 14 章调整到本章节中，增加了原料药模拟召回的实例。

第 16 章　采用传统发酵工艺生产原料药的特殊要求　描述通过细胞培养或发酵生产得到的原料药的过程，主要讨论了菌种库管理、菌种培养与发酵控制要求，收集、分离与纯化的要求，以及病毒去除和灭活。本次修订对部分内容做了更新，增加了对接种操作、发酵过程控制、染菌调查与处理等详细介绍，包括：菌种库制备，发酵不同培养阶段发生染菌时的处理方式及染菌原因分析，接种保护方式介绍及选择原则，发酵 API 在工艺控制中的微生物控制策略等。增加了发酵全过程如何实现监控的案例。

第 17 章　技术转移和临床用原料药的管控　为新增章节，技术转移部分侧重于介绍原料药技术转移的基本流程和不同阶段的实施要素，讨论了技术转移的应用范围、流程和管理模式，重点介绍技术转移中风险评估和差距分析要素，并提供了部分案例。临床用原料药的管控部分重点介绍临床不同阶段对应原料药的质量管控要素，讨论了不同阶段临床用原料药的要求和差异性，包括 GMP、文件体系建立、调查、数据可靠性等方面的要求，阐述产品开发，临床前或毒理研究阶段、临床不同阶段合适有效的质量管理方法和产品控制策略。特别讨论了仿制药研发用 API 的管控。

第 18 章　无菌原料药　描述无菌原料药的生产，内容涵盖无菌原料药与非无菌原料药和无菌制剂的一般区别、厂房设施设备、生产过程管理、除菌过滤、环境监控、验证、实验室控制和包装等多个方面，结构相对独立完整。虽然 GMP 原料药附录和 ICH Q7 只针对非无菌原料药，考虑到无菌原料药生产有很多不同于无菌制剂的特点，本章还对无菌原料药生产进行了描述。本次修订更新了部分案例，介绍了新的设备和技术，讨论了无菌原料药针对微生物污染、内毒素污染和异物的风险评估和控制策略。增加了无菌原料药生产和污染控制的基本原则和无菌药品质量体系的基本要求；补充完善了各种无菌原料药的生产工艺关键控制项；按照最新情况更新了设备设施的设计要求，更新了部分设备设计案例，如自动进出料系统和灭菌后包材的转移系统等；对无菌原料药的生产工艺过程控制，丰富了实施指导部分的内容；对除菌过滤器、环境和人员监测、实验室控制的部分要求进行了补充修订；对无菌原料药的模拟灌装部分按照最新要求和做法进行了全面的更新；更新了灭菌验证和容器密封系统部分的案例等。

出口原料药业务涉及的原料药代理商、中间商、贸易商、分销商、分装商和再贴签商暂时没有涵盖。

除非与 GMP 的实施有关联，本分册一般不涉及人员安全及环境保护的要求，这些是生产企业的固有责任，具体要求按国家相关法律规定。

本分册中如有涉及注册/申报或药典修订的，应按照监管机构制定的关于注册/申报的特定要求执行，并切实履行申报文件中的承诺。

本分册中的案例代表了部分行业实践经验，反映了业界的一些思考和认识，供企业参考使用，但不应机械地作为执行的标准模板。

本分册中若无特别说明，GMP 均指《药品生产质量管理规范（2010 年修订）》及其附录；如无特别说明，《中国药典》均指现行版。

2 质量管理

本章主要内容：

☞ 如何制定质量方针和质量目标

☞ 质量管理部门和生产部门的职责

☞ 如何进行自检

☞ 如何进行产品质量回顾

☞ 如何进行原料药的质量风险管理

原料药的质量管理，需涵盖产品的研发、技术转移、商业生产和产品终止四个阶段，每个阶段的目标与 ICH Q10 药品质量体系中阐述一致。原料药企业的质量管理体系要求，需包括工艺性能和产品质量监测系统、纠正和预防措施系统、变更管理系统、工艺性能和产品质量的管理回顾，需持续改进，因此在质量管理方面，原料药和制剂在原理和方法上基本相似。关于质量管理系统的基本要素的阐述，如偏差管理、产品放行、质量风险管理、质量管理文件等内容，可以参见本丛书《质量管理体系》分册，本章不作专门阐述。关于无菌原料药的风险管理，本分册第 18 章也有专门论述，本章不再赘述。

2.1 原则

法规要求 ·······································

药品生产质量管理规范（2010 年修订）

第五条 企业应当建立符合药品质量管理要求的质量目标，将药品注册的有关安全、有效和质量可控的所有要求，系统地贯彻到药品生产、控制及产品放行、贮存、发运的全过程中，确保所生产的药品符合预定用途和注册要求。

第六条 企业高层管理人员应当确保实现既定的质量目标，不同层次的人员以及供应商、经销商应当共同参与并承担各自的责任。

第七条 企业应当配备足够的、符合要求的人员、厂房、设施和设备，为实现质量目标提供必要的条件。

📋 技术要求

ICH Q7 原料药的药品生产质量管理规范指南

2.10 质量应当是所有参与生产活动人员的职责。

2.11 原料药生产企业应当建立质量保证系统，同时建立完整的文件体系，并配备足够的、符合要求的生产和质量管理人员，以保证系统有效运行。

实施指导

原料药生产过程中，除 GMP 外的其他要求，如 EHS 的要求，应当综合考虑以实现合规。商业效率和持续改进是企业竞争力所需要的，因此 GMP 符合性应当融合到整个质量管理体系（QMS，quality management systems）中。

A. 质量管理体系

一个有效的直接确保患者权益的质量管理体系对客户关系、持续改进、法规符合性是至关重要的，应当设计、建立、实施并记录一个整合原料药 GMP 要求、有明确定义的质量体系（如 ISO9001：2015），参见本丛书《质量管理体系》分册。

公司高级管理层对于建立有效的药品质量体系负有主体责任。质量部门应向高级管理层定期汇报关键绩效指标，及时上传具体产品质量和药品质量体系的问题，通过质量管理回顾，确保药品质量管理体系持续适用、有效，以及持续改进。高级管理层需确保向质量管理体系提供适当的资源并支持质量职能部门采用纠正和预防措施改进过程，从而完善体系。

B. 质量方针和质量目标

原料药企业应当根据企业的文化、战略、社会责任、发展需求制定符合企业特色的质量方针，质量方针应当叙述公司质量相关的整体意愿和方向，应被公司内所有层次的人员充分理解和执行。

"质量目标"以往在 ISO 9000 系列中应用比较多，我国 GMP 首次将质量目标的概念引入到质量管理这一章中。

根据企业的质量方针以及药品注册的有关安全、有效和质量可控的所有要求，制定企业的质量目标。质量目标也应与公司的战略相结合。质量目标应得到公司所有相关层次人员的支持，通过质量目标的层层分解，变成部门和个人的目标。在制定目标时，应考虑 SMART 原则，即 specific（具体的）、measurable（可衡量的）、agreed-upon（双方同意的）、realistic（现实可行的）和 tied to the business（与业务相关的）。每一项目标要预先定义，给出考核或统计方法，尽量做到定量考核。同时，目标需要上、下级之间充分讨论，双方达成共识并与企业的业务紧密相关。个人目标要支持部门目标，部门目标要支持企业目标。通过每个人的努力、各个部门的通力合作，达成企业质量目标的实现。通常企业会在年初制定目标，每月或定期跟踪，年中进行评估（根据情况变化，有合理的理由，可进行局部调整），年末进行总结。

公司管理层应当提供适宜的资源和培训以协助部门及个人达到质量目标。同时，为了确保企业质量目标的完成，还要与供应商、经销商等沟通，让他们也加入到目标的实施过程中，这样才能确保整个供应链的完整运行。

2.2 机构与架构

法规要求 ·······

药品生产质量管理规范（2010 年修订）

第十六条 企业应当建立与药品生产相适应的管理机构，并有组织机构图。

企业应当设立独立的质量管理部门，履行质量保证和质量控制的职责。质量管理部门可以分别设立质量保证部门和质量控制部门。

第十七条 质量管理部门应当参与所有与质量有关的活动，负责审核所有与本规范有关的文件。质量管理部门人员不得将职责委托给其他部门的人员。

第十八条 企业应当配备足够数量并具有适当资质（含学历、培训和实践经验）的管理和操作人员，应当明确规定每个部门和每个岗位的职责。岗位职责不得遗漏，交叉的职责应当有明确规定。每个人所承担的职责不应当过多。

所有人员应当明确并理解自己的职责，熟悉与其职责相关的要求，并接受必要的培训，包括上岗前培训和继续培训。

第十九条 职责通常不得委托给他人。确需委托的，其职责可委托给具有相当资质的指定人员。

第二十二条 生产管理负责人

（二）主要职责：

1. 确保药品按照批准的工艺规程生产、贮存，以保证药品质量；

2. 确保严格执行与生产操作相关的各种操作规程；

3. 确保批生产记录和批包装记录经过指定人员审核并送交质量管理部门；

4. 确保厂房和设备的维护保养，以保持其良好的运行状态；

5. 确保完成各种必要的验证工作；

6. 确保生产相关人员经过必要的上岗前培训和继续培训，并根据实际需要调整培训内容。

第二十三条 质量管理负责人

（二）主要职责：

1. 确保原辅料、包装材料、中间产品、待包装产品和成品符合经注册批准的要求和质量标准；

2. 确保在产品放行前完成对批记录的审核；

3. 确保完成所有必要的检验；

4. 批准质量标准、取样方法、检验方法和其他质量管理的操作规程；

5. 审核和批准所有与质量有关的变更；

6. 确保所有重大偏差和检验结果超标已经过调查并得到及时处理；

7. 批准并监督委托检验；

8. 监督厂房和设备的维护，以保持其良好的运行状态；

9. 确保完成各种必要的确认或验证工作，审核和批准确认或验证方案和报告；

10. 确保完成自检；

11. 评估和批准物料供应商；

12. 确保所有与产品质量有关的投诉已经过调查，并得到及时、正确的处理；

13. 确保完成产品的持续稳定性考察计划，提供稳定性考察的数据；

14. 确保完成产品质量回顾分析；

15. 确保质量控制和质量保证人员都已经过必要的上岗前培训和继续培训，并根据实际需要调整培训内容。

第二十四条　生产管理负责人和质量管理负责人通常有下列共同的职责：

（一）审核和批准产品的工艺规程、操作规程等文件；

（二）监督厂区卫生状况；

（三）确保关键设备经过确认；

（四）确保完成生产工艺验证；

（五）确保企业所有相关人员都已经过必要的上岗前培训和继续培训，并根据实际需要调整培训内容；

（六）批准并监督委托生产；

（七）确定和监控物料和产品的贮存条件；

（八）保存记录；

（九）监督本规范执行状况；

（十）监控影响产品质量的因素。

第二十五条　质量受权人

（二）主要职责：

1. 参与企业质量体系建立、内部自检、外部质量审计、验证以及药品不良反应报告、产品召回等质量管理活动；

2. 承担产品放行的职责，确保每批已放行产品的生产、检验均符合相关法规、药品注册要求和质量标准；

3. 在产品放行前，质量受权人必须按照上述第 2 项的要求出具产品放行审核记录，并纳入批记录。

背景介绍

  企业规模有大有小,在所有制方面有国企、民企、外企独资、中外合资／合作企业。虽然企业情况各不相同,但质量管理的基本原则和功能应是基本相同的。作为一家能够独立运行的生产企业,应该具备履行质量管理各项职能的组织与架构。

技术要求

ICH Q7 原料药的药品生产质量管理规范指南

2.2 质量部门的职责

2.20 质量管理部门应当参与所有与质量相关的事务。

2.21 质量管理部门应当审核和批准所有与质量相关的文件。

2.22 质量管理部门不得将主要职责委托给其他部门。应当书面描述质量管理部门的职责,包括但不限于以下内容:

1. 所有原料药的放行或拒绝放行,包括本企业控制范围之外使用的中间体;

2. 建立放行或拒绝放行原料、中间体、包装和标签材料的系统;

3. 原料药出厂放行前应当完成关键步骤批生产记录和批检验记录的审核;

4. 确保已对重大偏差进行调查并得到处理;

5. 批准所有的质量标准和工艺规程;

6. 批准所有影响中间体或原料药质量的规程;

7. 确保内部审计(自检)的执行;

8. 批准中间体和原料药的受托生产商;

9. 批准对中间体或原料药质量有潜在影响的变更;

10. 审核和批准验证方案和报告;

11. 确保调查和解决与质量相关的投诉;

12. 确保使用有效的系统维护和校准关键设备;

13. 确保物料已进行了适当的检验并报告了结果;

14. 确保具有支持原料药和(或)中间体(如适用)的复验期或有效期及储存条件的稳定性数据;

15. 开展产品质量回顾。

A. 组织机构

药品质量管理体系，除了涵盖物料、生产、销售外，还需扩展到注册、研发、设施设备的维护等过程，因此需要建立与这些活动相应的组织和部门。企业应建立正式的书面组织机构图（图 2-1），辅以每个部门和每位员工的书面工作职责描述，对企业的部门设置、岗位配备、汇报关系、工作职责等进行明确描述。

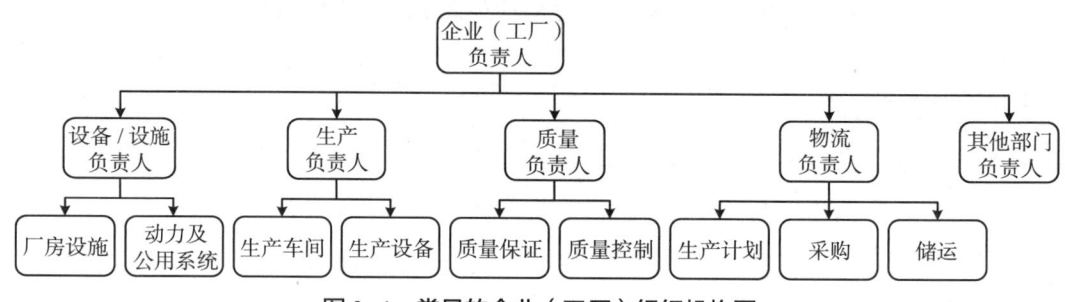

图 2-1　常见的企业（工厂）组织机构图

作为一家生产企业，无论其大小，应至少拥有图 2-1 中的生产管理、质量管理、物料管理、设备设施管理四个基本功能（委托外部的除外）。各企业可以根据其规模及其复杂程度，在上述基本机构上进行增减，如设置财务部、研发部、EHS 部、IT 部、注册部、销售部等。与其他行业企业组织机构的设置一样，原料药企业需根据企业规模设置合适的管理幅度和管理层次。管理幅度过宽，会导致领导者负担过重或出现管理混乱；管理幅度过窄，会增加管理层次，降低工作效率。

企业上下级之间应有对应性，一个下级只向一个上级汇报，上级不越级指挥和管理下级员工。各岗位的职责与职权应该对等。不能拥有权力，而不履行其职责；也不能只要求承担责任而不予以授权。

一些企业的干部任命，习惯于发红头文件进行文字描述，并不配备组织机构图加以直观表示，造成汇报关系不明确、工作职责模糊等后遗症。对于原料药生产企业而言，应避免生产成本压力、EHS 压力大于产品质量压力，质量管理负责人的行政职位低于生产管理负责人、EHS 负责人的行政职位的情况。当质量管理与生产管理、EHS 管理存在矛盾意见时，质量人员往往难以独立行使其监管职责。

B. 职责

企业管理层应当将质量职责赋予适当的组织机构，以落实相应质量方针和质量体系的运行。质量并不仅仅是质量部门的职责，不同层次的人员以及供应商、经销商应当共同参与并承担各自的责任，责任和决策权力的明确分配是履行质量职责最基本的原则。

各部门职责应明确并形成书面文件，职责的分配要注意既不遗漏必要的职责，也要避免不同机构部门的职责重叠。

在日常工作中，常会遇到人员出差或其他原因签字人员不在公司，此种情况下为不耽搁工作进度，可采用邮件批复或其他现代通讯方式履行职责（如电子签名），如使用纸质文件，可在签字处进行事后补签。补签时间必须为实际签字时间，并附上原先已用邮件或其他方式批复的证据。另外，也可事先进行书面委托（或称转授权）。补签和书面委托应有程序明确规定详细管理要求，书面委托也需规定可以委托的具体工作。就某一具体委托内容，需事先书面明确受托人、委托时限、委托工作内容，受托人的资质就履行受托工作内容方面要与委托人相当。此种委托情况，需要明确"授权不授责"，即受托人仅是代替委托人履行工作，但原委托人仍是此项内容的责任人。

（1）质量部门

①质量部门职责

质量部门负责产品全生产过程的质量保证和质量控制职责，应独立于生产部门及其他部门，质量管理负责人应直接向企业负责人汇报。

质量部门可以是分开的质量保证部或质量控制部，或是单一的个体或团队，这可以根据实际组织机构的大小而定，但质量部门应当配备足够数量并具有适当资质的人员保证质量职责得到全面充分的履行，确保任一职责没有遗漏。

质量部门参与所有质量相关的活动，审核和批准所有质量相关的文件。质量部门的职责不应被取代。这些职责应用书面的形式说明。

放行是质量部门的基本职责之一，因此，一般情况下，由质量部人员放行物料、中间体、原料药。有的企业存在中间体直接销售（外销）和内部使用二种情况，外销的中间体，应由质量部门负责放行，但对于在本企业使用的中间体，也可委托给生产部门合适人员放行，前提是该中间体已有明确的经质量部批准的中间体质量标准和检验方法。负责中间体放行的生产部门人员，需书面指定并得到质量部门的授权批准。质量部门对由生产部门放行的中间体的放行情况进行监控（抽查或自检），包括放行流程符合性、中间体相关检测结果的审核、生产放行人员的资质情况等。

质量管理部门职责，通常不得委托给其他部门。但对于个别非关键职责，在符合法规的情况下，基于体系能够保证质量部门对该职责进行充分的控制和监督，则可以将该职责委派给其他部门/职责单位，并根据活动的性质采取不同的控制水平。

- 确保（例如：建立一个体系、通过审计来证实、责任分派等）。
- 参与（意味着质量部门相关人员参与）。
- 建立（质量部门就其自身的职责建立一套体系或程序）。

原料药企业质量部门的主要职责基本与制剂企业相同，因此该部分内容可参见本丛书《质量管理体系》分册，此处不作专门阐述。

②质量管理负责人职责

质量管理负责人的职责在 GMP 第二十三条中规定的非常清楚。

作为质量管理负责人，除要保证所出厂的产品符合预定的质量标准外，还需确保整个生产过程、控制过程的合规性。同时需确保质量标准、生产工艺、分析方法等与注册批准一致。确保建立一个有效的质量管理体系，能够持续改进。在原料药的生产、包装（有时包括研发）、销售等环节都能满足法规的要求，甚至严于法规的要求。

（2）生产部门

①生产部门职责

生产部门主要职责基本与制剂企业相同，因此该部分内容可参见本丛书《质量管理体系》分册，此处不作专门阐述。

②生产管理负责人

生产管理负责人的职责在 GMP 第二十二条中规定的非常清楚。生产部门有时会遇到生产任务重、交货时间紧、品种更换多等压力；还有降本增效、提高收率、节约能源等任务，加上有时动力、生产环境达不到要求的情况，可能会产生放松要求的想法，走"变通"。作为生产负责人，困难面前，应坚定质量第一的理念，与质量、设备、物料、人事等部门通力合作，克服困难，解决问题，与此同时，质量要求不能降低。

（3）质量和生产共同职责

生产管理负责人和质量管理负责人的共同职责在 GMP 第二十四条中规定的非常清楚。

在很多方面，生产和质量部门应当密切配合，才能生产出高质量的产品，光靠质量部门的努力是无法达到的。质量管理部门和其他部门的工作是相互配合，共同完成的。这些共同的职责都需要在标准操作规程（SOP）中明确描述。

质量部门和生产部门都有各自的职责，质量部门的职责不能被替代，同样的，属于生产部门的职责也不能轻易被替代，如生产部门的文件审核不能被质量部门替代。

实例分析

实例 1：集团公司质量体系组织架构的设置

目前，越来越多的医药企业发展成集团公司。一个集团公司往往下属有几个分公司或子公司，或兼而有之。集团公司质量组织架构一般有两种情况，分散式和集中式。

分散式质量管理组织架构见图 2-2。

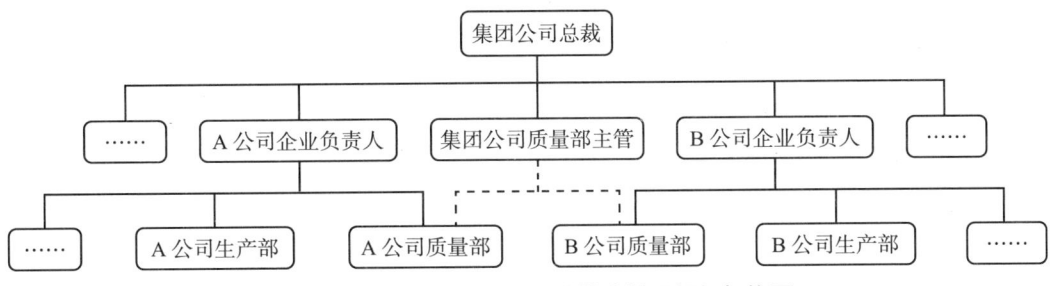

图 2-2　集团公司质量体系分散式管理组织架构图

此种模式下的分、子公司的质量管理负责人独立行使其工作职责，除 GMP 规定的职责外，还包括质量管理工作中的决定权、部门资源调配权等，分、子公司质量管理负责人向其所在的企业负责人直线汇报日常质量管理工作情况。集团公司质量部主要对分、子公司的质量管理工作进行技术指导、监督和培训等其他支持性工作。对分、子公司质量部的考核也是由各分、子公司负责，但集团公司质量部可提供建议性意见，分、子公司为独立法人时多采用这种管理架构。

集中式质量管理组织架构见图 2-3。

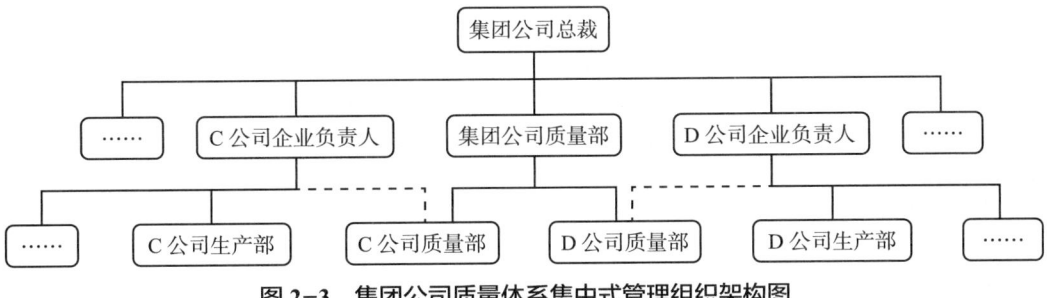

图 2-3　集团公司质量体系集中式管理组织架构图

此种模式下，质量管理负责人为集团公司质量部人员，集团公司质量部承担着集团内的所有 GMP 规定的质量部的职责。分、子公司质量部主管向集团公司质量管理负责人直线汇报，集团公司质量管理负责人向集团公司总裁汇报。此种模式下中的各分、子公司的质量人员相当于是集团公司质量部人员分别派驻于各分、子公司进行日常质量管理工作，分、子公司不是独立法人时多选用此管理架构。

📋 要点备忘

- 企业是否建立职责明确的组织机构？
- 质量管理负责人是否直接汇报给企业负责人或工厂负责人？是否独立于其他部门（生产、销售等）？
- 企业的每个岗位是否有书面工作职责？每位员工是否熟悉自己的岗位职责？
- 企业关键人员的职责是否符合 GMP 要求？

2.3 质量保证

法规要求 ··

药品生产质量管理规范（2010 年修订）

第九条 质量保证系统应当确保：

（一）药品的设计与研发体现本规范的要求；

（二）生产管理和质量控制活动符合本规范的要求；

（三）管理职责明确；

（四）采购和使用的原辅料和包装材料正确无误；

（五）中间产品得到有效控制；

（六）确认、验证的实施；

（七）严格按照规程进行生产、检查、检验和复核；

（八）每批产品经质量受权人批准后方可放行；

（九）在贮存、发运和随后的各种操作过程中有保证药品质量的适当措施；

（十）按照自检操作规程，定期检查评估质量保证系统的有效性和适用性。

第十条 药品生产质量管理的基本要求：

（一）制定生产工艺，系统地回顾并证明其可持续稳定地生产出符合要求的产品；

（二）生产工艺及其重大变更均经过验证；

（三）配备所需的资源，至少包括：

1.具有适当的资质并经培训合格的人员；

2.足够的厂房和空间；

3.适用的设备和维修保障；

4.正确的原辅料、包装材料和标签；

5.经批准的工艺规程和操作规程；

6.适当的贮运条件。

（四）应当使用准确、易懂的语言制定操作规程；

（五）操作人员经过培训，能够按照操作规程正确操作；

（六）生产全过程应当有记录，偏差均经过调查并记录；

（七）批记录和发运记录应当能够追溯批产品的完整历史，并妥善保存、便于查阅；

（八）降低药品发运过程中的质量风险；

（九）建立药品召回系统，确保能够召回任何一批已发运销售的产品；

（十）调查导致药品投诉和质量缺陷的原因，并采取措施，防止类似质量缺陷再次发生。

📋 技术要求

ICH Q7　原料药的药品生产质量管理规范指南

2.13 应当设立独立于生产部门的质量管理部门，履行质量保证（QA）和质量控制（QC）的职责。根据企业的规模和结构，质量管理部门可以分别设立质量保证部门和质量控制部门，也可以由一个人或一个小组组成。

实施指导

质量保证是质量管理体系的一部分。要注意不能将质量保证等同于质量体系，GMP 是质量保证的一部分，也不能将 GMP 与质量保证等同。GB/T 19000—2016/ISO 9000:2015《质量管理体系 基础和术语》中质量保证的定义"是质量管理的一部分，致力于提供质量要求会得到满足的信任"。

质量保证的目的是提供信任，获得信任的对象有两个方面：一是内部的信任，主要对象是组织的领导；二是外部的信任，主要对象是客户。由于质量保证的对象不同，所以客观上就存在着内部和外部质量保证。

信任来源于质量体系的建立和运行（包括技术、管理、人员等方面的因素均处于受控状态），建立减少、消除、预防质量缺陷的机制，只有这样的体系才能具有质量保证能力。产品的质量要求、产品质量控制及体系要求，应当反映顾客的要求才获得顾客足够的信任。

为了建立一个完善的质量保证体系，要建立从产品设计、研发、生产、储运、销售等各个环节完善的标准操作规程、工艺规程、质量标准及检验方法、验证方案等文件，并对相关员工进行充分培训，确保其理解所从事的工作，遵守规程的要求，并正确地做好记录。关于员工培训的要求参见"3 人员"。所有与 GMP 相关的活动，均应有记录。没有记录，就不能证明是否做过这些工作，也不能证明做的是否正确。所有的活动在执行时应以清晰的方式（如台账和电子记录）直接进行记录，这些记录要便于查问和追溯。文件记录不可追溯是不可接受的（如先记录在空白纸上再事后重抄）。使用的电子文档和记录系统应进行适当的验证。详见"6 文件与记录"。

组成质量保证的质量要素有变更控制、偏差处理、纠正措施和预防措施、供应商管理、产品质量回顾、投诉、召回、自检等。这些要素的具体管理要求详见本丛书《质量管理体系》分册。

原料药的变更管理，变更管理程序与制剂的变更管理程序基本一致，本书第 13 章对原料药的变更有具体的阐述，可详见该章节内容。但有一点需注意，原料药需根据与制剂客户的质量协议要求，及时将与制剂质量相关、注册相关的变更通知给制剂客户，有的变更可能还需要经制剂客户同意后才能实施，有时因为没有获得制剂客户的批准，造成原料药企业存在变更前工艺与变更后同时并存的情况。

原料药的偏差管理程序与制剂的偏差管理程序是一致的。偏差管理的具体要求可参见本丛书《质量管理体系》分册"4.2 偏差管理"。偏差的关闭条件需在偏差管理流程中明确定义，纠正和预防措施可以转入 CAPA 程序管理，但需确保具有可追

溯性和受控性。建议可在偏差记录中赋予纠正和预防措施一个编号，该编号关联至
CAPA 记录。原料药及其中间体的放行并不机械地要求在放行前必须完成偏差调查确
定的所有纠正措施和预防措施。

2.4 质量控制

法规要求 ··

药品生产质量管理规范（2010 年修订）

第十一条 质量控制包括相应的组织机构、文件系统以及取样、检验
等，确保物料或产品在放行前完成必要的检验，确认其质量符合要求。

第十二条 质量控制的基本要求：

（一）应当配备适当的设施、设备、仪器和经过培训的人员，有效、可
靠地完成所有质量控制的相关活动。

（二）应当有批准的操作规程，用于原辅料、包装材料、中间产品、待
包装产品和成品的取样、检查、检验以及产品的稳定性考察，必要时进行
环境监测，以确保符合本规范的要求。

（三）由经授权的人员按照规定的方法对原辅料、包装材料、中间产
品、待包装产品和成品取样。

（四）检验方法应当经过验证或确认。

（五）取样、检查、检验应当有记录，偏差应当经过调查并记录。

（六）物料、中间产品、待包装产品和成品必须按照质量标准进行检查
和检验，并有记录。

（七）物料和最终包装的成品应当有足够的留样，以备必要的检查或检
验；除最终包装容器过大的成品外，成品的留样包装应当与最终包装相同。

📋 技术要求

ICH Q7　原料药的药品生产质量管理规范指南

2.13 应当设立独立于生产部门的质量管理部门，履行质量保证（QA）和质量控制（QC）的职责。根据企业的规模和结构，质量管理部门可以分别设立质量保证部门和质量控制部门，也可以由一个人或一个小组组成。

实施指导

质量控制是质量管理的一部分，强调的是质量要求。具体是指按照规定的方法和规程对物料、包装材料、中间品和原料药进行取样、检验和复核，以保证这些物料和产品的成分、含量、纯度和性状等其他指标符合已经确定的质量标准。

质量控制文件一般包括：国际或国家药典、标准操作规程、物料（产品）的质量标准和检验方法、检验仪器的验证方案和报告、物料（中间体、成品）的稳定性考察方案和报告、取样记录、检验记录、标准品（对照品）记录、仪器的使用、维护、校验、清洁记录、环境（公用介质）监测记录等，参见"6 文件与记录"。

实验室所有原始记录的表格要受控，空白检验记录的发放也要受控。实验室偏差按偏差管理规程处理，检验结果超标 OOS（out of specification）或超趋势 OOT（out of trend）要按批准的规程进行调查处理。实验室的仪器要按批准的规程进行确认、校验和日常校正。检验人员要经过培训、资质认定后上岗，具体认定参考方法参见"3 人员"。

2.5 自检

法规要求 ···

药品生产质量管理规范（2010 年修订）

第三百零六条　质量管理部门应当定期组织对企业进行自检，监控本规范的实施情况，评估企业是否符合本规范要求，并提出必要的纠正和预防措施。

第三百零七条 自检应当有计划，对机构与人员、厂房与设施、设备、物料与产品、确认与验证、文件管理、生产管理、质量控制与质量保证、委托生产与委托检验、产品发运与召回等项目定期进行检查。

第三百零八条 应当由企业指定人员进行独立、系统、全面的自检，也可由外部人员或专家进行独立的质量审计。

第三百零九条 自检应当有记录。自检完成后应当有自检报告，内容至少包括自检过程中观察到的所有情况、评价的结论以及提出纠正和预防措施的建议。自检情况应当报告企业高层管理人员。

📋 技术要求

ICH Q7 原料药的药品生产质量管理规范指南

2.4 内部审计（自检）

2.40 应当根据已批准的计划定期进行内部审计，以评估是否符合本指南要求。

2.41 审计结果及整改措施应当形成文件并向企业高层管理人员报告。获得批准后的整改措施应当及时、有效地完成。

实施指导

自检是一个有效的企业内部管理工具，可用来评估企业 GMP 符合性和质量管理体系中其他要求的满足程度。通过自检，企业可以达到自我诊断、自我提高、纠正预防的目的。为鼓励企业进行真正的自检，达到自我完善的目的，通常药监部门的检查人员不会要求企业提供自检报告，即使看了企业的自检报告，也不会将企业自己所发现的问题列入其检查报告中。

自检首先要建立自检程序，对自检的目的、自检依据、自检内容、自检人员资质规定、自检计划和自检方案的要求、自检的具体实施步骤、自检报告要求、自检整改要求、缺陷分类、自检文件记录归档要求等进行规定。

自检内容应涵盖质量管理系统的所有方面，包括机构与人员、厂房与设施、设备、物料与产品、确认与验证、文件管理、生产管理、质量控制与质量保证、委托生产与委托检验、产品发运与召回、上一次自检不符合项目整改完成情况等。

自检可以采用滚动式自检或集中式自检方式。对于组织架构设置了较少部门的企业，较适合集中式自检，即自检小组人员在集中的几天时间内完成整个公司所有部门的自检工作。如果一个企业规模较大，设置有较多的部门，则较适合滚动式自检，即将公司内的所有部门分配至一年中多个时间点分别进行自检，这样可以减轻一次自检的工作量。

一般质量管理部门需要年底制定下一年度的自检计划。年度自检计划一般包括自检目的和范围，自检依据，自检总体时间安排。

采用滚动式自检方式的，建议根据年度的自检计划制定每一次的自检方案，以保证自检安排符合客观实际。采用集中式自检的，年度自检计划可以等同于具体自检时的自检方案。

自检方案一般包括受检部门（产品）、自检时间、自检人员及自检人员分工等。

企业可根据受检部门的 GMP 相关性程度来确定自检频次。关键部门，如生产部门、质量部门、仓储部门等，一般一年至少一次；非关键部门，如 HR、注册部门、公司办公室等，自检频次可放宽至两年一次。自检频次需在年度自检计划中说明。另外，根据不同的需要，可在计划外追加额外的检查，如遇到重大的偏差、投诉、检查中发现严重问题等。

以小组形式进行自检工作，至少由 2 名人员参加，自检小组一般设立自检小组长。自检小组长及自检组人员需要有一定的工作经验、自检经历、专业背景要求，并经过相关审计、自检知识培训。建议建立公司《自检资格人员名单》以供成立自检小组时人员挑选。《自检资格人员名单》不仅仅包括质量部人员，还可包括生产及其他部门专家（如工程人员、微生物专家等）。

自检人员与被检查部门应该没有隶属关系，确保自检人员能够做出独立、客观的评价。自检人员应保持客观性。如果有条件，也可聘请外部的专家进行独立检查。

质量部门应该参与所有的自检活动，但不一定每次自检小组长总由质量人员担任。自检小组长负责组建自检小组，实施自检，起草自检报告。

自检小组成员在进行自检前，一般需要进行一些自检准备，包括：

● 召集自检小组成员开预备会；

● 收集历史信息，如偏差、变更、投诉、以往的自检报告等；

● 讨论自检重点，准备检查清单；

● 制定本次自检日程安排并及时通知被检查部门；

● 必要时，自检前自检小组人员进行培训、讨论或自学，确保具备必要的自检技能。

进行自检时，一般需要召开首次会议，自检组长应向被检查方代表介绍自检组成员、自检目的、自检品种、日程安排及询问有关问题。现场检查，通过现场观察，审阅相关的批生产记录、SOP、质量标准、记录、台账和询问操作人员等方式了解被检查方的 GMP 符合性情况，对上次检查所发现的问题应进行跟踪，检查整改完成情况。

自检时，在每天结束或检查结束前，自检小组应召开内部会议，各检查员将所观察到的问题（缺陷）汇总到自检组长处，并对这些问题的判断及其性质进行讨论。

在末次会议上，自检组长向被检查方代表说明所发现问题的内容及改进建议。如果时间允许的话，可准备一份书面的报告草稿，帮助被检查方清楚地理解所存在的问题。被检查方对问题内容有异议时，可以对其进行解释、补充说明并提供证据。

自检结束后，自检组长应在规定的时间内尽快完成书面自检报告，列出所发现的问题，如有必要，可对这些问题进行定性（如关键、主要、一般）。自检报告一般需包括以下内容：自检部门、自检依据、自检组成员、自检日期、自检具体情况（详细描述自检过程）、缺陷分类及汇总、自检评价与建议等。自检报告要客观、公正、真实，所报告的问题要具体，描述准确、语言精练。自检报告中可以对自检过程进行描述，列出自检过程中观察到的所有问题，并给发现项以定性分类。自检人员也可对自检发现项给出纠正和预防措施的建议。在自检报告中，明确要求被检查方在收到自检报告后应在规定的时间内及时反馈整改计划。

自检报告应分发给受检部门，受检部门如有异议，可提出申辩。自检报告也需分发给企业相关负责人，向管理层汇报自检结果。

受检部门接到自检报告后，需在规定的期限内制定整改方案，确定每条缺陷的整改措施、完成期限及责任人。整改措施制定时需对缺陷进行原因分析和风险评估，全面、系统、预防性地整改，一般关联至 CAPA 跟踪系统。整改方案经质量部批准后，受检部门需在规定期限内完成整改，质量部门负责跟踪整改情况。所有自检涉及的整改完成后，应起草一份完整的包括所有自检缺陷整改结果的自检整改报告。

自检如不能按预定的时间如期进行，需进行延期情况说明。如果自检预定时间遇到外部审计，不能因接受了外部审计而不进行预定的自检，外部审计不能取代自检。

在年底或次年年初，需对照年度自检计划及实际自检完成情况进行年度自检总结，核查是否完成了计划内的所有车间、部门的自检工作，并对自检中存在的问题进行汇总、分析、评价，并从质量管理体系层面提出纠正预防措施，下一年度自检需重点关注及改进的建议。

自检原始记录应当保存，设计良好的检查清单可以作为自检记录的一部分。

自检是自我发现问题实现自我提高的一种方式，在自检时要注意自检的质量，审查程序的合理合规性、体系问题、工艺和设备的本质问题，不要仅着眼于卫生、标识、文件用词用句的文法问题。

📋 要点备忘

- 是否有自检程序；
- 是否有自检计划；
- 是否有自检报告；
- 是否有整改措施计划；
- 是否有完整的自检整改报告。

2.6 产品质量回顾

法规要求 ·······································

药品生产质量管理规范（2010 年修订）

第二百六十六条 应当按照操作规程，每年对所有生产的药品按品种进行产品质量回顾分析，以确认工艺稳定可靠，以及原辅料、成品现行质量标准的适用性，及时发现不良趋势，确定产品及工艺改进的方向。应当考虑以往回顾分析的历史数据，还应当对产品质量回顾分析的有效性进行自检。

当有合理的科学依据时，可按照产品的剂型分类进行质量回顾，如固体制剂、液体制剂和无菌制剂等。

回顾分析应当有报告。

企业至少应当对下列情形进行回顾分析：

（一）产品所用原辅料的所有变更，尤其是来自新供应商的原辅料；

（二）关键中间控制点及成品的检验结果；

（三）所有不符合质量标准的批次及其调查；

（四）所有重大偏差及相关的调查、所采取的整改措施和预防措施的有效性；

（五）生产工艺或检验方法等的所有变更；

（六）已批准或备案的药品注册所有变更；

（七）稳定性考察的结果及任何不良趋势；

（八）所有因质量原因造成的退货、投诉、召回及调查；

（九）与产品工艺或设备相关的纠正措施的执行情况和效果；

（十）新获批准和有变更的药品，按照注册要求上市后应当完成的工作情况；

（十一）相关设备和设施，如空调净化系统、水系统、压缩空气等的确认状态；

（十二）委托生产或检验的技术合同履行情况。

第二百六十七条 应当对回顾分析的结果进行评估，提出是否需要采取纠正和预防措施或进行再确认或再验证的评估意见及理由，并及时、有效地完成整改。

第二百六十八条 药品委托生产时，委托方和受托方之间应当有书面的技术协议，规定产品质量回顾分析中各方的责任，确保产品质量回顾分析按时进行并符合要求。

背景介绍

产品质量回顾是针对一系列的生产或质量控制数据的回顾分析，以确认工艺稳定可靠，以及原辅料、中间体、原料药现行质量标准的适用性，对趋势进行识别并对不良趋势进行控制，为持续改进产品质量提供依据。

产品质量回顾的主要目的是确认在现行的生产工艺及控制方法条件下生产的产品其安全性、有效性、质量符合性的持续水平，对关键数据进行趋势分析，评价确定需要完善的地方，对产品作出正确分析和评价，以利于更好改进。通过产品质量回顾，可以促进企业内各部门产品信息沟通，向企业高层提供较全面的产品质量信息，有利于产品质量的持续改进和提高。

产品质量回顾报告中要对数据进行趋势分析，要有分析结论，不能只是数据的简单罗列。对回顾中所发现的问题，要进行原因调查，制定纠正和预防措施，可以列入纠正和预防措施（CAPA）系统进行管理。

📋 技术要求

ICH Q7　原料药的药品生产质量管理规范指南

2.5 产品质量回顾

2.50 应当对原料药定期进行质量回顾，以确认工艺稳定可靠。通常，应当每年进行一次回顾并形成文件，至少应当包括：

- 回顾关键中间控制点及原料药关键检验结果；
- 回顾所有不符合质量标准的批次；
- 回顾所有重大偏差或不符合情形及其相关调查；
- 回顾所有生产工艺或检验方法等的变更；
- 回顾稳定性考察的结果；
- 回顾所有质量相关的退货、投诉和召回；
- 回顾纠正措施的充分性。

进行产品质量回顾是质量部门的职责，但不是意味着产品质量回顾由质量部门独自完成。其他部门，如生产、技术、工程、计量校验、采购等部门可以一起来收集信息和数据，质量部门负责这些数据的审核及最后做出结论。

当药品委托加工时，委托方和受托方应书面规定产品质量回顾中各方的责任，确保产品质量回顾工作按时进行并符合要求。

产品质量回顾的方法应有书面的规程，规定如何进行产品质量回顾。产品质量回顾应涵盖连续 12 个月的时间，可以从任何月份开始。

确保生产工艺控制关键点数据及关键检测结果得到回顾，以审核工艺的一致性及评估原料药质量情况。此外，关键反应参数也应进行评估。理想情况下，工艺验证之前准备开发报告时就确定关键参数，但尤其是对于历史遗留 / 现存产品，也可在回顾生产工艺数据基础上确定或完善关键参数。

一般情况下，所有关键检测结果都要有限度要求。因此首先要评估不合格批次的频率，另外也要评估回顾期内的统计数据的趋势。当统计批数较多时，应使用适当的统计工具去评估工序能力。当统计结果显示工序能力存在漂移时，应采取适当的措施加以改善。对不合格批次和重复的偏差，应着重回顾重复出现的原因和所采取的措施是否能够降低重现的频次并有所改进。

批产品不符合标准以及再次发生偏差的普遍原因包括但不限于以下几种：

- 设备不能正常运转，需要维修或替换；
- 批生产指令不充分或对操作工培训不充分；
- 工艺参数控制较严，设备不能达到标准要求；
- 产品不均匀或取样过程控制不严；
- 原辅料质量不合格或对原辅料供应商缺乏控制。

应仔细评估工艺或分析方法变更的影响（见本分册"13 变更控制"），以发现其对关键检测结果的直接影响。

应审核稳定性试验结果趋势，与工艺或分析方法产生的变更相比较。应确定任何表明产品质量变化影响原料药复检期或有效期的趋势，并进一步调查其原因。

与质量相关的退货、投诉或回收情况，应评价其整改措施的完成情况以及要求进一步调查的趋向。

在产品质量回顾基础上列出的整改措施和建议，应成为后期产品活动的基础，包括工艺进行再验证的可行性。当发生重要变更或关键质量数据趋势发生改变，都应当进行生产工艺再验证。

企业管理层应参与审核产品质量回顾报告，提供必要的资源并确定优先顺序来确保合适整改措施的实施。管理层的参与是产品质量改进的关键之一。

实施指导

A. 建立产品质量回顾的相应规程

规程需要规定公司内产品质量回顾审核涵盖的始末审核时间，回顾周期应覆盖一年的时间，始末日期不必与日历的一年相一致，但应当保证上下年度回顾周期不出现时间空缺。

规程需要明确规定哪些产品可不进行年度质量回顾审核，如上市前产品、当年内未进行商业化生产的产品。当年内未进行商业化生产的产品，如当年内既无稳定性研究，且无质量投诉和召回，一般可不进行该产品此年度质量回顾。

规程需要明确公司内产品质量回顾方式，按产品进行审核，还是按产品类型、剂型进行审核。一般建议按产品进行审核。如一个产品有多个工艺生产，则按一个工艺为一个产品的方式进行质量回顾。

需有规定产品质量回顾的流程：

- 规定各部门信息收集与起草的责任。产品质量审核工作由 QA 负责起草并组织实施，组织相关部门如生产部、QC、仓储部、注册部、采购部提供需要收集的信息。

● 规定产品质量审核的审批。产品质量审核由生产部、QC、仓储部、注册部、采购部等部门相关人员负责审核相关内容，共同完成。质量审核报告最后由质量管理负责人批准。

● CAPA 实施与跟踪要求。

如有需要，规程还需规定产品质量审核相关文件的文件管理要求，如审核报告的编号管理方式。

应规定产品质量审核报告的完成期限，一般要求在回顾周期结束后的 3 个月内完成。

B. 产品年度质量报告内容要求

（1）概述

对产品年度质量报告主要内容进行扼要的概括，包括但不限于以下内容：

● 说明产品年度质量报告回顾周期。

● 描述所回顾产品的基本信息，包括产品名称、规格、质量标准、有效期（或复检期）、贮存条件、备案情况；生产车间及产品工艺简要描述，关键工艺参数。

● 统计产品年度生产情况，统计范围应包括商业化生产的所有批次，但不包括临床实验批次、上市前注册研究批次等。统计内容包括总生产批数、放行批数、拒绝批数、返工批数，或重加工批数等，并应对全年产品生产质量情况进行总体审核评价。

（2）物料及供应商管理回顾

● 列出所回顾的产品生产中用到的所有物料名称及其规格，根据公司物料分级而定的物料分类等级（如适用）、相应的生产商名称。

● 物料质量回顾：物料，指原辅料及包装材料，包括起始物料、回收物料（如回收溶剂、母液回收液等）、催化剂等。统计全年所用物料的具体批质量情况，并对全年的原辅料 / 包装材料质量进行整体的评价。

● 物料购进情况回顾：统计所有物料在回顾周期中的到货批数、放行批数、拒绝批数、拒绝原因，并对回顾周期内物料购进情况进行总体评价。

● 物料投诉情况：统计全年出现过的物料投诉情况，包括投诉时间、物料供应商、缺陷描述、投诉批物料去向及供应商回复意见。评价回顾周期内物料投诉总体情况，供应商回复响应及根本原因调查情况。

● 供应商管理情况回顾：包括新增 / 取消供应商情况、供应商变更情况（包括供应商的取消）、供应商审计情况等。回顾所有新增或取消的供应商及原因；回顾供应商的各种变更，变更对物料质量、物料供给性及物料用于产品生产后的影响，回顾供应商是否根据质量协议要求将其变更及时通知了企业；回顾所有相关的供应商审计情况，包括审计日期、审计方式、审计缺陷概述、审计结论，及供应商的整改完成情况（如适用），回顾是否按年度供应商审计计划完成了所需的供应商审计。企业也可对该块内容进行单独回顾，形成独立的供应商年度回顾报告。此种情况下，产品质量回顾可以仅引用供应商年度回顾报告中的结论及该报告文件名和编号。

（3）生产工艺控制回顾

● 工艺参数控制情况：分别列出关键工艺参数（CPP，critical process parameter）、重要工艺参数（KPP，key process parameter）、非重要工艺参数（NKPP，non key process parameter）及其控制范围，并对回顾周期内的各参数的具体数据进行汇总和趋势分析，对控制情况进行总体评价。为更好地评价工艺过程控制能力，至少对 CPP 数据进行 Cpk（process capability indices）计算，如果 $Cpk \geq 3.0$，则表示该参数过程控制能力特优，可以质量与成本综合考虑；如果 $1.33 \leq Cpk < 3.0$，则表示过程控制能力优，应当保持；如果 $1.0 \leq Cpk < 1.33$，则表示控制能力良，状态稳定，如成本可以接受，需进一步提升；如果 $0.6 \leq Cpk < 1.0$，则表示过程控制能力一般，稍有控制不当即有不良影响产生，应持续提高控制能力；如果 $Cpk < 0.6$，则表示不可接受，过程控制能力差，应重新考虑新的控制方法。在进行 Cpk 计算时，首先要查看数据是否是正态分布，如果为非正态分布，则需查找非正态分布点的原因，如能找到明确的原因，就能去掉那些导致非正态分布的点，否则需重新收集数据或使用其他的统计工具。样本容量越大，获得的 Cpk 就越能反应实际的过程能力。要使 Cpk 有说服力，一般样本容量至少要超过 30，否则统计的精度和可靠程度都会较低。

● 中间体情况回顾：产品年度质量报告应对主要中间体的相关质量指标进行汇总分析，寻找趋势情况，评价中间体质量和原料药质量的关联性，如趋势情况是否一致；质量波动较大的批次其对应的原料药的质量是否也具有相同的波动情况等。

● 各步物料平衡/收率回顾：对各步骤的物料平衡/收率结果进行汇总分析。

● 对于生产工艺中间控制异常情况，应进行总结分析，也可在 OOS 回顾或偏差回顾中进行总结分析。

（4）成品质量回顾

● 汇总分析全年产品质量检验的结果，包括返工及重加工后的批次，对成品质量标准关键项目检验数据可采用趋势图进行趋势分析，特别要关注返工批、重加工批、母液回收批与其他正常生产批的质量偏离程度。

● 质量数据波动过大，或超出预期趋势的异常数据，应分析原因，并提出改进措施。

● 对于超出质量标准限度的情况应在"OOS 及偏差调查"中进行调查分析。

● 产品若涉及多个标准的检测，不同标准的检测结果应分别汇总分析。

（5）公共系统的回顾

● 公共系统回顾应包括工艺用水回顾、环境监测回顾和与产品直接接触的工艺用气（如氮气、压缩空气）及汽（蒸汽）质量回顾，但不限于这些方面的内容。

● 工艺用水回顾。应对产品生产涉及的工艺用水制水点和生产车间使用点日常监测情况进行总结分析。

● 环境监测回顾。应对洁净区域沉降菌、浮游菌、尘埃粒子、表面微生物等日常监测结果进行汇总分析，如是无菌原料药，应重点加强对无菌产品无菌保障情况的分析。

● 与产品直接接触的工艺用气／汽质量回顾。应对与产品直接接触的工艺用气／汽质量监测情况进行回顾，对可能影响产品质量的关键参数监测结果进行汇总分析，回顾出现的异常情况及所进行的变更。

● 工艺用水、生产环境、与产品直接接触的工艺用气／汽监测结果若出现异常情况，应对异常情况进行回顾，包括异常表现、异常原因、涉及产品批号、对产品质量的影响以及采取的措施等。

● 对于无菌原料药生产用的公用系统的回顾，还需包括系统中常见菌的鉴定结果，列出出现频率最高的几种菌及新出现的菌，并建立环境菌库。

● 企业可对公共系统进行单独回顾，形成独立的纯化水、注射用水、氮气、蒸汽、压缩空气等年度回顾报告，在产品年度质量报告中可以只引用该些报告中的回顾结论、相关的回顾报告文件名称及编号。

（6）OOS、MDD（microbial data deviation）及 OOT 回顾

● 应对全年的 OOS/MDD/OOT 进行总结，包括各类 OOS/MDD/OOT 数量、涉及产品批号、OOS/MDD/OOT 结果、OOS/MDD/OOT 原因调查摘要、OOS/MDD/OOT 处理以及后续预防措施等。

● 根据 OOS/MDD/OOT 的表现或原因，应对 OOS/MDD/OOT 进行分类分析，并对采取的各种整改预防措施有效性进行评估。必要时，对近几年 OOS/MDD/OOT 变化趋势进行综合分析。

● 对 OOS/MDD/OOT 调查及关闭的时效性进行回顾。

（7）偏差和 CAPA 回顾

● 应对全年所有的偏差调查情况进行总结，包括各类偏差数量、涉及产品批号、偏差表现、原因调查摘要、偏差处理以及后续预防措施等。对偏差进行归纳分类分析，并对采取的各种整改措施有效性进行评估。偏差处理及时性和偏差重复发生率是质量量度指标，故建议也对偏差完成时限和偏差重复发生情况进行回顾。

● 应对全年所有的 CAPA 进行统计总结，包括各类 CAPA 数量、CAPA 来源、CAPA 完成情况、事件简述、采取的预防措施等。

（8）变更控制回顾

● 变更控制回顾包括标准、设备、工艺、原辅料和包装材料及分析方法等方面的变更。

● 应总结各类变更的内容、时间、原因、依据，审核变更程序的符合性和合法性，评价变更结果是否达到预期效果。

（9）验证确认回顾

阐述回顾周期内与回顾产品相关的分析方法验证、工艺验证、清洁验证、相关设备确认、公共系统验证等验证确认情况，包括验证内容、验证时间、验证有效期、验证结果等内容。

（10）稳定性考察情况回顾

● 稳定性考察回顾对象应包括正在进行稳定性考察的所有批次的产品。

● 应说明回顾周期内的稳定性考察计划，进入稳定性考察的产品批次和稳定性考察执行情况。

● 稳定性考察项目检验结果可采用趋势图分析在稳定性考察期限内相关数据的变化趋势。需要注意的是稳定性考察结果的每次回顾，包括从 0 个月开始至回顾周期末的时间内的所有检测结果及其趋势。

● 稳定性考察若出现不良趋势，应对不良趋势情况进行总结，包括不良趋势表现、涉及产品批号、原因调查摘要、采取措施以及评价采取措施的有效性等。

（11）产品退货 / 投诉 / 召回情况回顾

● 应总结与回顾产品相关的投诉情况，包括投诉内容、涉及产品批号、原因分析、投诉处理及后续预防措施等。对客户投诉进行分类分析，查找原因，并提出改进措施。

● 总结回顾周期内发生的退货情况，包括退货批次、退货原因、客户名称、发货数量、退货数量、原因调查分析、退货产品的处理情况等。对退货情况进行分类分析，涉及产品质量问题的应查找原因，并提出改进措施。

● 总结回顾周期内发生的召回情况，包括召回产品批次、召回原因、召回级别、召回数量及召回产品的处理情况等。应对召回情况进行分类分析，涉及产品质量问题的应查找原因，并提出改进措施。

（12）产品注册备案情况回顾

● 汇总回顾周期内完成涉及注册备案信息的变更申报情况，包括注册备案时承诺的稳定性数据的补充、变更申报的批准情况或退审情况。

● 现行放行/效期标准和方法与注册文件比较，确认有效性。

● 现行工艺与注册工艺对比，确认生产工艺与注册工艺的一致性。

（13）相关研究回顾

阐述在回顾周期内产品相关研究或补充研究工作开展情况。

（14）技术协议、合同的回顾

与回顾的产品相关的第三方服务、第三方检测协议或合同的签署、变更、履行情况进行回顾。

（15）上一次年度质量报告跟踪

对上一年度质量报告中建议的改进措施执行情况进行跟踪报告，看整改是否已完成，问题是否还在发生，整改效果如何，整改后是否引起了其他新的问题。

（16）结论

● 根据上述各个方面的分析结果对所回顾产品总体质量情况进行评价。

● 阐述通过回顾分析发现产品质量方面存在的问题或风险，明确在下一个回顾周期中需要重点关注和进一步加强研究的内容，并提出产品在生产工艺、处方、分析方法、过程或最终产品规范的审核、再验证等方面持续改进的计划。是否需要整改或是否需要进行再验证都应当评估，需由质量、生产、技术和工程等部门技术专家一起根据年度质量回顾结果，决定是否进行再验证。

实例分析

实例2：原料药产品年度质量报告模板

1. 概述

（1）概要

根据《产品年度质量报告相关制度》的规定，对××××（产品名称）进行年度质量回顾，并通过统计和趋势分析，证实实际生产工艺稳定可靠，原辅料、中间体及原料药的质量标准对工艺的适应性，识别不良趋势，制定相应改进措施，以持续提高产品质量。

（2）回顾周期

××××年××月××日~××××年××月××日

（3）产品描述

① 产品信息

产品名称（包括英文名，如有）、商品名（如有）、规格、有效期（或复检期）、贮存条件、生产车间、质量标准、备案登记号。

② 产品工艺简述

列出产品生产工艺流程图，并简要介绍产品生产工艺。

③ 关键工艺参数

××××

（4）产品批次情况

产品名称	生产批数及批号	放行批数	拒绝批数	返工批数	重加工批数（如适用）

审核评价：×××××××××××××

2. 物料及供应商管理回顾

序号	物料名称	物料分类等级	规格	生产商名称

（1）物料质量情况回顾

根据各物料的质量标准要求，列出各批次物料入厂检测结果，评价全年所用物料质量符合性情况。

（2）物料购进情况回顾

序号	物料名称	到货批数	放行批数	拒绝批数	拒绝原因

审核评价：×××××××××××××

（3）物料投诉情况回顾

序号	物料名称	投诉号	投诉时间	物料接收编号/厂家批号	供应商	缺陷描述	供应商回复意见	物料去向

审核评价：×××××××××××××

（4）供应商管理情况回顾

① 新增／取消供应商回顾

序号	物料名称	新增／取消供应商名称	新增／取消原因

② 供应商变更回顾

序号	物料名称	供应商名称	供应商变更内容	变更原因	变更影响	变更通知情况

③ 供应商审计情况回顾

序号	物料名称	供应商名称	审计日期	审计方式	审计缺陷概述	审计结论	供应商整改完成情况

审核评价：×××××××

3. 生产工艺控制回顾

（1）工艺参数控制情况回顾

① CPP 控制结果统计及分析

统计汇总各批次关键工艺参数、控制范围、各批次实际结果，然后据此制出趋势图，并在相应图上标出控制线。并利用分析工具，计算各参数的 Cpk 值，评估工艺过程控制能力。

参数 1 控制情况趋势图 1 及 Cpk 值图（略）

参数 2 控制情况趋势图 2 及 Cpk 值图（略）

……

② KPP 控制结果统计及分析

统计汇总各批次主要工艺参数、控制范围、各批次实际结果，然后据此制出趋势图，并在相应图上标出控制线。

参数 1 控制情况趋势图 1 图（略）

参数 2 控制情况趋势图 2 图（略）

……

③ NKPP 控制结果统计及分析

统计汇总各批次非主要工艺参数、控制范围、各批次实际结果，然后据此制出趋势图，并在相应图上标出控制线。

参数 1 控制情况趋势图 1 图（略）

参数 2 控制情况趋势图 2 图（略）

······

审核评价：×× 批次在 ×× 工序 ×× 步骤中，由于 ×× 原因导致 ×× 指标偏离，详见编号为 ×× 的偏差报告，应采取 ×× 措施进行改进。

×× 工序已经明确的关键工艺参数包括 ××、×× 等。其中 ×× 的控制方法（或控制范围）还不够理想，应继续研究控制方法（或控制范围）。或应针对 ×× 因素去通过试验发现新的关键工艺参数。

（2）中间体情况回顾

统计汇总各中间体检测项目、标准范围及各批次中间体实际检测结果，对定量的检测项目进行趋势图分析，评价中间体质量符合性及与原料药质量关联性。

（3）各步物料平衡 / 收率回顾

统计汇总各步的物料平衡及收率结果，进行趋势图分析，评价收率的稳定性。

4. 成品质量回顾

（1）根据原料药质量标准，统计各批次（包括返工和重加工后的批次、母液回收批次）各检测项目的检测结果，回顾实际生产批次产品质量标准符合性情况。

质量标准项目 1 检验结果趋势图 1（略）

质量标准项目 2 检验结果趋势图 2（略）

······

（对于质量数据波动过大或超出预期趋势的异常数据，应分析原因，并提出改进措施。对于超出质量标准限度的情况在"OOS 及偏差调查"中进行调查分析）

（2）不合格品返工及重加工情况回顾

序号	不合格批号	缺陷描述	处理措施	处理后批号	处理措施

对比不合格品处理前后的质量对比情况，评价处理方式的合理性和有效性。

审核评价：×× 产品的正常（返工、母液回收）工艺是稳定可靠的，但是对 ×× 等指标应加强控制试验研究。（或：以上质量数据分析说明 ×× 产品的正常工艺不够稳定可靠，需作 ×× 方面的改进）

5. 公用系统的回顾

（注：本案例以公用系统纳入产品质量审核中为例）

（1）工艺用水回顾

与 ×× 产品相关的注射用水 / 纯化水使用点共有 ×× 个，各点使用位置分别分布于 ××、××。日常监测项目有 ××、×× 等。监测频次：××。对注射用水 /

纯化水检测项目日常监测结果趋势分析：

趋势图 1（略）

趋势图 2（略）

……

工艺用水日常监测出现异常情况回顾：

序号	时间	异常情况描述	异常原因	涉及产品批号	处理方法	异常情况调查记录编号

工艺用水系统变更情况回顾：

序号	变更实施日期	变更内容	变更影响评估

审核评价：×××××××××××

（2）环境监测回顾

列出各监测项目的取样点、取样点选择依据、取样频率及标准要求。

对生产环境尘埃粒子、沉降菌、浮游菌、表面微生物及人员监控（如适用）的监测值进行汇总分析。

趋势图 1（略）

趋势图 2（略）

……

审核评价：×× 阶段 ×× 项目监测值超过合格标准，该阶段生产的 ×× 批次（产品名称）已采取 ×× 措施，×× 批已按偏差处理，偏差编号为 ××。

未出现超标情况，但 ×× 阶段 ×× 项目监测值有所升高，分析其原因是由 ×× 方面引起，建议进行 ×× 方面的整改。

（3）与产品直接接触的工艺用气 /（汽）质量回顾

×× 产品生产过程中使用的与产品直接接触的气体是 ×× 气体，日常监测 ×× 项目，监测频次：××，对监测结果进行汇总分析。

审核评价：×××××××××××

6. OOS、MDD 及 OOT 回顾

（1）OOS 回顾

序号	OOS 编号	涉及产品名称	涉及批号	不符合结果	产生原因	是否为无效 OOS	后续整改跟踪	产品处置	是否已关闭

（2）MDD 回顾

序号	MDD 编号	涉及产品名称	涉及批号	不符合结果	产生原因	是否为无效 MDD	后续整改跟踪	产品处置	是否已关闭

（3）OOT 回顾

序号	OOT 编号	涉及产品名称	涉及批号	不符合结果	产生原因	是否关闭

审核评价：××××××××

（例如，本年度共发生 OOS ×× 起，由 ×× 问题产生 OOS 有 ×× 起；MDD ×× 起，由 ×× 问题产生 MDD 有 ×× 起，OOT ×× 起，由 ×× 问题产生 OOT 有 ×× 起，分别呈 ×× 趋势，今后需加强对 ×× 的控制。对无效 OOS/MDD 率进行计算，分析无效 OOS/MDD 的原因。）

本回顾周期内，有 ×× 起 OOS/MDD 超过 SOP 规定的时限要求，比率为 ××，超期主要原因为 ××，以后需加强该方面的控制。

7. 偏差及 CAPA 的回顾

（1）偏差回顾

序号	偏差编号	偏差级别	涉及批号	偏差内容及原因简述	纠正及 CAPA	关闭日期

审核评价：×××××

偏差趋势分析：×××××〔例如，本年度共发生偏差 ×× 起，关键偏差 ×× 起，主要偏差 ×× 起，微小偏差 ×× 起。对近几年（如三年）的偏差数进行对比分析，看整年的偏差量变化如何，如明显增加，需分析增加的原因。对整年的偏差原因进行分类，如人员因素，设备因素，方法因素等，分析本年度导致偏差的常见因素。〕

（2）CAPA 回顾

序号	CAPA 编号	CAPA 级别	CAPA 来源	事件简要描述	措施	关闭日期

审核评价：CAPA 完成情况总结，整改效果的回顾，如有需要，进行趋势分析（类似上述偏差趋势分析）。

8. 变更控制回顾

总结标准、设备、工艺、原辅料和包装材料、控制规程以及分析方法等方面的变更的内容、分类、级别、完成情况及变更实施后的影响评估，审核变更程序的符合性和合规性，评价变更结果是否达到预期效果。

序号	变更编号	变更类别	变更级别	变更内容	变更当前进度及未关闭的影响（如需要）	变更影响回顾	是否备案
		如设备	如重大变更				
		如质量标准	如微小变更				

审核评价：××××× ××××× ××××× 本年度共进行 ×× 次变更，其中工艺变更 ×× 次，设备变更 ×× 次，分析方法变更 ×× 次，供应商变更 ×× 次，其他方面的变更 ×× 次。变更的相关工作均已完成，且达到了变更的效果。

9. 验证确认回顾

阐述年度 ×× 产品线发生的工艺验证、清洁验证、设备验证、分析方法验证等验证情况。

验证内容	验证时间	有效期	验证项目及结果	验证文件编号

审核评价：×××× ××××× ×××（需要结合年度验证计划的完成情况）

10. 稳定性情况回顾

×× 年度，×× 产品共进行了 ×× 个批次的长期稳定性试验和 ×× 个批次的加速试验。

长期稳定性试验在温度 ××、相对湿度 ×× 的条件下放置。

加速稳定性试验在温度 ××、相对湿度 ×× 的条件下放置。

序号	批号	执行标准	方案编号	目前已进行试验期 / 总试验期

稳定性考察期间各个项目随着时间的变化趋势进行分析。

×× （考察项目 1）变化趋势图 1（略）

×× （考察项目 2）变化趋势图 2（略）

……

（稳定性考察过程中若出现不良趋势，应对不良趋势情况进行总结分析）

审核评价：××× ××××× ×××

11. 产品投诉 / 退货 / 召回情况回顾

（1）投诉情况回顾

投诉编号	涉及批号	投诉发生时间 / 内容	问题原因	后续措施及跟踪	关闭日期

审核评价：××××××××××××××× 类型客户投诉的比例呈 ×× 趋势，

分析其深层原因是由 ×× 方面引起，建议进行 ×× 方面的整改。

（2）退货回顾

序号	客户名称	涉及批号	发货数量	返回数量	原因调查分析	退货产品处理

审核评价：×××××××××××××（如 ×× 类型退货的比例呈 ×× 趋势，分析其原因是由 ×× 方面引起，建议进行 ×× 方面的整改）

（3）召回回顾

序号	涉及批号	召回原因	召回级别	召回数量	召回产品处理

审核评价：×××××××××××××

12. 产品注册备案情况回顾

（1）所有变更的申报、批准或退审情况

（2）现行放行 / 效期标准和方法与注册文件比较，确认有效性。（可列表比较）

（3）现行工艺与注册工艺对比，确认生产工艺与注册工艺的一致性。（可列表比较）

审核评价：×××××××××××××

13. 相关研究回顾

阐述在回顾周期内产品相关研究或补充研究工作开展情况，如变更研究、工艺控制研究、标准研究等。

14. 技术协议、合同的回顾

××× 年度，是否有涉及审核产品相关的技术协议或合同的签署，原有的技术协议履行情况 ×××。

序号	委托项目	第三方单位	协议和合同履行情况

审核评价：×××××××××××××

15. 上一次年度质量回顾报告跟踪

对上一次年度质量回顾报告中建议的改进措施执行情况和执行效果进行跟踪。

16. 结论

结论：××××××××××× 年度，×× 产品的生产工艺、生产设备未发生变更，所有的偏差、OOS、OOT、客户投诉、质量分析、生产分析和工艺设备验证表明工艺是稳定可靠的。

建议：××××××××××××

通过回顾分析，认为 ×× 产品在以下方面需要进一步加强研究，改进药品质量：

- 产品生产过程的改进
- 处方的改进
- 分析方法的改进
- 再验证……

📋 **要点备忘**

- 是否有产品质量回顾程序；
- 是否有产品质量回顾报告；
- 回顾的内容是否符合要求；
- 是否进行趋势分析？是否有分析结论？是否寻找改进机会。

2.7 质量风险管理

法规要求 ·····

药品生产质量管理规范（2010 年修订）

第十三条 质量风险管理是在整个产品生命周期中采用前瞻或回顾的方式，对质量风险进行评估、控制、沟通、审核的系统过程。

第十四条 应当根据科学知识及经验对质量风险进行评估，以保证产品质量。

第十五条 质量风险管理过程所采用的方法、措施、形式及形成的文件应当与存在风险的级别相适应。

背景介绍 ——

ICH Q9 质量风险管理提出质量风险管理是"贯穿产品生命周期的对药品质量风

险进行评估、控制、沟通和回顾分析的系统化过程"。

药品及其各组分的生产和使用必然会存在一定程度的风险。质量方面的风险仅仅只是总体风险的一个组成部分，重要的是理解在全生命周期中保持药品的质量，也就是使药品的重要质量属性与其在临床研究中的情况保持一致。在药品研发与生产过程中，有效的质量风险管理方法可以主动识别和控制潜在风险，进一步确保为患者提供高质量的药品。当发生质量问题时，主动而有效的质量风险管理有助于及时地做出更好、更有依据的决策，更好地向药品监督管理部门证明公司具有处理潜在风险的能力，从而对监管的范围和程度产生有益的影响。

基于对评估对象认识水平的不确定性（uncertainty），决策的重要性（importance）以及评估对象的复杂性（complexity）来确定质量风险管理的正式程度（从简略到复杂）。恰当地使用质量风险管理可以促进但不能免除制药企业遵守法规要求的义务，也不能取代制药企业与药监机构之间必要的沟通。

实施指导

质量风险管理在企业的运用领域包括但不限于：原料药的开发、厂房、设备设施、物料管理、生产、实验室控制和稳定性研究、包装和贴签等各个方面。

质量风险管理的两个基本原则：

- 质量风险的评价应基于科学知识，最终目的在于保护患者；
- 质量风险管理实施过程的深度、正式程度和文件化程度应与风险水平相适应。

质量风险管理、质量风险管理的工具和实施等内容参见本丛书《质量管理体系》分册。

本章节中的示例完全基于作者、审阅者和质量风险管理主题专家的意见和经验。内容并不代表任何一个特定组织的质量风险管理实践，每个组织在其质量风险管理计划中都有其独特元素。因此，这些示例（包括风险评分）不具有全面性和强制性，不代表该主题的行业标准或监管指导，仅仅作为日常工作参考与借鉴。

A. 质量风险管理实施要点

（1）质量风险管理步骤

- 风险识别（识别哪方面会出现问题及可能的后果）
- 风险评估（包括危害识别、风险分析和风险评价）
- 风险控制（包括风险降低和风险接受）

- 风险沟通

- 风险回顾

（2）质量风险管理的正式程度

质量风险管理正式程度（formality in quality risk management），从简略到复杂的决策树见图2-4。

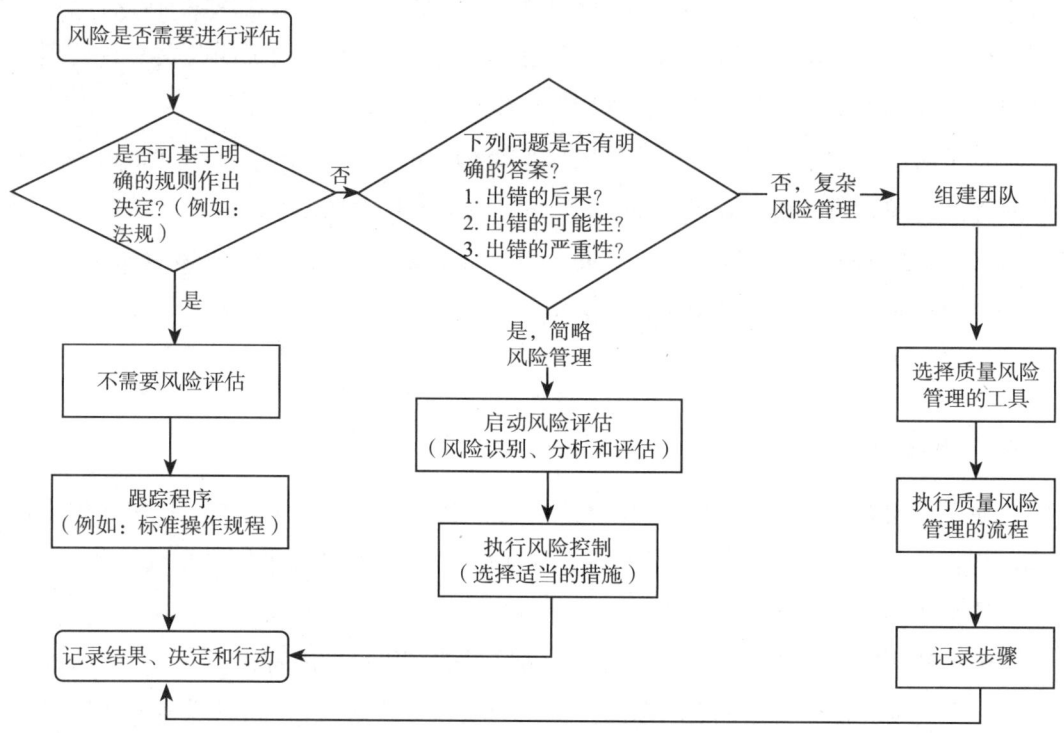

图 2-4　质量风险管理正式程度决策树

来源：*Understanding the Concept of Formality in Quality Risk Management*

（3）风险登记表

风险登记表（risk register）是由英国 MHRA（Medicines and Healthcare Products Regulatory Agency）于 2010 年在其官方网站通过风险管理问与答的形式提出并期待企业执行，目前没有一个正式的法规要求采用风险登记表来跟踪风险，但风险登记表有助于质量风险管理的实施和持续管理。

风险登记表（或等效的文件）应列出识别的所有关键风险、总结如何降低这些风险并记录当前的剩余风险水平。风险登记表通常记录如下信息：

- 记录风险来源，例如：投诉、供应商管理、变更控制等；

- 记录风险的唯一识别号；

- 总结风险（包括降低风险的措施）；

- 记录当前的风险级别（剩余风险等级）；

- 总结当前状态；

- 确定风险是一次性（one off）的还是动态（on going）（动态风险需要进行定期跟踪）。

风险登记表可以是纸质的或电子的。

风险登记表与管理评审（management review）可以使公司高层管理人员能够查看所有领域的质量风险，了解风险的累积影响，确保质量风险管理受控。

风险登记表示例如下：

风险来源	风险编号	登记人	登记日期	事项描述	风险级别	当前状态	是否动态风险？	关闭日期	备注
							□是　□否		

（4）质量风险管理在原料药开发过程中的应用

① 确定关键质量属性（CQA，critical quality attribute）。关键质量属性是指原料药或制剂的一个物理、化学、生物或微生物学属性或性状，在某个合适的限度、范围或分布内才能确保所需产品质量。原料药 CQA 通常包括那些影响鉴别、纯度、生物活性和稳定性的性质。当物理性质对制剂成品的生产或性能具有重要影响时，也规定其为关键的质量属性。

② 通过风险分析确定关键工艺参数（CPP，critical process parameter）和关键物料属性（CMA，critical material attribute）。

- 从风险的严重性、可能性和可检出性三个方面，评估潜在关键工艺参数对产品关键质量属性的影响程度，确定关键工艺参数。

风险	定义	得分
严重性	高：对关键质量属性有影响，必须严格控制才能保证质量，无法通过后续工艺进行消除。参数偏离范围为关键性偏差	3
	中：对关键质量属性可能有影响，不严格控制会对生产控制产生影响或导致中控偏离，通过后续工艺或增加措施可减弱影响	2
	低：对关键质量属性影响很小，参数偏离范围为小偏差或微小偏差	1
可能性	高：经常发生。操作范围接近于注册范围或参数范围比较窄，参数本身较难控制。正常情况下也可能会偏离范围	3
	中：偶尔发生。操作范围接近于注册范围或参数范围比较宽，参数本身比较容易控制。异常情况下才会偏离范围	2
	低：很少发生。操作范围远比设计空间窄或参数范围比较宽，紧急情况下才会偏离设计空间	1

续表

风险	定义		得分
可检出性	高：失败的风险发生及有发生趋势时可以立即被发现		1
	中：失败的风险发生后稍后才能被发现		2
	低：失败的风险发生很久后才能被发现		3
	极低：不存在能够检出的机制		4

● 风险优先数判定：风险优先数 = 严重性 × 可能性 × 可检出性，风险优先数 ≥ 16，为关键工艺参数。

工序	工艺参数	潜在失败结果	是否可通过后续工艺进行消除	风险评估				是否为关键工艺参数
				严重性	可能性	可检出性	风险优先数	

（5）质量风险管理在确认与验证阶段的应用

1）质量风险管理在设备设施确认中的应用

● 系统分类（system classification）：在设备设施确认过程中，根据 ISPE《调试与确认》指南，基于对产品质量的影响将设备设施分为两类：直接影响系统（direct impact system）与非直接影响系统（not direct impact system）。直接影响系统需要进行调试和确认，调试和确认的范围需要通过系统风险评估（SRA, system risk assessment）来确定；非直接影响系统仅需要进行调试，调试范围基于系统业务和 EHS 关键性来确定。

● 系统风险评估：对直接影响系统进行系统风险评估，以确保设计控制与过程控制措施可以将系统风险降低到可接受水平。

通过系统风险评估识别并记录与 CQA 和 CPP 关联的质量风险，明确控制风险所需的控制措施，为后续设计确认、安装确认、运行确认和性能确认涉及的范围提供支持和指导。

系统风险评估表示例如下：

序号	工序	工艺描述	CQA	CPP	直接影响 CQA	如何影响 CQA	设计控制措施	操作参数	报警	过程控制措施	剩余风险判定

2）质量风险管理在工艺验证中的应用

对原料药（传统发酵工艺）生产工艺进行风险评估，示例如下：

序号	工艺步骤	失败的风险	关键性	理由	降低风险措施	测试点
工序：菌种						
1	斜面培养基配制	染菌 菌体生长受影响	是	灭菌温度过低，压力过低，时间过短会染菌；温度过高，压力过高，时间过长会破坏营养成分	控制灭菌温度、压力、时间	无菌检验
2	斜面制备	菌体生长受影响	是	温度过高或过低，时间过长或过短都会影响菌体生长	控制培养温度、时间	1. 外观 2. 无杂菌检验
3	摇瓶种子培养基配制	染菌 菌体生长受影响	是	灭菌温度过低，压力过低，时间过短会染菌；温度过高，压力过高，时间过长会破坏营养成分	控制灭菌温度、压力、时间	无菌检验
4	摇瓶种子制备	菌体生长受影响	是	温度过高或过低，时间过长或过短都会影响菌体生长	控制培养温度、时间	1. 外观 2. 镜检
工序：发酵						
1	种子培养基制备	染菌 菌体生长受影响	是	灭菌温度过低，时间过短会染菌；温度过高，时间过长会破坏营养成分	控制灭菌温度、时间	无菌检验
2	种子培养	菌体生长受影响	是	温度、罐压、空气流量、搅拌、周期过高或过低都会影响菌体生长	控制培养温度、罐压、空气流量、搅拌、周期	1. 无杂菌检验 2. pH 3. 总糖 4. 氨基氮 5. 菌丝浓度 6. 镜检
3	分消料灭菌	染菌	是	灭菌温度过低，时间过短会染菌	控制灭菌温度、时间	1. 无菌检验 2. 镜检
4	移种管路灭菌	染菌	是	灭菌温度过低，时间过短，压力过低，会染菌	控制灭菌温度、时间、压力等	/
5	发酵培养基制备	染菌 菌体生长受影响	是	灭菌温度过低，时间过短会染菌；温度过高，时间过长会破坏营养成分	控制灭菌温度、时间	无菌检验
6	发酵培养	菌体生长受影响	是	温度、罐压、空气流量、搅拌、周期过高或过低都会影响菌体生长	控制培养温度、罐压、空气流量、搅拌、周期	1. 无杂菌检验 2. pH 3. 总糖 4. 氨基氮 5. 菌丝浓度 6. 镜检 7. 效价

续表

序号	工艺步骤	失败的风险	关键性	理由	降低风险措施	测试点
工序：提取						
1	预处理	陶瓷膜滤液效价过低	是	料液温度、pH、陶瓷膜进膜压力和过滤时间影响滤液效价	控制料液温度、pH、陶瓷膜进膜压力和陶瓷膜过滤时间	1. pH 2. 效价
2	树脂	洗脱液效价过低	是	滤液pH、洗涤剂浓度和洗涤流量、洗脱剂浓度和洗脱流量影响一次洗脱液效价	控制滤液pH、洗涤剂浓度和洗涤流量、洗脱剂浓度和洗脱流量	1. pH 2. 效价
3	脱色	脱色液脱色效果差	是	活性炭用量和脱色时间影响脱色效果	控制活性炭用量和脱色时间	pH
4	碱处理	二次中和液杂质沉淀效果差	是	料液pH、丙酮和硅藻土用量、搅拌和静置时间影响杂质沉淀效果	控制料液pH、丙酮和硅藻土用量、搅拌和静置时间	1. pH 2. 效价
5	精制	成品水分和有关物质不符合要求	是	结晶时间、冷抽时间、烘干温度和烘干时间等影响成品水分和有关物质	控制结晶时间、冷抽时间、烘干温度和烘干时间等	1. 水分 2. 有关物质

3）质量风险管理在清洁验证中的应用

• 选出清洁验证的目标产物，有效减少清洁验证工作量，提高清洁验证的适用性。

• 确定清洁水平（cleaning levels），确定清洁验证 / 清洁确认的执行力度。

• 确定目标产物的允许日暴露量（PDE，permitted daily exposure）值，该值用于建立清洁验证的接受限度。

• 确定取样点并选择合理的取样方法。

• 确定清洁验证之后的监测频率。

①确定取样点

结合工程知识和生产经验，评估不同取样位置的风险等级，选择风险高的取样位置作为取样点。如擦拭法取样中，根据设备部位与料液接触时间（T）、设备部位料液积存难易程度（S）、设备部位清洁难易程度（C）来评估确定取样点。

a. 设备部位与料液接触时间（T）

接触时间（T）	描述	得分
长	生产过程中使用某设备时，料液长时间与该设备某部位保持接触	3

接触时间（T）	描述	得分
中	生产过程中使用某设备时，料液间歇性地与该设备某部位保持接触	2
短	生产过程中使用某设备时，料液偶尔与该设备某部位保持接触	1

b. 设备部位料液是否容易积存（S）

积存难易（S）	描述	得分
易	生产过程中使用某设备时，料液容易在该设备某部位积存	3
中	生产过程中使用某设备时，料液在该设备某部位可能有积存	2
难	生产过程中使用某设备时，料液很难在该设备某部位积存。	1

c. 设备部位是否难以清洁（C）

清洁难易（C）	描述	得分
易	设备清洁时，洗液容易接触到且光滑连续的设备某部位	3
中	设备清洁时，洗液容易接触到但不光滑连续的设备某部位 设备清洁时，洗液不容易接触到但光滑连续的设备某部位	2
难	设备清洁时，洗液不容易接触到且不光滑连续的设备某部位；设备表面粗糙的部位	1

从各设备上选取具有代表性的多个点，分别计算 R 值（$R=T \times S \times C$），R 值最大的部位，其清洁效果最差，可选为擦拭取样点，代表整个设备的清洁情况。

②确定日常监测频率

清洁验证完成之后，不同产品之间切换应进行清洁确认（取样与测试）。当收集具有统计意义的数据之后，依据残留物的毒性（造成危害的严重性）、清洁工艺的性能（未能清洁的发生概率，可能性）、残留物的可检出性（依靠目视检查或采用在线 / 离线检测来确定残留限量下设备的清洁度），采用 DFMEA（Design FMEA）作为风险分析工具，确定剩余风险的行动优先级（AP，action priority），从而确定不同产品切换时清洁确认的范围与频率。

a. 残留物的毒性（严重性）

严重性		得分
非常高	PDE $<$ 1μg/d	10
高	1μg/d $\leq$ PDE $<$ 10μg/d	7
中	10μg/d $\leq$ PDE $<$ 100μg/d	5
低	100μg/d $\leq$ PDE $<$ 1000μg/d	3
可忽略	1000μg/d $\leq$ PDE	1

b. 发生概率（可能性）：当检测数据的累积具有统计学意义后（例如，累计 30 批数据或连续 5 批数据低于 50% 的限度），可以通过清洁工艺过程能力指数 C_{pu}（process capability performance upper）来确定发生概率的得分，σ 为残留物测试结果的标准差。

$$C_{pu（接受限度）} = \frac{接受限度 - 擦拭 / 淋洗测试结果平均值}{3\sigma}$$

可能性		得分
非常高	$C_{pu} < 1.0$	10
高	$1.0 \leq C_{pu} < 1.33$	7
中	$1.33 \leq C_{pu} < 1.67$	5
低	$1.67 \leq C_{pu} < 2$	3
可忽略	$C_{pu} \geq 2$	1

c. 可检出性：依靠目视检查（VDI，visual detection index）或在线检测技术来确定可检出性的得分。

可检出性		得分
低	$0 < VDI$	10
中	$-1 \leq VDI \leq 0$	5
高	$-2 \leq VDI < -1$	3
非常高	$VDI < -2$	1

VDI 计算公式　$VDI = \lg\left(\dfrac{VRL}{MSSR}\right)$

VDI：visual detection index，目视可测指数。

MSSR：maximum safe surface residue，最大安全表面残留，$\mu g/cm^2$。

VRL：visual residue limit，常用 $4\mu g/cm^2$ 或经过闪点研究的其他数值报告，$\mu g/cm^2$。

d. 行动优先级和控制措施

● 根据严重性、可能性和可检出性来确定行动优先等级（AP）。

○ 当残留物危害较大（或严重性 ≥ 7）时，考虑其风险高，需要采取严格的控制措施。$S=7$ 或 $S=10$ 行动行动优先级高。

○ $S=5$，行动优先级如下：

严重性（$S=5$）		可检出性			
	AP	1	3	5	10
可能性	1	低	低	低	低
	3	低	低	低	低
	5	低	低	低	中
	7	低	中	中	中
	10	中	中	高	高

○ $S=3$，行动优先级如下：

严重性（$S=3$）		可检出性			
	AP	1	3	5	10
可能性	1	低	低	低	低
	3	低	低	低	低
	5	低	低	低	低
	7	低	低	低	低
	10	低	低	中	中

○ $S=1$，行动优先级低。

行动优先级参考 AIAG & VDA FMEA handbook, 1st Edition 2019 和 SAE J1739 FMEA 2021 来确定。

● 根据不同的行动优先级，确定对应的控制措施。

行动优先级	控制措施	
	清洁确认的范围	清洁确认的频率
高或严重性 ≥ 7	设备、设施、生产区域和相邻区域	每次阶段性生产结束后
中	选择在生产的最差产品，直接接触的设备	每年至少一次
低	选择在生产的最差产品，直接接触的设备	每 2 年至少一次

（6）质量风险管理在交叉污染预防中的应用

PIC/S 在 2020 年 6 月检查指南中明确要求：基于健康的暴露限（HBEL，health

53

based exposure limit）确定控制措施。

特别对于低 HBEL 值的产品，仅仅将 HBEL 值转换为清洁验证的接受限度，并将残留水平控制在可接受水平以下，是不足够的。需要采用适当的技术措施（technical measures）和组织措施（organizational measures）来防止交叉污染。这些措施可以包括，但不限于以下：

● 技术措施：专用生产设施；自封闭的生产区域、独立的生产设备和独立的空调系统；生产工艺、厂房和设备的设计将加工、维护和清洁过程中交叉污染风险降至最低；生产过程及设备之间物料/产品转移使用密闭系统（closed system）；使用物理屏障系统，包括隔离器（isolator），作为遏制措施；在靠近污染源处有除尘装置，例如：局部排风；设备专用、产品接触部件专用或较难清洗的部件（如过滤器）专用、维护工具专用；使用一次性处理技术；使用免清洗设计的设备；恰当地使用气闸以及压力梯度将潜在的尘埃粒子污染控制在特定区域；使用经过验证的在线清洗系统；对于普通清洗区，设备清洗、干燥和储存分别设置独立的区域。

● 组织措施：整个生产设施或自封闭的生产区域基于阶段性专用（从时间上区分），然后遵循已经验证的清洁程序进行清洁；在处理交叉污染风险高的产品的区域内穿着特定的防护服；在每个生产周期结束之后，进行清洁确认，并以此作为一个检测工具，用以支持较高风险产品质量风险管理方法的有效性；根据污染风险，对非产品接触表面进行清洁确认，监测生产区域和（或）相邻区域内的空气质量，以证明防止尘埃粒子污染和机械转移污染控制措施的有效性；对废物处理、受污染的淋洗水和脏的服装采取特定的措施；记录泄漏、突发事件或程序偏差；对设施和设备的清洁程序进行设计，以使清洁程序本身不存在交叉污染风险；设计清洁过程的详细记录，以确保根据批准的程序完成清洁，并在设备与生产区域使用清洁状态标签；阶段性地使用共用的普通清洗区；对员工行为进行监督，以确保培训的有效性，并遵守相关的程序控制。

交叉污染风险评估是一个多主题专家（特别是毒理专家的参与必不可少）共同参与的过程，PIC/S 检查指南中对评估报告的编写提出明确要求：批准页、目录、执行总结、设备设施全面描述、特定的评估、总结、结论、参考。要求报告不仅能便于企业跟踪风险，同时便于检查员阅读。

实例分析

实例 3：风险管理在氢化罐设备确认中的应用

在氢化罐的设计阶段，利用风险管理工具（如 SRA）对已有的设计进行评估，识别出设计的不足，及时完善工程控制措施，将质量和 EHS 风险降低至可接受水平。具体的执行步骤如下：

1. 风险启动

（1）组建团队

（2）产品分析

2. 风险评估

明确评估的范围：氢化罐。

3. 危害识别

氢化操作温度过高，造成产品杂质升高，影响产品质量。温度过高，压力过大，可能会造成设备损坏，操作人员人身伤害。潜在失效的严重性为高。

4. 风险分析

采用质量风险管理定性分析，指定风险的类别（严重性，可能性与可检出性）及其定义。

分类	风险		
	严重性	可能性	可检出性
高	可能危及患者、最终用户或操作员健康和（或）安全的极端重大影响或工艺与质量数据的可靠性、完整性或可追溯性的影响。例如，此类风险直接导致整个批次的产品报废	事件发生失败的概率极高，针对事件缺少控制措施	几乎每种情况都会被检测到，例如可通过系统自动检测发现
中	对系统功能有影响，可能影响产品质量属性或工艺与质量数据的可靠性、完整性或可追溯性。例如，此类风险可导致产品召回或退货、造成 GxP 缺陷（非重大）	事件可能偶尔发生，针对事件有控制措施但仍有不足	很有可能被发现，例如可通过手动检测发现
低	可忽略的影响，对产品质量属性没有影响，不会造成产品损失	事件的发生概率很低，针对事件控制措施较为完善	检测可能是偶然发现的，也可能是在产品使用后才发现的，例如通过偏差调查

5. 风险评价

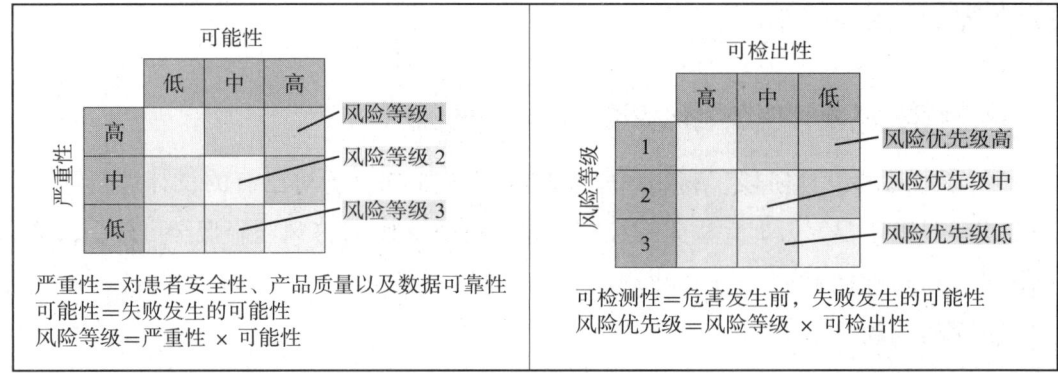

严重性=对患者安全性、产品质量以及数据可靠性
可能性=失败发生的可能性
风险等级=严重性 × 可能性

可检测性=危害发生前，失败发生的可能性
风险优先级=风险等级 × 可检出性

未进行风险控制之前的风险优先级

编号	操作顺序/工艺流程	工艺描述	CQA	CPP	对 CQA 的影响	CQA 如何受到影响	严重性	可能性	风险等级	可检出性	风险优先级
1	氢化	氢化	杂质	温度	是	温度过高，杂质升高	高	高	1	低	高

6. 风险控制

（1）风险降低

由于氢化操作的危害性高，因此设计时氢化罐的温度和压力采用自动控制和在线监测，同时设计有报警和联锁功能，防止温度和压力超标。

（2）风险接受

风险优先级	定义
低	被认为是可以接受的，不需要采取任何行动
中	通常被认为是不可接受的，需要通过设计和（或）程序控制来降低。当在特定流程/系统中接受中等风险时，应有合理的理由
高	被认为是不可接受的，需要通过设计和（或）程序控制来降低。当需要在特殊情况下接受高风险时，应有合理的理由，并提交给决策者与该风险的承担者审核

7. 风险沟通

当剩余风险优先级为高，需要提交给决策者（如高层管理人员）与该风险的承担者。

8. 风险回顾

在规定的时间内实施风险审核，确保所推荐的控制措施已经落实并且有效。

9. 氢化罐风险评估

下表从质量角度进行的风险评估及其输出结果。

编号	操作顺序 / 工艺流程	工艺描述	CQA	CPP	对 CQA 的影响	CQA 如何受到影响	关键方面 CAs	关键设计要素 CDEs
1	氢化	氢化	杂质	温度	是	温度过高，杂质升高	温度自动控制和监测	温度记录装置的范围、精度、控制与报警逻辑

配方参数	报警与联锁	规程控制	严重性	可能性	风险等级	可检出性	风险优先级
温度	温度高报警，同时关闭加热阀门	1. 测试温度控制能力和报警 2. 仪表校验 3. 定期报警测试	高	低	2	高	低

下表从 EHS 角度进行的风险评估及其输出结果。

编号	工序	工艺描述	有重大 EHS 风险	设计控制	配方参数	报警与联锁	规程控制	严重性	可能性	风险等级	可检出性	风险优先级
1	氢化	氢化	是	压力和温度自动控制，超过设定压力和温度报警	温度压力	是	1. 测试温度和压力控制能力和报警 2. 仪表校验 3. 定期报警测试	高	低	2	高	低

实例 4：风险管理在树脂的重复使用研究中的应用

树脂的重复使用研究通常在实验室和商业化生产两个阶段进行。树脂的最大使用次数是保证树脂可重复使用的关键参数。

本示例的背景是某产品的树脂（用于吸附产品杂质 A）已完成实验室阶段的下面两个研究工作：

（1）确定树脂更换的吸附性能指标。考虑供应商推荐的吸附性能，结合产品的特点，进行挑战性研究，确定树脂更换的指标：树脂吸附性能 ≤ 70% 进行更换。

（2）确定树脂最大使用次数。通过模拟研究，以树脂吸附性能指标和产品杂质 A 为考察指标，确定最大使用次数为 30 次。

计划在商业化生产阶段通过持续工艺确认的方式，核实树脂的最大使用次数。采用简略风险管理方式，确定剩余风险控制措施。具体如下：

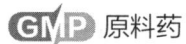
序号	工艺步骤	失败的风险	关键性	理由	已采取降低风险的措施	后续控制措施（测试点）
1	树脂柱分离	树脂需要重复使用，吸附性能下降不能将杂质A降低到接受水平以下	是	杂质A是该产品关键质量属性，后续工艺步骤不能降低该杂质	树脂吸附性能挑战研究（挑战上柱量≥工艺最大上柱量/70%），通过监测树脂的吸附性能和洗脱液的色谱纯度，确定树脂的更换标准（吸附性能≤70%） 实验室研究确定连续吸附、洗脱和再生一定次数后，树脂的性能衰减趋势情况，评估树脂最大使用次数为30次	在商业化生产阶段：在树脂使用10、20、25、30次后，分别对树脂进行目视检查，对树脂的吸附性能和洗脱液的色谱纯度进行测试，记录结果，查看趋势

实例 5：风险管理在清洁验证－取样位置确定的应用

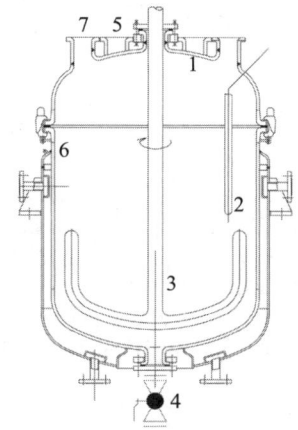

1. 投料口内表面；2. 温度计套管；3. 搅拌桨；
4. 罐底阀；5. 视窗；6. 气液交界处；7. 相连管道。

反应罐擦拭示意图

取样位置的选择原则：从罐体的结构部位、材质、接触料液的形态来选择不同的待评估的取样位置。

待评估的取样位置编号	待评估的取样位置描述	选择理由	T	S	C	$R=T \times S \times C$
1	投料口内表面	投料口位于罐体顶部，可能有管道内物料残留，因此列入擦拭取样考虑中。接触物料时间较短，因此$T=1$；由于重力作用，残留物料比较容易下落至罐体内部，因此$S=1$；管道口可以通过冲洗方式清洗干净，清洗较容易，但结构稍复杂，因此$C=2$	1	1	2	2

待评估的取样位置编号	待评估的取样位置描述	选择理由	T	S	C	$R=T\times S\times C$
2	温度计套管	温度计套管位于罐体中部，因此列入擦拭取样考虑中。部件浸没在液面下，接触时间为反应全过程，因此$T=3$；垂直表面，液体不易积存，因此$S=1$；表面用反冲或者回流的方式可以良好覆盖，因此$C=1$	3	1	1	3
3	搅拌桨	搅拌桨位于罐体中下部，因此列入擦拭取样考虑中。部件浸没在液面下，接触时间为反应全过程，因此$T=3$；垂直表面，液体不易积存，因此$S=1$；搅拌轴表面使用反冲方式不能很好覆盖，因此$C=3$	3	1	3	9
4	罐底阀	罐底阀位于罐体底部，因此列入擦拭取样考虑中。接触时间为反应全过程，因此$T=3$；水平表面，液体容易积存，因此$S=3$；易于清洗，但与管道连接缝隙处结构复杂，因此$C=2$	3	3	2	18
5	视窗	视镜位于罐顶部，与罐体不同材质，生产过程中偶尔有药液残留，因此列入擦拭取样考虑中。接触物料时间较短，因此$T=1$；由于重力作用，残留物料比较容易下落至罐体内部，因此$S=1$；淋洗时可以良好覆盖，但视镜结构复杂，因此$C=2$	1	1	2	2
6	气液交界处	位于罐体中部，料液可能有固体析出，因此列入擦拭取样考虑中。生产过程长时间接触料液，可能有物质析出，全过程保留在表面上，因此$T=3$；由于析出物质为固体，可能会黏附在表面上，因此$S=2$；淋洗时可以良好覆盖，因此$C=1$	3	2	1	6
7	相连管道	管道不易拆卸，与物料接触时间短，因此$T=1$；管道有水平段，可能有液体积存，因此$S=2$；管道在充满时易于清洗，因此$C=1$	1	2	1	2

结论：4 号取样点位置为清洗效果最差处，因此选取该点作为该反应罐清洗验证的擦拭取样点。

擦拭方式：棉签擦拭。

备注：取样需要拆卸部位为罐底阀。

T：设备部位与料液接触时间

S：设备部位料液积存难易程度

C：设备部位清洁难易程度

R：不同取样位置的风险系数

实例 6：风险管理在预防交叉污染－技术措施的应用

利用已有的行业的知识体系，采用风险排序及筛选（RRF, risk ranking and

filtering）工具，为产品 A（OEL：3μg/m³）确定工程控制措施。

决策树如下：

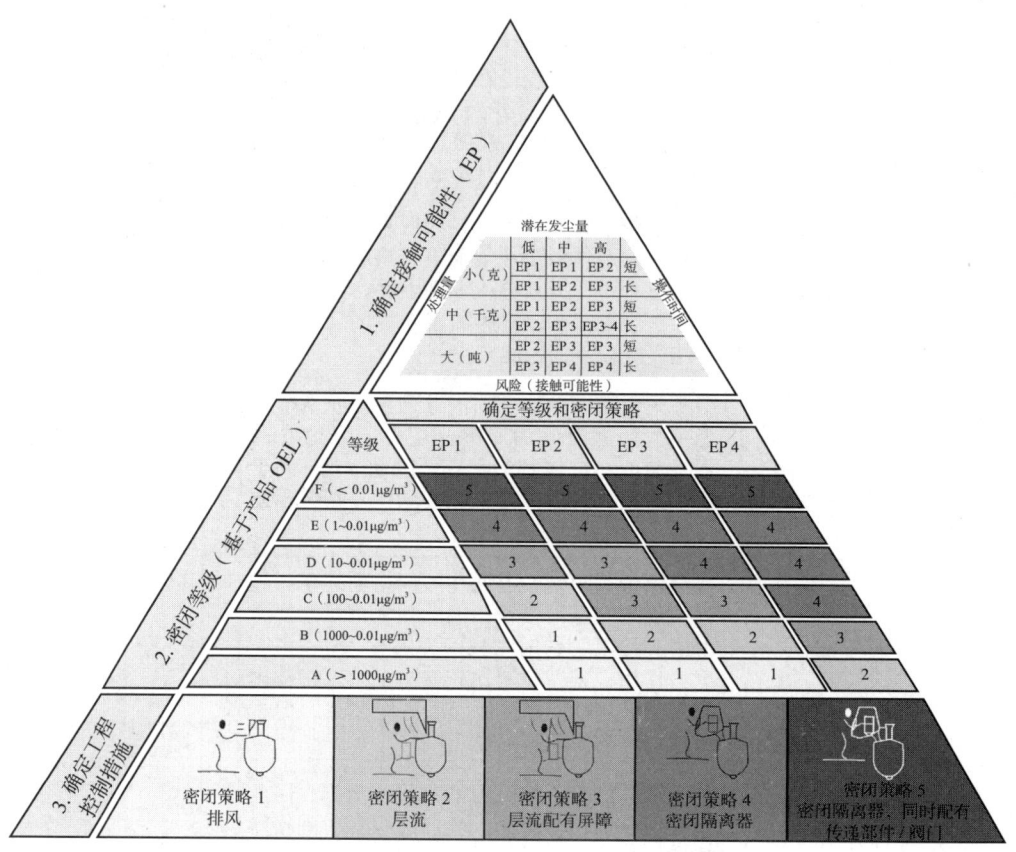

决策树分为两个步骤：①根据物料的处理量、潜在发尘量、操作时间的长短来确定接触可能性（EP，exposure potential）；②根据暴露水平与 OEL 对应的 OEB 等级（A，B，C，D，E，F），确定密闭策略（CS，containment strategy），采取必要的工程控制措施。具体如下：

步骤 1：确定接触可能性							步骤 2：确定密闭策略与工程控制措施						
		潜在发尘量							暴露水平				CS 1：排风
		低	中	高			OEB	OEL（μg/m³）	EP 1	EP 2	EP 3	EP 4	CS 2：层流
处理量	小	EP 1	EP 1	EP 2	短	操作时间	F	< 0.01	CS 5	CS 5	CS 5	CS 5	CS 3：层流配有屏障
	小	EP 1	EP 2	EP 3	长		E	0.01~1	CS 4	CS 4	CS 4	CS 4	CS 4：密闭隔离器
	中	EP 1	EP 2	EP 3	短		D	1~10	CS 3	CS 3	CS 4	CS 4	CS 5：密闭隔离器，同时配有传递部件/阀门
	中	EP 2	EP 3	EP3~4	长		C	10~100	CS 2	CS 3	CS 3	CS 4	
	大	EP 2	EP 3	EP 3	短		B	100~1000	CS 1	CS 2	CS 2	CS 3	
	大	EP 3	EP 4	EP 4	长		A	> 1000	CS 1	CS 1	CS 1	CS 2	

产品名称	处理量		潜在发尘量		操作时间		接触可能性	OEL（μg/m³）	OEB	密闭策略及工程控制措施
	小≤10kg 中10~100kg 大＞100kg	风险得分	高：有粉尘云 中：湿物料，有粉尘，但沉降 低：有少量粉尘	风险得分	短≤30分钟 长＞30分钟	风险得分				
A	150kg	大	少量粉尘	低	5分钟	短	EP 2	3	D	密闭策略 CS 3- 带屏障的层流

📋 要点备忘

- 建立质量风险管理程序；
- 员工接受质量风险管理程序培训；
- 有计划地执行质量风险管理，动态风险应进行定期跟踪（推荐风险登记表）；
- 高层管理人员为质量风险管理提供支持，质量风险管理中的高风险输出给决策者和风险承担者；
- 质量风险管理在哪些方面得到运用；
- 质量风险管理过程是否科学有效。

3 人员

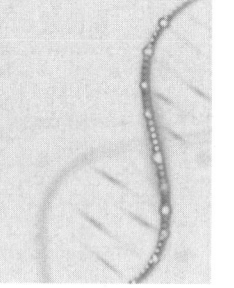

本章主要内容:

☞ 如何确认人员资质

☞ 不同岗位人员应接受哪些培训

☞ 如何检验并确保培训效果

☞ 原料药对人员卫生有什么特殊要求

☞ 顾问作为 GMP 活动中的特殊角色,应如何管理

在 GMP 硬件、软件和人员这三大要素中,人是主导因素,软件是由人制定、执行的,硬件是靠人去设计、使用。离开高素质的"GMP 人",再好的硬件和软件都不能很好地发挥作用。因此,人员的素质和工作态度是实施 GMP 的关键,特别是对 GMP 的理解和认识,对人的管理与要求是实施好 GMP 的基础。实施 GMP 首先要解决人的认识问题,每一位员工都应认识到不执行程序规定和 GMP 要求就可能导致产品不合格。因此,本章的人员资质和人员卫生等都是很重要的内容。

另外,顾问作为一种特殊的角色,可能直接或间接地参与企业 GMP 活动,因此,本章节最后对顾问管理的基本要求进行了阐述。

3.1 人员资质

法规要求 ··

药品生产质量管理规范(2010 年修订)

第十八条 企业应当配备足够数量并具有适当资质(含学历、培训和实践经验)的管理和操作人员,应当明确规定每个部门和每个岗位的职责。岗位职责不得遗漏,交叉的职责应当有明确规定。每个人所承担的职责不应当过多。

所有人员应当明确并理解自己的职责，熟悉与其职责相关的要求，并接受必要的培训，包括上岗前培训和继续培训。

第二十条　关键人员应当为企业的全职人员，至少应当包括企业负责人、生产管理负责人、质量管理负责人和质量受权人。

质量管理负责人和生产管理负责人不得互相兼任。质量管理负责人和质量受权人可以兼任。应当制定操作规程确保质量受权人独立履行职责，不受企业负责人和其他人员的干扰。

第二十二条　生产管理负责人

（一）资质

生产管理负责人应当至少具有药学或相关专业本科学历（或中级专业技术职称或执业药师资格），具有至少三年从事药品生产和质量管理的实践经验，其中至少有一年的药品生产管理经验，接受过与所生产产品相关的专业知识培训。

第二十三条　质量管理负责人

（一）资质

质量管理负责人应当至少具有药学或相关专业本科学历（或中级专业技术职称或执业药师资格），具有至少五年从事药品生产和质量管理的实践经验，其中至少一年的药品质量管理经验，接受过与所生产产品相关的专业知识培训。

第二十五条　质量受权人

（一）资质

质量受权人应当至少具有药学或相关专业本科学历（或中级专业技术职称或执业药师资格），具有至少五年从事药品生产和质量管理的实践经验，从事过药品生产过程控制和质量检验工作。

质量受权人应当具有必要的专业理论知识，并经过与产品放行有关的培训，方能独立履行其职责。

第二百一十九条　质量控制实验室的检验人员至少应当具有相关专业中专或高中以上学历，并经过与所从事的检验操作相关的实践培训且通过考核。

背景介绍

人员素质与工作胜任力是原料药生产企业实施 GMP 的关键，对人员的资质确认是 GMP 的首要工作。

"资质"，指人的素质，也泛指从事某种工作或活动所具备的条件、资格、能力等。对于制药企业，人员资质一般包括教育背景、培训经历和实践经验。配置足够数量并具有适当资质的管理和操作人员是执行好 GMP 要求的前提，否则实施 GMP 就是一句空话。

由于原料药生产与制剂生产有很大的不同，对人员的要求也有所不同，应当给予充分的考虑：根据原料药生产工艺的不同，人员应具备必要的化学、生物或发酵类专业知识；因原料药生产过程中不可避免地接触化学溶媒、试剂、有毒化学品或活性菌种，因此个人安全意识的培养、个人安全防护的培训在人员资质确认过程中极其重要；从事原料药生产的特殊岗位人员必须强制性地取得监管部门颁发的特殊培训上岗证，方可上岗（如生产安全监管部门）；在瞬息万变的科技智造时代，劳动密集型的原料药生产企业不断地经受着冲击，技术革新、智能改造是现代原料药生产企业生存的唯一路径，因此，人员对新技术新知识的敏感度和学习力显得尤为重要，其有助于企业在变革中平稳闯关。

📋 技术要求

ICH Q7　原料药的药品生产质量管理规范指南

3.10 应有足够数量的经过适当教育、培训和（或）有经验资质的人员从事和监督中间体和 API 的生产。

3.11 应以书面形式明确所有从事中间体和 API 生产的人员的职责。

实施指导

"适当资质"通常包括教育背景、培训经历和实践经验三个方面。应根据具体岗位的工作内容制定最低学历要求（如初中、高中、专科或本科），培训经历的要求（如发酵、化学合成、计量、化验、仓库管理等）和工作年限 / 工作经验的要求（如化学合成、无菌、制水、验证等经验）。具体岗位的工作内容即岗位职责，或称工作职责。工作职责和资质要求应有书面文件规定，最常用方法是通过质量管理系统文件来制定，建议将工作职责与资质要求放在一个文件中制定。可以按岗位类别进行职责的制定，例如仓库、化学合成操作、理化分析、高效液相分析等不同岗位人员，但应注意岗位职责要覆盖所有生产质量相关的人员。相同岗位的不同人员可以采用同一个岗位职责。具有更多责任的人员，如主管、经理等应根据实际情况单独制定。

工作职责与资质要求的文件，形式上可采用描述方式，或矩阵表的方式；内容上既要符合各种法规的要求，也要结合企业内部的具体实践。工作职责与资质要求文件一般应包括以下内容：企业名称、职务（岗位）名称、职务描述（如部门结构 / 上下级组织机构图 / 部门人数等）、工作职责、资质要求（如受教育程度、以往相关工作经历和接受的培训、应掌握的技能等），特定情况下也可以包括姓名、工作替代人等。工作职责描述需定期审核。

GMP 第十八条规定："所有人员应当明确并理解自己的职责，熟悉与其职责相关的要求，并接受必要的培训，包括上岗前培训和继续培训"，可采用多种形式让每位管理和操作人员明确自己的责任。例如，进行职责培训与讨论，对责任进行签名确认等。所有人员应意识到与自己相关的 GMP 原则，并且接受最初与继续培训。

GMP 对生产管理负责人、质量管理负责人和质量受权人的资质进行了明确规定，包括学历、培训和实践经验的要求。对于此类关键人员，还应特别关注其工作胜任能力，这点更为重要。如正确的判断与决策的能力，对生产质量的理解能力，坚持质量的原则与态度，质量意识与观念等。

第二十五条第二款规定："质量受权人应当具有必要的专业理论知识，并经过与产品放行有关的培训，方能独立履行其职责"，理解"必要的专业理论知识"时应考虑其三个主要职责，应能满足其工作的需求。

操作人员上岗前要经过评估和资质（或资格）确认，书面批准后方可上岗操作。

药品生产质量管理活动中的某些特定工作，例如自检（内审）、供应商审计等，通常不一定会设固定的岗位并配备固定的专职人员，而是在需要开展相应工作时，从相关部门抽调有相应经验的人员来完成。这些人员，虽已经过上岗评估和资质确认，但该评估和确认仅针对其相应的岗位职责，在开展自检等特定工作前，仍需完成额外的资质确认，例如，进行自检或供应商审计的人员，应接受过审核或审计技巧方面的培训、熟悉审计对象或审计任务相关的专业知识等。此外，建议企业制定符合资质的人员名单，并持续维护更新。

实例分析

实例 1：分析及生产岗位人员资质确认实例

1. 分析岗位人员资质（或资格）确认实例

某员工是新进员工，药学本科，接受公司级培训进入 QC 后，经过部门和岗位培训，分析技能考核与上岗评估，最后经过确认批准同意从某年某月某日在 HPLC 岗位从事液相色谱的分析工作。下面介绍资质确认的技能考核表（表 3-1）与员工上岗评估表（表 3-2）。

表 3-1　技能考核表

姓名：____×××____　　　　拟上岗位：____HPLC____　　　考核时间：_____

考核产品名：_____

培训人原始记录编号：_____　　　被培训人原始记录编号：_____

项目	批号	培训人检测结果	被培训人检测结果	接受标准	结论
含量（%）	批号 1	98.52%	98.45%	RSD ≤ 2.0%	合格 RSD = 0.07%
	批号 2	98.40%	98.13%		合格 RSD = 0.27%
	批号 3	98.41%	98.19%		合格 RSD = 0.22%
杂质（A）	批号 1	0.05%	0.06%	RSD ≤ 50%	合格 RSD = 18%
	批号 2	0.06%	0.07%		合格 RSD = 15%
	批号 3	0.07%	0.07%		合格 RSD = 3%
杂质（E+F）	批号 1	0.26%	0.32%	RSD ≤ 25%	合格 RSD = 21%
	批号 2	0.29%	0.34%		合格 RSD = 16%
	批号 3	0.21%	0.25%		合格 RSD = 17%
杂质（G）	批号 1	0.12%	0.12%	RSD ≤ 25%	合格 RSD = 0%
	批号 2	0.12%	0.13%		合格 RSD = 8%
	批号 3	0.12%	0.12%		合格 RSD = 0%
总杂质	批号 1	0.60%	0.59%	RSD ≤ 10%	合格 RSD = 2%
	批号 2	0.63%	0.62%		合格 RSD = 2%
	批号 3	0.66%	0.59%		合格 RSD = 1%

培训人评价：经过三个星期岗位培训，该员工已能独立完成 HPLC 岗位的实验操作，经过考核评估，符合要求，同意上岗。

培训人签名：_____　　　日期：_____

表3-2　员工上岗评估表（一）

标题：员工上岗评估表	编号：		版本号：	
部位	QC	姓名		
岗位	HPLC岗位	日期		
学历或受教育情况（本人填写）： 本人于2015年起就读于某大学医学院，药学系药学专业，2019年获得学士学位。 　　　　　　　　　　　　　　　　　签名：　　　　　日期：				
培训情况： 该员工是药学专业本科毕业生，完成公司级的培训后，于2019.08.30至2021.××.×××，在部门及岗位进行了培训，包括部门综合管理知识，分析基础知识，相关仪器的使用操作SOP，相关产品的检验方法质量标准。并检测了三批××产品，检测结果与培训人检测结果相比，符合接受标准。经全面评估后，同意该员工在HPLC岗位上岗。 　　　　　　　　　　　　　　　评价人签名：　　　　　日期：				
评价最终结论（打√）：准予上岗（√）　　　不准予上岗（　） 　　经评估确认，同意该同志从批准之日起，从事HPLC岗位工作。 　　　　　　　　　　　　　　部门负责人签名：　　　　　日期：				

2. 生产操作岗位人员资格确认实例

某员工是新进员工，医药专科，接受公司级培训进入某产品的合成岗位后经过岗位培训，技能考核与上岗评估，最后经过确认批准同意从某年某月某日进入某合成岗位从事合成工作。下面介绍员工上岗评估表（表3-3）。

表3-3　员工上岗评估表（二）

标题：员工上岗评估表	编号：		版本号：	
部位	某合成车间	姓名		
岗位	合成操作岗位	日期		
学历或受教育情况（本人填写）： 本人于2018.09至2021.07就读于某医药专科学院，药学专业。 　　　　　　　　　　　　　　　　　签名：　　　　　日期：				
培训情况： 该员工是药学专业专科毕业生，完成公司级的培训后，于2021.08.25至2021.××.×××，在车间和岗位进行了培训，包括车间综合管理知识，合成基础知识，相关设备操作SOP，工艺规程，批生产记录，产品质量标准，EHS相关文件等。培训文件目录与培训评价或考核结果见附件。培训结果合格，经全面评估后，同意该员工在本车间从事合成操作岗位。 　　　　　　　　　　　　　　　评价人签名：　　　　　日期：				
评价最终结论（打√）：准予上岗（√）　　　不准予上岗（　） 　　经评估确认，同意该员工从批准之日起，从事化学合成操作岗位工作。 　　　　　　　　　　　　　　部门负责人签名：　　　　　日期：				

📋 要点备忘

• 产生问题（偏差）的根本原因包括人、机、料、法、环五个方面。其中人最为重要，所以加强对人员的管理是实施 GMP 的基础，也是实施 GMP 的关键。

• 人员资质方面经常出现的问题有：学历与经验不足，不具有相关专业知识，与从事的工作不符，没有经过相应培训，没有法定资格证书（如电焊、压力容器等特种作业），不能满足生产和质量保证的需要等。

• 职责方面经常出现的问题有：应有的职责出现了空缺，职责重叠不科学也不合理，职责文件与实际运行不一致。

• 质量受权人经常出现的问题有：缺少工作经验，不符合资格要求，没有书面依据，没有及时备案。

• 人员数量不足方面经常出现的问题有：人员不足（如检测人员，计量人员等），无法完成应做的工作。

3.2 人员培训

法规要求 ······

药品生产质量管理规范（2010 年修订）

第二十四条 生产管理负责人和质量管理负责人通常有下列共同的职责：

（五）确保企业所有相关人员都已经过必要的上岗前培训和继续培训，并根据实际需要调整培训内容。

第二十六条 企业应当指定部门或专人负责培训管理工作，应当有经生产管理负责人或质量管理负责人审核或批准的培训方案或计划，培训记录应当予以保存。

第二十七条 与药品生产、质量有关的所有人员都应当经过培训，培训的内容应当与岗位的要求相适应。除进行本规范理论和实践的培训外，还应当有相关法规、相应岗位的职责、技能的培训，并定期评估培训的实际效果。

第二十八条 高风险操作区（如：高活性、高毒性、传染性、高致敏性物料的生产区）的工作人员应当接受专门的培训。

背景介绍 ————

对 GMP 条款的理解和解读是与时俱进的，制药企业人员素质的提升，需要不断地进行各种培训。因此，全面、深入、持续进行培训是实施 GMP 的重要保证。所有从事生产的人员必须具有起码的药品质量意识和 GMP 意识。如果不进行培训就会操作失误，就会犯错误，甚至小问题诱发出现大问题。

当员工违反操作规程出现问题后，首先要区分属于培训问题还是管理问题。如果发生问题的原因是由于员工不理解操作规程而出现的问题就属于培训问题，此时仅仅依靠批评或处罚是不能解决问题的；如果发生问题的原因是由于员工责任心不强、粗心大意造成的，此时就是一个管理问题，单纯依靠培训不能解决问题。

技术要求

ICH Q7　原料药的药品生产质量管理规范指南

3.12 应由有资格的人员定期培训，且应至少包括员工从事的和 GMP 规定相关的特定操作。培训记录应存档，定期对培训进行评价。

实施指导

GMP 第二十六条中规定："企业应当指定部门或专人负责培训管理工作"。培训工作由谁管理应在文件中明确规定，应制定培训管理程序。该程序应覆盖下列内容：

- 培训基本要求和原则；
- 培训形式与类型；
- 培训需求调研；
- 培训计划制定；
- 培训实施；
- 培训效果评估与上岗前确认；
- 培训记录归档与管理；
- 新员工及转岗员工培训；
- 继续培训或再培训；

- 外来人员的培训；

- 年度培训总结。

每年应开展哪些培训工作，应有规划，即应每年年初制定培训计划。年度培训计划的制定应建立在培训需求之上。培训需求调研时应考虑行业发展形势和新颁法规指南、企业的技改方向及新技术的应用、各类趋势分析输出的对人员知识储备或技能提升的要求、EHS 基本要求和 GMP 基础知识（通常应涵盖污染/交叉污染防控、数据可靠性、异常上报及处理等内容）的周期性再培训、关键技能或知识的周期性再培训、内外部审计检查关注点或缺陷分析、专业技能类（应考虑原料药生产的特点，如化学合成、发酵或无菌方面特定专业知识）、管理技能和员工素质提升等内容。培训应坚持实用原则（缺什么补什么）和实效原则。通常每年进行一次培训需求调研，调研结束后形成书面的培训方案或计划，并经生产管理负责人和质量管理负责人审核与批准。

培训实施环节应重视培训教材的质量及讲师的专业性，这直接关系到培训的结果和效果。培训讲师是一类特殊人员，通常为企业管理人员，或某业务领域的专业人员，或为 SOP 的起草人、审核人或批准人，企业可以建立培训讲师名单，并指定各讲师可开展的培训科目或专题。为保证培训效果，一次培训内容不宜安排太多，以便于员工消化与吸收。为便于增强培训效果，建议多采用互动方式和现场操作方式进行。

培训实际效果的评估分为即时培训效果评价和定期培训效果评估，GMP 第二十七条规定"……并定期评估培训的实际效果"，ICH Q7 3.12 规定"……定期对培训进行评价"。即时培训效果评价指每次培训后要进行的考试或效果评价。即时培训效果评价的方式可灵活多样，包括现场提问与讨论、现场操作或模拟操作、试卷等考评方式。现场提问的考评方式应考虑参加培训的人数，设定一定数量的问题。定期培训效果评估可分为直接法与间接法。直接法是使用全面系统的考试；间接法有：

- 主管对其下属的观察；

- 主管与下属的沟通；

- 通过内部审计来整体评估培训的有效性，比如同样的问题不再重复发生就表明培训是有效的；

- 通过质量指标（偏差、OOS 等）的趋势分析来评估培训的有效性，比如差错率是否降低。

为保证企业所有相关人员上岗前经过了必要的培训，且培训内容与岗位要求相适应，应结合岗位工作内容（岗位职责），制定岗位培训清单或培训矩阵。新员工按照岗位培训清单完成培训后，应对其进行培训效果的确认，确认通过后，由相应部门负责人批准其上岗的岗位及上岗时间。对于岗位工作比较复杂且能分割为多个独立模块的情况，如实验室理化检测岗位通常包含多种项目的检测，可按照项目分别进行考核，分步上岗。

制定岗位培训清单的作用是：

- 当有新进员工或转岗员工时根据岗位培训清单制定岗位培训计划；
- 便于制定再培训计划。

岗位培训清单应定期更新（如每年），或在岗位职责内容变动后及时更新。岗位培训清单内容应包括：岗位职责、与工作相关 GMP 的培训，各管理系统 SOP 的培训、操作相关 SOP（如批生产记录、设备操作）等。考虑到文件升级会引起版本号变化，岗位培训清单可以不包括 SOP 的版本号，但应确保实施培训时以当前现行版本的 SOP 为培训依据。通常，不同岗位人员对同一份 SOP 所需要熟知和（或）掌握的内容程度是不一样的，如偏差管理程序，QA 人员应熟知偏差的整体管理流程，熟练运用根源调查工具，全面评估受影响的范围和程度，并参与制定合理有效的 CAPA；而一线生产操作人员，对其进行偏差管理程序培训时，应重点强调发现异常第一时间上报直接上级主管人员和（或）QA，及时、如实记录偏差现象，根据上级指令采取应急措施，偏差调查期间如实反映偏差发生时候的具体情况，协助调查组进行根源调查。因此，在制定岗位培训清单或实施培训时，应结合岗位工作内容，有侧重地进行学习。EHS 类的岗位培训清单可以合并制定也可单独制定。岗位培训清单的制定见本节实例 2、实例 3。

再培训也叫作继续培训，再培训分为定期和不定期的再培训。定期再培训是指培训时间大体可以确定、可列入年度培训计划的培训，例如：GMP 培训、关键 SOP 的培训（如偏差管理程序等）。不定期培训是指培训时间无法确定、也无法列入年度培训计划、因特殊原因临时安排的培训，例如：新 SOP 颁发或修订后进行的培训，发生偏差后进行的培训等。不定期再培训至少包括下列内容：

- 颁发新的 GMP 和 EHS 法规后，需要及时进行培训；
- 新文件或修订文件颁发后，文件生效前需要及时进行培训；
- 偏差、投诉、OOS 调查后，为防止同样问题再发生需及时进行培训；
- 内外部审计涉及整改需要对相关人员重新进行培训等；
- 因特殊原因或临时需求产生的培训。

培训记录至少应包括每次培训签名表、考试试卷（如有）、培训教材（SOP 除外）、培训评价。应给每位员工建立一份培训档案。培训档案应按类存放，以便查找。如公司级年度培训档案、部门级年度培训档案、年度培训计划和总结。员工档案中通常还应保存每位员工的"手写签名"，以防止代替签名。企业应制定合适的培训记录保存期限，如保存 7 年。对于验证批相关的培训记录，建议结合产品生命周期制定保存期限。

GMP 第二十八条规定："高风险操作区（如：高活性、高毒性、传染性、高致敏性物料的生产区）的工作人员应当接受专门的培训"，高风险操作区包括：

- 生产高致敏性药品（如青霉素类）或生物制品（如卡介苗）等；
- 生产 β- 内酰胺结构类药品、性激素类避孕药品等；
- 生产某些激素类、细胞毒性类、高活性化学药品等。

高风险操作区的工作人员应接受的培训内容包括产品知识，污染和交叉污染、卫生与安全的防护知识等。对特殊工种的人员和特殊技能操作的人员，可委托有资格培训的机构培训，考核取得资格证书后，持证上岗。如危险化学品从业人员证、人员电工作业证、电气焊业人员证、管道焊接作业人员证、压力容器作业人员证、制冷作业人员证、剧毒品仓管人员证等。

实例分析

实例 2：QC 液相色谱岗位培训清单

下面是某公司 QC 液相色谱岗位培训清单示例，包括 GMP 培训、系统 SOP 培训清单（表 3-4）、分析员技能培训清单（表 3-5）、液相色谱岗位培训清单（表 3-6）4 部分内容。

QC 液相色谱岗位培训清单

文件编号：	版本号：	执行日期：
起草人 / 日期：	审核人 / 日期：	批准人 / 日期：

（1）GMP 培训

新员工 GMP 培训以 GMP、《中华人民共和国药品管理法》及实施条例、ICH Q7 为主。员工 GMP 再培训每年至少 1 次。

（2）系统 SOP 培训清单

表 3-4　某公司 QC 液相色谱岗位系统 SOP 培训清单

序号	文件编号	文件名称
		分析技术支持及 API QC 部门职责
		具体岗位职责与任职资格
		药典知识培训
		人员卫生
		数据可靠性管理程序
		文件编码程序
		原始记录书写规范
		化学分析 OOS/OOT 调查程序
		标准品管理程序
		储备溶液管理规程
		试剂的管理规程
		基准试剂管理规程
		滴定液管理程序
		检验用水管理程序
		试液、缓冲液及流动相管理规程
		试剂有效期管理规程
		指示剂与指示液效期管理规程
		降解反应的标准操作规程
		剧毒品管理规程
		分析技术支持程序
		取样标准操作程序
		样品接收与处理程序
		样品检验流程
		员工培训程序
		标准操作规程的制定及管理程序
		质量标准的制定及管理程序
		检验记录管理程序
		偏差管理程序

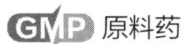

续表

序号	文件编号	文件名称
		变更控制程序
		产品包装和贮存管理程序
		药品有效期或复验期管理程序
		原料药放行管理程序
		投诉管理程序
		退货处理程序
		产品召回程序
		产品年度质量回顾程序
		原料药批号管理程序
		原料药编码管理程序
		风险管理程序
		趋势分析管理程序
		合同实验室管理程序
		第二人复核与审核管理程序
		实验室温湿度监测管理程序
		实验室状态标识管理程序
		Excel 计算薄管理程序
		进厂物料管理程序
		分析方法验证 / 确认 / 转移管理程序
		原始记录及数据处理管理程序
		留样管理程序
		实验室管理程序
		药典跟踪程序
		实验室仪器设备管理程序
		计算机化系统管理程序
		实验室计算机数据备份管理程序
		计量器具的标识管理

（3）分析员技能培训清单

表 3-5　某公司 QC 分析员技能培训清单

序号	文件编号	文件名称
		×× 系列电子天平操作规程
		电子天平日常校正和维护程序
		实验室玻璃仪器使用管理及洗涤方法
		pH 测定法
		×× pH 计操作规程
		pH 计日常校正和维护程序

（4）液相色谱岗位培训清单

表 3-6　某公司 QC 液相色谱岗位培训清单

序号	文件编号	文件名称
		HPLC 流动相过滤操作规程
		色谱柱使用管理程序
		HPLC 进样程序
		高效液相色谱法
		积分管理程序
		工作站权限管理程序
		原料药中 EDTA 的 HPLC 检查法
		×× 系列液相色谱仪操作规程
		×× 色谱工作站操作规程
		×× 离子色谱仪操作规程
		×× 电化学色谱仪操作规程
		×× 聚合物色谱仪操作规程
		×× 液相色谱仪维护程序
		×× 电化学检测器校准程序
		A 产品检验方法及质量标准
		B 产品检验方法及质量标准
		C 产品检验方法及质量标准

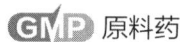

实例3：生产岗位培训清单

下面是某公司某生产岗位培训清单示例（表3-7）。

××生产岗位培训清单

文件编号：	版本号：	执行日期：
起草人／日期：	审核人／日期：	批准人／日期：

（1）GMP培训

新员工GMP培训以GMP、《中华人民共和国药品管理法》及实施条例、ICH Q7为主；员工GMP再培训每年至少1次。

（2）系统SOP培训清单

表3-7 某公司某生产岗位系统SOP培训清单

序号	文件编号	文件名称
		偏差管理程序
		员工培训管理程序
		GMP原始记录管理程序
		原始记录书写规范
		数据可靠性管理程序
		计算机化系统管理程序
		原料药批号管理程序
		某产品的工艺规程
		某产品的发酵岗位操作法
		某产品的糖罐投料标准操作规程
		某产品的发酵补糖操作规程
		氢氧化钠溶液配制及使用规程
		生产车间清场管理程序
		液体膜过滤器管理程序
		空气膜过滤器管理程序
		状态标识管理程序
		周转容器标识及使用管理程序
		发酵染菌确认及处理程序
		发酵生产消毒灭菌管理及操作规程

序号	文件编号	文件名称
		发酵岗位关键生产设备清洗操作规程
		夹套及盘管试漏操作规程
		洒落物料的处理规程
		某产品前体储罐排空操作规程
		某车间发酵罐使用管理规程
		一般生产区清洁规程
		一般生产区卫生管理规程
		一般生产区人员卫生管理规程
		工艺卫生管理制度
		冲视镜、取样管路消毒操作规程
		生产前设备清洗管理规程
		一般生产区容器具清洁规程
		物料外包装清洁及脱外包装标准操作规程
		显微镜使用操作规程
		交接班管理程序
		虫害管理程序
		生产操作前检查制度
		生产操作复核制度
		称量标准操作规程
		中间体取样操作规程
		发酵操作人员参数记录操作规程
		发酵电脑数据显示操作规程
		××溶氧电极日常维护和校准程序
		×× 系列在线 pH 计操作规程
		发酵罐维护规程
		储罐维护规程
		配料池维护规程
		列管式冷凝器维护规程
		电子秤校准程序
		发酵控制系统灾难性恢复操作规程

要点备忘

● 员工培训管理程序是否缺少相关内容的要求；是否存在未执行培训管理程序的情况；是否有培训记录；培训记录是否规范（如签名表与试卷等）；

● 是否进行了培训需求调查；

● 公司年度培训计划是否经过审核与批准；公司年度培训计划是否按期完成，未完成的内容是否有书面说明；

● 是否对培训效果做了评估，是否培训不到位或培训不充分，如某检验员不能正确回答与产品检验相关的问题；

● 是否对员工进行了相应职责的培训；

● 是否建立了岗位培训清单；

● 是否每年对员工进行一次 GMP 再培训；

● 新员工培训与转岗员工的培训是否按 SOP 要求进行；

● 是否对所有生产人员与检测人员进行了偏差上报意识的培训；

● 无菌知识与意识的培训是否充分；

● 是否进行了培训年度总结，培训总结是否经过质量负责人和 EHS 负责人的审核。

3.3 人员卫生

法规要求 ....

药品生产质量管理规范（2010 年修订）

第二十九条 所有人员都应当接受卫生要求的培训，企业应当建立人员卫生操作规程，最大限度地降低人员对药品生产造成污染的风险。

第三十条 人员卫生操作规程应当包括与健康、卫生习惯及人员着装相关的内容。生产区和质量控制区的人员应当正确理解相关的人员卫生操作规程。企业应当采取措施确保人员卫生操作规程的执行。

第三十一条 企业应当对人员健康进行管理，并建立健康档案。直接接触药品的生产人员上岗前应当接受健康检查，以后每年至少进行一次健康检查。

第三十二条 企业应当采取适当措施，避免体表有伤口、患有传染病或其他可能污染药品疾病的人员从事直接接触药品的生产。

第三十三条 参观人员和未经培训的人员不得进入生产区和质量控制区，特殊情况确需进入的，应当事先对个人卫生、更衣等事项进行指导。

第三十四条 任何进入生产区的人员均应当按照规定更衣。工作服的选材、式样及穿戴方式应当与所从事的工作和空气洁净度级别要求相适应。

第三十五条 进入洁净生产区的人员不得化妆和佩带饰物。

第三十六条 生产区、仓储区应当禁止吸烟和饮食，禁止存放食品、饮料、香烟和个人用药品等非生产用物品。

第三十七条 操作人员应当避免裸手直接接触药品、与药品直接接触的包装材料和设备表面。

药品生产质量管理规范（2010 年修订）无菌药品附录

第十九条 洁净区内的人数应当严加控制，检查和监督应当尽可能在无菌生产的洁净区外进行。

第二十条 凡在洁净区工作的人员（包括清洁工和设备维修工）应当定期培训，使无菌药品的操作符合要求。培训的内容应当包括卫生和微生物方面的基础知识。未受培训的外部人员（如外部施工人员或维修人员）在生产期间需进入洁净区时，应当对他们进行特别详细的指导和监督。

第二十一条 从事动物组织加工处理的人员或者从事与当前生产无关的微生物培养的工作人员通常不得进入无菌药品生产区，不可避免时，应当严格执行相关的人员净化操作规程。

第二十二条 从事无菌药品生产的员工应当随时报告任何可能导致污染的异常情况，包括污染的类型和程度。当员工由于健康状况可能导致微生物污染风险增大时，应当由指定的人员采取适当的措施。

第二十三条 应当按照操作规程更衣和洗手，尽可能减少对洁净区的污染或将污染物带入洁净区。

第二十四条 工作服及其质量应当与生产操作的要求及操作区的洁净度级别相适应，其式样和穿着方式应当能够满足保护产品和人员的要求。各洁净区的着装要求规定如下：

D 级洁净区：应当将头发、胡须等相关部位遮盖。应当穿合适的工作服和鞋子或鞋套。应当采取适当措施，以避免带入洁净区外的污染物。

C 级洁净区：应当将头发、胡须等相关部位遮盖，应当戴口罩。应当穿手腕处可收紧的连体服或衣裤分开的工作服，并穿适当的鞋子或鞋套。工作服应当不脱落纤维或微粒。

A/B 级洁净区：应当用头罩将所有头发以及胡须等相关部位全部遮盖，头罩应当塞进衣领内，应当戴口罩以防散发飞沫，必要时戴防护目镜。应当戴经灭菌且无颗粒物（如滑石粉）散发的橡胶或塑料手套，穿经灭菌或消毒的脚套，裤腿应当塞进脚套内，袖口应当塞进手套内。工作服应为灭菌的连体工作服，不脱落纤维或微粒，并能滞留身体散发的微粒。

第二十五条 个人外衣不得带入通向 B 级或 C 级洁净区的更衣室。每位员工每次进入 A/B 级洁净区，应当更换无菌工作服；或每班至少更换一次，但应当用监测结果证明这种方法的可行性。操作期间应当经常消毒手套，并在必要时更换口罩和手套。

第二十六条 洁净区所用工作服的清洗和处理方式应当能够保证其不携带有污染物，不会污染洁净区。应当按照相关操作规程进行工作服的清洗、灭菌，洗衣间最好单独设置。

背景介绍

污染的形式有：化学物质、微生物和其他外来物质（如尘埃、污物、棉绒、纤维和头发等）。而微生物传播污染的四大途径包括：空气、水、表面和人，人员卫生是 GMP 的最基础要求。

人是最大的传染源，定期体检，按要求更衣，戴口罩，控制进入洁净区的人数，洁净区人的动作要轻等都是非常必要的。

技术要求

ICH Q7 原料药的药品生产质量管理规范指南

3.20 员工应具有良好的卫生和健康习惯。

3.21 员工应穿戴适合于他们所从事的生产活动的洁净服装，并定期更换。应穿戴防护衣物以保护头、脸、手和臂部，以防污染中间体和 API。

3.22 员工应避免直接接触中间体或 API。

3.23 应有和生产区域相分离的专门区域供吸烟，吃饭、饮水和贮存食物。

3.24 传染病患者或体表有伤口者不得从事危及 API 质量的工作。在任何时候，具有某一明显疾病或外伤的任何人（医学检查或检测检查中发现）不得从事其健康状况会对 API 的质量有负面影响的活动，除非其健康状况已经恢复，或有资质的医务人员确认其工作不会影响 API 的安全和质量。

实施指导

GMP 第二十九条中的"企业应当建立人员卫生操作规程，最大限度地降低人员对药品生产造成污染的风险"。第三十条中的"人员卫生操作规程应当包括与健康、卫生习惯及人员着装相关的内容"。人员卫生操作规程应涉及下列内容，企业可以在一个操作规程中包括以下所有内容，也可以细分为多个操作规程。

A. 原料药生产相关的通用要求

● 所有生产涉及人员，上岗前应接受健康检查，以后每年至少应进行一次健康检查，并建立个人健康档案。患有传染病和外伤的人员不得进行直接接触药品的生产活动。健康检查的内容要有针对性，例如，生产青霉素 / 头孢菌素的员工，在首次接触前应进行皮试，后续可根据需要进行定期皮试；与产品暴露操作有关的员工，如精烘包车间员工，应进行传染病的相关检查（乙肝、大便三线培养检查等）。

● 任何人员在任何时候（医疗检查或管理监督时）发现直接接触药品的生产人员有明显的体表伤口、传染病或其他可能污染药品的疾病时，应立即限制涉及人员的生产活动，并报告管理人员评估后续措施。

● 进入生产区的任何人员应穿着与操作相适应的服装，必要时佩戴头罩、面罩、手套。进入洁净区的人员应穿着与洁净级别相适应的洁净服。工作服应定期进行适当的清洗和外观检查，保持整洁且无异物脱落。

● 所有的人员应养成良好的卫生和健康习惯。例如：操作人员应避免裸手直接接触药品、与药品直接接触的包装材料和设备表面；保持手的清洁，工作前和每次离开工作场所返回时或当手被弄脏或被污染时，要用洗涤剂洗手，并使用消毒剂对手进行消毒；不准穿洁净服（鞋）离开洁净区；禁止在生产与储存区吃东西、喝水、咀嚼或吸烟、储存食物、饮料、香烟或个人服用的药品等。

- 进入洁净生产区的人员不得化妆和佩戴饰物，如佩戴手表、戒指、项链、挂坠、耳环、耳坠等。不允许留长指甲、涂指甲油。

- 对于进入洁净区的人员（包括生产人员、检验人员、清洗工、维修工、QA等），应定期进行微生物基础知识培训。

- 衣物和其他与生产无关的私人物品（如阅读材料、钥匙等）必须放在更衣箱内。

- 对维护人员、承包人、参观者、顾问和检查人员也应尽可能地进行个人卫生的培训。尽量不要把参观者或未经培训的人员带到生产或质量控制区。如果这种情况不可避免，应对其进行 EHS 和 GMP 基本要求的培训（如更衣更鞋、洗手卫生要求、安全注意事项等），安排人员陪同，并保留记录。

B. 无菌原料药生产

除了应符合以上原料药生产相关的通用要求外，还应符合无菌保障相关要求，请参见本丛书《无菌制剂》分册。

企业应在人员的岗前培训及上岗后的定期培训中，涵盖人员卫生方面的培训，确保人员对保持卫生的重要性、存在的风险及可能导致的严重后果有清晰的认知，并有机制监督人员卫生操作规程的有效执行。例如，在岗位培训计划中设计人员卫生相关内容，制定培训考核办法；每年对进入洁净区的人员进行微生物基础知识培训；将人员卫生作为企业自检的一项内容等。

📋 要点备忘

- 企业是否建立了个人卫生管理程序；
- 员工是否严格执行个人卫生管理程序；
- 是否建立了员工健康档案，员工健康检查的内容是否与其从事的工作相匹配；
- 工作服、洁净服的选择是否能最大限度地降低对药品的污染；
- 是否定期对进入洁净区的人员进行微生物基础知识的培训；
- 洁净区环境确认时是否对主要功能间允许的最多人数进行了监测确认。

3.4 顾问

背景介绍

因原料药注册的需要，或 GMP 符合性提升的需要，或企业组织和人员培训的需要，越来越多的生产企业寻求行业顾问的帮助，为企业注册及 GMP 活动提供指导建议，或直接委托一部分工作交由顾问完成。企业需要具备甄别和筛选合适顾问的能力，并对双方的责权进行明确界定。

技术要求

ICH Q7　原料药的药品生产质量管理规范指南

3.30 为中间体或原料药生产和控制提供咨询服务的顾问，应当具备足够的教育背景、培训经历和实践经验，或同时满足上述三项条件中的两项，能在受聘领域提供咨询。

3.31 顾问的姓名、地址、资质和提供的服务类型都应当记录。

实施指导

为了更好地发挥顾问在企业中的作用，通过顾问的知识、经验和能力，提升企业的 GMP 符合性，提高企业人员的业务能力，为企业业务发展和绩效提升提供有力的支持，原料药生产企业应建立顾问管理制度或文件，指导企业的顾问聘用、解聘、续聘工作，对顾问的资质进行书面确认，对顾问提供的服务、责任、权利和义务进行书面约定。

顾问可以是一个人，也可以是一个组织。顾问应精通与提供服务相关的行业政策、法规、标准等，具备丰富的注册、生产或质量管理实践经验。顾问需提供个人简历或组织介绍，作为原料药生产企业评估顾问资质的书面依据。资质确认通过后，原料药生产企业应与顾问签订顾问聘请协议，协议中应对顾问提供的服务内容、责任及授予权限、劳务支付、聘用期限、保密要求、争议调解、解除和终止等进行约定，以保护双方利益。

原料药生产企业可以委托顾问解决具体事务，也由顾问提供咨询或培训，但原料药生产企业对原料药的质量负最终责任，此责任不可委托。

📋 要点备忘

• 在 GMP 相关活动中，企业是否聘请了外部顾问，若是，顾问的资质是否符合要求；

• 顾问的姓名、地址、资质、提供的服务、责任、权利和义务是否有书面约定。

4 厂房与设施

本章主要内容：

☞ 厂房设计与建造的原则与考虑

☞ 原料药厂房对公用设施的要求

☞ 原料药厂房对水系统的要求

☞ 高毒、高致敏、高风险产品的特殊要求

☞ 照明的原则与要求

☞ 原料药厂房的排污设计

☞ 清洁与保养的程序

原料药生产厂的设计和建造可采用不同的方式，这主要基于原料药的特性、厂房的位置（所在的地理环境、气候带）和不同公司的 GMP 理念。厂房与设施应该与所生产的产品相契合，厂房与设施的质量源于设计（QbD），厂房与设施设计能对生产过程管理直接带来影响，从而会影响到产品的质量。在法律法规的框架内，原料药厂房设施采用何种具体方式和标准由企业根据自身品种和工艺特点自行决定。根据自身的业务、产品、质量和工艺特点决定原料药厂房设施的适当标准和实施方法，是原料药企业自己的责任。

不同国家或地区可能有不同的法规和标准，根据其业务范围，原料药企业可能不仅需要遵循我国的法规和技术标准，同时也需考虑目标市场国家或地区的法规和技术标准。国内原料药企业在决定厂房设施的具体技术标准和方案时，应首先遵循符合我国法规的要求，同时可参考国际指南的系统设计和风险管理方法，例如，ISPE 的《原料药》指南有 "敞开 / 暴露（open/exposed）" "短时敞开 / 短时暴露（briefly open/briefly exclosed）" 和 "密闭 / 非暴露（closed/not exposed）" 的概念；欧洲原料药委员会（APIC）的 *How-to-do* 文件中针对短时暴露情况的一些建议。原料药企业在参考这些概念和条款分析厂房设施风险时，应仔细对照并首先遵循我国的相关法规和技术要求，包括但不限于：

- GMP 原料药附录第三条关于原料药暴露环境洁净级别的规定；
- 现行版 GB 50073《洁净厂房设计规范》；
- 现行版 GB 50457《医药工业洁净厂房设计规范》；
- 现行版 GB 51283《精细化工企业工程设计防火标准》；
- 现行版 GB 50016《建筑设计防火规范》。

4.1 设计与建造

法规要求 ··

药品生产质量管理规范（2010 年修订）

第三十八条 厂房的选址、设计、布局、建造、改造和维护必须符合药品生产要求，应当能够最大限度地避免污染、交叉污染、混淆和差错，便于清洁、操作和维护。

第三十九条 应当根据厂房及生产防护措施综合考虑选址，厂房所处的环境应当能够最大限度地降低物料或产品遭受污染的风险。

第四十条 企业应当有整洁的生产环境；厂区的地面、路面及运输等不应当对药品的生产造成污染；生产、行政、生活和辅助区的总体布局应当合理，不得互相妨碍；厂区和厂房内的人、物流走向应当合理。

第四十一条 应当对厂房进行适当维护，并确保维修活动不影响药品的质量。应当按照详细的书面操作规程对厂房进行清洁或必要的消毒。

第四十二条 厂房应当有适当的照明、温度、湿度和通风，确保生产和贮存的产品质量以及相关设备性能不会直接或间接地受到影响。

第四十三条 厂房、设施的设计和安装应当能够有效防止昆虫或其他动物进入。应当采取必要的措施，避免所使用的灭鼠药、杀虫剂、烟熏剂等对设备、物料、产品造成污染。

第四十四条 应当采取适当措施，防止未经批准人员的进入。生产、贮存和质量控制区不应当作为非本区工作人员的直接通道。

第四十五条 应当保存厂房、公用设施、固定管道建造或改造后的竣工图纸。

第四十六条 为降低污染和交叉污染的风险，厂房、生产设施和设备应当根据所生产药品的特性、工艺流程及相应洁净度级别要求合理设计、布局和使用，并符合下列要求：

（一）应当综合考虑药品的特性、工艺和预定用途等因素，确定厂房、生产设施和设备多产品共用的可行性，并有相应评估报告。

（二）生产特殊性质的药品，如高致敏性药品（如青霉素类）或生物制品（如卡介苗或其他用活性微生物制备而成的药品），必须采用专用和独立的厂房、生产设施和设备。青霉素类药品产尘量大的操作区域应当保持相对负压，排至室外的废气应当经过净化处理并符合要求，排风口应当远离其他空气净化系统的进风口。

（三）生产β-内酰胺结构类药品、性激素类避孕药品必须使用专用设施（如独立的空气净化系统）和设备，并与其他药品生产区严格分开。

（四）生产某些激素类、细胞毒性类、高活性化学药品应当使用专用设施（如独立的空气净化系统）和设备；特殊情况下，如采取特别防护措施并经过必要的验证，上述药品制剂则可通过阶段性生产方式共用同一生产设施和设备。

（五）用于上述第（二）、（三）、（四）项的空气净化系统，其排风应当经过净化处理。

（六）药品生产厂房不得用于生产对药品质量有不利影响的非药用产品。

第四十七条 生产区和贮存区应当有足够的空间，确保有序地存放设备、物料、中间产品、待包装产品和成品，避免不同产品或物料的混淆、交叉污染，避免生产或质量控制操作发生遗漏或差错。

第四十八条 应当根据药品品种、生产操作要求及外部环境状况等配置空调净化系统，使生产区有效通风，并有温度、湿度控制和空气净化过滤，保证药品的生产环境符合要求。

洁净区与非洁净区之间、不同级别洁净区之间的压差应当不低于10帕斯卡。必要时，相同洁净度级别的不同功能区域（操作间）之间也应当保持适当的压差梯度。

第四十九条 洁净区的内表面（墙壁、地面、天棚）应当平整光滑、无裂缝、接口严密、无颗粒物脱落，避免积尘，便于有效清洁，必要时应当进行消毒。

第五十条 各种管道、照明设施、风口和其他公用设施的设计和安装应当避免出现不易清洁的部位，应当尽可能在生产区外部对其进行维护。

第五十一条 排水设施应当大小适宜，并安装防止倒灌的装置。应当尽可能避免明沟排水；不可避免时，明沟宜浅，以方便清洁和消毒。

第五十三条 产尘操作间（如干燥物料或产品的取样、称量、混合、包装等操作间）应当保持相对负压或采取专门的措施，防止粉尘扩散、避免交叉污染并便于清洁。

第五十四条 用于药品包装的厂房或区域应当合理设计和布局，以避免混淆或交叉污染。如同一区域内有数条包装线，应当有隔离措施。

第五十五条 生产区应当有适度的照明，目视操作区域的照明应当满足操作要求。

第五十六条 生产区内可设中间控制区域，但中间控制操作不得给药品带来质量风险。

第五十七条 仓储区应当有足够的空间，确保有序存放待验、合格、不合格、退货或召回的原辅料、包装材料、中间产品、待包装产品和成品等各类物料和产品。

第五十八条 仓储区的设计和建造应当确保良好的仓储条件，并有通风和照明设施。仓储区应当能够满足物料或产品的贮存条件（如温湿度、避光）和安全贮存的要求，并进行检查和监控。

第五十九条 高活性的物料或产品以及印刷包装材料应当贮存于安全的区域。

第六十条 接收、发放和发运区域应当能够保护物料、产品免受外界天气（如雨、雪）的影响。接收区的布局和设施应当能够确保到货物料在进入仓储区前可对外包装进行必要的清洁。

第六十一条 如采用单独的隔离区域贮存待验物料，待验区应当有醒目的标识，且只限于经批准的人员出入。

不合格、退货或召回的物料或产品应当隔离存放。

如果采用其他方法替代物理隔离，则该方法应当具有同等的安全性。

第六十二条 通常应当有单独的物料取样区。取样区的空气洁净度级别应当与生产要求一致。如在其他区域或采用其他方式取样，应当能够防止污染或交叉污染。

第六十三条 质量控制实验室通常应当与生产区分开。生物检定、微生物和放射性同位素的实验室还应当彼此分开。

第六十四条 实验室的设计应当确保其适用于预定的用途，并能够避免混淆和交叉污染，应当有足够的区域用于样品处置、留样和稳定性考察样品的存放以及记录的保存。

第六十五条 必要时，应当设置专门的仪器室，使灵敏度高的仪器免受静电、震动、潮湿或其他外界因素的干扰。

第六十六条 处理生物样品或放射性样品等特殊物品的实验室应当符合国家的有关要求。

第六十八条 休息室的设置不应当对生产区、仓储区和质量控制区造成不良影响。

第六十九条 更衣室和盥洗室应当方便人员进出，并与使用人数相适应。盥洗室不得与生产区和仓储区直接相通。

第七十条 维修间应当尽可能远离生产区。存放在洁净区内的维修用备件和工具，应当放置在专门的房间或工具柜中。

药品生产质量管理规范（2010 年修订）原料药附录

第四条 质量标准中有热原或细菌内毒素等检验项目的，厂房的设计应当特别注意防止微生物污染，根据产品的预定用途、工艺要求采取相应的控制措施。

第五条 质量控制实验室通常应当与生产区分开。当生产操作不影响检验结果的准确性，且检验操作对生产也无不利影响时，中间控制实验室可设在生产区内。

📋 技术要求

厂区的总平面布置应符合国家有关工业企业总平面设计要求、满足环境保护的要求，同时应避免交叉污染。用于中间体和原料药生产的厂房和设施的选址、设计和建造应便于清洁、维护及避免交叉污染，满足特定类型和生产阶段的操作要求。设施的设计应考虑到最大限度地控制可能的污染及交叉污染。当中间体或原料药有微生物控制标准时，厂房的设计应减少微生物污染的风险。厂房内的设备和设施应当设计合理，从设计上降低生产过程和物料转运过程产生污染和交叉污染的风险。应关注下列因素：

- 选址对产品质量的影响；
- 密闭和暴露系统的选择；
- 原料药厂房对工程设计的要求；
- 液体物料垂直流的设计；
- 固体物料垂直流的设计；
- 人流和物流的设计；
- 特定的功能区域和辅助设施。

A. 选址对产品质量的影响

原料药厂房设施的设计，在考虑最大限度地控制可能的污染时，应充分考虑不同地理位置、气候（包括当地最高最低温度范围、最高最低湿度、风力风向数据等）、空气质量和水源质量的影响。厂房设施设计时，应考虑厂房之间的间距、防爆和消防设施等；厂房内的正压通风、事故排风、防火门和防爆墙等。

例如，位于我国西北部某些风沙乃至沙尘暴较大的区域的原料药工厂，应特别考虑厂房的密闭性，必要时应有适当的过滤控制措施防止生产环境受影响，具体如下：

- 一般区通风设施的进风口，必要时应有适当的防护措施（如过滤）以防止细小沙尘对厂房内生产、质量控制和物料储存的影响；
- 洁净区空调系统的设计，必要时应考虑空调系统的净化能力和维护保养周期以防止细小沙尘对空调系统的影响。

例如，位于我国东南部某些湿度比较大/雨水较多的区域的原料药工厂（特别是有梅雨季节的区域），应特别考虑厂房设施的防霉问题，必要时应有适当措施防止霉菌的滋生和污染，具体如下：

- 梅雨季节开始时应有适当的密闭功能以防止湿空气进入，并有适当的除湿措施；
- 厂房内表面应光滑，不利于霉菌牢固附着和生长，方便进行并且耐受清洗消毒；
- 可考虑采用瓷砖或耐受清洗消毒的防霉涂料；
- 应特别注意防止管道和表面的结露现象，管路应有保温层，各种管道和平面应有适当的倾斜角度，以便于结露的定向收集和清除，避免其影响范围难以控制；

● 应有专门的排露通道。

必要时应有程序对厂房进行适当的除湿、除霉处理，例如规定在梅雨季节结束时对厂房设施进行统一的检查和（或）清洁、消毒处理。

应特别注意湿度大的区域原料药厂房的技术夹层的防霉问题。技术夹层里通常有各类管道（包括上下水管道和空调风管），结构比较复杂，部分未充分考虑清洁和维护保养需求的厂房，其技术夹层往往难以进入，或者人员虽然能够进入，但没有充分的空间以方便地开展维护、维修等工作，一旦技术夹层中的管道出现结露，或者管道泄漏、技术夹层积水等现象，一方面难以及时察觉，另一方面即使发现也难以及时有效地进行维护、维修和清洁消毒等操作，从而导致技术夹层成为整个厂房（包括一般区域和洁净区域）的污染源。技术夹层的设计和建造也应考虑必要时防止湿空气进入，易于保持干燥，表面光滑、易于清洁消毒，便于人员进入进行检查以及必要时开展清洁、消毒、维护和维修等活动。

应对当地的工艺用水水源质量进行评估，包括水源（市政饮用水或地下水/地表水）是否易受洪水等季节性影响，及其对工艺用水进而对生产工艺的影响程度进行评估。

B. 密闭和暴露系统的选择

从前期生产到最终成品应逐步提高对产品的保护。原则上有两种方法可以选择：暴露系统（在敞开环境下操作）或密闭系统（如隔离系统）。

如果在暴露系统下操作，产品可能短时暴露或长时间暴露，应采取不同层次的保护措施。对于短时暴露的产品，应采取额外的控制确保最大程度降低潜在污染。对于长时间暴露的产品，应安装适当的空气净化系统及密闭系统确保必要的防护。系统的安装和确认应符合 GMP 的要求，可参照采暖通风与空气调节系统（HVAC 系统）GMP 实施指南以及 ISPE 的《空调系统》指南和《调试和确认》指南。

其他防护措施包括：

● 空间隔离；

● 在敞开系统中采用防护设施（遮盖物、隔离操作箱、隔离装置等）；

● 合理的管路设计（管道不直接位于敞开的人孔或出料口的上方，除非建立了适当的保护措施）；

● 过滤工艺气体和工艺溶剂。

如果在密闭系统下操作，一般情况下没有必要再建立额外的保护措施。自身具有充分保护物料能力的设备（如密闭系统或可关闭的系统），确有需要，可以在户外放置，尤其是精制阶段之前的密闭设备。例如，在确保不受天气影响，反应罐、发酵罐、结晶罐、蒸馏塔、储罐、储存容器或其他密闭设备可置于室外。如果有足够的保护措施，一些非固定的设备（散装储罐等）也可置于室外。

对于置于室外的设备，不仅在静止状态下，也应有在操作过程中（如取样、清洁、消毒、维护保养、设备或物料转移等，当适用时）防止污染的适当保护程序或密闭措施。

特殊类药品，如某些激素类、细胞毒性类、高活性化学药品等，企业应当基于法律法规及相关规范要求，除考虑到药品本身的特性外，同时还应考虑到厂房外围环境的影响。根据风险评估建议使用隔离系统，可防止系统内物质污染外界环境。隔离系统参考图 4-1。

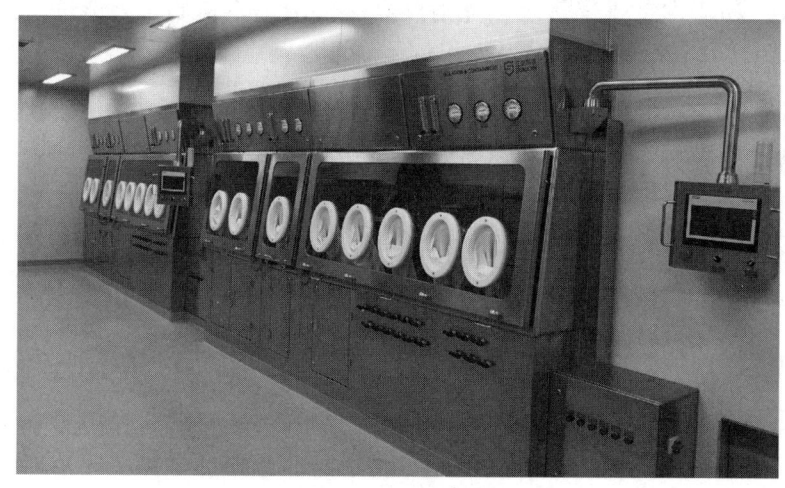

图 4-1　隔离系统图

C. 原料药厂房对工程设计的要求

厂房和设施应有足够空间，以便合理有序地放置设备和物料，防止混淆和污染。原料药车间在设计时应该充分考虑空间布局，为布置设备和物料垂直流动设计留有足够的空间。车间可采用物料垂直流的设计，便于物料周转过程中交叉污染的控制和厂房 / 设施的清洗，同时可节约能源、提高操作的便利性。

原料药生产设施一般分为专用的（车间或专用生产线）和多功能的。专用的原料药生产设施，可以根据特定品种的具体性质，使工艺中不同生产步骤的生产能力和生产周期相互匹配，最大限度地减少各工序间的等待时间和物料滞留，因此需要的物料暂存空间相对较少。多功能生产厂房则相反，不同的原料药品种，由于具体物料理化性质的不同，不同工序之间的生产能力和生产周期可能不能完全匹配（如不同品种的化学反应时间长短不同，过滤难度不同，结晶周期不同，烘干周期不同），甚至于需要根据不同品种使用不同的可移动设备，一般需要更多的物料和设备的暂存空间。

多功能生产厂房在设计时通常应考虑单元功能模块化，对不同的生产工艺，能快速选择生产单元模块，并能快速组合成合适的生产单元系统（生产线），从而实现产品的快速生产和产品切换，所组成的生产线应易于清洗和清洁，避免产品切换过程中的交叉污染。多功能生产厂房的设备在设计时需要考虑设备的多样性和对不同物料的适用性，故需使单独设备功能全面、通用性强，从而使整个车间尽可能适用不同的生产工艺。

原料药化学合成反应一般以间歇式单元反应为主，但伴随着化工安全和环境保护要求提高以及新技术发展，近年来连续化生产模式逐步增多。连续反应主要有微通道反应器、管道反应器、回流反应器和连续釜式反应器等，根据合成工艺的不同，可以用一种或几种反应器完成不同工艺的产品生产。如微通道反应器，是经过微加工和精密技术制造的一种多通道微结构小型反应器，其通道尺寸仅有亚微米和亚毫米级别，具备传统反应器 10~1000 倍的传热/传质特性，非常适合高放热和强传质反应，也使反应能连续化运行。微通道反应器参考图 4-2。

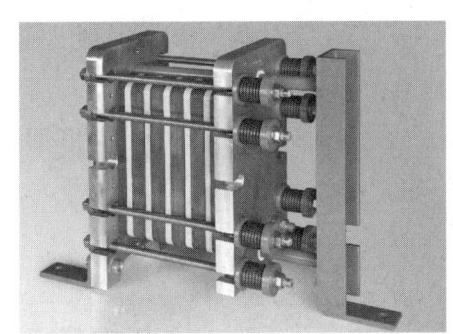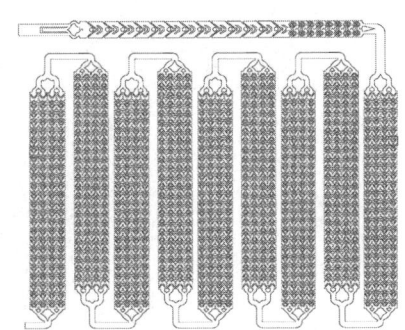

图 4-2　微通道反应器示意图

D. 液体物料垂直流的设计

液体物料经输送泵、流量计通过管道输送到各个车间，为实现进料量的准确性及控制投资成本，需要合理的工程设计，以实现液体物料在不同车间计量的准确性。通常采用罐区总体计量与各车间分别计量相核对的方法实现液体物料的精准计量。例如，某原料药厂区液体物料整体储存在罐区，物料通过 DCS 系统输送至各车间楼顶，再经每层物料管道对接站通过彼此间软管驳接，使液体物料分配至各使用点。该设计操作灵活，切换方便，可使阀后末端管道无残留，能保证物料精准计量，便于工艺控制。参考图4-3。

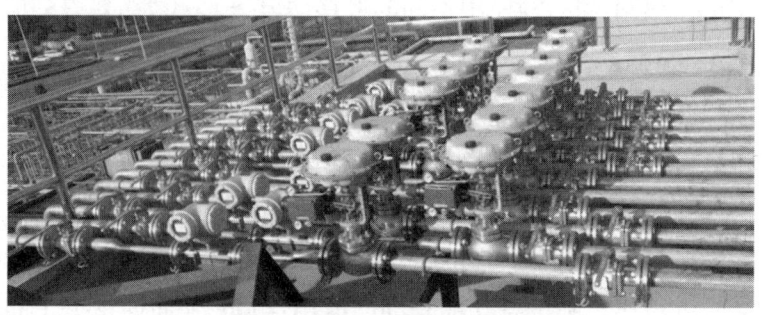

图4-3　典型的液体物料垂直流

　　多功能厂房反应过程中物料的垂直流设计可以节约输送泵的电能，在重力的作用下上层物料在管道中彻底流尽，达到液体物料零残留，同时物料在传输过程中产生的废气量也会大大降低，参考图4-4、图4-5。

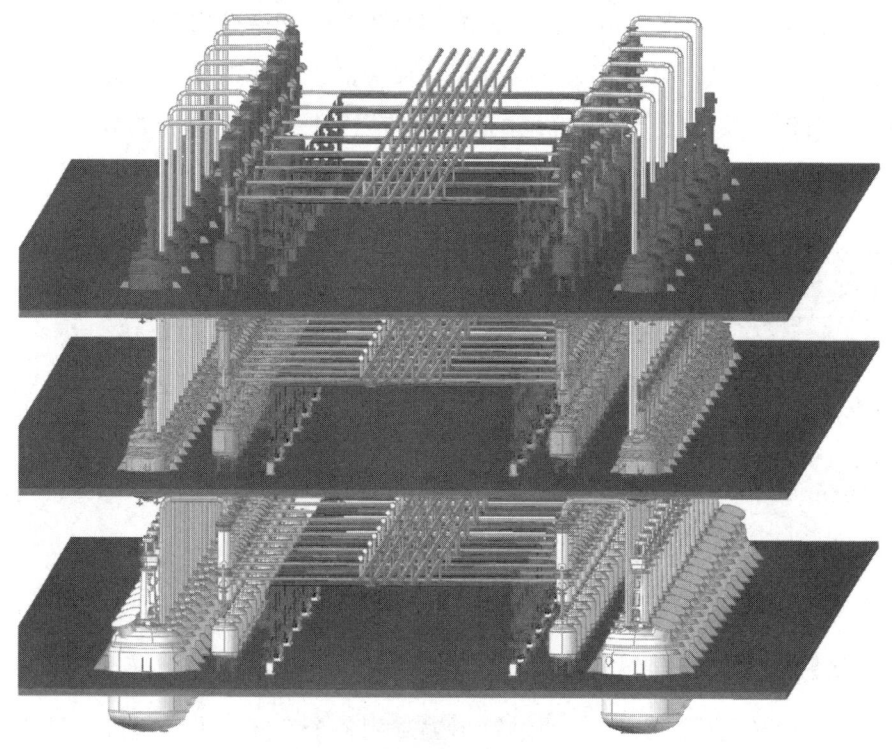

图4-4　原料车间的垂直流设计形式图

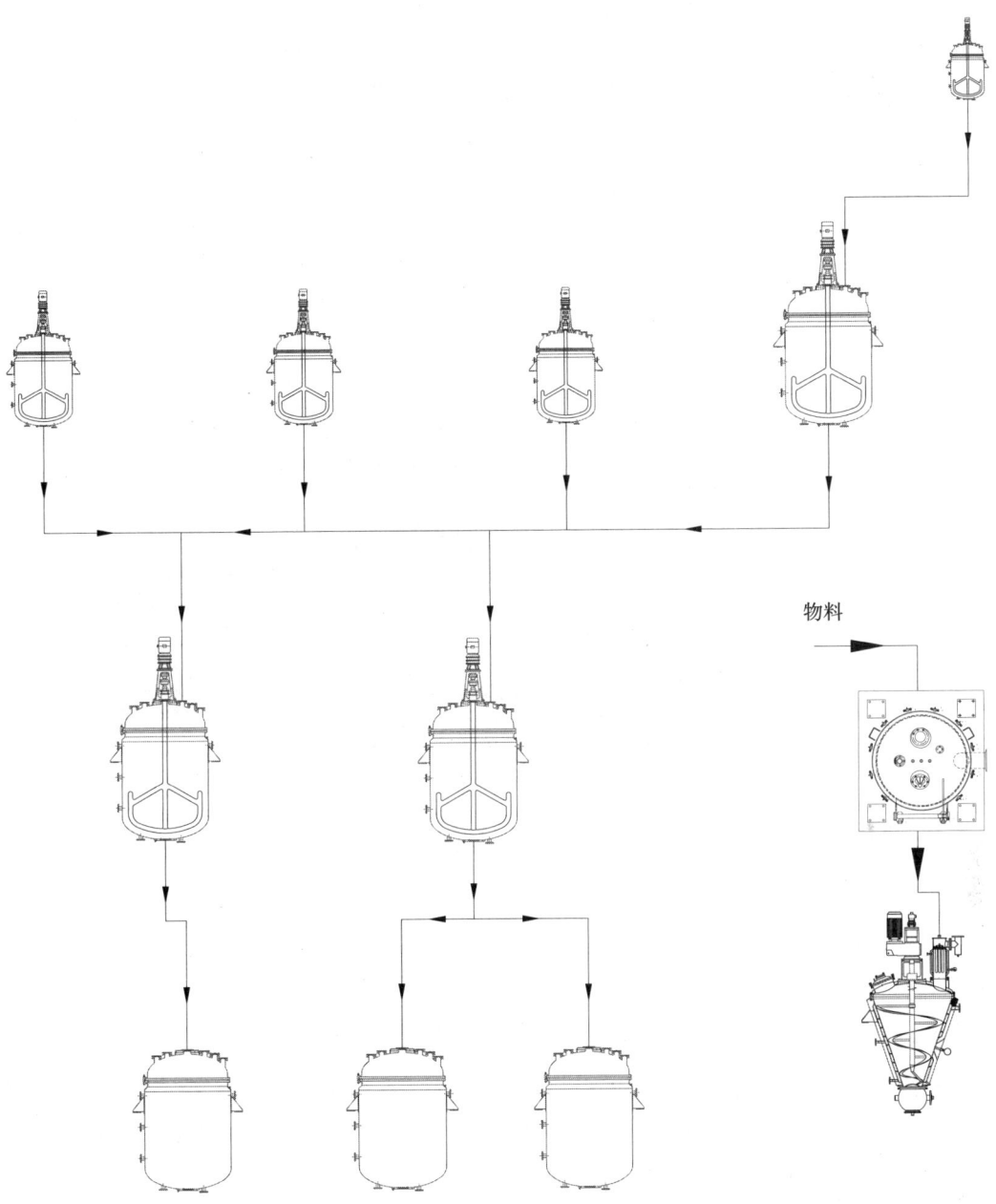

物料

图 4-5 车间液体重力流设计三维示意图

E. 固体物料垂直流的设计

固体物料投料现在主流设计形式有投料层投料和同层行车提升投料两种。随着安全环保职业卫生要求的提高，提倡固体物料密闭投料，在厂房设计、建造时需要留有足够的高度，以满足行车对吨袋的提升。固体物料密闭投料参考图4-6、图4-7。

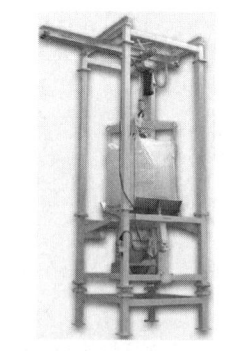

图4-6 投料层投料图

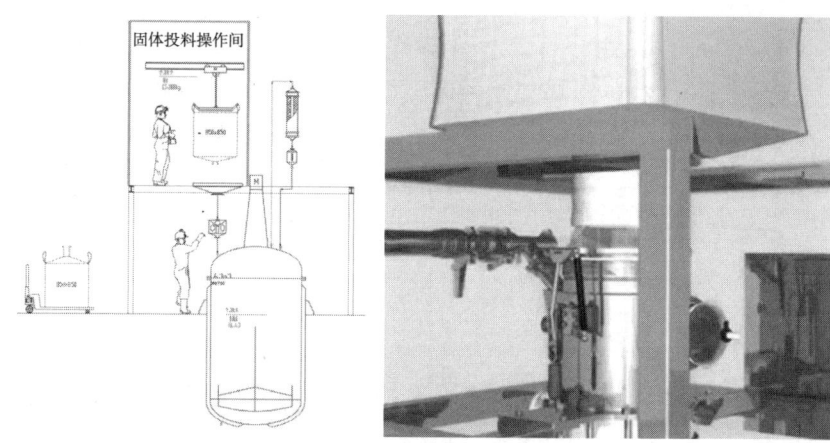

图4-7 同层行车提升投料图

F. 人物流的设计

厂房和设施的物流和人流设计，应考虑到防止混料和污染的要求。例如：

● 应分别设置人员和物料进出生产区域的出入口。对在生产过程中易造成污染的物料应设置专用出入口。

● 应分别设置人员和物料进入洁净区前的净化用室和设施。

● 洁净区内工艺设备和设施的设置应满足生产工艺和空气洁净度级别要求。生产和储存的区域不得用作非本区域内工作人员的通道。

● 输送人员和物料的电梯宜分开设置。电梯一般不宜设置在洁净区内。当工艺需要必须在医药区内设置物料垂直输送的装置时，则应采取措施确保洁净区内的空气洁净度级别不受影响，并避免交叉污染。

● 医药工业洁净厂房内物料传递路线应符合工艺生产流程需要，短捷顺畅。

有时（特别是在旧厂房中）人流和物流的交叉不能完全避免，在这种情况下，应采取适当的管理措施（如SOP）以防止混淆和污染。

G. 特定的功能区域和辅助设施

以下活动应有特定区域或控制系统：

- 来料的接收、标识、取样和待验，等待放行或拒收；
- 缓冲间、更衣间、分装间和取样间；
- 中间体和原料药放行或拒收前的待验；
- 中间体或原料药的取样；
- 不合格物料处理（如退货、返工或销毁）前的暂存；
- 已放行物料的贮存；
- 生产操作；
- 包装及贴标签操作；
- 实验室操作。

待检和合格的物料（原料药、原辅料、中间体可贮存在同一区域，但不应放在同一托盘上）应有清晰的物料状态标识和追溯性，同时应建立相应的程序避免非放行的物料被使用。

对于物料管理，一种可行的方法是采用计算机化物料管理系统。参见本丛书《质量控制实验室与物料系统》分册物料系统部分。

出于安全考虑，不同类型的危险物料、化学／物理性质不稳定的物料可能需要隔离储存。

生产特殊性质的药品，企业应当基于法律法规及相关规范要求，充分理解并遵守相关要求，如高致敏性药品（如青霉素类）或生物制品（如卡介苗或其他用活性微生物制备而成的药品），必须采用专用和独立的厂房、生产设施和设备。生产 β–内酰胺结构类药品、性激素类避孕药品必须使用专用设施（如独立的空气净化系统）和设备，并与其他药品生产区严格分开；生产某些激素类、细胞毒性类、高活性化学药品应当使用专用设施（如独立的空气净化系统）和设备。

应当为员工提供足够的清洁及盥洗设施。这些盥洗设施应当装有冷热水（必要时）、肥皂或清洁剂、烘手机和一次性纸巾。盥洗室应与生产区域隔离，但应方便使用。应当根据情况提供足够的沐浴和（或）更衣设施。

洁净区工作服的洗涤和管理，因 GMP 有直接要求，管理相对规范。原料药企业在设置清洁及盥洗设施时，应特别注意一般区工作服的清洁、干燥、存放等，需要同时考虑：

- 保护产品不受人员或服装的污染；

- 保护人员健康不受各种化学品、其他物质或原料药的影响。

应综合考虑物料和产品的性质和预定用途、人员数量和合理的清洗频次，确定适当的程序、设施设备和空间。

实验室区域/实验操作通常应当与生产隔离。有些实验室区域，特别是用于工艺过程控制的，可设在生产区内，只要生产工艺操作对实验室测定的准确性没有负面影响。与此同时，实验室及其操作应该对生产过程，或原料药、中间体也没有负面影响。

分析检验，如电导率、pH 值、密度、近红外光谱（Near-IR）、色谱法，不一定都需要在与生产独立的实验室进行，也可使用其他方式，如在线检测/监测。

实施指导

A. 厂房选址、厂区的综合考虑

（1）厂址选择

在选择厂址时应充分考虑影响生产质量和持续经营的各种要素，并严格遵循国家的有关法律、规定和规范要求。厂址选择是一项政策、经济、技术性很强的综合性工作。必须结合建厂的实际情况及建厂条件，进行调查、比较、分析、论证，最终确定出理想的厂址。

原料药厂选址时应遵循以下原则：

- 宜考虑气象情况和地质构造，避免选择气象灾害和地质活动频繁的区域。
- 应特别关注环保健康安全法规的影响，宜考虑：
  ○ 长远发展规划，避免河流发源地或其他对企业未来生存、发展有风险的区域；
  ○ 该流域的总体排污限额，现有排污限额分配情况以及余额空间；
  ○ 所在地是否为工业园区，是否有园区统一的污水处理设施等；
  ○ 当地是否有特殊的环保健康安全法规，并评估其对企业长远发展的影响。
- 物料供应和产品运输交通便利、通讯方便。制药厂的运输较频繁，为了减少日常运行费用，应尽量不要远离原料来源和用户。如果有些物料对原料药企业的生产成本和持续运营非常关键，在选址时应评估这些关键物料主要生产商地理分布的影响。
- 选址时应了解当地市政规划，包括目前和可预见的市政区域规划，避免厂址

环境对药品质量产生不利的影响；应避免选择当地市政府已经规划为其他功能区域（如房地产开发）的用地。

● 一般有洁净厂房的药厂，厂址宜选在大气含尘、含菌浓度低，无有害气体，周围环境较洁净或绿化较好的地区。

● 有洁净厂房的药厂厂址应远离码头、铁路、机场、交通要道以及散发大量粉尘和有害气体的工厂、仓库、堆场等严重空气污染、水质污染、振动或噪声干扰的区域。

● 从洁净厂房的角度看，无论是厂区道路还是厂区外城市道路，它们不仅是振动源、噪声源，而且是线形污染源。道路污染源强度除与车速、风速、自然条件以及路旁绿化直接有关外，还取决于道路构造类型与车流量。道路尘埃的水平扩散，是总体设计中研究洁净厂房与道路相互位置关系时必须考虑的一个重要方面。

● 目前不同地区针对烟囱的法规并不统一。很多城市/区域已经完全禁止使用燃煤锅炉，企业必须使用燃气或其他能源，有些区域燃煤锅炉仍可使用。无论何种情况，企业均应首先遵守当地法规，同时考虑最大限度地控制对产品的污染来选择动力形式和设计厂区布局。

● 对道路和锅炉/烟囱污染因素的控制请参见现行版 GB 50073《洁净厂房设计规范》和 GB 50457《医药工业洁净厂房设计规范》的相关要求。

● 如不能远离严重空气污染区时，则应位于其最大频率风向的上风侧，或全年最小频率风向的下风侧。

● 确保水、电、汽的供给。制药厂的水、电、汽是生产的必需条件。充足和良好的水源，对药厂来讲尤为重要。充足的电力供应对药厂也很重要，许多原料药厂，因停电而损失相当惨重，所以要求有双路供电确保电力供应。

● 应有长远发展的余地。制药企业的品种相对来讲较多且更新换代较频繁。企业必须考虑长远的规划发展，在选择厂址时应对未来发展留有余地。

● 选址时应考虑防洪防涝要求，一般宜高于当地最高洪水位 0.5m 以上。

（2）厂区规划

厂区总体布局的原则是：厂区布局应与具体的产品和工艺相适应。

厂区内应按照生产、仓储、质量控制、行政、生活和辅助功能进行划分和总体布局，厂区内的人、物流走向应合理，避免这些功能区域的相互影响。原料药生产厂房的总体布局、道路设置，包括建筑高度和建筑间距等，应首先考虑满足消防安全的要求。具体要求可参考现行版 GB 51283《精细化工企业工程设计防火标准》。

● 生产区：包括生产操作、包装贴签、换包装和重新贴签的所有区域和车间。

- 仓储区：包括生产和检验物料的所有储存区域和仓库。
- 质量控制区：包括中心实验室和车间实验室等所有执行生产性检验的区域。
- 辅助区包括：
  - 休息室，更衣室和盥洗室；
  - 档案室；
  - 生产辅助活动（如维修、仪表等）；
  - 动力（如锅炉房、空压站、变电所、配电间、冷冻站等）；
  - 公用工程（如工艺用水、工艺用气、冷却塔、泵房、消防设施等）；
  - 安全设施（如工厂大门、门卫室、厂区监视装置等）；
  - 环保设施（如污水处理设施、垃圾收集设施、绿化设施等）；
  - 运输道路（如车库、道路等）。
- 行政区：如办公楼、研究机构等。
- 生活区：如食堂、医务所等。

厂区进出口及主要道路应贯彻人流与物流分开的原则，一般至少将人流门和物流门分开设置；对污染性的物料或废弃物，除要求厂区内禁止使用敞篷车辆进行运输外，有条件的宜设立专门的污染物/废弃物门和相应的运输路线规定；废弃物的收集地点应单独设立，尽量远离生产厂房，并有适当保护措施避免污染。

在整体布局时，应充分考虑物料转运的需要。一种可行的方式是在厂区内设计专用的防雨型物料转运通道，保证无论处于何种天气情况，厂区内物料转运不受降雨的影响。

厂区内道路应选用整体性好、发尘少的材料，道路的建造和修补应避免对产品生产环境造成污染。

洁净厂房应布置在厂区内环境清洁、人物流交叉又少的地方，并位于最大频率风向的上风侧，应与市政主干道保持适当的距离。原料药生产区应置于制剂生产区的下风侧，青霉素类生产厂房的设置应考虑防止与其他产品的交叉污染。

运输量大的车间、仓库等布置在货运出入口及主干道附近，避免人、货流交叉污染。

动力设施应接近负荷量大的车间，三废处理、锅炉房等严重污染的区域应置于厂区的最大频率风向的下风侧。变电所的位置应考虑电力线引入厂区的便利程度。

危险品库应设于厂区安全位置，并有防冻、降温、消防措施。危险品储存和运输的设施应符合 GB 15603《危险化学品仓库储存通则》的要求，包括以下方面。

- 化学危险品必须贮存在经公安部门批准设置的专门的化学危险品仓库中，未经批准不得随意设置化学危险品贮存仓库。

● 化学危险品露天堆放，应符合防火、防爆的安全要求，爆炸物品、一级易燃物品、遇湿燃烧物品、剧毒物品不得露天堆放。

● 贮存化学危险品的仓库必须配备可靠的个人安全防护用品。

● 贮存化学危险品的建筑物不得有地下室或其他地下建筑，其耐火等级、层数、占地面积、安全疏散和防火间距，应符合国家有关规定。

● 贮存地点及建筑结构的设置，除了应符合国家的有关规定外，还应考虑对周围环境和居民的影响。

麻醉药品、精神药品、剧毒药品、易制毒品应设专用仓库，并有防盗措施，符合国家相关法规的管理规定。

动物房应设于僻静处，并有专用排污与空调设施。应有足够的动物用房，以保证：

● 恰当地分离物种和测试系统；

● 使新进入的动物与估计已带疾病的动物隔开；

● 把各种研究对象分开；

● 常规的测试室与专门贮藏室分开；

● 应有处理死亡动物的隔离房间。

绿化应有洗尘、阻尘作用。洁净厂房周围绿化应以种植草坪为主，小灌木为辅，不宜种植观赏花卉及高大乔木。观赏花卉多为季节性一年生植物，需经常翻土、播种、移植，从而破坏植被，使尘土飞扬；而高大乔木树冠覆盖面积大，其下部难以植被，亦易产生扬尘。洁净厂房外围宜种植枝叶茂盛的常绿树种。洁净厂房周围绿化树种应选用不产生花絮、绒毛、粉尘等对大气有不良影响的树种。

厂区应设消防通道和紧急集合点；污水管网、雨水管网、消防管网、动力管网、电力管线、通信管线等的设置应配合厂区布局和未来规划的要求。

厂房周围宜设环形消防车道（可利用交通道路），如有困难时，可沿厂房的两个长边设置消防通道。

（3）物料垂直流

厂房在设计过程中应设计投料层或为同层投料留有足够的高度和空间，以使固体物料在密闭隔离器内所需的操作，如开袋、开启进料口、完成投料口对接，能顺利实施。结晶、分离、干燥等流程在设计时宜采用垂直流设计，当物料转移到下一工序时，下一工序设备宜设置在其下方且留有位差，满足物料垂直流动的要求。

（4）虫害控制

厂房应有有效措施防止昆虫或其他动物进入，应结合原料药具体品种的工艺和物料特点确定所需的防虫防鼠措施。常见的措施包括风幕、灭虫灯、粘虫胶、灭鼠板、超声波驱鼠器、捕鼠笼、外门密封条、挡鼠板等，其使用注意事项如下：

● 风幕：应根据门的大小和高度选择具有适当风速和功率的风幕装置，应保证在风幕的末端（如在门下地面处）仍能有效阻止飞虫进入厂房，应针对这一关键指标进行相应的确认和定期检查；应制定程序，规定进出时风幕与门的开关顺序要求。

● 灭虫灯（图4-8）：其原理是利用诱虫光管光源吸引昆虫飞入，然后进行灭杀（例如通过高压电网或粘胶等方式）。灭虫灯放置时应避免能被门外的飞虫直接看到，否则灭虫灯反而引诱昆虫飞入厂房，起到相反的作用；灭虫灯悬挂的高度不能太高，避免有些飞不高的昆虫飞不上去，并且便于定期检查和清洁；灭虫灯应有收集电死的昆虫尸体的托盘，避免昆虫被电死后掉下污染环境；应特别注意原料药厂房的安全防爆要求，应选择相对防爆型的灭虫灯或者其他防虫措施。

通过高压电网灭虫，非防爆设计，相对较难清洁　　　　无高压电网，相对防爆

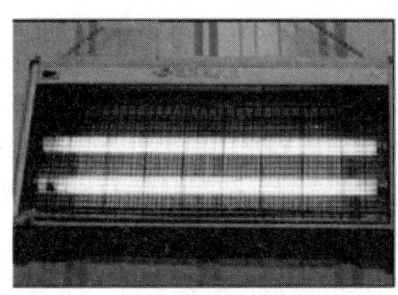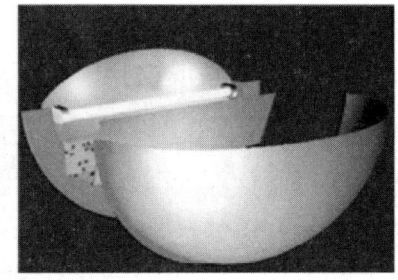

图4-8　典型的灭蝇灯

● 粘虫胶、灭鼠板：应注意定期检查和及时更换，粘上虫鼠甚至鸟雀后若不能及时更换，反而变成吸引虫蚁的污染来源。

● 超声波驱鼠器：应选择适当的功率和型号并制定相关程序，在保证驱鼠效果的同时避免对人体健康造成影响。

● 捕鼠笼：捕鼠笼一般布置在厂房周围，捕鼠笼应有一定的密度，推荐每25m设备一个捕鼠笼。应定期检查和清理捕鼠装置，要避免老鼠对环境造成污染或进一步引起其他不良后果。若捕鼠装置使用诱饵，应定期更换诱饵并采取安全措施，防止诱饵对环境造成污染。

技术在不断发展，新的设计、新的设备不断出现，企业应根据其原料药工艺的具体要求自行选择适当类型的虫害控制设备。

通常单一的防虫防鼠措施不能完全控制各种类型虫鼠（飞虫、爬虫、鼠类和鸟类等）的风险，企业应根据企业的环境和其他实际情况，建立包括数种方法的虫害控制系统（必要时可以请外部公司提供专业服务），通过定置绘图、编号标识、定期检查评估效果和（必要时）趋势分析并针对监测发现的趋势采取适当行动（如增加防虫防鼠装置的密度、提高更换诱饵的频次、改变诱饵的种类）等方式综合控制虫鼠对原料药生产的风险。

B. 厂房与设施的设计

原料药厂房与设施的计划、设计、建造、确认、升级改造和运行应考虑下列基本要素：

- 原料药的预定用途；
- 厂房设施的用途；
- 对工艺的理解；
- 原料药的特征研究；
- 识别关键工艺步骤，关键操作单元和关键工艺参数；
- 潜在的污染；
- 防护级别；
- GMP 适用于原料药生产的起始点；
- 原料药的预定用途。

基本原则是适合该原料药预定用途的要求（如口服固体制剂、口服液体制剂、外用制剂、注射剂等）。进行厂房设计决策时，应考虑特定的预定用途所对应的对于患者的风险。在厂房设施设计时如何运用该原则进行决策应在设计确认中予以说明。

针对预定用途，应注意区分针对"无菌原料药"和"准备用于生产无菌制剂的非无菌原料药"的不同要求。避免将"无菌原料药"的要求生搬硬套到"准备用于生产无菌制剂的非无菌原料药"的生产质量管理中，给企业造成不必要的经济负担和管理上的混乱。

（1）厂房设施的用途

厂房设施按使用分类见表 4-1。

表 4-1　厂房设施按使用分类

编号	设施类型	生产方法
1	专用	设施中只生产单一原料药及其中间体
		所有时间都生产同一个原料药
		设备和设施是专用的
		操作是单一的
2	多品种	设施中生产不同的原料药及其相应中间体，但每一种产品使用专用的生产线进行生产
		设施中生产数种原料药
		多品种的生产设施中的设备是专用的
		同时进行不同品种的生产操作
	多功能	有不同的生产线，设备不是专用的
		设施中生产数种原料药，需要进行品种的切换
		多用途的设施和多用途的设备
		不同品种同时生产和按生产周期进行切换都有可能发生

厂房设施按生产方式分类见表 4-2。

表 4-2　厂房设施按生产方式分类

编号	设施类型	生产方式
1	间歇化生产	生产过程中以反应釜为生产单元，有明显的批次分隔
		反应过程中体量较大
		设备通用性较强，操作灵活
		易于不同产品相互切换
2	连续化生产	生产过程中以连续反应器为生产单元，无明显的批次分隔
		生产过程中涉及反应的物料体量较小
		设备系统化，自动化控制水平要求较高
		适合专属工艺开发定制，换产品需要较长的工艺试验

（2）对工艺的理解

周期的不同阶段（包括产品和工艺开发的各个步骤）中发展起来的。对生产工艺的理解是识别关键步骤、关键操作单元和关键参数的基础。

（3）原料药的特征研究

原料药企业应首先确定原料药的特性，包括原料药成品所期望的理化性质（包括杂质状况）、微生物性质和其他所有可能影响药品安全性、有效性和质量的项目。

应评估原料、中间体对原料药特征（包括杂质状况）的影响。

（4）识别关键工艺步骤、关键操作单元和关键工艺参数

原料药企业在识别关键工艺步骤、关键操作单元和关键工艺参数时应考虑的要素和相应的控制工具如图4-9所示。

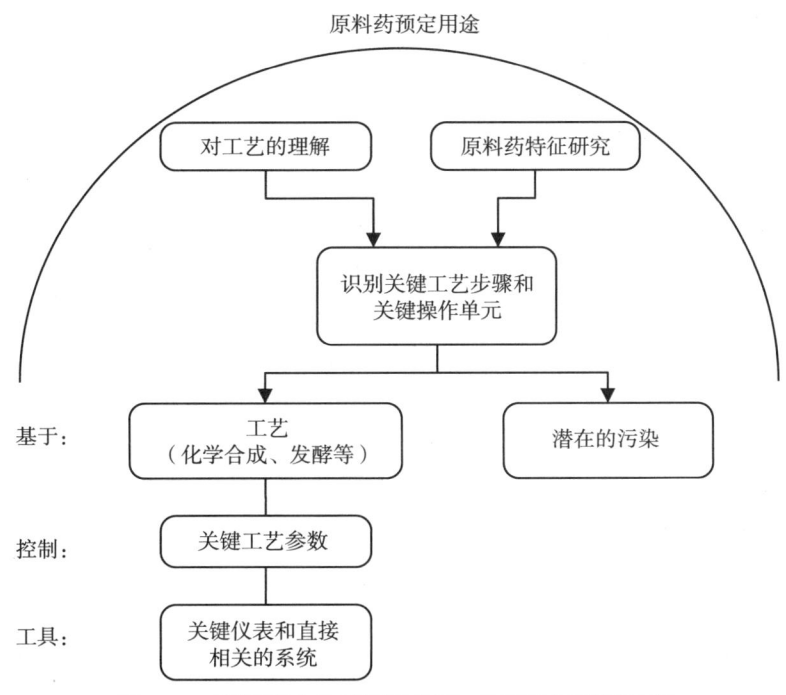

图4-9　原料药企业对关键步骤、操作和工艺的理解

（5）潜在的污染

在识别关键工艺步骤、关键操作单元和关键工艺参数之后，企业应评估原料药工艺中的潜在污染风险，作为下一步制定相应的风险控制策略（如暴露系统的防护级别和密闭系统的设备材质等）的基础。

企业在评估原料药工艺的潜在污染风险时，需包含对亚硝酸胺杂质的评估，依据 美 国 FDA 发 布 的 *Control of Nitrosamine Impurities in Human Drugs Guidance for Industry*，原料药生产制造使用的饮用水中可能含有少量的亚硝酸盐，甚至有来自环境污染的亚硝铵，饮用水中亚硝酸盐的存在可能会导致原料药在生产过程中被亚硝铵污染。因此，为避免原料药中亚硝胺杂质超标，企业应评估水中亚硝酸盐和亚硝铵的含量情况，决定是否使用纯化水或采取措施去除水中超标的杂质。

对于暴露环境，可用下面的污染评估模型进行风险分析。

		风险可能性		
		无风险 密闭系统	低风险 随时敞开 （短时暴露系统）	高风险 敞开系统 （暴露系统）
风险影响	非关键	无外部污染风险 1级区域	低外部污染风险和非关键操作单元 1级区域	高外部污染风险和非关键操作单元 2级区域
	关键		低外部污染风险和关键操作单元 2级区域	高外部污染风险和关键操作单元 3级区域

（6）防护级别

原料药生产企业可根据潜在污染评估的结果，参照下表决定适当的污染防护水平。所建议的污染防护级别如表中所示：

		风险可能性		
		无暴露 （密闭系统）	短时暴露 （短时敞开）	暴露系统 （敞开系统）
关键程度	非关键	1级防护	1级防护	2级防护
	关键		2级防护	3级防护

针对高危害药物的暴露风险，通常会根据职业接触极限值（OEL）确定出职业暴露等级（OEB），根据 OEB 来确定适当防护措施，同时在人员操作过程中应采用适当的个人防护设备（PPE）进行人员保护。一般 OEB 从 OEB1 到 OEB5 共分为 5 级，通常 OEB4/OEB5 定义为高危害药物。药物危害等级分类见表 4-3。

表 4-3 职业暴露等级（OEB）分类表

OEB	OEL（$\mu g/m^3$）	慢性毒性	建议控制策略
1	≥ 500	低	常规的房间通风系统。带有局部排气通风的常规开放式设备
2	100~500	低	半封闭或全封闭的物料转运系统；层流/定向层流，工程化的局部排气通风
3	10~100	中	使用直接耦合或封闭的系统进行转移。选择使用单向流设备
4	1~10	严重	全封闭工艺；直接耦合传递；隔离技术
5	< 1	非常严重	隔离技术；远程操作；全自动化

在厂房与设施选址、设计、建造时，因为原料药工艺特点与制剂药品有所不同，应特殊注意的事项包括：

- 选址时对环保法规和交叉污染的考虑；
- 与用量大的关键物料供应商的距离；
- 连续／半连续生产工艺对电力持续供应的要求；
- 设计建造中的技术保密问题；
- 安全防爆消防要求对厂房的影响；
- 中控实验室的特殊要求；
- 物料特性对仓储设施的要求；
- 物料转运过程。

C. 厂房设计建造的其他考虑

（1）选址时对环保法规和交叉污染的考虑

原料药生产一般比制剂要产生更多的废弃物，因此原料药厂选址时应特别关注环保健康安全法规的影响，厂房和周围厂房要求可参考 GB 51283《精细化工企业工程设计防火标准》中 4.1 的要求，设计实施还需考虑环保方面的要求，以及当地的法规条例和规范要求，可参见本节【法规要求】内容。

用于中间体和原料药生产的厂房和设施的选址、设计、布局、建造、改造必须符合药品生产要求，应有足够的空间，通过厂房和设施的物流和人流的设计应当能最大限度地避免污染、交叉污染、混淆和差错的发生。

洁净厂房的选址应设置在大气含尘、含菌浓度低及自然环境较好的区域，应远离散发大量粉尘和污染严重的区域，不能远离以上区域时，应位于其全年最小频率风向的下风侧；厂区的总平面布置应符合国家有关工业企业总平面设计要求，满足环保要求，同时应避免交叉污染。

三废处理设施等有严重污染的区域、高致敏性药品的生产厂房、动物房应位于厂区全年最小频率风向的上风侧；兼有原料药和制剂生产的药厂，原料药生产区应位于制剂生产区全年最小频率风向的上风侧；具体要求可参考 GB 50457《医药工业洁净厂房设计标准》中第 4 章的要求。

（2）与用量大的关键物料供应商的距离

如果有些物料对原料药企业的生产成本和持续运营非常关键，在选址时应评估这些关键物料主要生产商地理分布的影响。

（3）连续／半连续生产工艺对电力持续供应的要求

对于连续／半连续生产的原料药，例如发酵工艺或多步连续合成反应工艺的原料药厂，如果生产中突然停电，将导致惨重损失，并可能因此导致对质量体系的压力，一般推荐双回路供电以确保电力的持续供应。

（4）设计建造中的技术保密问题

厂房设施的设计和建造需要生产企业、设计单位和施工单位的密切合作，但原料药与制剂药的主要不同点在于，原料药厂房设施（也包括工艺设备）与生产工艺结合得非常紧密，在原料药生产企业与设计单位以及施工单位的沟通当中，适当的技术保密是一个关键要素。在实际工作中，技术保密做得太过或者做得不够两种情况都有可能发生。

原料药企业在实施新厂房设施项目时，应适当划分保密级别，总体规划为有效实现生产工艺、保证 GMP 和法规符合性，在项目的不同阶段，必须传递给设计单位和施工单位用户所需求的信息。

（5）安全防爆消防要求对厂房的影响

原料药生产厂房的总体布局、道路设置，包括建筑高度和建筑间距等，应首先考虑满足消防安全的要求。

（6）中控实验室的特殊要求

原料药的质量控制有其特殊性，例如，连续或半连续生产的原料药常常需要进行连续的质量控制，以便及时进行工艺调整，将质控实验室设置在车间内部是常见的做法。但需要考虑生产操作对检验结果的准确性的潜在影响（如发酵罐搅拌震动对天平称量准确性的影响）和检验操作对生产的潜在影响，综合判断原料药的中控实验室是否应设置在生产区内部。

（7）物料特性对仓储设施的要求

出于安全原因上考虑，对于那些危险的和（或）化学或物理性质不稳定的物料应隔离储存，如固体物料和液体物料分开储存。生产区域和物料储存区应分开。

原料药可能使用大量的液体物料和母液，应根据相关物料的性质设置适当的储存设施，并特别注意 EHS 方面的要求（如防爆、消防、防腐等）。

溶剂储罐通常要设立低液位报警、低低液位联锁停泵，高液位报警、高高液位联锁关进料阀或泵，并按规范要求设立氮气保护、阻火器及呼吸阀，取样口宜设立在泵出口管路，需考虑设置手套箱以及防雨水等措施；传送溶剂的软管接口形式可设计为各不相同，以防接错混淆。

（8）物料转运过程

原料药生产中存在大量物料转移，在厂房设施的设计中，可以利用重力作用在密闭系统（管路）中进行物料传输。对于采用中转桶或中转料仓进行中间体类物料转移的，应有措施避免室外转运时天气的不良影响及交叉污染。

D. 区域布局的考虑

（1）生产区

工艺布局应遵循下列原则。

● 工艺布局应按生产流程要求做到布置合理、紧凑、便于操作，如尽量采取自然重力转移物料的方式，要防止人流、物流的混杂和交叉污染。有利于生产操作，并能保证对生产过程进行有效管理。

● 工艺布局要防止人流、物流之间的混杂和交叉污染，并符合下列要求：

○ 分别设置人员和物流进入生产区域的通道，必要时应设置极易造成污染的物料和废弃物的专用出入口；

○ 进入洁净区的人员必须有相应的净化用室和设施，其要求应与生产区洁净级别相适应；

○ 进入洁净区的物料必须有与生产区洁净级别相适应的净化用室和设施，根据实际情况可采用物料清洁室、货淋（气闸室）或传递窗（柜）进入洁净区，进入无菌生产工艺生产的无菌药品生产区的原辅料、包装材料和其他物品必要时还应设置灭菌室或灭菌设施，但不得对洁净环境产生不良影响；

○ 洁净区内物料传递输送路线尽量要短，减少折返；

○ 生产中的废弃物不宜与物料进口合用一个气闸或传递窗（柜）；

○ 洁净区内的半成品不宜直接进入一般生产区，可采用传递窗（柜）、气闸或设置相应的设施进入一般生产区，传输带不得穿越不同洁净级别区域；

○ 用于药品包装的厂房或区域应合理设计和布局，以避免混淆或交叉污染，如同一区域内有数条包装线，应有隔离措施；

○ 生产操作区内应只设置必要的工艺设备和设施，用于生产、贮存的区域不得作为非本区域内工作人员的通道；

○ 人员和物料使用的电梯宜分开（电梯不宜设置在洁净区内，必须设置时，电梯前设气闸室或采取确保洁净区空气洁净度的其他措施）。

● 应注意一般生产区域的主动排风问题。原料药的生产通常使用大量有机溶剂和许多不同性质的物料，无论是从劳动保护的角度，还是从控制生产区域温湿度等因素从而保证产品质量的角度，都应对一般生产区域的主动排风问题进行评估，必要时应考虑配置适当的主动排风系统。考虑到原料药生产车间中 VOCs（挥发性有机物）、粉尘等易逃逸到操作空间内，应考虑操作面上侧送风，背离操作的上侧和底部排风，应控制送排风口的水平距离不易太远，避免无法净化操作环境。

洁净厂房净化空气调节系统在生产中使用溶剂，且因气体积聚可构成爆炸或火灾的工序、三类（含三类）危害程度以上病原体操作区和放射性药品生产区的空气不应循环使用。特殊区域的排风系统应单独设立，一般应满足 2019 年版 GB 50457《医药工业洁净厂房设计标准》中 9.2 净化空气调节系统的要求，含粉尘、溶剂及高风险产品等的排风口与进风口的水平距离应不小于 15m。洁净厂房内一般选用房间上侧中间区域送风，房间死角区域排风（回风）的布置原则。

（2）仓储区

原料药仓储区的设计、建造和管理参见本丛书《质量控制实验室与物料系统》分册物料系统部分。仓储区应包含下列功能：

①进出控制

物料仓库应执行严格的进出控制，不得随便出入，只有经授权的人员方可进出仓储区，以防混淆和差错；可采用电子门禁系统或其他方式实现（如仓库钥匙管理和门禁标识等）。

②接收区

仓储区应设立物料和产品接收区（库），接收区应采用雨篷或库房等设计保护物料、产品免受外界天气（如雨、雪）的影响。

接收区用于检查、接收物料或产品，对外包装进行必要的清洁；必要时，应在接收区对接收的物料粘贴企业内部的物料标签。

接收区与物料和产品贮存的区域应有效隔离。物料和产品接收完毕后，转入储存区域。

③取样区

仓库应根据物料特性设置符合相应要求的物料取样区（间），按取样要求设计、建造并配备取样所需的设施设备。例如：清洁的、必要时经灭菌的取样器具；某一容器已经取过样的标志或封签；称量器具；清洁器具。对于没有洁净度要求的固体物料取样，推荐必要时使用适当形式的保护措施，如取样罩、取样间和（或）除尘器，避免取样过程中粉尘扩散，交叉污染其他物料。必要时采用层流罩或洁净取样间等。

对于非特殊类物料取样可以用移动取样车，移动取样车有层流保护设计，参见图 4-10。

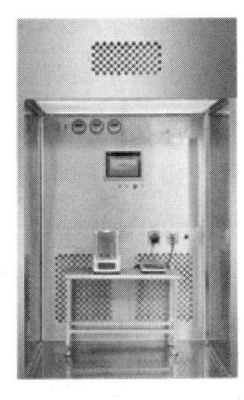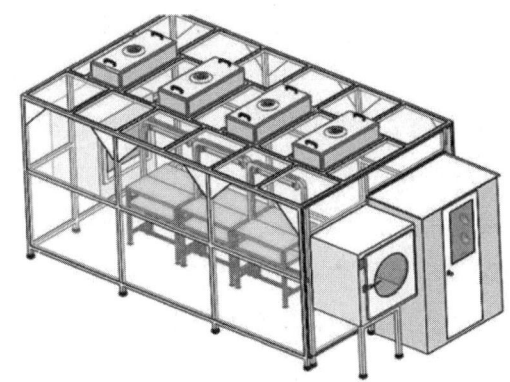

图 4-10 典型层流车

涉及特殊类物料取样时，在设计上应考虑物料取样时操作人员的自身安全风险和环境污染风险。建议取样人员在取样时应穿戴好相应的 PPE，在密闭隔离器中进行取样操作。对易于吸潮或忌水的物料必须控制取样空间内空气湿度，避免物料吸潮或发生化学反应而变质，导致取样数据不准确。

不管采用何种取样技术，在取样时原料均要或多或少地暴露在空气之中，为了避免因取样而造成物料污染以及污染其他物料，有必要使取样区域进行适当隔离保护，必要时提供相应的洁净条件。

④贮存区

用于贮存待验和（或）合格物料。待验区与合格区不一定需要进行物理隔离，待检和合格的物料（原料药、原辅料、中间体），可以储存在同一区域，但不应放在同一托盘上，物料的状态标识应清晰，同时应建立追溯性（标签、计算机实时状态）相应的程序避免非放行的物料被使用。

⑤退货 / 召回区

仓储区应设立退货 / 召回品区 / 库，用于贮存退货 / 召回产品，防止混淆或误用。

⑥不合格品区（库）

仓储区应设立不合格品区 / 库，用于贮存不合格物料或产品，防止混淆或误用。

⑦发运（货）区

仓储区应设立发运（货）区 / 库，发运（货）区应采用雨篷或库房等设计保护物料、产品免受外界天气（如雨、雪）的影响，以及执行装运前的拉膜操作等。

（3）质量控制实验室

原料药质量控制实验室的设计、建造和管理参见本丛书《质量控制实验室与物料系统》分册物料系统部分。

与制剂生产相比较，原料药生产通常更容易附带产生振动、噪声、湿气、高温等对质量控制不利的因素，但原料药生产工艺对过程控制也常常会有更高的时限要求。因此原料药厂应仔细评估和设置中控实验室的位置，以及防止震动、噪声、湿气、高温等不利因素对质量控制产生影响的措施。当生产操作不影响检验结果的准确性，且检验操作对生产也无不利影响时，中间控制实验室可设在生产区内。

对有激素类、细胞毒性类、高活性化学药品的质量控制实验室应考虑使用隔离系统，并且结合固体物料产尘量或液体物料的实际情况进行风险分析和评估，选择相应 OEB 等级的要求。在处理 OEB4 和 OEB5 药品时，应从系统和传输的密闭、HVAC 系统、个人防护三个方面进行设计和选用合适的设备设施；控制高危害物质的泄露是首要控制要点，如带气闸的隔离器、密闭的手套箱、高密闭性的分体阀门；所有从隔离器出来的材料都必须清洁和封闭；通风系统应独立并保持相对负压；个人防护根据风险选用。应采用适当手段避免无菌检查、微生物限度检查、抗生素效价检测和阳性对照之间的相互影响，如将其彼此分开，也可以通过共用部分设施，如进风系统可以共用，但各室应采用一次性气流直接排放，必要时在排放前设置有效的过滤、气闸室，排放口的位置和方向应避免交叉污染的风险等措施，实现避免这些试验相互影响的目的。

（4）辅助区

①人员流动与净化的原则

使发生交叉污染的可能性最小；适当情况下采用气锁；一般应具备雨具存放、脱外衣换鞋、洗手消毒、穿洁净工衣、气闸等功能。洁净度按净化程序，由外及里逐次提高。人员净化用室面积一般每人 $2\sim4m^2$。

更衣室应按照气锁方式设计，使更衣的不同阶段分开，以尽可能避免工作服被微生物和微粒污染，更衣室应有足够的换气次数。更衣室后段的静态级别应与其相应洁净区的级别相同。必要时，可将进入和离开洁净区的更衣间分开设置。

气锁间两侧的门不应同时打开。可采用联锁系统，或光学或（和）声学的报警系统，或两侧相互可视，防止两侧的门同时打开。

洁净厂房入口设双面净鞋设施（凳、台、柜），以供不同要求的鞋能分开放置，必要时增加引风。洗手消毒间应设洗手盆、消毒和干手设施。

部分洁净区更衣常用设施图例参考图 4-11，企业应根据自身情况选择适当的更衣设施。

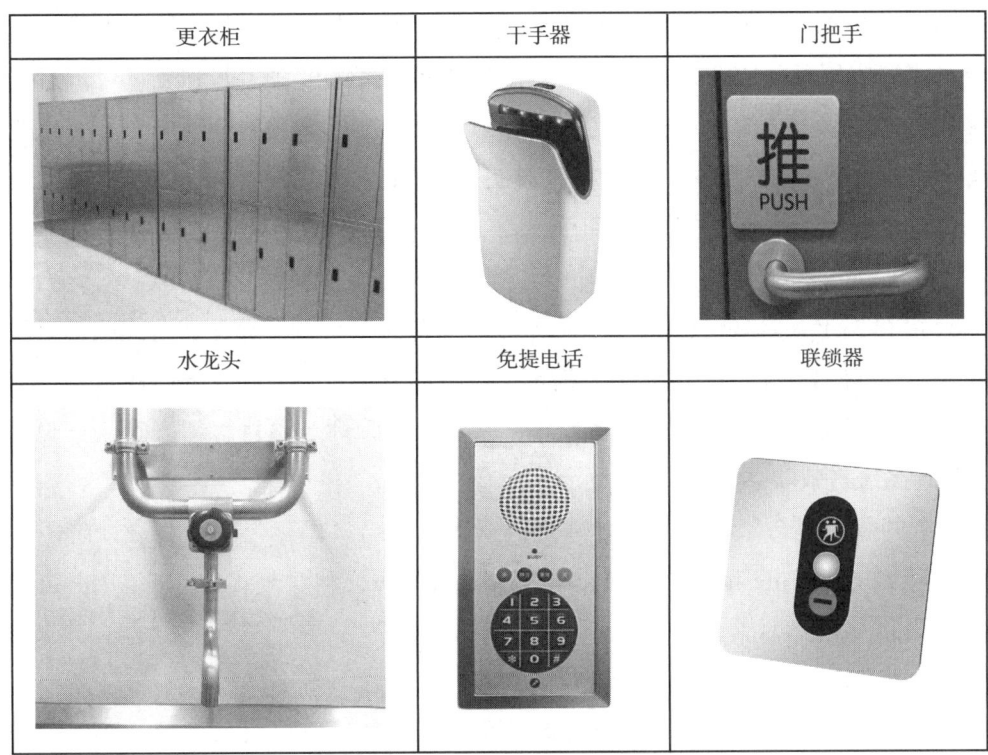

图 4-11　洁净区更衣常用设施

②物料流动的原则

● 进入洁净区域的原辅料、包装材料，应有清洁措施。可设置原辅料外包装清洁室、包装材料清洁室、灭菌室等。

● 洁净室或灭菌室之间应设置气闸室或传递窗（柜）。

● 生产过程中废弃物出口不应与物料进口合用一个气闸或传递窗（柜），宜单独设置废弃物传递装置。

● 物料清洁室与洁净室（区）之间应设置气闸室或传递窗（柜），用于传递清洁或灭菌后的原辅料、包装材料和其他物品。

● 传递窗（柜）两边的传递门，应有防止同时被打开的措施，且应密封性好并易于清洁。传递窗（柜）的尺寸和结构应满足传递物品的大小和重量所需要求。

● 用于生产过程中产生的易对生产环境产生污染废弃物的出口不宜与物料进口合用一个气闸室或传递窗（柜），宜单独设置专用设施。

③档案室

档案室是制药企业非常重要的辅助功能设施之一，应有适合的控制管理措施（如进出人员控制和进出文档控制）、适当的储存设备、充分的储存空间、清晰的标识和索引系统以及烟雾监测和防火功能，并能避免阳光照射、温湿度变化、水灾、虫害等因素对文件和记录储存的不良影响。尽管近年来计算机化系统和电子记录在制药企业的应用日益广泛，但制药企业（包括原料药厂）在生产和质量管理过程中生成纸质文件和记录的数量和速度仍然容易被低估。档案室的设计应充分考虑企业规模、品种数量和完整的文件储存期限对储存空间的要求。

E. 图纸管理程序

GMP 第四十五条规定，"应当保存厂房、公用设施、固定管道建造或改造后的竣工图纸"，实施这一条的关键在于清晰定义图纸的分类管理原则、部门职责和负责人员以及各种图纸的编号和版本控制方式，并将图纸管理与项目管理、确认、验证和变更管理系统有效联系起来。

图纸的管理应与工程项目设计建造的管理相结合。国际上一般将设计阶段分为概念设计（concept design）、基础设计（basic design）和详细设计（detailed design）三个阶段。

（1）概念设计

概念设计是投资决策之后，由咨询单位对可行性研究提出意见和问题，经业主协商认可后提出的具体开展建设的设计文件，其深度应满足编制初步设计文件和控制概算的需要。

（2）基础设计

基础设计的内容依项目的类型不同而有所变化，一般来说，它是项目的宏观设计，即项目的总体设计、布局设计、主要的工艺流程、设备的选型和安装设计、土建工程量及费用的估算等。基础设计文件应当满足编制施工招标文件、主要设备材料订货和编制施工图设计文件的需要，是下一阶段施工图设计的基础。

例如，某项目的基础设计包括以下主要内容：

● 初步系统设计，绘制各工艺系统的流程图；

● 通过计算确定各系统的规模和设备参数并绘制 P&ID 图（管道及仪表图）；

● 编制设备的规程及数据表以供招标使用；

● 土建工程量的估算；

● 项目费用估算。

基础设计的深度应满足设计方案的选择和确定，主要设备、材料订货，土地征用和基本建设投资控制的要求。

（3）详细设计

详细设计的主要内容是根据批准的基础设计，绘制出正确、完整和尽可能详细的建筑、安装图纸，包括建设项目部分工程的详图、零部件结构明细表、验收标准、方法、施工图预算等。此设计文件应当满足设备材料采购、非标准设备制作和施工的需要，并注明建筑工程合理使用年限。推荐在每个设计阶段都由建设方（原料药厂）针对设计方案和图纸进行 EHS 和质量方面的审核，以保证 EHS 和质量（包括GMP）的原则和要求在原料药工程项目的整个生命周期中得到贯彻。

正式的设计确认（DQ），应由建设方依据用户需求标准（URS）针对设计方提供的设计方案和图纸（包括 P&ID 图）进行审核。通常情况下详细设计图纸是原料药工程项目进行设计确认的主要依据。DQ 所批准的图纸作为施工图，是施工方进行建造和设备装配的依据和标准。

施工过程中，P&ID 图不允许大改或大返工，但小的错误或图纸与现场情况不符是允许修改的，并由设计方根据施工实际情况修改 P&ID 成竣工图。

GMP 重点关注的图纸（竣工图）包括：

- 企业总平面布置图、周围环境图；
- 仓储平面布置图；
- 质量检验场所平面布置图；
- 车间工艺平面布置图、设备安装平面布置图（标明比例，标注房间的洁净级别、相邻房间的压差，指示房间所进行的生产活动和人物流的走向）；
- 空气净化系统的送风、回风、排风平面布置图；
- 水系统图纸；
- 相应设备和系统的 P&ID 图等。

原料药企业图纸种类和数量繁多，图纸管理往往涉及绘图、使用和维修等多个部门，一般既有纸面版本，又有电子版本。企业应根据其对质量安全健康环保（EHSQ）的重要程度，进行风险分析，对不同图纸进行分类管理。应定义图纸的绘图、审核、批准、打印图纸和晒图、备份、分发、借阅、修订、归档、撤回、销毁的程序；（必要时）也可以按照原料药产品生命周期原则，对生命周期不同阶段的图纸制定相应的管理程序。

实例分析

实例 1：原料药厂房风险分析基本问题

在设计原料药生产厂房时，应考虑的基本问题包括但不限于表 4-4 所列出的问题。

表 4-4　原料药生产厂房设计应考虑的问题

厂房和（或）设施是属于下面何种情况： • 单一品种专用 • 厂房可在不同产品之间切换生产，但同一时间只生产一个品种 • 厂房内不同生产线可同时生产不同品种，但每条线均为单一品种专用 • 厂房内不同生产线可同时生产不同品种，且每条线均可切换生产不同品种 • 清晰的人流和物流设计：避免可能的差错和污染，人流和物流应尽量避免交叉，并且尽可能短 • 使用开放系统：在同一开放系统中应避免同时处理不同原料药或中间体，预防可能的交叉污染 • 清晰的设备和物料状态标识 • 采用什么样的清洁方法？清洁方法应能验证
原料药是否有特殊要求，如对热原、内毒素和（或）微生物限度要求等： • 对原辅料的质量要求 • 对公用设施要求 • 如果是开放系统，对开放环境控制要求 • 对设施和设备的清洁 / 消毒要求
是否是高活性、细胞毒性、高致敏性原料药或中间体： • 清洁方法验证 • 员工的保护 • 避免与其他的设施 / 生产区域交叉污染（生产场所隔离） • 产品暴露控制（对敞开处理产品的区域和设备合理的设计） • 独立的空气净化系统
是在密闭系统还是敞开系统生产原料药： • 在敞开系统生产，应控制原料药所暴露的环境 • 布局：在同一敞开系统中应避免同时处理不同原料药或中间体 • 密闭系统可以置于室外

实例 2：图纸管理程序

某原料药企业的图纸管理程序摘要如下：

（1）图纸分类管理原则

按其对生产和质量安全健康环保（EHSQ）的重要性，将图纸分为 A 类和 B 类管理：

- A 类图纸的管理遵循 GMP 文件管理和变更管理程序的要求；

- B 类图纸的管理遵循良好工程实践（GEP）的要求。

（2）图纸归类的确认程序

- A 类和 B 类图纸列表应由生产管理部门、质量管理部门、EHS 和设备工程管理部门共同确认；

- A 类图纸管理职责见下表。

图纸所属	绘图/修改	审核	批准	书面版归档	电子版归档
生产车间1图纸					
生产车间2图纸					
公用设施图纸					
全厂布置图					
行政建筑图					
仓库布置图					
埋地管路图					
电器仪器仪表图纸					
其他图纸					

（3）图纸编号规则和说明

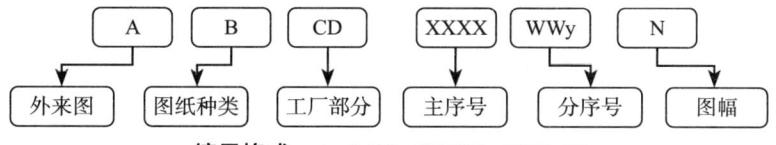

编号格式：**A-BCD-XXXX-WWy/N**

① A：外来图（如制造商或设计公司提供的图纸，P&ID图）

② B：图纸种类

　1. 土建工程图

　2. 方块图、流程图、P&ID图

　3. 设备布置图

　4. 机械图、施工图

　5. 管路图、给排水图

　6. 电路图

　7. 消防安全卫生环保图

　8. 仪表图、自控图

　9. 暖通

③ CD：工厂部分

　1. 全厂范围

　　1.1 行政管理

　　1.2 餐厅

　　1.3 化验室

　　1.4 后勤楼

　2. 原材料供应

　　2.1 氨（NH_3）

　　2.2 危险品罐区

　　2.3 酸碱罐区

　　2.4 母液罐区

　　2.5 LAS罐区

　3. 发酵工段

　4. 离交工段

5. 精制工段
    5.1 精制一车间
    5.2 精制二车间
    5.3 精制三车间
6. 包装、发运（包括成品库）
7. 空白
8. 公用工程
    8.1 配电
    8.2 供水、水处理
    8.3 锅炉蒸汽
    8.4 压缩空气
    8.5 维修（含五金仓）
9. 安全、卫生、环保、EHS
10. 其他

④ y：版本号（如 a，b，c……x，y，z，a1……a9，b1……b9）
⑤ N：图幅（"0"=A0，"1"=A1，"2"=A2，"3"=A3，"4"=A4）
⑥ XXXX：主序号（从 0001 到 9999）
⑦ WW：分序号（从 00 到 99）

📋 要点备忘

- 企业周边环境是否有重大污染源；

- 生产区、仓储区、质量控制区、辅助区及行政区等布局是否合理；

- 厂区人流、物流是否分开，如不能分开是否互相影响，污染产品；

- 检查厂区道路不会对产品影响，是否有露土地面，是否有相应的绿化面积；

- 厂区内的污染源（如锅炉房、危险品库、实验动物房等）位置是否适当；

- 技术图纸的管理职责是否明确，图纸管理是否与确认、验证和变更管理系统相联系，是否能够确保图纸实时更新，保持与现场一致；

- 是否建立有充分的防虫防鼠计划。

4.2 公用设施

法规要求 ....

药品生产质量管理规范（2010 年修订）

    第四十六条 为降低污染和交叉污染的风险，厂房、生产设施和设备应当根据所生产药品的特性、工艺流程及相应洁净度级别要求合理设计、布局和使用，并符合下列要求：

（一）应当综合考虑药品的特性、工艺和预定用途等因素，确定厂房、生产设施和设备多产品共用的可行性，并有相应评估报告。

（二）生产特殊性质的药品，如高致敏性药品（如青霉素类）或生物制品（如卡介苗或其他用活性微生物制备而成的药品），必须采用专用和独立的厂房、生产设施和设备。青霉素类药品产尘量大的操作区域应当保持相对负压，排至室外的废气应当经过净化处理并符合要求，排风口应当远离其他空气净化系统的进风口。

（三）生产 β- 内酰胺结构类药品、性激素类避孕药品必须使用专用设施（如独立的空气净化系统）和设备，并与其他药品生产区严格分开。

（四）生产某些激素类、细胞毒性类、高活性化学药品应当使用专用设施（如独立的空气净化系统）和设备；特殊情况下，如采取特别防护措施并经过必要的验证，上述药品制剂则可通过阶段性生产方式共用同一生产设施和设备。

（五）用于上述第（二）、（三）、（四）项的空气净化系统，其排风应当经过净化处理。

（六）药品生产厂房不得用于生产对药品质量有不利影响的非药用产品。

第四十七条　生产区和贮存区应当有足够的空间，确保有序地存放设备、物料、中间产品、待包装产品和成品，避免不同产品或物料的混淆、交叉污染，避免生产或质量控制操作发生遗漏或差错。

第四十八条　应当根据药品品种、生产操作要求及外部环境状况等配置空调净化系统，使生产区有效通风，并有温度、湿度控制和空气净化过滤，保证药品的生产环境符合要求。

洁净区与非洁净区之间、不同级别洁净区之间的压差应当不低于10帕斯卡。必要时，相同洁净度级别的不同功能区域（操作间）之间也应当保持适当的压差梯度。

第四十九条　洁净区的内表面（墙壁、地面、天棚）应当平整光滑、无裂缝、接口严密、无颗粒物脱落，避免积尘，便于有效清洁，必要时应当进行消毒。

第五十条　各种管道、照明设施、风口和其他公用设施的设计和安装应当避免出现不易清洁的部位，应当尽可能在生产区外部对其进行维护。

第五十三条　产尘操作间（如干燥物料或产品的取样、称量、混合、包装等操作间）应当保持相对负压或采取专门的措施，防止粉尘扩散、避免交叉污染并便于清洁。

第五十四条　用于药品包装的厂房或区域应当合理设计和布局，以避免混淆或交叉污染。如同一区域内有数条包装线，应当有隔离措施。

第五十五条　生产区应当有适度的照明，目视操作区域的照明应当满足操作要求。

第五十六条　生产区内可设中间控制区域，但中间控制操作不得给药品带来质量风险。

药品生产质量管理规范（2010 年修订）原料药附录

第三条　非无菌原料药精制、干燥、粉碎、包装等生产操作的暴露环境应当按照 D 级洁净区的要求设置。

📋 技术要求

ICH Q7　原料药的药品生产质量管理规范指南

4.20 应当对所有可能影响产品质量的公用设施（如蒸汽、气体、压缩空气，加热、通风和空调系统）进行确认，并适当监测，超出限度时应当采取相应措施。应当保存这些公用设施的图纸。

4.21 应当根据情况提供足够的通风、空气过滤和排气系统。这些系统在设计和建造时应当考虑最大限度地降低污染和交叉污染的风险，并配备设备来控制与生产阶段相适宜的空气压力、微生物（如适用）、粉尘、湿度和温度。应当特别关注原料药生产的暴露工序区域。

4.22 如果空气以回风形式进入生产区域，应当采取适宜的措施控制污染和交叉污染的风险。

4.23 应当对固定管道适当标识，包括采用管道标示、文件记录、计算机控制系统或其他替代方法。管道的安装应当避免中间体或原料药受到污染。

所有对产品质量可能有影响的公用系统（如蒸汽、气体、压缩空气、氮气、空调净化系统）都应确认并有适当监控。在超出限度时，应采取纠正措施。公用设施的图纸应该完备。

与产品直接接触（蒸汽蒸馏、氮气保护等）或与设备内表面直接的公用系统需要特别注意。如果工艺气体直接接触产品，含油含水应符合相应规定并有适当的过滤装置。真空或排空系统应有防倒吸的措施，如止逆阀或过滤器，以防止对物料或产品产生污染。

公用系统的监控频次取决于公用系统的用途，可以抽样检测（每天或者每年一次），也可以实时在线监测。如果能证明是恰当的，企业可以基于历史监控数据减少监控的频次。

应当根据需要，配置足够的通风、空气过滤和排气系统。这些系统的设计和建造应有利于降低污染和交叉污染的风险。应视生产步骤的要求，设气压、微生物、尘粒、湿度和温度的控制设备。应特别注意原料药暴露的环境。

如果空气经再循环回到生产区域，应采取适当的措施控制污染和交叉污染的风险。

适当的空气循环处理措施包括：

- 选择合适的过滤器（适时更换过滤器）；
- 控制回风和新风的混合比例；
- 更换产品时的净化时间（如通过尘埃粒子检测判断）；也可以清洁或更换过滤器。

固定管道应有适宜的标识，对于无固定介质的固定管道（如通过连接部件与不同的溶剂和试剂连接），可以进行通用性的标识（如将连接 2 个罐的管道标识为"1R22 至 0R14"）。输送气体或液体废弃物的管路应进行适当的设计和安装以避免污染（如真空泵、旋风分离器、气体洗涤塔、反应罐 / 容器的公用通风管道），应考虑使用单向阀。排空阀要安装在最低点，在设计时还要考虑到管路的清洗方法。

GMP 第四十八条规定："应当根据药品品种、生产操作要求及外部环境状况等配置空调净化系统，使生产区有效通风，并有温度、湿度控制和空气净化过滤，保证药品的生产环境符合要求。"GMP 强调由企业自己根据其产品的生产工艺和预定用途进行相应的评估，从确保"药品质量以及相关设备性能不会直接或间接地受到影响"的角度，并考虑其他相关因素（如人体舒适度），自行确定适当的温湿度要求。

A. 空调净化系统

原料药生产企业实施空调净化系统的详细指导参见本丛书《厂房设施与设备》分册空调净化系统部分。

原料药企业空调净化系统气流方向设计的基本原则是防止有暴露操作功能间的粉尘等污染物扩散到其他区域，交叉污染其他功能间。一般情况下洁净走廊应该是最洁净（压强最高）的区域，能有效控制功能间产生的交叉污染风险。洁净走廊对工具和清洁器具的待清洁间应保持相对正压；工具和清洁器具的待清洁间对已清洁间应保持相对负压。特殊情况下，如果有必要采用其他的气流方向组织原则，应有科学合理的解释和证明。

粉尘应朝一个方向进行收集，并有适当除尘过滤，以控制污染风险。除尘装置的设计应综合考虑气流方向和压差的要求，应通过适当措施（如 VAV 阀或系统自动化控制）避免局部除尘装置运行时破坏洁净室压差系统和气流方向，甚至造成洁净室对外部环境形成相对负压的情况。

原料药企业空调净化系统的难点之一是高防爆要求厂房的事故排风系统。根据 GB 50073《洁净厂房设计规范》要求为：

• 6.5.6 根据生产工艺要求设置事故排风系统。事故排风系统应设置自动和手动控制开关，手动控制开关应分别设在洁净室及洁净室外便于操作的地点。

• 6.5.7 洁净厂房疏散走廊，应设置机械防排烟设施。洁净厂房机械防排烟系统宜与通风、空调净化系统合用，但必须采取必要的防火安全措施，并应符合现行版 GB 50016《建筑设计防火规范》的要求。

企业应结合安全、质量、工艺、工程方面的要求，确定合适的技术解决方案，包括适当的监测、恢复程序，避免事故排风系统影响洁净室的密封性能和质量保证水平。

原料药企业空调净化系统的另外一个关键点是高防爆要求厂房的空调系统技术夹层的高度和结构应充分考虑维护保养的需要。现实中，技术夹层的设计和建造往往受到多方因素的设置，如高防爆要求厂房的高度有强制性的规定，与其他建筑物的距离也有强制性的规定（即在有限的厂区总面积条件下，该高防爆要求厂房的面积也将受到限制），在设计高防爆要求厂房的空调系统时，企业应结合安全、质量、工艺、工程方面的要求，确定合适的技术解决方案和（必要时）相应的清洁、消毒、维护和维修程序。

B. 氮气、压缩空气、其他原料药生产用气体和蒸汽

企业应根据产品的特性、生产工艺和相关公用系统的用途，尤其是接触物料或产品的可能性，进行风险分析，分别确定相应的质量标准、设计、建造和监控要求。如蒸汽，制药厂所用的蒸汽通常分为公用蒸汽（工业蒸汽）和清洁蒸汽两种，企业可按照图4-12所示的制药用蒸汽纯度决策树确定所用蒸汽的基本要求。

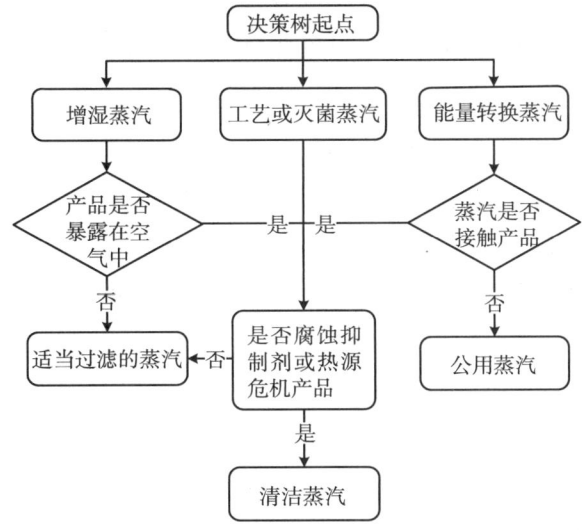

图4-12 制药用蒸汽纯度决策树

国际制药工程协会（ISPE）的《水和蒸汽系统》指南提供了更详细的技术指导。

4.3 水

法规要求 ···

药品生产质量管理规范（2010年修订）

第九十六条 制药用水应当适合其用途，并符合《中华人民共和国药典》的质量标准及相关要求。制药用水至少应当采用饮用水。

第九十七条 水处理设备及其输送系统的设计、安装、运行和维护应当确保制药用水达到设定的质量标准。水处理设备的运行不得超出其设计能力。

第九十八条　纯化水、注射用水储罐和输送管道所用材料应当无毒、耐腐蚀；储罐的通气口应当安装不脱落纤维的疏水性除菌滤器；管道的设计和安装应当避免死角、盲管。

第九十九条　纯化水、注射用水的制备、贮存和分配应当能够防止微生物的滋生。纯化水可采用循环，注射用水可采用 70℃ 以上保温循环。

第一百条　应当对制药用水及原水的水质进行定期监测，并有相应的记录。

第一百零一条　应当按照操作规程对纯化水、注射用水管道进行清洗消毒，并有相关记录。发现制药用水微生物污染达到警戒限度、纠偏限度时应当按照操作规程处理。

药品生产质量管理规范（2010 年修订）原料药附录

第十一条　非无菌原料药精制工艺用水至少应当符合纯化水的质量标准。

药品生产质量管理规范（2010 年修订）无菌药品附录

第四十九条　无菌原料药精制、无菌药品配制、直接接触药品的包装材料和器具等最终清洗、A/B 洁净区内消毒剂和清洁剂配制的用水应当符合注射用水的质量标准。

第五十条　必要时，应当定期监测制药用水的细菌内毒素，保存监测结果及所采取纠偏措施的相关记录。

📋 技术要求

生活用水卫生标准（GB 5749—2006）

饮用水国标：对亚硝酸盐含量需控制低于 1mg/L。

ICH Q7 原料药的药品生产质量管理规范指南

4.33 生产商对工艺用水进行处理使其达到规定质量时，应当对处理工艺进行验证，并设置适当的纠偏限度进行监测。

4.34 非无菌原料药生产商生产的原料药可进一步用于无菌药品生产时，最终分离和精制阶段的用水应当监控微生物总数、控制菌和内毒素。

原料药工艺用水系统的设计、建造和管理在本丛书《厂房设施与设备》分册制药用水系统部分中已有详细阐述，可同时参考国际制药工程协会（ISPE）的《水和蒸汽系统》指南。本节仅就其与原料药特点有关的要点进行说明。

在我国，非无菌原料药的非精制阶段生产用水应至少符合现行版《生活饮用水卫生标准》的要求，精制工艺用水应至少符合纯化水的质量标准。

除了符合法规中关于工艺用水的强制性规定外，企业应能证明，原料药生产中使用的水适合预定的用途和工艺的要求。

水的适宜性取决于原料药的生产阶段、原料药相关制剂的作用途径（如注射、口服、外用等）和原料药的性质。应当有数据证明工艺用水对产品质量没有负面影响。如果饮用水不能满足原料药非精制阶段的工艺要求，而需要更高的化学和（或）微生物学水质指标时，应制定合适的理化特性、微生物总数、有害生物和（或）内毒素的质量标准。

去离子水是原料药生产中常用的一种工艺用水。去离子水的生产工艺一般能对水中的离子进行有效的控制，但对微生物和内毒素无特殊控制。对此类无微生物和内毒素要求的工艺用水，可在适合工艺条件下使用。

当非无菌原料药生产厂声称该工艺用水适用于生产无菌药品时，则最终分离和精制阶段的用水应作细菌总数、控制菌和内毒素的监测和控制。

对工艺用水，合成区水系统管道需避免使用碳钢材质。洁净区水系统管道推荐选用 SUS316 材质，内部必须进行抛光处理，便于清洁和消毒。企业在制定工艺用水质量标准时，应考虑原料药的生产阶段和预定用途，可以在符合国内法规的前提下参考欧洲药品管理局（EMA）的相关标准，见表 4-5 和表 4-6。

表 4-5　EMA 原料药工艺用水的质量要求

生产步骤	产品特性	水的最低质量要求
最后分离和（或）纯化前中间体的合成	非无菌、无热原要求的原料药	饮用水
最后分离和纯化	非无菌原料药，目的是用于非无菌制剂	纯化水
	无菌原料药	注射用水
最后分离和纯化	非无菌原料药，但目的是用于无菌药品	细菌内毒素小于 0.25EU/ml 的纯化水，并监控细菌总数和致病菌
最后分离和纯化	无菌、无热原原料药	注射用水

表 4-6　EMA 对原料药生产工艺的清洁用水质量要求

清洁 / 冲洗设备、容器和密闭系统	产品种类	水的最低质量标准
最初冲洗	中间体和原料药	饮用水
最终冲洗	原料药	符合原料药生产要求 *

＊在我国，非无菌原料药精制用水应至少为纯化水；无菌原料药应至少为注射用水。

原料药合成区使用的饮用水，需定期进行全检及亚硝基杂质评估。

如果企业使用除了饮用水和纯化水等 GMP 和药典直接定义的生产用水（如去离子水），应明确定义其名称、制备工艺和质量标准，避免发生误解和混淆。当制水工艺由生产企业承担时，为达到规定的质量，水处理工艺应予以验证，并用适当的限度标准加以监测。

如果工艺中使用的饮用水的质量是由供应商（如自来水公司）定期进行全部项目检测的，其检测结果应报告给原料药生产商（如每季度）。

原料药生产商应根据工艺用水监控计划（包括使用点的检测，取样频次）在内部监控其质量，以确保原料药质量。

在对水系统进行适当在线监测［如电导率＋总有机碳（TOC）在线监测］的条件下，可以考虑适当延长其他项目的离线检验周期。

更多内容可参考本丛书《厂房设施与设备》分册制药用水系统部分。

实例分析

实例 3：某纯化水系统的维护

（1）系统运行前提

该纯化水装置根据 ××× 原料药公司提供的原水水质报告进行设计。如果原水水质发生改变，可能会影响产水水质。

（2）重要说明

决不能允许硬水进入反渗透装置的渗透层，建议对软水硬度连续进行监测。

如果原水硬度改变，必须根据操作说明重新计算和设置软水装置。

水质参数是实现反渗透装置无问题操作的前提条件：

- 总硬度：最大 1.0ppm $CaCO_3$；
- Fe：最大 0.05ppm；
- Mn：最大 0.05ppm；
- Cl_2，ClO_2，O_3：最大 0ppm。

调试过程中所做的设置随着时间的推移可能会改变。因此，装置的操作人员必须主动调节流速，从而调节转换因数。

SDI 指数不大于 5 是实现反渗透装置无故障操作的前提条件。

（3）多介质过滤器

系统产水时，当多介质过滤器的进口压力减去出口压力的差值大于 1.0 bar（1bar=10^5Pa），需要进行反洗操作。建议 24 小时冲洗一次。

（4）碳过滤器

系统产水时，当碳滤器的进口压力减去出口压力的差值大于 1.0bar，需要进行反洗操作。建议 24 小时冲洗一次。

（5）软化器

软化器的再生操作如下：

- 自动启动：当累计时间达到一定值后，系统会进行自动再生；
- 手动再生：操作人员可自己根据硬度测试的情况，在触摸屏上手动进行再生。

（6）保安过滤器（5μm 精细过滤器）

比较测量精细过滤器进口处的水压与出水压力，以便检查过滤器元件的状况，判断是否需要更换内部的滤芯。

（7）反渗透膜（RO 膜）

当系统需要停机 6 小时以上，在开关系统时，需要对反渗透膜进行冲洗。

（8）化学清洗

反渗透（RO）装置化学清洗如下。

①清洗条件

在正常操作过程中，反渗透元件内的膜片会受到无机盐垢、微生物、胶体颗粒和不溶性的有机物质的污染。操作过程中这些污染物沉积在膜表面，导致标准化的产水流量和系统脱盐率分别下降或同时恶化。

当下列情况出现时，需要清洗膜元件：

- 标准化产水量降低 10% 以上；
- 进水和浓水之间的标准化压差上升了 15%；
- 标准化透盐率增加 5% 以上。

以上标准取自系统经过最初 48 小时运行时的操作性能。

②清洗安全注意事项

- 当使用任何清洗化学品时，必须遵循获得认可的安全操作规程。关于化学品安全性、使用方法和排放处置方面的细节请咨询该化学品制造商。
- 当准备清洗液时，应确保在进入元件循环之前，所有的清洗化学品得到很好的溶解和混合。
- 在清洗化学药品与膜元件循环之后，应采用高品质的不含余氯等氧化剂的水对膜元件进行冲洗（最低温度 > 20℃），推荐用膜系统的产水，如果对管道没有腐蚀问题时，可用经脱氯的饮用水和经预处理的给水。在恢复到正常操作压力和流量前，须注意开始要在低流量和压力下冲洗大量的清洗液。此外，清洗过程中清洗液也会进入产水侧，因此，产水必须排放 10 分钟以上或直至系统正常启动运行后产水清澈为止。
- 在清洗液循环期间，pH 2~10 时温度不应超过 50℃，pH 1~11 时温度不应超过 35℃，pH 1~12 时温度不应超过 30℃。
- 对于直径大于 15cm 的元件，清洗液流动方向与正常运行方向必须相同，以防止元件产生"望远镜"现象，因为压力容器内的止推环仅安装在压力容器的浓水端。

（9）清洗硫酸盐垢

下列清洗程序专门针对硫酸盐垢污染的系统。采取七个步骤清洗硫酸盐垢污染的膜元件。

①按表 4-7 配制清洗液。

表 4-7　硫酸盐垢清洗液配制表

清洗液	清洗液组成
优选	0.1%（wt）NaOH 氢氧化钠
	1.0%（wt）Na₄-EDTA 乙二胺四乙酸四钠
	pH 12，最高温度 30℃

wt：有效成分的重量百分含量。

为硫酸盐垢的有效清洗，应尽早抓住和处理发生硫酸盐结垢的条件。由于硫酸盐的溶解度会随溶液含盐量的增加而增加，在 NaOH 和 Na$_4$–EDTA 的清洗溶液中加入 NaCl 可能对清洗有所帮助。硫酸盐结垢一周以上，清洗硫酸盐垢成功的可能性值得怀疑。

②低流量输入清洗液。

③循环。

④浸泡。

⑤高流量水泵循环。

⑥冲洗。

⑦重新启动系统。

（10）清洗碳酸盐垢

下列清洗程序专门针对存在碳酸盐垢沉淀膜系统的清洗。采取七个步骤清洗。

①按表 4-8 配制清洗液。

表 4-8　碳酸盐垢清洗液配制表

清洗液	清洗液组成
优选	0.2%（wt）HCl 盐酸，pH 2，最高温度 45℃
可选	2.0%（wt）枸橼酸
	1.0%（wt）Na$_2$S$_2$O$_4$ 连二亚硫酸钠（亚硫酸钠）
	0.5%（wt）H$_3$PO$_4$ 磷酸

wt：有效成分的重量百分含量。

②低流量输入清洗液。

③循环。

④浸泡。

⑤高流量水泵循环。

⑥冲洗。

⑦重新启动系统。

清洗液循环不得超过 20 分钟，因为长时间的循环，碳酸盐将再次沉淀并堵住元件的末端，使得清洗更加困难，清洗过程中，碳酸盐垢与盐酸的反应会释放二氧化碳。根据污染的严重程度，或许需要重复清洗以除去所有的结垢。清洗严重的结垢可能并不经济，此时元件更换可能是更好的选择。

以枸橼酸为有效成分的酸性清洗配方原先是为清洗醋酸纤维素类膜元件设计的，

实践证明用于聚酰胺类复合膜的化学清洗并不有效，而且清洗费昂贵。更为特别的是，该配方有成为系统内微生物养分的缺点，易引起生物污染。然而其挥发性低，就操作安全性而言比盐酸使用方便，因为这一原因，将其列为可选清洗液。

（11）清洗铁污染

下列清洗程序专门针对存在铁污染膜系统的清洗。采取七个步骤清洗。

①按表 4-9 配制清洗液。

表 4-9　铁污染清洗液配制表

清洗液	清洗液组成
优选	1.0%（wt）$Na_2S_2O_4$ 连二亚硫酸钠（亚硫酸钠）pH 5，最高温度 30℃
可选	2.0%（wt）枸橼酸
	0.5%（wt）H_3PO_4 磷酸
	1.0%（wt）NH_2SO_3H 亚硫酸氨

wt：有效成分的重量百分含量。

②低流量输入清洗液。

③循环。

④浸泡。

⑤高流量水泵循环。

⑥冲洗。

⑦重新启动系统。

连二亚硫酸钠具有强刺激性的气味，清洗间必须通风良好，必须遵循所有的安全操作规定和程序。

接触时间是成功达到清洗目的关键所在。有时清洗液会变成很多不同的颜色，对这类清洗，黑色、棕色、黄色均属正常。清洗液颜色发生变化时，该清洗液应排放掉，并配制新的清洗液，浸泡的时间长短和次数取决于污染的程度。

综上所述，以枸橼酸为有效成分的酸性清洗配方效比不高，且易造成生物污染。但其挥发性低，就操作安全性而言比连二亚硫酸钠（亚硫酸钠）使用方便，因为这一原因，将其列为可选清洗液。

（12）清洗有机物污染

下列清洗程序专门针对有机物，如腐殖酸和富里酸、阻垢剂或油等污染膜系统的清洗。采取六个步骤清洗存在有机物污染的膜元件，但这六个清洗步骤需要重复进行，一次为高 pH 清洗液，另一次为低 pH 清洗液。

①按表 4-10 配制清洗液。

表 4-10　有机物污染清洗液配制表

清洗液	清洗液组成
优选	先用 0.1%（wt）NaOH，pH 12，最高温度 30℃进行清洗，再用 0.2%（wt）HCl，pH 2，最高温度 45℃进行清洗
	先用 0.1%（wt）NaOH，0.025%（wt）Na-SDS，pH 12，最高温度 30℃进行清洗，再用 0.2%（wt）HCl，pH 2，最高温度 45℃进行清洗
可选	先用 0.1%（wt）NaOH，1.0%（wt）Na$_4$-EDTA，pH 12，最高温度 30℃进行清洗，再用 0.2%（wt）HCl，pH 2，最高温度 45℃进行清洗

wt：有效成分的重量百分含量；
Na-SDS：十二烷基苯磺酸钠；
Na$_4$-EDTA：乙二胺四乙酸四钠。

②低流量输入清洗液。

③循环。

④浸泡。

⑤高流量水泵循环。

⑥冲洗。

⑦用 pH 为 2 的 HCl 溶液重复步骤②至⑥。

⑧重新启动系统。

为了最大地提高清洗效率，清洗液的温度必须高于 25℃，升高温度有利于帮助清洗液从膜面上除去有机污染物。

有些有机物如油类清洗非常困难，为了除去它们，需试验各种清洗浸泡时间以获得最佳效率。此外，最有效的清洗液通常含有表面活性剂，如 Na-SDS 或某些含有表面活性剂的商品清洗液及洗涤液，其能帮助除去油污染。选用前应咨询该化学品供应商。

如果有机污染源于预处理部分加入了过量絮凝剂，相反次序使用清洗液（先用酸性清洗液后用碱性清洗液）更有效，为了确定合适的清洗液顺序（先高 pH 后低 pH 或反之），应设法获取系统污染物样品，针对样品先用碱性后用酸性溶液或反之，定性地确认何种顺序更好。如果效果相当，通常先用高 pH 清洗液清洗有机物更为合适。

（13）紧急清洗

如果没有及时进行清洗操作，使得系统压差 ΔP 增加了两倍，标准化产水量下降了 50%，采用前面所介绍的清洗方法恢复系统性能可能会很有限，如果上述标准清洗技术难以除去污染物，就必须尝试更严格的清洗。应联系设备厂家确定相应的紧急清洗操作。

（14）每日 / 每周检查

- 通过测量原水、渗透液和稀释液的电导率检查装置的功能是否正常；
- 检查水流速和压力；
- 检查原水和进入反渗透装置的软水的硬度；检查盐水池的盐含量，如需要重新注满；
- 在运行初期，应当每天进行这些检查。

（15）每月检查

检查泵的功能。

（16）每两个月的检修

从过滤器中除去滤芯，然后安装新滤芯。如果检测到过滤器之间的压差与安装了新滤芯后的压力相比升高了 0.5bar，也需要更换滤芯。

将一半氯片放入盐溶液池中。依据微生物生长情况，增加投药量至每月 1 片氯片。

如果渗透膜性能（WCF）和渗透质量（SP）下降，则必须化学清洁渗透膜。

4.4 特殊隔离要求

法规要求 ·······

药品生产质量管理规范（2010 年修订）

第四十六条 为降低污染和交叉污染的风险，厂房、生产设施和设备应当根据所生产药品的特性、工艺流程及相应洁净度级别要求合理设计、布局和使用，并符合下列要求：

（一）应当综合考虑药品的特性、工艺和预定用途等因素，确定厂房、生产设施和设备多产品共用的可行性，并有相应评估报告；

（二）生产特殊性质的药品，如高致敏性药品（如青霉素类）或生物制品（如卡介苗或其他用活性微生物制备而成的药品），必须采用专用和独立的厂房、生产设施和设备。青霉素类药品产尘量大的操作区域应当保持相对负压，排至室外的废气应当经过净化处理并符合要求，排风口应当远离其他空气净化系统的进风口；

（三）生产 β- 内酰胺结构类药品、性激素类避孕药品必须使用专用设施（如独立的空气净化系统）和设备，并与其他药品生产区严格分开；

（四）生产某些激素类、细胞毒性类、高活性化学药品应当使用专用设施（如独立的空气净化系统）和设备；特殊情况下，如采取特别防护措施并经过必要的验证，上述药品制剂则可通过阶段性生产方式共用同一生产设施和设备；

（五）用于上述第（二）、（三）、（四）项的空气净化系统，其排风应当经过净化处理；

（六）药品生产厂房不得用于生产对药品质量有不利影响的非药用产品。

📋 技术要求

高致敏性物质，如青霉素（在专用厂房生产）或头孢菌素类（在专用的生产区生产），使用专用的设施、空气处理系统和（或）工艺设备，增加密闭 / 隔离措施，强化人员的防护与环境的保护。对青霉素和头孢菌素生产有特殊要求，因为这些物质会在很低含量下引起过敏性休克。避免此类产品污染其他物料的唯一方法是使用专用的生产设施。

易感染、高药理活性或有毒物料（如某些甾体化合物或抗肿瘤的细胞毒剂）的生产，也应在专用的生产区进行或采取有效的密闭 / 隔离措施，除非经过验证，确立了灭活和（或）清洁规程并始终实施这些规程。

应采取有效措施（如人员更衣和沐浴程序，适当的压差设置防止人员和物料通过时带出粉尘等），防止人员和物料在各专用区之间流动时造成交叉污染。

对于高致敏性、易感染、高药理活性和高毒性原料药应考虑使用隔离系统下操作，宜使用专用的或一次性的工作服，专用设施包括在其生产区域内维护保养的工具。明确的着装要求应适用于所有人员（如维护保养人员、来访者等）。应提供适当的更衣或沐浴设施，并确定其具体的卫生要求。灭活的方法要得到有效的验证，必要时应监测周围环境中相关物质的残留限度。

剧毒非药用物质，如除草剂、杀虫剂的任何生产活动（包括称重、粉碎或包装）都不应使用生产原料药所用的厂房和设备。这类剧毒非药用物质的处理和储存都应

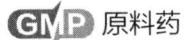

与原料药分开。

实施指导

对高致敏性、易感染、高药理活性和高毒性原料药的生产一般应使用专用厂房，推荐使用隔离技术；若不能采用隔离技术，则应使用密闭设备或系统，采用有效个人防护措施，操作间相对负压以防止交叉污染，管路对接方式应恰当（如使用分离蝶阀）。空气净化系统应使用一过性空气（空气不循环使用），其排风应经净化处理（如喷淋＋过滤等方法）。应证明废弃物排放前高致敏性、易感染、高药理活性和高毒性物质已进行有效灭活，并监测周界环境中相关物质的限度。应注意防止人流、物流、文件流、清洁工具、消毒工具等因素导致的交叉污染。

4.5 照明

法规要求

药品生产质量管理规范（2010 年修订）

第五十五条 生产区应当有适度的照明，目视操作区域的照明应当满足操作要求。

第五十八条 仓储区的设计和建造应当确保良好的仓储条件，并有通风和照明设施。仓储区应当能够满足物料或产品的贮存条件（如温湿度、避光）和安全贮存的要求，并进行检查和监控。

技术要求

原料药生产的所有区域都应有充足的照明，以便于清洁、维修保养或其他操作。照明的设置应当遵循国家相关规定和设计标准（如卫生和安全）。

洁净室（区）主要工作室一般照明的照度宜为300lx；辅助工作室、走廊、气闸室、人员净化和物料净化室可低于300lx，但不宜低于150lx。一般合成生产区应不低于150lx；对照度有特殊要求的生产部位可设置局部照明。主要工作室，一般照明的照度应符合要求。

一般洁净室内照明灯具可采用吸顶或嵌入顶棚安装的方式，灯具与顶棚安装缝隙应密封，密封材料应能耐受洁净室的日常清洁和消毒，灯具最好选择节能型产品。洁净区内不应采用格栅型灯具。防爆洁净区内的照明灯具、控制开关、电缆套管等应符合防爆要求。

洁净区内应配备备用照明。备用照明应满足所需场所或部位必要活动和操作的最低照度。

厂房内应设置供人员疏散用的应急照明。在安全出口、疏散口和疏散通道转角处应按现行国家标准设置疏散标志。在专用消防口处应设置红色应急照明灯。

一般生产厂房、质量控制实验室和仓库的照明应充分利用自然光源，以节约能源、成本和保证照明效果，但也应考虑产品和物料特性，具体确定，一般应避免阳光直射。应有必要时［如夏季和（或）中午］防止日光导致厂房内温度过高的措施（如窗帘），其形式应简单，避免灰尘积聚，易于操作和清洁。

对使用易燃易爆物料的原料药厂房进行设计时，应注意其照明装置要符合相应的安全防爆要求，如灯具的选型和安装应能防止灯具损坏时碎片掉入生产的物料或产品中。

4.6 排污与垃圾

法规要求 ··

药品生产质量管理规范（2010 年修订）

第五十一条　排水设施应当大小适宜，并安装防止倒灌的装置。应当尽可能避免明沟排水；不可避免时，明沟宜浅，以方便清洁和消毒。

技术要求

ICH Q7　原料药的药品生产质量管理规范指南

4.24 排水设施应当大小适宜，应当视情况安装空气隔断或适宜的防止倒灌的装置。

4.60 厂房及其邻近区域内产生或排出的污水、污物和其他废弃物（如生产过程产生的废渣、废液和废气）应当安全、及时和卫生地处置。废弃物使用的容器和（或）管道应当有明确标识。

洁净室安装的水池、地漏不得对药品生产产生污染，应有水封或使用消毒液进行密封。

地漏的选型应考虑该房间排水量的要求，具有适当的大小，如果排水能力不足，将影响洁净室的洁净度和（或）生产的正常运行。洁净地漏如图 4-13 所示。

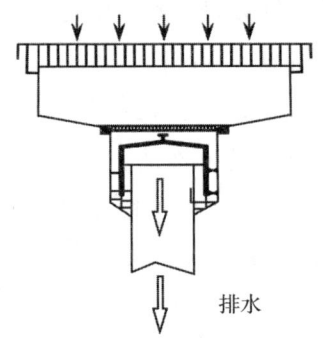 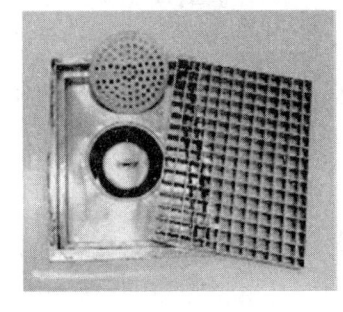

排水

图 4-13　洁净区地漏选型图

原料药厂房建筑及其周围排放的污水、垃圾和其他废物（如生产中的固态、液态或气态的副产物）应当以安全、及时、卫生的方式处理。

原料药生产产生的"三废"（废气、废水和固体废弃物）的收集和处理应同时考虑 GMP、安全环保法规和其他适用法规（如化学危险品、易制毒品等）的要求进行分类处理和排放，提高设备运行的稳定性和高效性，降低后期处理的难度和处理成本，避免对产品质量造成影响，同时保护环境，保证符合法律法规，以及避免产生其他不良后果。

车间内部的不同废气管道、废水管道根据不同要求分别收集，汇总到厂区总管前应加止回装置或液封装置，废气管道还要加上阻火装置、压力报警装置。

工艺中产生大量废弃物时（如某些发酵品种），其厂房的设计和建造应充分考虑收集、清除和转运废弃物的能力与效率。

原料药企业应有与其品种、工艺、产能相适应的废气、废水和固体废弃物处理设施和（或）渠道（如由工业园区集中统一处理）。

废弃物应当按照国家法律进行处理。为了防止误用，必要时应采取物理销毁措施，如对麻醉药品进行焚烧。

对于高致敏性、易感染、高药理活性或高毒性原料药及其生产线的废气需使用袋进袋出的方式进行除敏过滤处置后方可排放，过程中产生的废弃物的灭活方法应进行验证，检测其残留的分析方法也应进行验证；所使用的污水管道、废弃物容器应有适当的防泄漏措施（如双层管道、双层容器）。

废物的容器和（或）管道应有明显标志。废物容器的位置和选型不得对产品质量和环境产生不良影响。宜结合环保安全的要求，将不同类型废弃物（如可回收和不可回收）分类收集并及时处理。

遵循国家和地区的环保法规是原料药厂进行废弃物处理的最低要求，此外企业可根据其自身的安全健康环保方针和其他的因素（如满足工厂邻居对气味、环境舒适度等指标的要求）定义其自身应符合的标准。

实例分析

实例 4：青霉素类产品生产线的废弃处理

青霉素生产废水有机污染物浓度高、组分复杂，含有大量发酵残余物，包括发酵代谢产物、残余的消泡剂、凝聚剂、破乳剂和残留的抗生素效价及其降解产物，生化降解性差。青霉素生产废水可采用不同的技术方法处理，例如：

1. 抑制物的分离

抑制物的分离包括絮凝分离和沉淀脱硫。

絮凝分离：控制废水的温度，向废水中加入无机絮凝剂和高分子有机絮凝剂，使废水中的大分子类和胶体类抑制物生成脱水性较好的絮状物，通过气浮或沉淀手段使其分离。

沉淀脱硫：在絮凝分离后的上清液中加入可溶性钡盐，使废水中含硫抑制物得到沉淀分离。

2. 生化处理

经去除了生化抑制物的废水通过一个高效厌氧消化器使废水中有机物得到大幅度降解。在厌氧消化过程中，未被降解的有机物再通过好氧生化处理系统及污泥分离系统，使废水达到净化的目的。在厌氧消化过程生成的沼气经过一个脱硫装置，净化后供作燃料。

该类废水处理还应尽可能考虑残留青霉素对环境生态影响，使用化学或生物方法灭活。

4.7 清洁与保养

法规要求

药品生产质量管理规范（2010 年修订）

第四十一条 应当对厂房进行适当维护，并确保维修活动不影响药品的质量。应当按照详细的书面操作规程对厂房进行清洁或必要的消毒。

第四十三条 厂房、设施的设计和安装应当能够有效防止昆虫或其他动物进入。应当采取必要的措施，避免所使用的灭鼠药、杀虫剂、烟熏剂等对设备、物料、产品造成污染。

技术要求

ICH Q7　原料药的药品生产质量管理规范指南

4.71 应当建立书面规程规定卫生工作职责、厂房和设施清洁计划、方法、清洁用设备和物料。

生产中间体和原料药的厂房应适当保养、维修并保持清洁。如多功能厂房与设施应考虑更换产品时清洗的便利性和可操作性，以及清洗系统方法的可靠性。

应该指出的是，制剂生产（物理加工）和原料药生产（化学变化）的生产环境有很大的区别，原料药厂会用到侵蚀性和腐蚀性的反应物，在定义清洁消毒条件时应考虑这个重要的差异。洁净环境要求根据密闭和敞开系统有所不同。越接近成品的生产步骤，对生产环境洁净要求越严格。企业管理层应在原料药生产设施中分配足够资源维持良好的清洁环境和原料药设施的维护保养。

应指定区域存放临时的生产设备，同时应标明其状态（临时存放、清洁状态、设备编号，必要的防护以免受环境污染，必要时可以考虑氮气微正压保护）。

实施指导

原料药厂清洁消毒方式和程序的制定应基于下列因素：

- 品种特点，如原料药本身是否适宜微生物的生产，是否具有抑菌乃至杀菌作用；

- 预期用途，如原料药质量标准中是否包含微生物或内毒素项目，将被用于生产何种剂型（如注射剂、固体口服剂型、液体口服剂型、外用制剂等）；

- 物料性质，是否使用具有抑菌、杀菌作用的化学试剂、有机溶剂等，是否需要防爆型的维修工具；

- 工艺类型，是敞开系统还是密闭系统；

- 工艺步骤，是化学反应步骤还是精制、干燥或包装步骤；

- 工艺条件，如温度、压力和 pH 等；

- 水活度水平，环境中是否有水的存在以及水存在的量对于微生物的滋生非常关键；

- 其他影响清洁消毒的潜在因素。

一些化学消毒剂可能导致孢子、微生物产生耐受性，因此需要定期更换消毒剂。定期交替使用不同消毒剂是为了防止环境中微生物对同一种消毒剂产生抗性从而影响实际的消毒效果。

原料药企业应注意正确应用"消毒剂导致微生物产生耐受性"和"消毒剂定期轮换"的概念，结合工艺、物料和品种的特点，从消毒方法总体设置角度评估消毒程序是否充分。某些消毒方法不适用"消毒剂导致微生物产生耐受性"的概念，如热力学消毒和臭氧消毒，可以综合应用可能导致微生物产生耐受性的化学消毒剂方法和不适用"微生物耐受性"概念的消毒方法来保证整体消毒效果；有些品种使用的物料、有机溶剂、中间体或原料药本身不适宜微生物生长，甚至有抑菌乃至杀菌作用；有些化学反应步骤没有微生物控制的要求；也应注意非无菌原料药、用于制造无菌制剂的非无菌原料药与无菌原料药对产品微生物质量要求的区别；总之，应结合原料药的预期用途、质量要求和工艺特点，根据消毒效果验证和监测的数据，综合判断整体消毒程序（包括化学消毒剂方法）是否充分，而不是不管具体条件以及同时使用的其他消毒方法，一味地强调所有情况下化学消毒剂必须定期更换。

企业应建立书面程序，规定清洁消毒的职责，定义厂房设施的清洁消毒计划、方法、设备和物料。

应定义泄漏情况下的清洁程序和日常清洁程序。外部承包商经常参与设施设备的清洁、消毒和维护保养工作，应对外部承包商进行相关 GMP 培训，他们所负责的内容应在合同上规定清楚。应保证维修供应商的活动能满足企业的需要并且不对药品质量产生不良影响。

必要时，为防止对设备、原料、包装材料/标签、中间体和原料药造成污染，还应制定使用适当灭鼠药、杀虫剂、杀真菌剂、烟熏剂和清洁/消毒剂的书面规程。

在可能的情况下，原料药企业应尽量采用替代性的方法，如对木托盘采用热熏蒸而不是化学熏蒸方法进行处理。

如果使用灭鼠剂、杀虫剂、杀真菌剂、熏蒸剂，应避免污染生产设备、原辅料、包装材料/标签和中间体，不推荐在敞开处理产品的环境下使用这些有毒的物质。

📋 要点备忘

- 是否有足够的安全措施确保未经授权的人员进入生产区域。
- 空间、布局、光线、温度控制、通风设施是否与员工的数量和执行的工作相适应。
- 如果主电力出现问题后应具有备用电源供电能力，并有从断电恢复的应急 SOP。
- 是否有适当的虫害控制程序。
- 是否有生产场所的维护保养计划。
- 针对高致敏性、易感染、高药理活性或高毒性原料药：
  - 厂房设施是否独立；
  - 是否有独立的空气净化系统和其他公用设施；
  - 产品暴露操作间的压差设置是否合理；
  - 排出室外的废气、废水和固体废弃物的净化处理设施及验证；
  - 洁净室排风口与其他空气净化系统进风口距离、位置，是否有交叉污染风险。

5 设备

本章主要内容:

☞ 原料药设备的设计和建造

☞ 设备维护保养和清洁

☞ 校准

☞ 计算机化系统

一般性的企业设备管理参见本丛书《厂房设施与设备》分册厂房部分,本章主要针对原料药企业设备管理的特点进行阐述。其中,"制药用水"的阐述见本分册"4 厂房与设施",并可参见本丛书《厂房设施与设备》分册制药用水系统部分。

5.1 设计和建造

法规要求 ···

药品生产质量管理规范(2010 年修订)

第七十一条 设备的设计、选型、安装、改造和维护必须符合预定用途,应当尽可能降低产生污染、交叉污染、混淆和差错的风险,便于操作、清洁、维护,以及必要时进行的消毒或灭菌。

第七十二条 应当建立设备使用、清洁、维护和维修的操作规程,并保存相应的操作记录。

第七十三条 应当建立并保存设备采购、安装、确认的文件和记录。

第七十四条 生产设备不得对药品质量产生任何不利影响。与药品直接接触的生产设备表面应当平整、光洁、易清洗或消毒、耐腐蚀,不得与药品发生化学反应、吸附药品或向药品中释放物质。

第七十五条　应当配备有适当量程和精度的衡器、量具、仪器和仪表。

第七十六条　应当选择适当的清洗、清洁设备,并防止这类设备成为污染源。

第七十七条　设备所用的润滑剂、冷却剂等不得对药品或容器造成污染,应当尽可能使用食用级或级别相当的润滑剂。

第七十八条　生产用模具的采购、验收、保管、维护、发放及报废应当制定相应操作规程,设专人专柜保管,并有相应记录。

药品生产质量管理规范(2010 年修订)原料药附录

第六条　设备所需的润滑剂、加热或冷却介质等,应当避免与中间产品或原料药直接接触,以免影响中间产品或原料药的质量。当任何偏离上述要求的情况发生时,应当进行评估和恰当处理,保证对产品的质量和用途无不良影响。

第七条　生产宜使用密闭设备;密闭设备、管道可以安置于室外。使用敞口设备或打开设备操作时,应当有避免污染的措施。

背景介绍

良好的设备设计、制造、安装、使用,是设备经济、安全、有效、良好可靠运行的关键。设备及系统的质量,对产品质量及生产可靠性具有举足轻重的作用。随着技术的发展,更合适的材质、更具有卫生性能的设备结构、更有效的清洗技术、更有效的检测方法,能更好地保证产品生产的重复性、均一性,从而保证产品的质量。所以设备的设计和建造是设备全生命周期管理的关键一环。

技术要求

ICH Q7　原料药的药品生产质量管理规范指南

5.10 中间体和原料药生产用设备应当有合理的设计和足够的尺寸,并放置在适宜的位置，便于其使用、清洁、消毒（如有必要）和维护。

5.11 设备的构造应确保其与原料、中间体或原料药接触的表面不影响中间体或原料药的质量，使其不符合法定或其他预定标准。

5.12 生产设备应当在确认的参数范围内使用。

5.13 中间体或原料药生产过程中使用的主要设备（如反应釜、贮存容器）和固定安装的工艺管道应当有合适的标识。

5.14 设备所需的润滑剂、加热或冷却介质等，不应当与中间产品或原料药直接接触，以免影响中间体或原料药的质量。当任何偏离上述要求的情况发生时，应当进行评估，确保不会对物料的预期用途造成不利影响。应当尽可能使用食用级润滑剂和润滑油。

5.15 应尽量使用密闭或者限制系统的设备。使用开放式设备或设备打开操作时，应当采取适宜的防护措施将污染风险降至最低。

5.16 应当保存设备和关键装置（如仪器和公用系统）的现行版图纸。

ISPE《调试与确认》指南中给出了实际有效的系统应确保药品"符合其预定用途"，推荐通过风险评估，把生产设备分为直接影响设备和非直接影响设备；直接影响设备应严格按照 GMP 的要求进行确认，非直接影响设备可按照良好工程实践（GEP）进行管理。例如，冷却水系统应根据 GEP 设计，而用于原料药生物发酵的发酵系统应进行充分确认。

生产设备应当在确认的参数范围内使用。如果生产设备在较小参数范围内进行了确认，如需放宽运行范围，则在正式使用之前应进行重新确认。大多数设备生产商将其设备设计为适合多品种的生产。原料药企业购买多功能的、能够符合多种要求的设备时，应确保这些设备在每一种特定的工艺中都能够正确运行，参见本分册"12 确认与验证"。

例如，某个温度计的测量范围是 −20~150℃，在用于监测某温度参数控制范围为 70~110℃ 的工艺步骤时，其精度要求可能是 ±2℃；而当其用于监测某温度参数控制范围为 30℃ ±2℃ 的工艺步骤时，其精度可能需要达到 ±0.2℃。选用计量仪表或者变更仪表使用范围时，不能只看其测量范围是否包括参数控制范围，不同工艺参数对测量精度的要求同样重要。

设备材质不应与工艺物料有潜在反应（如铁与盐溶液接触会生锈），避免生成杂质，致使浸出物和脱落物对产品质量造成不良影响（如某些多聚物或滤布）。

企业应对润滑油进行风险分析，根据其泄漏时接触物料或产品的可能性进行分类管理。对于一旦泄漏可能接触物料或产品的，应采取适当的措施保护产品质量（如选用食品级润滑油，或改用下置式的搅拌装置等）。

经批准的润滑油列表能帮助企业正确使用润滑油。所有润滑油的材质和化学组成都应进行审核，以评估其潜在的质量影响。在美国 FDA 网站上可找到食品级润滑油的列表。气膜润滑端面密封，即干式气体密封，简称干气密封（dry seals）在搅拌器中的使用不断增长，将能更好地克服润滑油导致的污染风险问题。

密闭设备和（或）隔离系统特别适用于最后的生产步骤或原料药分离步骤。对于大多数的化学合成工艺而言，尽量使用密闭设备不仅是 GMP 的需要，也是安全环保管理的需要。越靠近原料药生产的最终步骤，其保护措施越应随之增加。对于原料药生产前工序的投料操作，如果基本的 GMP 控制要求已经建立，在厂房内部敞开环境下投料时可以只考虑人员防护措施。针对取样的额外要求请参见本分册"7 物料管理"。

实施指导

原料药企业在进行设备的设计、选型、安装、改造和维护过程中，应考虑下列基本要素，并采用风险管理方法（如针对不同设备进行质量风险评估和分类，必要时可针对关键设备进行进一步的风险分析）和生命周期方法（如始于设备 URS，终于设备退役后相关档案在规定期限内的妥善保存）。

- 原料药的预定用途。例如，将用于制备口服固体制剂的非无菌原料药，用于制备无菌制剂的非无菌原料药、无菌原料药，或者其他特定特殊用途的原料药。

- 设备的用途。例如，该设备属于主要生产设备、辅助生产设备还是非生产设备？属于单一品种专用生产设备，还是将用于多品种切换生产的多用途生产设备？该设备所需要的主要功能和用途是什么？需要接触哪些物料？需要控制哪些参数？

- 原料药的特征研究。如该原料药的基本特征（物理/化学/微生物学性质、药理毒理等）、产品质量标准［包括杂质档案（impurity profile）］要求等关键质量属性。

- 对工艺的理解。例如，该原料药的详细工艺路线、物料、操作和控制要求，工艺对安全、职业健康和环境方面的要求和影响等。

- 识别关键工艺步骤、关键操作单元和关键工艺参数，包括范围、制定依据及相关风险等。

- 潜在的污染。如物理、化学、微生物方面的污染风险。

- 防护级别。如基于物料和产品处于全程密闭、短时暴露、长时间暴露状态而确定的防护级别要求等。

- GMP 适用于原料药生产的起始点。从工艺设计保证产品质量的角度出发，并且不低于注册文件中所规定的起始点。
- 清洗灭菌的方法。如是选择在线清洗（CIP）/ 在线灭菌消毒（SIP）还是采用手动清洗灭菌。
- 自动化程度。如是选择自动控制还是手动控制，数据是自动采集还是手动记录，是否采用电子批记录，是连续化生产还是间歇式生产。

根据 ISPE《调试与确认》指南，按系统影响产品质量的能力将系统分为两类，具体如下：

- 直接影响系统（D）：系统需进行调试和确认。
- 非直接影响系统（ND）：系统仅需进行调试。

对每个设备 / 系统进行评估，表 5-1，5-2 列出了分类标准，包括八个问题，对至少一个问题的回答为是表示该系统是直接影响系统。

表 5-1　系统影响评估和结果

序号	影响评估标准问题
Q1	该系统是否包含关键方面 / 关键设计元素或执行功能，用于满足一个或多个包括 CPP 在内的 CQA？
Q2	系统是否与产品或工艺流有直接接触？这种接触是否有可能影响最终产品质量或对患者构成风险？
Q3	该系统是否提供辅料或生产一种成分或溶剂（如 WFI），以及该物质的质量（是否符合规定的质量标准）是否会影响最终产品质量或对患者构成风险？
Q4	系统是否用于清洁、消毒或灭菌，系统故障是否会导致无法充分清洁、消毒或灭菌，从而给患者带来风险？
Q5	系统建立一个适当的环境（如氮气保护、密闭工艺、暴露灌装区域空气质量，维持压差和温湿度等，当这些参数是产品 CPP 一部分时）以及对于这个过程和系统的故障是否会对患者构成风险？
Q6	系统是否使用、生成、处理或存储用于接受或拒绝产品、CPP 或电子记录的数据，以符合 21CFR 第 11 部分和欧盟 GMP 第 4 卷附录 11 或当地等效法规？
Q7	该系统是否提供产品保护或容器密封，若其失败将对患者构成风险或使产品质量下降？
Q8	系统是否提供产品识别信息（如批号、有效期、防伪特征），且无独立的核验，或者该系统用于核验这些信息？
如果对问题 1~8 的回答至少有一个为"是（Yes/Y）"，则该系统应归类为直接影响系统。	
如果对问题 1~8 的所有回答均为"否（No/N）"，则该系统应归类为非直接影响系统。非直接影响系统不需要进一步的质量评估，但必须通过调试进行管理。	

表5-2　系统影响评估及调试确认需求表

序号	系统名称/位号	系统影响性评估（问题/回答）								系统分类（D or ND）	要求（Q/C）
		Q1	Q2	Q3	Q4	Q5	Q6	Q7	Q8		
		Y/N									

注：D- 直接影响系统；ND- 非直接影响系统；C- 调试；Q- 确认。

实例分析

实例1：原料药生物发酵系统设备的 URS 技术要点

1. 生物发酵系统设备 URS 的范围

生物发酵系统设备的 URS 文件可以分两个部分，即生物发酵主系统设备和与之配套的辅助系统设备（亦称发酵支持系统）。其中，生物发酵主系统由菌种保存、解冻复活、移种、生物培养器（发酵罐）及其支持控制系统、培养基的配制与灭菌以及输送系统组成；生物发酵的辅助系统是由与之相关联的工艺用水系统（纯化用水及注射用水）、无菌压缩气体系统（空气、氮气、二氧化碳等）、固液分离系统（如离心分离、膜过滤、板框过滤等）、发酵液的收集系统、发酵液的贮存与冷藏等组成。

2. 生物发酵主系统设备 URS 的编制依据

（1）发酵流程

生物发酵的过程是一组涉及多相、多组分、非线性的生物化学反应，也是一组群体性的生物生长过程，是人们把预先选定的微生物或动植物细胞在一组密闭的系统中按其生长规律与生长发育条件的代谢过程，常见的流程见图5-1。

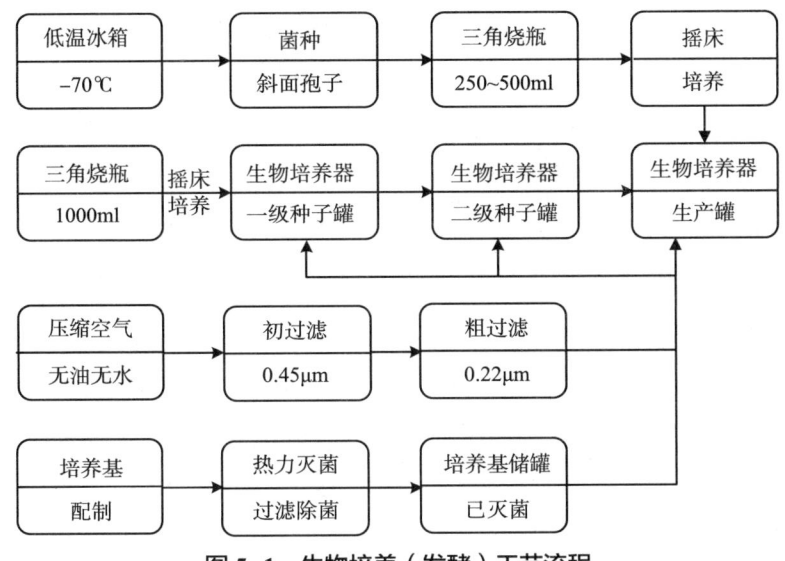

图 5-1 生物培养（发酵）工艺流程

（2）GMP 对生物发酵设备的要求

结合 GMP 对设备的要求以及生物发酵本身的特点，在编制生物发酵系统设备 URS 文件时应具备下列几个条件。

● 设备（发酵罐）的材质要求。与培养基（包括补料物质）、发酵液（微生物、细菌、疫苗、细胞等）相接触的材质必须是无毒性、耐腐蚀、不吸收上述物质、不与上述物质发生化学反应的材料制成。经常选用的金属材料是 316L、316、304L、304。经常选用的非金属材料为聚四氟乙烯、三元乙丙橡胶包氟、FFKM 等材料。

● 罐主要尺寸参数：根据设计产能、物料发酵特性选择罐装料容积比，气液传质传热效率选择合适的高径比，从而选择合适的发酵罐尺寸。

● 生物发酵罐因整个生物培养需在无菌条件下进行，罐体要有 SIP 过程，所以在制作过程中应符合《钢制压力容器》（GB 150）、《固定式压力容器安全技术监察规程》（TSG 21）、《机械搅拌设备》（HG/T 20569）、《制药机械（设备）在位清洗、灭菌通用技术要求》（GB/T 36030）等标准。

● 生物发酵罐外接件应坚持三个方便，即安装拆卸、清洗灭菌与操作维修方便，并能承受高压蒸汽灭菌。

● 生物发酵罐在培养过程中涉及活性物质，因此须符合生物安全标准，既要做到防止外界微生物的污染，也要能防止发酵罐内的培养物质不污染周围环境。因此生物发酵罐应该是一个密封性能良好的系统装置，其放空、排放罐内气体与液体等需经过滤装置除去活性物质和其他物质，达到国家环保要求标准排放。

● 生物发酵罐应具备优良的传质/传热效果、优良的物料混合性能，以便于提供培养物的最佳生长温度，需要根据物料特性、设备结构设计合适的搅拌装置、空气分布器等。在进行动物细胞培养时，除了能充分混合均匀外，又要做到不能打碎动物细胞，以保证生物发酵培养过程的顺利进行。

（3）培养工艺对生物发酵系统的要求

① 培养基的配制、灭菌和输送方式

生物发酵是一群生物体的生长繁殖过程，而培养基是提供给微生物或细胞生长、繁殖并按一定比例配制而成的一组营养物质。

一个良好的合适的培养基配比是经过不断实践、调整与改进而筛选出来的最优化组合，它是由碳源、氮源、无机盐类（微量元素）等组成。培养基（包括发酵过程中的补料物质）的理化性质、配制方式都应描述清楚，作为制订 URS 文件的依据。

培养基配制后的灭菌方式也应一一描述出来，如是采用热力灭菌还是过滤除菌、配料罐的大小、搅拌型式等。此外，配置后的贮存方式以及输送到下工序（种子罐，发酵罐）的方式是用压缩气体输送、真空输送，还是采用泵输送，这些须在 URS 文件中描述。

② 生物发酵过程

编制生物发酵系统技术文件需了解生物发酵的过程。影响发酵过程的主要因素有物理参数（温度、压力、搅拌转速、搅拌功率等）、化学参数（pH 值、溶氧浓度 DO、基质浓度、产物浓度、氧化还原电位、尾气中的氧及 CO_2 浓度、黏度等）和生物参数等，其应在 URS 文件中详细注明其控制范围和控制方式。

• 温度对生物发酵过程的影响。温度是影响微生物或细胞生长发育的主要因素之一，大多数微生物或细胞的培养温度都是嗜中性的，这要求对培养过程中发酵液的温度加以控制。根据不同品种及不同的生长阶段对发酵罐内的温度加以控制调节，从而选择最适合的培养温度，以便发酵过程的顺利进行。

• pH 值对发酵过程的影响。发酵液的 pH 值会直接影响微生物或细胞的生长与繁殖。培养基的种类、微生物或细胞的代谢过程都会影响发酵液的 pH 值。为了保障生物发酵的正常进行，必须随时对发酵液中 pH 值进行调节与控制。可以直接加入酸碱进行调节，也可以选择合适的培养基，或加入某些不影响发酵的缓冲剂进行调节。此外，pH 值调节方式及 pH 值控制范围的描述关系到生物发酵系统中 pH 值调节装置的配备。

• 通气搅拌（溶氧）对发酵过程的影响。对培养液进行通气搅拌直接关系到氧在培养液中的溶解量，并影响发酵物的产量。对需氧发酵的品种而言，必须在有氧的条件下才能正常生长繁殖，为了增加培养液中氧的含量，须对培养液进行通气搅拌加速氧在培养液中的溶解和传递。微生物或细胞在不同的生长期对氧的需求量也不同,用何种方式与如何调节含氧量均应描述清楚。一般可以通过调节搅拌的转速、通气的流量和压力来加以控制。

● 泡沫的产生对发酵的影响。由于大量空气的通入并与培养液进行气液混合,发酵过程中的通气加上机械搅拌,极易产生泡沫。大量泡沫的产生不仅使发酵罐的装填系数降低,而且使发酵液从排气管或轴封处产生逃液现象,相应产量减少,通气效果下降,抑制了生物的生长与繁殖。而这种以无菌空气和生物代谢时产生的气体为分散相,以培养液为连续相形成的泡沫,可以用机械方式或加入化学消泡剂办法加以消除,在编制文件时也应注明消除泡沫的具体方式。

● 中间补料对生物发酵系统的影响。中间补料指的是在发酵过程中,针对生物生长的不同时期补充某些营养物质,其可以满足生物生长繁殖的需要,提高发酵的产量。中间补料以补充碳源和能量物质为主,如糖类(液化淀粉、麦芽糖、葡萄糖、乳糖等)、氮源(如酵母粉、蛋白胨、尿素等)及微量元素(如磷酸盐、$ZnSO_4$、$CoCl_2$ 等),当然中间也有补水或补全料(按培养基配比)。另外,中间补料方式有流加式或滴加式,这种方式兼用或单独使用。

● 培养物(生物)的代谢对发酵过程的影响。微生物或细胞在培养过程中在一系列酶的作用下,不断地生长、发育、繁殖与增大,培养液中的成分也不断地变化。如何去掌握这些因生物代谢而发生的变化,使生物发酵朝着有利于提高产量的方向发展,可以通过分析监控与调节细胞的数量(含量、效价、表达率等)、pH 值、糖的含量、氨基酸与氨氮的含量、磷的含量以及细胞浓度与形态来加以控制。

● 特殊要求对生物发酵过程的影响。在生物发酵系统中,还有一些特殊方式常被采用,尤其是在哺乳动物细胞的发酵培养过程中,常用微载体发酵的方式进行生物培养,在 URS 文件中也必须加以描述。微载体顾名思义指的是直径 50~250μm,能够适合细胞贴壁生长繁殖的一种微珠,微载体发酵是常用的一种细胞培养方式。在生物发酵中常用的培养方式有两种:一种是悬浮培养(培养对象悬浮于发酵培养液中生长繁殖);另一种是贴壁培养(培养物附着于固体表面生长繁殖),如某些哺乳动物细胞的培养可以利用微载体比表面积大、均匀性好、表面光滑,利于细胞贴壁附着生长,采用微载体贴壁培养加悬浮培养的方式进行发酵。由于微载体对细胞无毒害作用,与动物细胞相容性好,更利于这种表面比较脆弱的细胞的生长与繁殖。

● 对进行微载体发酵的项目在发酵罐、工艺管道、泵、配料罐等装置都要与之相适应。此外,还有气升式发酵,若培养工艺有此要求也应列出加以说明。

③ 发酵液分离方式与收集

生物发酵结束后，有的品种收集发酵液的上清液，有的品种收集固形物（如菌丝体或细胞），无论收集液体或固体发酵后都要进行固液分离。

常采用的方式有离心分离、板框过滤、碟式过滤器及膜分离等。可根据发酵液的物理性状，如黏度、固含量、菌丝体的形态来选择一项合适的分离方式。分离后需进行贮存，选择合适的收集罐，把分离后的清液或细胞收集贮藏，备下工序提取纯化使用。

3. 生物发酵系统工程设备 URS 文件要点

（1）发酵工艺流程和主设备的 URS 要点

① 工艺流程

生物发酵系统无论项目大小，其工艺流程均要描述清楚，是采用单级（单罐），还是多级（二级、三级发酵）。一般视发酵品种和生产规模大小而定。单级（单罐）常用在小规模的项目，多级发酵多数指的是三级发酵（图 5-2）。发酵工艺流程确定后再对主体设备（发酵罐）进行技术要求的描述。

② 发酵罐（生物培养器）的构成及技术要求

首先根据项目的生产规模列出发酵系统所需用的发酵罐的规格大小及数量。

a. 发酵罐规格及数量：发酵罐规格及数量明细如表 5-3 所示。

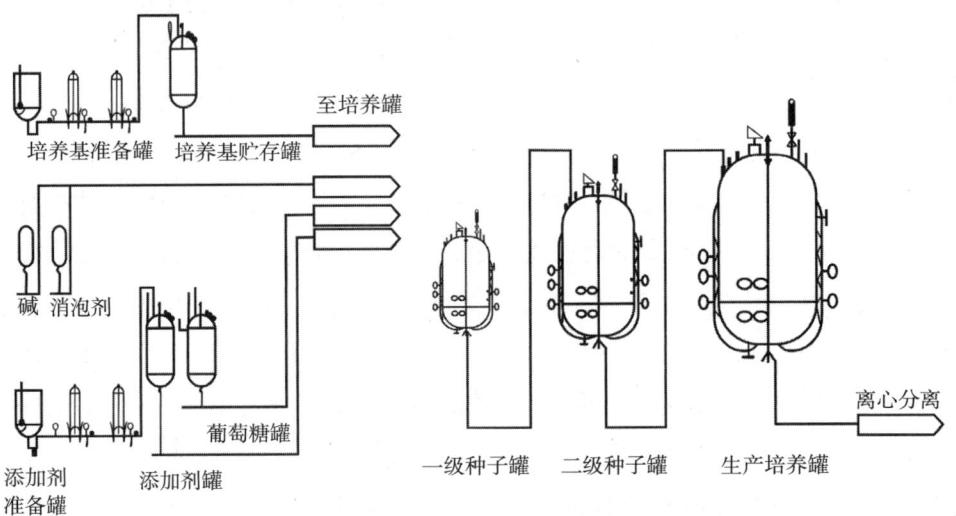

图 5-2 单级、二级、三级生物发酵工艺流程

表5-3　发酵罐规格及数量明细

名称	物料	工作容积	全容积	台数	说明
一级种子罐					
二级种子罐					
生产发酵罐					
配料罐					
收获罐					

b. 发酵罐（种子罐与生产罐）本体：发酵罐又被称为生物反应器，或生物培养罐。先定罐体的规格大小，如有效工作容积、全容积、最小工作容积、径高比例（常用2∶1~3∶1）、工作环境（如温度、湿度、电源配置）、罐内工作状况、工作温度（常用35~37℃）、灭菌温度（121℃，30分钟）、最高设计温度（135℃）、设计压力（0.30~0.40MPa）、材质（本体316L、夹套及外保温层304）等。根据发酵物料特性、设备基本结构、公用冷却加热介质条件，计算发酵所需传热面积，为便于CIP/SIP。加工制造规范为我国压力容器规范。此外，还有与发酵罐相关联的工艺管接口种类与方位。

● 发酵罐上封头工艺管接口。常有人/手孔、搅拌器口、压力表口、灯视镜、CIP接口、排气口、液位计探头、压力探头、泡沫剂加入口、进料/补料口以及灭菌蒸汽口等。

● 发酵罐筒身工艺管接口。常有取样口、检测口（pH值、DO、T、浊度等）、混合气体加入口以及条型视镜等。

● 筒体夹套（如整体夹套、半管夹套、蜂窝夹套）接口。常有加热蒸汽/热水入口、冷却水出口、加热蒸汽出口/冷却水进口。

● 发酵罐下封头工艺管接口，搅拌机口（下搅拌用）出料口。

● 发酵罐内附件，如挡流板（或冷却蛇管）、空气分布器、喷淋球。

● 发酵罐的操作架台。

c. 发酵罐的搅拌装置：搅拌装置（图5-3）在发酵罐中起重要作用，在技术文件中应重点描述。具体有：搅拌轴及联轴器、轴封（双端面机械密封）、桨叶型式（有效选择）、搅拌功率、搅拌转速以及调节方式等。此外还有材质与表面处理的要求（$Ra \leqslant 0.4\mu m$），特殊要求电抛 $Ra \leqslant 0.3\mu m$。

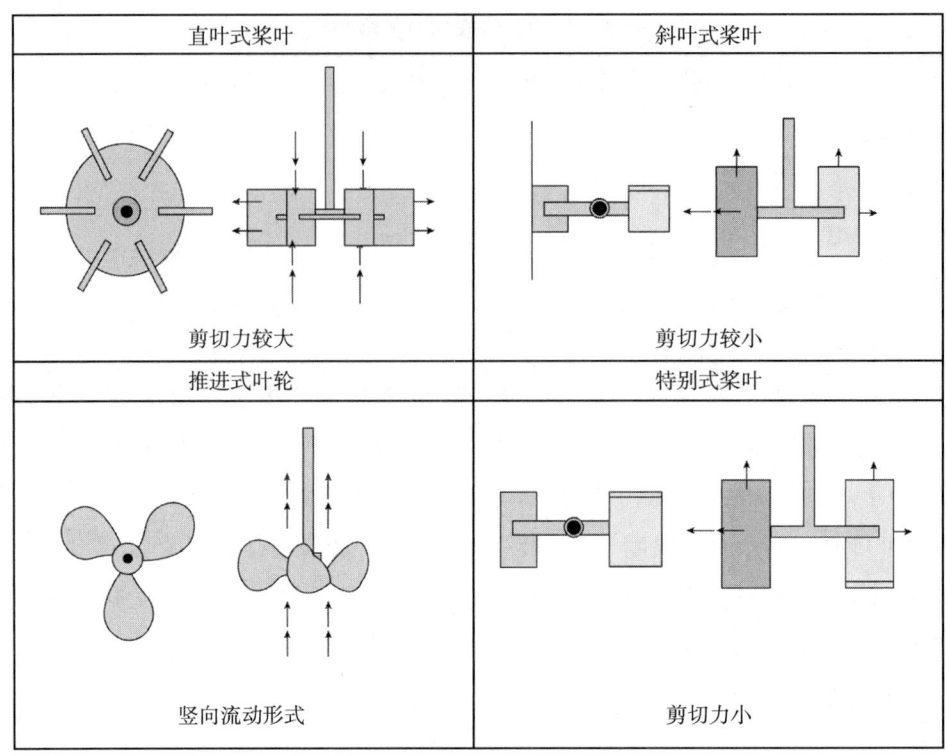

直叶式桨叶	斜叶式桨叶
剪切力较大	剪切力较小
推进式叶轮	特别式桨叶
竖向流动形式	剪切力小

图 5-3　发酵罐搅拌装置示意

假若工程项目为动物细胞，发酵时宜选择剪切力小的桨叶，避免打碎动物细胞。有特殊要求的，还可以根据细胞脆弱程度试验设计特殊结构桨叶的搅拌装置，既能使发酵液充分混合均匀，又不打碎动物细胞。桨叶的层数可以根据发酵罐的大小及发酵工艺对搅拌要求选择单层、双层或三层搅拌装置的调节转速，宜选用变频器进行变频调速，并与控制系统相关联。

③ 生物发酵系统工艺参数的检测与控制

a. 生物发酵的过程控制：在技术文件中对发酵的控制要引入生物发酵系统过程控制的概念，可以规避因为设备和管道系统的设计本身的缺陷，以及因为发酵过程中各种因素造成的失误带来的偏差和污染。

生物发酵的过程控制，包括下列几个方面：

● 物料（培养基、发酵液）输送转移过程的控制；

● 发酵接种、移种过程的控制；

● 生物培养过程的控制；

● 取样阀及管道的灭菌过程的控制；

● 罐体与管道 CIP 过程的控制；

● 罐体与管道 SIP 过程的控制。

b. 生物发酵常见的检测控制参数

● 温度，如发酵罐内培养液的温度（℃）、空罐灭菌时的温度（℃）、排放管末端（最冷点）的温度（℃）等。控制方式：测定、显示与记录。

● pH 值，发酵液 pH 值的测定、显示、记录与控制。调节方式为调节酸碱的加入量。

● 溶氧（DO），测定、记录与控制。溶氧与通气流量的关联控制，溶氧与搅拌转速的关联控制，溶氧与补料的关联控制。

● 压力，发酵罐内压力显示、记录与控制。可用调节发酵罐的排气量来控制罐内压力，隔膜式压力表现场显示，压力传感器进行远程控制。

● 搅拌转速，由变频器进行调节与控制。

● 气体（空气、O_2、CO_2 等）流量的控制、显示、调节和监控。

● 浊度的测定，以检测罐内细胞浓度。

● 进料量的调节与控制，如培养基、补料等流量的控制，可使用流量计、流量传感器和控制系统。

● 消泡控制，用控制化学消泡剂的加入量进行控制，同时搅拌装置上的消泡桨叶也起消泡作用。

● 发酵罐内液位控制，液位显示与记录。

● 自动报警装置。

常用的参数指标及控制范围如表 5-4 所示。

表 5-4　常用的参数指标及控制范围

项目	指标范围	监测口方位
温度	（0~150℃）± 0.5℃	罐体下半部
pH	（2.0~12.0）0.1/± 0.01	罐体下半部
DO	（0~100%）± 0.5	罐体下半部
压力	0.20~0.30MPa	罐体上封头
液位	液位传感器	侧面条型视镜
消泡	清除泡沫	机械或消泡剂
补料	流量计或称重	按工艺
转速	0~80r/min	变频调速
浊度	细胞浓度	罐体下半部

c. 生物发酵控制系统的组成

● 发酵现场控制（又称下位机）：数据显示与控制操作为图解式触摸屏，有中文菜单与界面，用于数据处理及人机交换。例如：当前数据的现场显示与运行状态的显示；发酵培养曲线的显示；操作功能的切换，人工手动与自动操作的相互切换；T、pH、DO、转速、液位、补料量等的实时记录与控制。

● 发酵过程的远程控制（又称上位机）：发酵工艺参数的设定、系统的自动控制校正与修改，密码授权，数据的贮存，批记录的形成，自动打印，越限报警，发酵历史培养曲线的显示与贮存。

对控制系统的要求是：性能先进，运行稳定，模块化组合设计，操作简便，维护方便。

● 发酵控制系统的编程（又称软件包）：发酵系统中各工艺过程的数据显示与记录，远程控制接口，中央操作平台，符合 GMP 要求的工艺文件管理，操作人员与管理技术人员的授权，可以追踪的工艺参数记录。网络通信系统可以自动形成符合要求的发酵生产批板，与其他仪器和部门的联结工作。

d. 生物发酵项目控制的关键点

● 搅拌：搅拌转速的控制，变频调速，并与 DO 相关联，培养基与生物之间的均匀混合，利用培养可增加产量。

● 温度：三个控制关键点，分别为培养温度，按工艺要求进行调节控制；灭菌温度 121℃，30 分钟；排放管末端温度。

● 通气：经过气体分布器进入罐体内，流量控制直接影响发酵液中氧的传送速率与泡沫的形成。

● 溶氧：与搅拌、通气相关联，检测与控制发酵液中氧的含量。

● pH 值：以酸、碱缓冲剂的加入量调节发酵液的 pH 值。

● 补料：各类补料品种的加入流量、方式、时间，控制生物的培养。

生物发酵的控制项目与参数视发酵品种的不同以及培养工艺的不同而发生变化。

④ 发酵罐附属部件的选择

调节 pH 用的酸碱罐及其输送泵，排气过滤器及换热器，消泡剂贮罐及其输送泵，补料液贮罐及其输送泵，夹套加热用的热水罐及泵，夹套冷却用的冷水罐及泵。

（2）生物发酵罐 CIP 与 SIP 部分的 URS 要点

① 发酵系统的 CIP 工作站

设备的清洗验证也是 GMP 规范中不可缺少的一环，对生物发酵系统也不例外。在不拆开或移位的状态下，对发酵罐及其工艺管道使用喷淋球，在一定的温度、压力和时间下，对发酵罐及管道系统的内表面进行喷淋清洗，达到清洗的目的。常采用设立移动式 CIP 工作站（对中小型发酵罐）及固定式 CIP 工作站的方式来完成。

● 发酵罐中难清洗的部位（图 5-4）。发酵罐中难清洗部位，如桨叶部位、挡板部分、空气分布器、联轴器、内盘管固定装置、上封头、配管末端等。

● 常用的清洗方法。一般先用 70~90℃ 热水清洗，再用 10%~20% 浓度的碱液清洗，最后用纯化水冲洗干净。对于难清洗的物料或者大型发酵罐，除了在罐顶部安装喷淋球外，还应考虑在罐体的侧面或底部安装喷淋球清洗装置。根据罐体结构、物料特性选择合适的清洗装置，从而确定清洗流量、压力，需要注意 CIP 本身不能成为发酵污染的污染源。

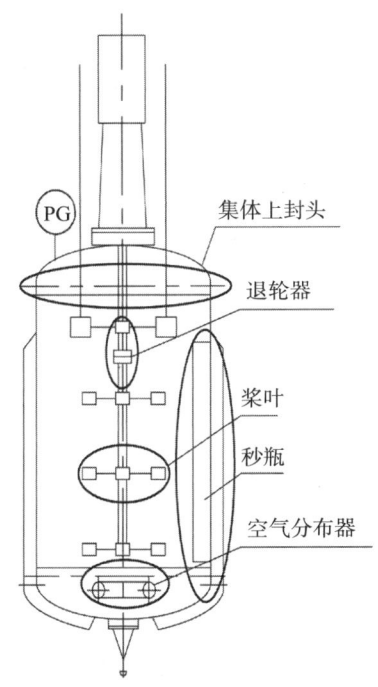

图 5-4 发酵罐中难清洗的部位示意

● 一个实用性的 CIP 工作站的组成为：水罐（热水），夹套加热或换热器加热；酸罐（清洗剂），夹套加热或换热器加热；碱罐（清洗剂），夹套加热或换热器加热；纯水罐，夹套加热或换热器加热；管道、泵、阀和切换板；电气自控系统。

用于生物发酵工程上典型 CIP 工作站（图 5-5）。依据发酵系统生产的规模、罐体大小、管道构成等来选择合适的 CIP 工作站。

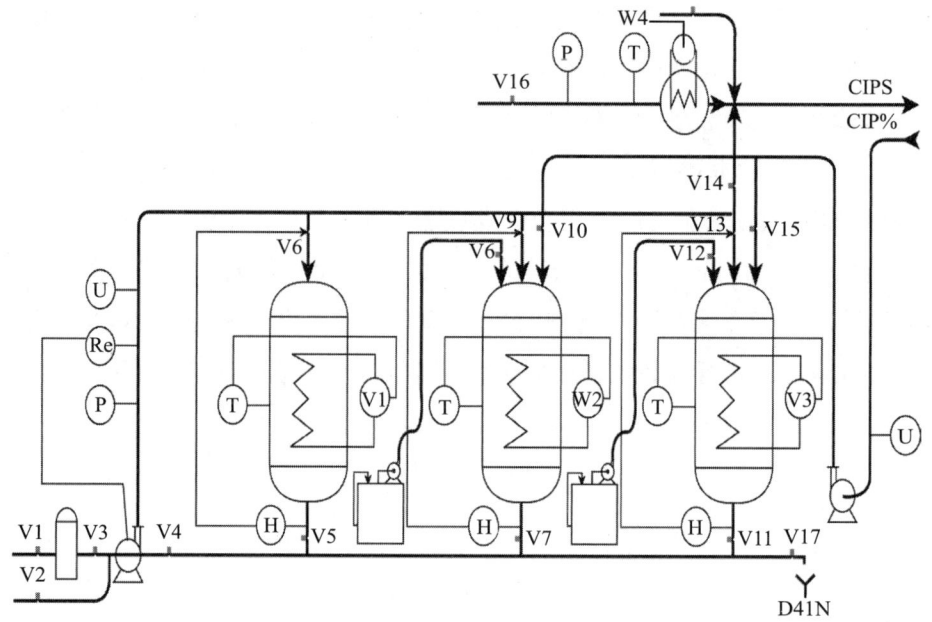

图 5-5　典型的 CIP 站流程

V1、V2……V17 阀门；H 液位检测；T 温度；P 压力；Re 流量；U 电导；
CIPS：CIP 送水；W 加热。

② 发酵系统 SIP 过程

a. 常用 SIP 过程

● 预热阶段：100~105℃。

● 加热阶段：121℃。

● 灭菌阶段：121℃，30 分钟。

● 冷却阶段：罐及管道冷却至干燥。

● 维持阶段：罐体维持正压。

b. 常用 SIP 控制要求：可进行 PLC 人机对话界面，触摸屏图示，操作平台，控制参数有：T、P、时间等。

c. SIP 注意点

● SIP 前需确认设备处于清洁有效期内。

● 预热阶段，需开大排气阀防止罐内顶部的冷空气无法及时排出。

● 保压过程进气阀和排气阀需要限制最小开度，一方面防止因罐压过高使进气阀全关，导致料液回流；另一方面防止因罐压过低排气阀全关导致灭菌不彻底。

● SIP 后，需要通入无菌空气对罐体及管路进行保压，发酵罐及管道在规定的有效待用时间使用，越时需重新灭菌。

（3）生物发酵辅助系统 URS 的要点

① 生物发酵系统工程的辅助系统组成

生物发酵系统工程的辅助系统又称为支持系统，主要方面见表 5-5。

表 5-5 生物发酵系统工程的辅助系统

工艺用气系统	蒸汽	工艺蒸汽
		纯净蒸汽
	空气	仪表用气
		发酵用气
	其他气体	氮气（N_2）
		二氧化碳（CO_2）
工艺管道系统		物料管道管接件
		用水管道管接件
		用气管道管接件
		排放管道管接件
工艺用水系统		城市自来水
		纯化水
		注射用水（蒸馏水）

② 辅助系统的 URS 要点

依据生物发酵生产规模的大小选择合适的上面三个辅助系统的材料、用量和指标。

● 工艺用气系统：在业主提供无油、无水的压缩空气后，可以按不同的用途配置相应的过滤装置，供给发酵系统使用。

● 工艺管道系统：包括管道、管接件、泵、阀等。按用途分类列表，说明材质、规格大小、数量及品牌。

● 工艺用水系统：计算三种工艺用水的耗用量，以确定管径大小，且描述用水的质量标准。尤其是纯化水及蒸馏水，应符合相关规范的规定。

● 许多生物发酵项目涉及生物活性物质的排放，应符合安全环保的要求，一般生物发酵的排放液或放空气体均需灭活处理后，才可以向外排放。因此，在项目实施过程中必需配置一套灭活装置，可用间歇式灭活罐处理，也可以用连续式灭活装置。放空向大气排放时应在排放管末端加装 0.2μm 过滤器。

4. 其他文件要求

（1）生物发酵系统工程项目竣工文件

发酵系统中各个设备，如种子罐、发酵罐、配料罐、收获罐、灭活罐等。在安装后均应按《钢制压力容器》（GB 150 现行版）有关规范，提供全套罐体的竣工资料。同时，按《机械设备安装工程施工验收通用规范》（GB 50231）所规定的全部安装竣工文件资料及相关确认文件。

（2）竣工图纸

包括：①各种罐体的设备竣工图；②发酵系统的设备平面布置图；③发酵系统的设备立面布置图；④发酵系统工艺管道的平面布置图；⑤发酵系统工艺管道的轴侧图；⑥发酵系统工艺管道的带控制点的工艺流程图；⑦发酵系统工艺管道的自控原理图；⑧发酵系统的电气接线图；⑨各类设备（如泵、过滤器）的结构图；⑩各类设备（如泵、过滤器）的使用说明书；⑪CIP 工作站管道流程图；⑫CIP 工作站控制原理图；⑬CIP 工作站操作手册；⑭ 各类控制、检测文件、零部件的合格证书。

5. 小结

URS 是建立在特定原料药（或特定类型的原料药）的预期用途和生产工艺基础上，定义原料药生产企业对设备具体要求的一个关键技术文件。URS 的内容应与特定原料药（或特定类型的原料药）的预期用途和生产工艺密切结合，并由原料药企业主导进行制定；在撰写过程中，必要时可咨询相关的设备制造商或工程安装公司以获得对同类设备最新进展的信息和知识。

实例 2：原料药的连续制造 - 连续流反应

连续制造是指原料被连续地输入、转化，且加工后的产物可以被连续地从系统中移出。连续制造技术可应用于单个或多个单元操作。

连续流反应技术具有安全、高效、高质、低成本等优势，在医药化工研发和生产中应用越来越广泛。相比于传统间歇反应工艺，连续流反应技术是一种借助于反应器进行连续进料、连续反应和连续出料的反应技术，具有反应效率高、安全节能、无缝放大等优点，能够从源头上解决化工合成安全环保的问题，实现合成药物的绿色、高效、清洁、安全生产，非常有希望在化学药物绿色合成技术上取得重点突破。

国内众多医药企业已经布局连续化技术应用研究平台建设，在当前环保法规日趋严格的情况下，先进制造技术的应用将确保原料药生产具备长期可持续发展的竞争能力。

连续制造模块主要包括反应系统、进料系统、温控系统、后处理系统及在线监控系统等。

1. 反应系统

连续制造反应器主要包括但不局限于微通量反应器、管式反应器、固定床反应器等。

（1）微通量反应器

微通量反应器的"微"不是特指反应设备的外形尺寸大小，也不是指产品的产量小，而是表示流体流动通道特征尺度在微米级别，微通量反应器可以包含有成百上千的微型通道，从而实现很高的产量。

① 微通量反应器的通道结构

微通量反应器的通道结构多种多样，包括但不局限于以下类型。

● 心型通道结构

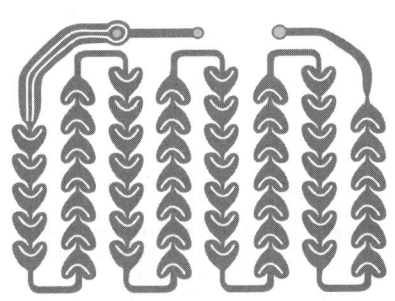

独特的心型通道设计可以确保物料连续相在反应器中的停留时间分布不受到分散相的影响，无返混，无滞留，适合数百种化学工艺的开发和优化。

● 网格型通道结构

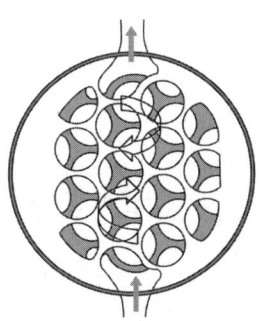

反应通道由两片交错的网孔板构成，通道结构精密细致，物料流经过多次的分流－汇合，更好的强化了传质效果。

• Ω 型通道结构

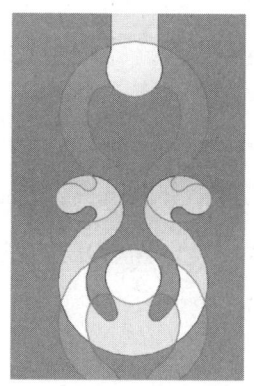

　　Ω 型通道结构，同样由两片板片交错构成，相比于网格型通道，Ω 通道结构简单、系统压降小、适合于有少量固体参与的反应（如钯碳催化加氢反应）。

　　② 微通量反应板结构

• 反应板结构原理图

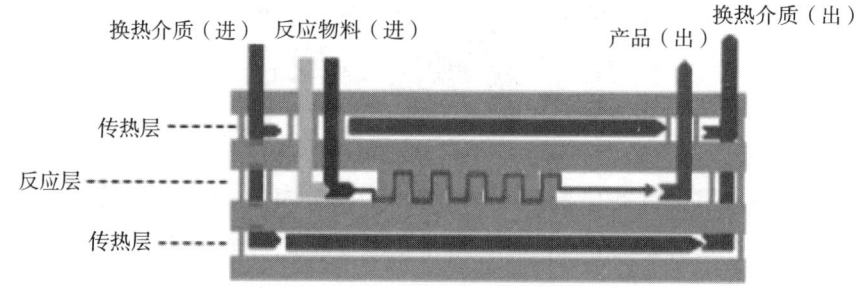

• 反应板三维结构图

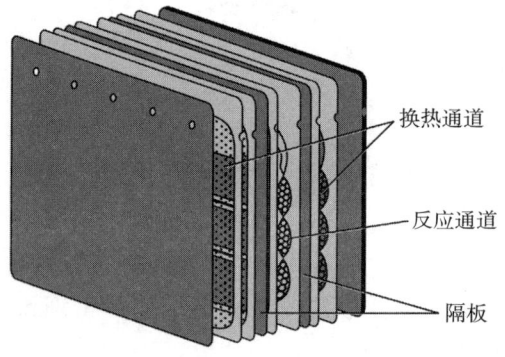

- 反应板实物剖开品

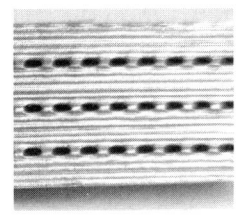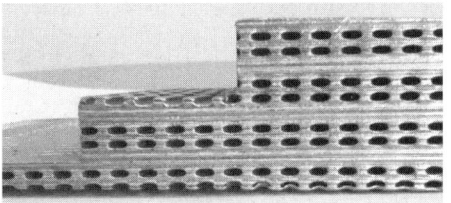

③ 微通量换热器结构及特点

- 微通量换热器结构

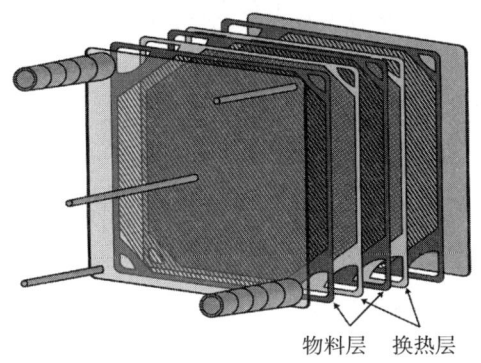

物料层　换热层

- 产品特点

  ○ 传热效率高,单位体积换热效率一般是列管换热器的 100 倍以上。

  ○ 结构紧凑,与板翅式换热器和列管式换热器相比,体积一般减小 70% 以上,重量一般减轻 50% 以上。

  ○ 承压能力高,普通产品一般不低于 10MPa,特殊要求产品承压达 100MPa 以上。

④ 微通量反应器优势

- 强化传质换热,比传统反应釜提高数百到上千倍。

- 产品质量及一致性好:高收率、高选择性。

- 极大缩短反应时间:高时空收率、高生产能力。

- 占地少,自动化运行,连续生产过程,放大快速,低资金投入,低运营、维护成本。

- 连续密闭工艺,减少三废排放,持液量小,可控性高,反应条件更温和,绿色安全,降低危险化学反应风险。

⑤ 微通量反应器在制药合成领域的应用

- 硝化反应:使用微通量连续流可缩短反应时间,某些特定条件下可提高选择性和收率。

● 格式反应：常规釜式反应条件苛刻，需要严格的无水无氧，且反应温度较低，反应放热量大，安全风险较高。使用微通量连续流可及时带走反应产生的热量，体系密封性较好，安全性更高。

● 烷基化反应（丁基锂反应）：在微反应器中，可提高反应温度，缩短反应时间，反应选择性提高，操作上更安全方便。

● 氧化反应：通过使用碳化硅微反、哈氏合金微反实现浓硫酸、过氧化氢、次氯酸、氧气或臭氧氧化的连续化工艺。

● 其他：诸如氨化、重氮化、加成等放热量较大的危险工艺，使用微通量反应器可以精确稳定的控制反应温度确保工艺的安全性，同时能够缩短反应时间、降低原材料的消耗。

（2）管式反应器

管式反应器是一种呈管状、长径比很大的连续操作反应器，属于平推流反应器。反应器的结构可以是单管，也可以是多管并联。管式反应器返混小，因而容积效率（单位容积生产能力）高，对要求转化率较高或有串联副作用的场合尤为适用。

包括但不限于以下类型：

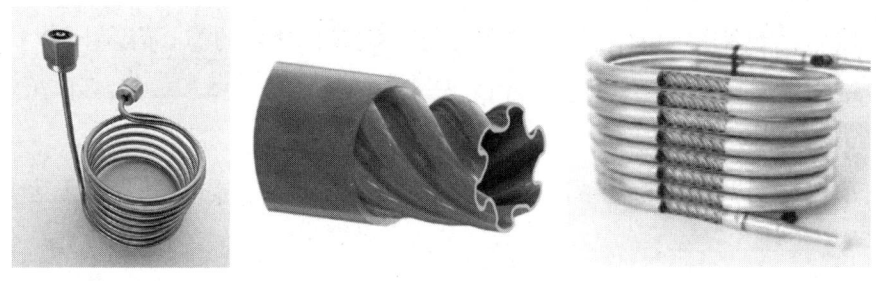

特点：

● 管式反应器的单位反应器体积具有较大的换热面，适用于热效应较大的反应。反应物在管式反应器中返混小，反应速度快，流速快，生产效率高。

● 材料：不锈钢、钛、哈氏合金、钽、锆、铌等。

（3）固定床反应器

固定床反应器由气体进料系统、液体进料系统、反应系统、产物分离系统、控制系统等组成。设备结构紧凑，占地小，流量、温度控制精确，填料拆装卸方便。虽然设备的容积较小，但通过连续化的方式，年通量一般可以达到 10~500t/a。

2. 后处理系统

连续后处理包括连续分离纯化、萃取、蒸馏、结晶、过滤、干燥等。主要用于反应后各种类型的连续化高效处理，可实现从反应至分离纯化、浓缩结晶、过滤干燥的全流程连续。主要设备包括但不局限于离心萃取机、分子蒸馏装置、连续结晶仪、喷雾干燥仪等。

3. 进料系统

进料系统是指可以将物质定量、均匀输送至目标单元的设备或集成体。常见的进料系统有液体进料泵、浆料进料泵、固体进料器、气体流量计等。选择进料系统需要考虑的因素主要包括类型、材质、使用范围（压力、温度、流量）、精度、稳定性、脉冲、寿命等。

4. 温控系统

温控系统通过泵驱动传热介质（通常为水、乙醇或油）从内置加热制冷循环系统中到达控温终端设备，再从控温终端设备回到循环系统。工作时液体循环是密闭的系统，低温时没有水汽的吸取，高温时没有油雾的产生，一般可进行 –120~350℃ 连续升降温。

5. 在线监控系统

在线监控系统耦合连续反应装置，实现对反应过程定量或定性实时分析，达到可视化效果。主要应用于化学反应、分离纯化、制剂生产等过程控制。主要设备包括但不局限于在线拉曼光谱仪、在线红外仪等。

📋 **要点备忘**

- 基于风险的方法对设备进行分级管理；
- 设计、选型、安装、改造和维护过程中关注点；
- 用户需求标准技术要点；
- 原料药的连续制造 – 连续流反应。

5.2 设备维护保养与清洁

法规要求 ·······························

药品生产质量管理规范（2010 年修订）

第七十九条 设备的维护和维修不得影响产品质量。

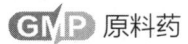

第八十条　应当制定设备的预防性维护计划和操作规程，设备的维护和维修应当有相应的记录。

第八十一条　经改造或重大维修的设备应当进行再确认，符合要求后方可用于生产。

第八十二条　主要生产和检验设备都应当有明确的操作规程。

第八十三条　生产设备应当在确认的参数范围内使用。

第八十四条　应当按照详细规定的操作规程清洁生产设备。

生产设备清洁的操作规程应当规定具体而完整的清洁方法、清洁用设备或工具、清洁剂的名称和配制方法、去除前一批次标识的方法、保护已清洁设备在使用前免受污染的方法、已清洁设备最长的保存时限、使用前检查设备清洁状况的方法，使操作者能以可重现的、有效的方式对各类设备进行清洁。

如需拆装设备，还应当规定设备拆装的顺序和方法；如需对设备消毒或灭菌，还应当规定消毒或灭菌的具体方法、消毒剂的名称和配制方法。必要时，还应当规定设备生产结束至清洁前所允许的最长间隔时限。

第八十五条　已清洁的生产设备应当在清洁、干燥的条件下存放。

第八十六条　用于药品生产或检验的设备和仪器，应当有使用日志，记录内容包括使用、清洁、维护和维修情况以及日期、时间、所生产及检验的药品名称、规格和批号等。

第八十七条　生产设备应当有明显的状态标识，标明设备编号和内容物（如名称、规格、批号）；没有内容物的应当标明清洁状态。

第八十八条　不合格的设备如有可能应当搬出生产和质量控制区，未搬出前，应当有醒目的状态标识。

第八十九条　主要固定管道应当标明内容物名称和流向。

药品生产质量管理规范（2010年修订）原料药附录

第九条　难以清洁的设备或部件应当专用。

第十条　设备的清洁应当符合以下要求：

（一）同一设备连续生产同一原料药或阶段性生产连续数个批次时，宜间隔适当的时间对设备进行清洁，防止污染物（如降解产物、微生物）的累积。如有影响原料药质量的残留物，更换批次时，必须对设备进行彻底的清洁。

（二）非专用设备更换品种生产前，必须对设备（特别是从粗品精制开始的非专用设备）进行彻底的清洁，防止交叉污染。

（三）对残留物的可接受标准、清洁操作规程和清洁剂的选择，应当有明确规定并说明理由。

背景介绍

良好的设备维护保养是设备经济、安全、有效、良好可靠运行的关键，维护活动有可能影响产品质量和制药工艺的符合性，需要对维护过程重点关注。随着技术的发展，机电设备一体化、信息化、自动化设备运用越来越多，导致维修的专业性、专业交叉性越来越高，在许多情况下，这些需求的增加会导致成本的增加和执行速度的减慢。近年来，ICH Q9 中描述的基于风险的方法已应用于维护计划。以下维护计划变得越来越普遍，例如：

● 制药行业正在更多地使用基于设备运行的数据采取预防性维护技术，而不是按照定期条件进行维护。预防性维护技术已经成熟，在其他行业已经使用多年。

● 基于可靠性的维护保养的技术，依据对设备功能与故障分析，明确各故障的后果，运用规范化的逻辑判断程序，确定各故障后果的预防性对策。无线传感器的应用和连接的实时监控变得越来越普遍，提供了关键信息。

● 更多的维护活动外包增加了维护程序的复杂性。

基于以上背景，为增加设备可靠性，提高设备寿命周期经济性，各企业需要根据企业现状制定合适的维修策略，认识到外包服务对设备的持续影响以及生产过程的技术影响，确保维护操作不会影响产品质量和符合性。

技术要求

ICH Q7　原料药的药品生产质量管理规范指南

5.20 应当制定设备的预防性维护计划和操作规程（包括职责分配）。

5.21 应当制定设备清洁及后续放行用于中间体和原料药生产的操作规程，清洁操作规程应当尽量详细，确保操作者能以可重现的有效的方式对各类设备进行清洁。

清洁操作规程应当包括以下内容：

    －设备清洁工作职责分配；

    －清洁计划，必要时包括消毒计划；

    －对清洁方法和物料的完整描述，包括清洁设备所用清洁剂的稀释；

    －为确保正确清洁，如需拆装设备，还应当规定设备拆装方法；

    －移除或涂去前一批次标识的方法；

    －保护已清洁设备在使用前免受污染的方法；

    －如果可行，使用前检查设备清洁状况的方法；

    －必要时，还应当规定设备生产结束至清洁前所允许的最长间隔时限。

5.22 设备和器具应进行清洁、存放，必要时进行消毒或灭菌，防止污染或残留物对中间产品或原料药的质量产生影响，使其不符合法定或其他规定的质量标准。

5.23 同一设备连续生产同一原料药或阶段性生产连续数个批次时，宜间隔适当的时间对设备进行清洁，防止污染物（如降解产物、微生物）的累积和残留。

5.24 非专用设备更换品种生产前，应当对设备进行清洁，防止交叉污染。

5.25 对残留物的可接受标准、所选清洁方法和清洁剂，应当有明确规定并说明理由。

5.26 设备应当用适当方法标明其内容物和清洁状态。

良好的设备预防性维护保养计划是非常重要的，可以减少设备故障对产品质量、生产进度的影响，减少设备维修成本。

设备预防性维护保养计划应与该设备的质量风险水平相称。对于关键设备，定期预防维护保养尤为重要。如原料药生产中广泛使用的搪玻璃罐设备，建议根据生产工艺的需要进行定期检漏。

一种常见的做法是基于年度设备预防性维护保养计划，分解为月度设备预防性维护保养计划，针对具体的生产计划和进度与生产车间沟通协调后执行，并进行记录。

原料药企业应制定设备清洁消毒程序，规定具体完整的清洁方法、清洁用设备或工具、清洁剂的名称和配制方法、去除前一批次标识的方法、保护已清洁设备在使用前免受污染的方法、已清洁设备最长的保存时限、使用前检查设备清洁状况的方法，使操作者能以可重现的、有效的方式对各类设备进行清洁。如需拆装设备，还应规定设备拆装的顺序和方法；如需对设备消毒或灭菌，还应规定消毒或灭菌的具体方法、消毒剂的名称和配制方法。必要时，还应规定设备生产结束至清洁前所允许的最长间隔时限。

通常情况下，设备生产结束至清洁前所允许的最长间隔时限，以及清洁／消毒的有效期（清洁／消毒结束后到下一次生产开始前所允许的最长间隔时限），是原料药生产设备清洁消毒程序的两个关键参数。具体定为多长时间，应根据具体品种、工艺和环境条件情况具体判断。例如，无菌原料药、将用于生产无菌制剂的非无菌原料药和用于生产口服固体制剂的非无菌原料药的防护要求和周期要求应有不同，并应有科学的解释和（或）试验数据支持。

原料药的清洁周期应依据连续生产对产品质量标准和杂质状况（如反复烘干导致透光率下降和降解产物增加的风险）、（必要时）微生物水平和对产品稳定性的影响研究来确定，应特别注意烘干机和（或）混合器卸料时残留部分是否有杂质富集等质量不均一现象，及其对原料药清洁周期的影响。

所谓的 CIP 和 SIP 并不是单纯地在设备上安装喷淋球或者蒸汽进口。真正的 CIP/SIP 应基于原料药企业的用户需求进行设计确认、模拟技术设计确定等，结合原料药生产工艺和物料性质所需的清洁、消毒程序，具有相适应的控制过程、系统设计，能够有效实现原料药企业所预期的清洁、消毒效果。典型的 CIP 通常通过在设备内部适当位置安装的一组喷淋球实现，其喷淋压力和覆盖范围应能针对具体工艺和物料保证清洗效果，并通过验证进行证明（如采用无毒色素或荧光物质证明喷淋范围无死角）。

非专用设备在不同产品／物料生产之间进行切换时，应进行清洁以防止交叉污染。应注意，专用设备指该设备只被单一产品使用且只用于生产这种产品；如果只是生产周期较长（如连续生产某品种 6 个月或 1 年），在该生产周期结束后仍将转变为生产另一品种的，则仍然是多用途设备，仍应进行清洁验证。

对残留物的标准、清洁规程和清洁剂的选择，应有明确规定并说明理由。应采用适当的方法标明设备的内容物及其清洁状况。清洁设备的有机溶剂如果回收使用的话，应对所回收溶剂的质量进行监测，并证明其对原料药质量没有负面影响，如交叉污染的风险和（或）影响原料药的杂质档案。

原料药企业应通过适当的方式标明并维护生产设备的质量相关状态，通常包括设备生产状态（即设备内物料状态）、设备清洁状态、设备消毒状态、设备维护保养状态等。

原料药的生产，无论是专用设施还是多用途设施，都存在按照一定生产阶段进行生产（campaign-based production）的问题，这与制剂一般严格按批生产（batch-based production）的方式有明显的区别。相对应的清洁／消毒周期、清场以及状态标识的要求也因此与制剂不同。

制剂生产时每批的状态标识可能更多地采用每批移除的方式，而针对连续生产或是阶段性生产的原料药，一种常见的方式是使用预先设计的状态标志牌，在批与批之间或不同状态之间进行切换时仅修改状态标志牌上的部分对应信息（如批号、状态、日期、操作者等）。

无论采取何种方式，其关键点都是通过适当的状态信息，包括适当的清场程序，使操作者和管理人员在现场随时都能很容易地获得清晰准确的设备、物料、清洁和（必要时）消毒状态，防止原料药生产过程中的差错和混淆。

实施指导

原料药企业设备维护保养程序的目的是保证设备正常运转，减少设备故障频率，降低设备故障对产品质量的风险。

维护保养系统是一个关键性的支持系统，对原料药产品质量和法规符合都具有潜在的影响。近年来，制药行业越来越认识到维护保养系统的重要性，对这一领域的资源投入和认识也处于不断增长之中。维护保养系统不局限于对设备的维护，对厂房建筑和相关设施的维护都是维护保养系统的重要组成部分。

维护保养系统通常包含下列基本要素：

- 设备 / 系统清单和风险评估；
- 维护保养计划；
- 变更管理；
- 分工和职责；
- 文件要求；
- 备件管理；
- 人员培训。

原料药企业设备维护保养系统的建立应基于设备对产品质量的关键程度（质量风险水平），针对不同质量风险水平的设备实施不同类型和水平的维护保养实践。可能的设备分类方式如下：

- 质量关键设备：对产品质量有直接影响的关键设备，通常包括主要生产步骤 / 单元的主要设备，如结晶罐、离心机、干燥器等；
- 质量相关设备：对产品质量有间接影响的设备，通常包括例如次要生产设备和不直接接触中间体和产品的辅助生产设备，如提供仪表用气的设备；

• GEP 相关设备：对产品质量没有影响或仅有微小影响的设备，如非生产类设备。

针对 GEP 相关设备，可按照 GEP 的要求执行基本的维护保养工作（亦称基本维护实践）；针对质量相关设备和质量关键设备，应按照 GMP 的要求执行与产品质量风险水平相称的维护保养工作（亦称良好维护实践）；针对质量关键设备，可执行最佳维护实践以实现质量和商业双赢的最优结果。

（1）基本维护实践

基本维护实践（maintenance basic practice）是基本和标准的维修维护实践活动，通常是从业务持续运营角度出发保持资产的可靠性和延续性。这类实践包括根据行业指南建立的针对每一设备的定期预防性维护保养计划和时间表，以及相关人员的技术培训。应保持适当的文件和记录，包括：

• 安装图纸；

• 测试记录；

• 操作维护手册；

• 强制性的检查。

即使不要求 GMP 水平的文件和记录，安全健康环保质量的所有基本要求仍应遵循。例如，防爆区内的维修维护人员应接受相关的安全培训，使用防爆型维修工具，并避免维修维护活动对生产活动产生影响。

（2）良好维护实践

对于质量风险 GMP 相关的系统或设备推荐采用良好维护实践（maintenance good practice）。这类实践的目的是保证和证明符合相关法规，并针对质量风险 GMP 相关系统或设备的维护活动提供更高水平的文件和记录。

良好维护实践是在基本维护实践的基础上建立起来的。后者包含在前者中，是良好维护实践固有的内容。

良好维护实践主要比基本维护实践增加了以下内容：

• 结构化的审批流程；

• 变更控制；

• 设备／系统操作者更大程度的参与；

• 质量管理部门的积极参与；

• 风险评估。

在基本维护实践的基础上，实施良好维护实践的主要步骤如下。

步骤 1：识别质量风险相关的系统和设备（可包括质量相关和质量关键等更细

化的分类）。这一过程应基于对产品工艺的理解，基于科学的判断，有充分的文件记录，可支持外部审计。

步骤 2：分析每一个质量风险相关系统 / 设备，识别其质量风险相关的要素 / 部分，确定其维修维护要求（项目、标准、频率等）。

这些维修维护要求应在单个设备的维护任务或计划中体现。

应针对每一个维护计划评估其对质量的风险（如没有正确执行或者没有按时执行）：

- 如果维护工作对产品质量有潜在影响，应遵循维护良好实践；
- 如果没有影响，应遵循维护基本实践。

维修部门和相关领域专家应批准每一个单独设备的维护计划（maintenance plan）；维修部门、相关领域专家和质量管理部门应批准维护管理程序（maintenance program）。在执行维护计划的过程中，任何缺陷情况应进行记录，并由维修部门的主管进行审核。如果缺陷对产品质量有潜在影响，应报告质量管理部门，启动偏差调查程序，对偏差进行跟踪和最终关闭。应评估非常规维护 / 维修活动对质量的潜在影响，通常应启动变更管理程序。

备件（spare part）在质量风险相关系统和设备中的使用应能证明对设备确认过的状态没有影响，这与"调试与确认"流程的要求是一致的。这一证明可通过下列方式之一来实现。

- "等同"标识（"like for like" identification）；
- 功能上的等效性；
- 启动前测试；
- 再确认。

执行维护维修操作的技术人员应接受所需技能的培训并有相应的记录。培训中应强调他们的工作如何对产品质量产生影响。

（3）最佳维护实践

最佳维护实践（maintenance best practice）是指超出了良好维护实践的活动和相关的分析，通常是为了优化相关的系统和（或）设备。最佳维护实践不是 GMP 的直接要求，它一般是为了商业目的而进行的，如获得经济上的回报或进一步降低风险。最佳维护实践的例子包括：

- 基于（设备）情况 – 性能表现的维护；
- 失效模式和影响分析（FMEA）；
- 趋势分析。

（4）新技术的影响

随着技术的飞速发展，原料药设备日新月异，一些新的技术和理念，在原料药设备设计、建造、运行、维护方面发挥着越来越大的作用，例如应用模拟技术、网络化工作方式、多功能模块化组合设计、过程分析技术（PAT，process analytical technologies）、在线腐蚀检测、设备工况诊断和监控技术等。这些新的技术手段，正在改变原料药设备设计、建造、确认、清洁、维护维修的方式，为原料药企业提高产品质量、环保、节能和安全保证水平，实现快速、高效的维护保养和维修，提高效率降低成本，提供了更多的手段和可能性。

实例分析

实例3：某企业的设备维护和清洁审计清单

（1）维护保养

● 是否有主要设备维护保养列表？是否有最近一次主要设备维护保养列表？

● 是否有设备维护、测量和测试的 SOP？ SOP 是否分配了职责，包括时间表、程序描述、设备和使用的原料？是否要求保持记录？

● 如果仪器和设备出了故障或检测出有缺陷，是否有相关 SOP 立即停止其使用？

● 如果设备超过预期的校验日期，是否有 SOP 指定其不能使用？如果发现设备超出预期的日期或超出校正的限度使用，是否有 SOP 描述应采取的行动？

● 维护保养的记录是否保存？

（2）设备清洁

● 是否有书面文件对清洁程序的描述、指定清洁剂？

● 是否有数据说明非专用设备清洁后对清洁前的物料充分去除？

● 是否有数据表明按照批准的方法进行清洗后，清洗剂和（或）消毒剂的残留物在可接受的限度内？

● 是否有适当的系统保证不清洁的设备/器具不会被使用（如标识清洁状态）？

● 是否正确地存放设备防止污染？

实例4：某原料药的生产设备不能满足生产工艺要求

GMP 检查组成员在检查工艺生产最后步骤的储罐时发现，储罐标识为已清洁，然而在其储罐的内部发现不明的物料，很明显这个储罐的清洁方法是没有经过确认或验证的，同时在这个储罐的内部已被刮花，并不光滑，同时该储罐的体积测定是通过储罐外部标有刻度的绳子来读数的，非常不科学。

该设备的清洁 SOP 没有规定使用前检查设备清洁状况的具体方法和条件（如适当的照明条件）；预防维护保养 SOP 没有针对设备表面的完好情况定义适当的检查标准和方法（如必要时针对设备搪瓷表面进行探伤）；项目建设时没有根据生产工艺的需要针对"通过储罐外部标有刻度的绳子来读数"的计量方式是否恰当进行适当的设计确认、安装确认和运行确认。各方面因素导致该设备不能满足生产工艺要求。

实例 5：某企业维护保养不充分

在 GMP 检查中发现很多维护保养不充分的事例。如在与产品接触的表面有油漆的残留和粗糙的焊缝，墙上有孔，用来转移产品的器具生锈，无效的温度记录仪，松动的设备门，裂缝等。GMP 要求遵循书面程序对设备设施适当的维护保养，相应的维护保养应予以记录，设备维护保养的现场效果应能保证对产品质量不产生不良影响。

设备预防性维护保养计划不是仅仅针对主要工艺设备，使其能够持续运行，也应保持设备始终处于"符合预定用途，尽可能降低产生污染、交叉污染、混淆和差错的风险，便于操作、清洁、维护"的状态。

实例 6：某超滤膜系统的维保策略

（1）一般性保养

①日常维护责任人为陶瓷膜操作人员和工程动力部机修人员完成。

②日常检查：如果在生产过程中发现超滤液透出液流量不在要求范围内，应立刻关闭机器进行检查，向设备主管汇报查找到原因后及时解决。

③膜的清洗：每次使用后用 0.4%~0.6% 的氢氧化钠溶液循环清洗 30~40 分钟，再用纯化水冲洗至中性。

④停机保养：膜系统应清洗至中性保存。设备运行前检查压力表、流量计是否完好无损，清晰准确。

⑤注意事项：为避免损坏膜管，应避免流动不稳（水流冲击）、气液混合、振动和空泵运行；为避免开机和生产中有空气进入膜系统，超滤循环罐的液面应高于进料泵进口位置。设备运行中，应注意设备是否有异常声音或振动。

⑥手动开启过滤系统时，一定要注意过滤系统的进出口压力差不得大于 0.15MPa，以免损坏滤芯，过滤系统反冲清洗时，不得超过规定差值，以免损坏滤芯。

⑦在过滤操作完成后，及时清除设备表面的灰尘和水渍，防止表面生锈。

⑧应每天检查设备上的仪器仪表的校验情况，在使用的仪器仪表应在校验有效期内。

（2）周期性维护

①周期性维护由工程动力部机修人员、设备技术人员或供应商专业技术人员完成。

②周期性维护至少6个月维护一次；如果在正常使用过程中发生泄漏、透出液流量偏高、进膜压力与出膜压力差过大，压力升不上去，电机电流偏高等异常情况，应按周期性维护要求进行维护。

③动力系统的保养：检查供料泵在负载情况下运行是否有异常声音、是否有异常振动，如果有，辨别异常来源，对泵体进行检修；检查泵体轴封是否有泄漏，如有，则应更换轴封。

④膜组件的维护保养：先检查组件间连接密封是否完好，如发现有泄漏现象，则应更换密封O型圈；紧固组件固定螺栓或其他相关管道、阀门连接螺丝，确保连接牢固；以水代料，运行系统，以流量计或其他计量方法测得膜的水通量，即温度为20~25℃，操作压力为0.15MPa，单位膜面积每小时流过膜管的体积升数：要求水通量≥30%初始水通量，否则应更换膜芯或膜堆。水通量测定完毕后，将进膜压力上调到0.2MPa，观察出膜压力，两者压降不得大于0.15MPa。否则，也应更换膜芯或膜堆，如果水通量突然上升或在使用过程中流量突然无故变大，说明膜芯或膜堆有断裂，超滤装置发生短路，需更换膜芯或膜堆。

⑤电器仪表的维护保养：先检查各电器仪表连接处是否有松动，电缆是否有破损现象，保护套管是否有效；然后检查接地装置是否有锈蚀现象，否则应重新连接接地装置。

⑥其他管道阀门维护保养：检查系统各阀门、法兰连接处是否有泄漏或滴漏，否则应及时更换垫片或阀门，拆检各排污阀门，检查阀门是否完好，否则更换。

⑦维护过程中，要求填写维护保养记录，由车间管理人员决定设备是否继续运行，如发现系统有重大损伤，设备不能继续运行，则应向车间主任或更上一级领导汇报。

⑧常用配件及工具：泵修理工具、中空纤维柱SIP-3013、密封圈40MP/1.0S、密封圈40MP/1.5S、密封圈40MP/2.0S、密封圈40MP/3.0S、密封圈40MP/4.0S、密封圈40MP/5.0S、保险FU1等，EPDM隔膜。

（3）停产或长时间不使用时对超滤膜的维护

①将膜堆或膜芯拆取下来，放入保存液中。

②冲洗管路及阀门，将管路吹干。

③用盲板或塞子将所有开放管路封闭。

（4）故障及排除（表5-6）

表 5-6　超滤膜常见故障与解决方法

类别	故障现象	原因	解决方法
系统故障	设备不能启动	电源未接通	接通电源
		电源不符合要求	按要求规定输入电源
		电路有故障或接触不良	检查启动电路
泵故障	压力不上升，泵有异常声音、异常振动、出口压力表批指针摆动	原料罐出口阀关闭	打开罐出口阀
		密封体破损	拆卸泵体，更换密封元件
		管道泄漏，吸入空气	检查吸入管道，排除泵内空气
		叶轮堵塞	拆卸泵体，疏通堵塞物
		轴承磨损	更换轴承
		联轴器中弹性块损坏	更换弹性块
		底座松动	拧紧紧固螺丝
超滤膜系统故障	透过量下降	运转压力太低	通过调节阀增加膜系统压力
		料液浓度过高	降低进料液浓度
		膜元件受污染	采用化学清洗污染和堵塞物
		膜老化	更换新膜件
	透过液浑浊	膜元件破损	更换新膜件
		密封圈泄漏	拆卸膜元件，更换密封圈
		气泡	不用处理

📋 **要点备忘**

- 维保策略；

- 连续生产时长考虑点。

5.3 校准

法规要求 ....

药品生产质量管理规范（2010 年修订）

第九十条 应当按照操作规程和校准计划定期对生产和检验用衡器、量具、仪表、记录和控制设备以及仪器进行校准和检查，并保存相关记录。校准的量程范围应当涵盖实际生产和检验的使用范围。

第九十一条 应当确保生产和检验使用的关键衡器、量具、仪表、记录和控制设备以及仪器经过校准，所得出的数据准确、可靠。

第九十二条 应当使用计量标准器具进行校准，且所用计量标准器具应当符合国家有关规定。校准记录应当标明所用计量标准器具的名称、编号、校准有效期和计量合格证明编号，确保记录的可追溯性。

第九十三条 衡器、量具、仪表、用于记录和控制的设备以及仪器应当有明显的标识，标明其校准有效期。

第九十四条 不得使用未经校准、超过校准有效期、失准的衡器、量具、仪表以及用于记录和控制的设备、仪器。

第九十五条 在生产、包装、仓储过程中使用自动或电子设备的，应当按照操作规程定期进行校准和检查，确保其操作功能正常。校准和检查应当有相应的记录。

背景介绍 ————————————

过去在制药行业的计量管理和 GMP 认证活动中，对"校准、检定、校验"等概念的区分并不十分清楚的，容易给企业带来计量管理上的混乱。例如，根据实际需要及我国计量管理法规的规定，企业的计量器具通过校准就可以满足要求，而审核员却开出了"没有检定"的不合格报告，强制要求企业按"检定"实施控制，并强制要求企业到专业的计量部门进行检定，给企业造成了不必要的经济负担。因此对这几个概念解释和说明如下。

国家计量技术规范 JJF1001—2011《通用计量术语及定义》中给出了"校准"和"检定"的定义，而"校验"则未收录在该规范中。校准和检定的定义见表 5-7。

表 5-7　校准和检定的定义

术语	定义
校准 （calibration）	在规定条件下的一组操作，其第一步是确定由测量标准提供的量值与相应示值之间的关系，第二步则是用此信息确定由示值获得测量结果的关系。这里测量标准提供的量值与相应示值都具有测量不确定度 注： ①校准可以用文字、校准函数、校准图、校准曲线或校准表格的形式表示。某些情况下，可以包含示值的具有测量不确定度的修正值或修正因子 ②校准不应与测量系统的调整（常被错误称作"自校准"）相混淆，也不应与校准的验证相混淆 ③通常，只把上述定义中的第一步认为是校准
检定 （verification）	查明和确认测量仪器符合法定要求的活动，包括检查、加标记和或出具检定证书 注：在 VIM 中将"提供客观证据证明测量仪器满足规定的要求"定义为验证（verification）

根据以上定义，可以看出校准和检定有本质区别。两者不能混淆，更不能等同，两者之间的主要区别如下。

（1）目的不同

校准的目的是对照计量标准，评定测量装置的示值误差，确保量值准确，属于自下而上量值溯源的一组操作。这种示值误差的评定应根据企业的校准规程作出相应规定，按校准周期进行，并做好校准记录及校准标识。校准除评定测量装置的示值误差和确定有关计量特性外，校准结果也可以表示为修正值或校准因子，具体指导测量过程的操作。例如，某机械加工企业使用的卡尺，通过校准发现与计量标准相比较已大出 0.2mm，可将此数据作为修正值，在校准标识和记录中标明已校准的值与标准器相比较大出的 0.2mm 的数值。在使用这一计量器具（卡尺）进行实物测量过程中，减去大出 0.2mm 的修正值，则为实物测量的实测值。只要能达到量值溯源目的，明确了解计量器具的示值误差，即达到了校准的目的。

检定的目的则是对测量装置进行强制性全面评定。这种全面评定属于量值统一的范畴，是自上而下的量值传递过程。检定应评定计量器具是否符合规定要求。这种规定要求就是测量装置检定规程规定的误差范围。通过检定，评定测量装置的误差范围是否在规定的误差范围之内。

（2）对象不同

校准的对象是属于强制性检定之外的测量装置。我国非强制性检定的测量装置，主要指在生产和服务提供过程中大量使用的计量器具，包括进货检验、过程检验和最终产品检验所使用的计量器具等。

检定的对象是我国计量法明确规定的强制检定的测量装置。《中华人民共和国计量法》（以下简称《计量法》）第九条明确规定："县级以上人民政府计量行政部门对社会公用计量标准器具，部门和企业、事业单位使用的最高计量标准器具，以及用于贸易结算、安全防护、医疗卫生、环境监测方面的列入强检目录的工作计量器具，实行强制检定。未按规定申请检定或者检定不合格的，不得使用。"因此，检定的对象主要是三大类的计量器具。

①计量基准［包括国际（计量）基准和国家（计量）基准］

JJF 1001—2011《通用计量术语及定义》中定义：

● 国际测量标准：国际协议签约方承认的并旨在全世界范围使用的测量标准。

● 国家测量标准：经国家权威机构承认，在一个国家或经济体内作为同类量的其他测量标准定值依据的测量标准（注：在我国称计量基准或国家计量标准）。

②（计量）标准

JJF 1001—2011《通用计量术语及定义》中定义：在给定企业或给定地区内指定用于校准或检定同类量其他测量标准的测量标准（注：在我国，这类标准称为计量标准，例如：a.1kg 标准砝码；b. 标准量块；c.100Ω 标准电阻；d. 韦斯顿标准电池）。

③我国《计量法》和《实施强制管理的计量器具目录》（以下简称《器具目录》）规定，列入《器具目录》且监管方式为"强制检定"和"型式批准、强制检定"的工作计量器具，使用中应接受强制检定，其他工作计量器具不再实行强制检定，使用者可自行选择非强制检定或者校准的方式，保证量值准确。

以上三大类之外的测量装置则属于非强制检定，即为校准的范围。

（3）性质不同

校准不具有强制性，属于企业自愿的溯源行为。这是一种技术活动，可根据企业的实际需要，评定计量器具的示值误差，为计量器具或标准物质定值的过程。企业可以根据实际需要规定校准规范或校准方法，自行规定校准周期、校准标识和记录等。

检定属于强制性的执法行为，属法制计量管理的范畴。其中的检定规程协定周期等全部按法定要求进行。

（4）依据不同

校准的主要依据是企业根据实际需要自行制定的《校准规范》，或参照《计量检定规程》的要求。在《校准规范》中，企业自行规定校准程序、方法、校准周期、校准记录及标识等方面的要求。因此，《校准规范》属于企业实施校准的指导性文件。

检定的主要依据是《计量检定规程》，这是计量设备检定必须遵守的法定技术文件。其中，通常对计量检测设备的检定周期、计量特性、检定项目、检定条件、检定方法及检定结果等作出规定。计量检定规程可以分为国家计量检定规程、部门计量检定规程和地方计量检定规程三种。这些规程属于计量法规性文件，企业无权制定，必须由经批准的授权计量部门制定。

（5）方式不同

校准的方式可以采用企业自校、外校，或自校加外校相结合的方式进行。企业在具备条件的情况下，可以采用自校方式对计量器具进行校准，从而节省较大费用。企业进行自行校准应注意必要的条件，而不是对计量器具的管理放松要求。例如，必须编制校准规范或程序，规定校准周期，具备必要的校准环境和具备一定素质的计量人员，至少具备高出一个等级的标准计量器具，从而使校准的误差尽可能缩小。在多数测量领域，标准器的测量误差应不超过被确认设备在使用时误差的 1/3~1/10 为好。此外，对校准记录和标识也应作出规定。通过以上规定，确保量值准确。

检定必须到有资格的计量部门或法定授权的单位进行。

（6）周期不同

校准的周期由企业根据使用计量器具的需要自行确定。可以进行定期校准，也可以不定期校准，或在使用前校准。校准周期的确定原则应是在尽可能减少测量设备在使用中的风险的同时，维持最小的校准费用。可以根据计量器具使用的频次或风险程度确定校准的周期。

检定的周期必须按《计量检定规程》的规定进行，企业不能自行确定。检定周期属于强制性约束的内容。

（7）内容不同

校准的内容和项目，只是评定测量装置的示值误差，以确保量值准确。校准的内容可由企业根据需要自行确定。

检定的内容则是对测量装置的全面评定，要求更全面，除了包括校准的全部内容之外，还需要检定有关项目。例如，某种计量器具的检定内容应包括计量器具的技术条件、检定条件、检定项目和检定方法，检定周期及检定结果的处置等内容。

因此，根据实际情况，检定可以取代校准，而校准不能取代检定。

（8）结论不同

校准的结论只是评定测量装置的量值误差，确保量值准确，不要求给出合格或不合格的判定。校准的结果可以给出《校准证书》或《校准报告》。

检定必须依据《计量检定规程》规定的量值误差范围，给出测量装置合格与不合格的判定。超出《计量检定规程》规定的量值误差范围为不合格，在规定的量值误差范围之内则为合格。检定的结果是合格给出《检定合格证书》，不合格给出《检定结果通知书》。

（9）法律效力不同

校准的结论不具备法律效力，给出的《校准证书》只是标明量值误差，属于技术文件。

检定的结论具有法律效力，可作为计量器具或测量装置检定的法定依据和检定合格证书属于具有法律效力的技术文件。

JJF 1001 和 ISO 等国际标准中均没有"校验"这一术语的定义，但由于检定和校准均有局限性，在它们之外，国内外实际上都存在"校验"这种方式，"校验"一词已被广泛应用。

国内在 JJF 1021—1990《产品质量检验机构计量认证技术考核规范》及其他一些文件资料中规定：在没有检定规程时，应由企业编写校验方法进行校验。在 ISO 9001 标准的 4.11 中，也多处出现"校验"一词。如"如果试验软件或比较标准用作检验手段时，使用前应加以校验（checked），并按规定周期加以复验（rechecked）。"分析国内外对校验的用法，其含意基本相同，其与检定和校准均有一定联系又有明显区别。其不具有法制性，与校准相同，其在技术操作内容上又与检定有共性，一般可进行校准，也可以对其他有关性能进行规定的检验，并最终给出合格性的结论。这一术语有时是很必要的，建议在有关术语定义中应当给校验一个正式的位置，以统一和规范其使用。

实际中，检定、校准和校验三者并不完全独立，在检定和校验中都包含有校准过程，只是是否给出校准结果的问题。在我国，有的检定证书附页中规定给出具体示值误差值，这种检定实际上已同时具有校准的性质。原国家技术监督局 1996 年关于"检定 / 校准证书"的通知正式肯定和扩大了这种性质，即依据检定规程在需要时可以进行校准。校验与校准也应有类似关系，即在校验活动中也可进行校准，当然校验还可确定其他性能。

📋 **技术要求**

ICH Q7　原料药的药品生产质量管理规范指南

5.30 应当按照操作规程和校准计划对中间体或原料药生产和检验用关键控制设

备、衡器、量具、仪表以及测试仪器进行校准。

5.31 应当使用标准器具校准设备，该标准器具可溯源至经认定的标准器具（如有）。

5.32 应保存校准记录。

5.33 关键设备当前的校准状态应可知、可核实。

5.34 不得使用校准不合格的仪器。

5.35 关键仪器校准若出现偏差，应对其进行调查，需明确自最近一次合格校准以来，对采用该设备生产的中间体或原料药的质量是否有影响。

原料药企业应按照书面规程并在规定的周期内，对用于保证中间体或原料药质量关键的控制、称量、测量、监控和检验设备进行校准。

设备校准使用的校准标准应当追溯到经确认的法定标准，除非有适当理由的特殊情况（如法定计量标准尚未建立）。

计量仪表的校准周期管理的关键是要保证生产过程的关键参数和控制点得到有效的测量和控制，并应进行回顾，必要时根据历史数据和科学原则对校准周期进行适当的调整。

关键设备当前的校准状态应当有据可查。不符合校准标准的仪器均不得使用。

应建立程序确保不符合校准标准的计量仪表不被使用。应根据生产工艺要求选择适当的误差范围和校准标准。

关键仪器的校准存在偏差时，应进行调查，以明确这些偏差对自上次有效的校准后用该设备生产的中间体或原料药的质量是否受到影响。

对于不影响产品质量的非关键仪表的微小故障，一般没有必要启动正式偏差调查程序，但应有记录和适当解释。

实施指导

很多公司常常犯这样的错误：把所有的计量器具都定义为关键仪表，在建立校准程序时提出过高的偏离实际的要求，浪费了资源却没有对真正关键的计量器具进行足够的控制。企业应对关键的仪表进行严格控制，而不是无差别地对待原料药生产场所的所有仪表。每个仪表都应评估其发生故障或读数错误时的影响是什么。

例如，可以将计量仪表进行如下分类：

- GMP 关键仪表：测量 CPP 或 CQA 的仪表；
- GMP 相关仪表：对产品质量有间接影响的仪表；

- GEP 相关仪表：对产品质量没有影响或仅有微小影响的仪表。

原料药企业也可根据其他的分类原则（同时）建立另外的分类系统，例如安全关键仪表和安全非关键仪表等。

原料药企业应特别注意我国 GMP 和国际上一些指南（如 APIC 的 *How-to-do* 文件）的区别。*How-to-do* 文件的要求："校准标准应当追溯到经确认的法定的标准"这一要求尤其适用于关键仪表。原料药企业有相当大的灵活性，但应首先符合 GMP 第九十二条的要求："应当使用计量标准器具进行校准，且所用计量标准器具应符合国家有关规定。校准记录应当标明所用计量标准器具的名称、编号、校准有效期和计量合格证明编号，确保记录的可追溯性。"

很多公司将仪器仪表校准交给外面机构实施，仪器仪表使用方（原料药生产商）应保证外面机构有能力根据适当的标准实施校准。原料药企业应对自身的产品质量和安全环保职业健康等领域负责，而不是简单地从外部机构拿到一纸证书。

计量仪表一般在使用前先进行校准，然后可以根据仪表生产商的推荐值、参考同类计量仪表的校准周期和（或）历史数据定义校准周期。良好实践是用定期的回顾数据支持所定义的校准周期（根据所收集的数据和经验缩短或延长校准周期）或重新设立校准周期等。这些回顾观察到的任何趋势是非常有用的，原料药企业可以根据这些趋势在仪器仪表发生问题前采取措施。

国家计量技术规范 JJF 1139—2005《计量器具检定周期确定原则和方法》对如何确定计量器具检定周期（注：这一规范的适用范围是"检定"活动，而非"校准"活动）提出了如下原则和方法。

原则 1：制定或修订计量器具检定规程时，应根据所适用计量器具的本身特征（如计量器具的工作原理、结构型式与所用材质）、计量器具的性能要求（如最大允许误差、测量重复性与测量稳定性）以及计量器具的使用情况（如环境条件、使用频度与维护情况）来确定其检定周期。

原则 2：确定计量器具检定周期，首先应明确所使用计量器具的测量可靠性目标 R；一般计量器具的测量可靠性目标 $R \geqslant 90\%$（图 5-6）。这里需要注意：

- 测量可靠性 $R(t)$ 主要表征某种计量器具的整体性能随时间变化后的置信水平；

- 测量可靠性目标 R 是指某种计量器具的整体性能在进行重新确认（或后继检定）时保持在所期望的合格范围内的概率。

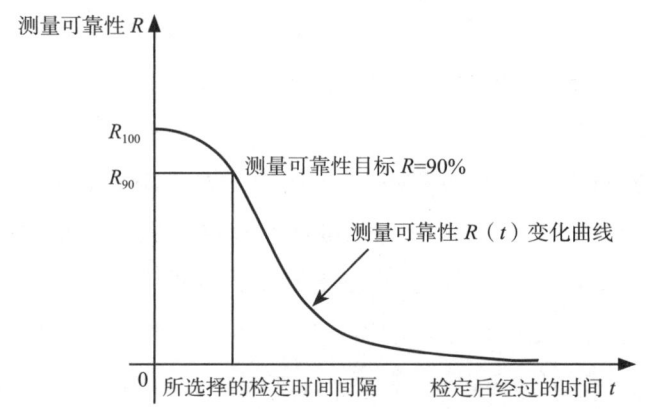

图 5-6　测量可靠性 R（t）变化示意

原则 3：计量器具检定周期的确定应恰当地选用反应法或最大似然估计法中某一种或几种合适的方法进行分析测算［注：计量器具检定周期的确定也可参考管理图法或核查标准法（"黑匣子"核查法）进行分析测算］。

原料药企业在制定计量仪表校准周期时，可以参考 JJF 1139—2005《计量器具检定周期确定原则和方法》（非强制性），结合企业的具体情况，根据风险分析结果和经验数据决定自身的原则和方法。

对于不能进行拆卸的计量仪表或因原料药连续生产工艺限制无法经常拆卸的计量仪表，必要时原料药企业可采用适当的方法（如取样与计量基准仪表进行平行检测和比对校准等方法）实现在规定周期内的校准控制。

在具体实施时，应在系统设计时评估确认仪表关键性，对于 GMP 关键性仪表，应设计成便于拆装，以便于拆装校验（如冻干机后箱油温可以增加温度计套管，压力表增加阀门）。例如，在用清洗液配制罐的在线 pH 计校准，可以取样现场用标准器检测对比；冻干机前箱温度，可以通过温度分布验证时，设置同点温度探头进行比对分析；纯化水系统在线电导率仪校准，可以选择用高精度的标准电导率仪进行比对；对于装在管道上的电磁流量计、金属管浮子流量计，可以利用外夹式超声波流量计夹持在被测流量计管道上来进行比对；反应釜 pH 测量设计成外循环管道，用流通池方式来测量，方便用取样比对和拆卸下来校验。

此外，在仪器仪表选择时，通常关注以下内容：

● 范围（range）：仪器的量程应涵盖工作量程，并不宜过大。如某房间压差要求为 10~16Pa，宜选择量程为 0~60Pa 的压差表。

● 准确度（accuracy）：选择仪器仪表时，准确度是一个主要考虑因素。每个仪表需确定准确度的接受限度，该接受限度值可以用来控制或确认参数并评估校准是否通过。

通常从以下方面来考虑接受限度：

● 工艺需求：如工艺限度为 22℃ ±2℃，警戒线为 22℃ ±1℃。为了保证温度在工艺限度内，在警戒线的端点，测量仪器温度的准确度必须小于 ±1℃。如果仪器的漂移超出了准确度水平，那么就可能发生超出工艺限度的偏差。如果仪器的准确度为 ±0.5℃，则仪器可以漂移 0.5℃，仍能确保生产维持在工艺限度内。

● 仪表本身的性能，作为一个限度，超过这个限度，就认为仪表发生了故障。

实例分析

实例 7：某原料药企业仪表分级案例

1. 确定分级标准

如将仪表分级为 A、B、C 三个等级。

（1）A 级测量设备是指对产品质量有直接影响系统中的关键测量设备，测量设备失效会直接影响产品质量。

（2）B 级测量设备是指对产品质量有直接影响系统中的非关键测量设备，或对产品质量有间接影响的系统中关键测量设备。失效会直接影响工艺或系统性能，没有直接影响到产品的最终质量。

（3）C 级测量设备是指除 A/B 类测量设备以外的非关键测量设备（未分等级的测量设备除外），如只用于一般性测量指示的测量设备，在使用过程中对计量数据无精确度要求，仅起指示性作用的测量设备，测量设备的失效对生产、工艺 / 系统、安全 / 环境没有影响。

2. 确定校准周期

（1）A/B/C 级测量设备中属于国家强制检定规定的，应按强制检定的有关计量法规要求进行周期检定。

（2）不属于国家强制检定规定的 A/B/C 级测量设备按照以下规则实施：

①A 级测量设备的校验周期一般情况下起始周期为 1 年（特殊情况单独注明）。

②B 级测量设备的校验周期一般情况下起始周期为 1 年（特殊情况单独注明）。若在首次校验周期结束时，经再次校验，其各项校验参数符合预期要求，可变更校验周期。

③C 级测量设备首次校验合格后，不需周期校验。但需对其进行定期检查，确保测量设备处于正常运行状态。

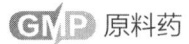

3. 实施仪表分级

（1）由使用部门、计量部门、质管部门组成的评估小组按照表5-8测量设备关键性评估流程及标准对测量设备进行评估。

表5-8 测量设备关键性评估流程及标准

评估分类	评估结果（是/否）
1 质量风险管理关键性评估	
Q1 该测量设备是否属于对产品质量有直接影响的系统中的一个部件或单独使用的测量设备？如果"是"，则跳到第2部分，如果"否"，跳到第6部分	
2 质量风险管理关键性	
Q2 测量设备是否确认或决定产品的质量	
Q3 测量设备是否用来生成或维持关键系统状态	
Q4 测量设备的故障是否导致不合格的产品有误判或漏判的风险	
Q5 测量设备的故障导致对GMP符合性错误的判断	
Q6 测量设备是否用来测量，监测或记录GMP关键工艺参数	
3 质量风险管理关键性划分	
Q7 如果第2部分任何一个问题的回答"是"，进入第4部分，如果回答全是"否"，进入第6部分	
4 屏障判断	
Q8 是否有平行或下游的测量设备可以监测该测量设备的故障	
5 关键性划分	
如果Q8的回答是"否"的话，那么将该测量设备划分为A级别测量设备。如果"是"，进入第6部分	
6 非关键性测量设备的划分	
Q9 测量设备的准确度是否对控制和监测很重要	
如果第6部分回答"是"的话，那么将该测量设备划分为B级别测量设备 如果第6部分回答"否"的话，那么将该测量设备划分为C级别测量设备	

（2）根据评估结论，形成测量设备台账进行周期管理。

（3）应定期对测量设备进行周期性回顾，根据回顾结果，及时修订测量设备级别及校验周期。

（4）新增的测量设备需进行评估分级。

（5）分级示例，具体见表5-9。

表 5-9 测量设备分级示例

序号	测量设备名称	设备位号或房间	测量设备位号	使用范围	允许误差	Q1	Q2	Q3	Q4	Q5	Q6	Q7	Q8	Q9	等级	强检	校验周期
1	温度变送器	配液间A	TT103A103	（2~135）℃	±0.75℃	是	是	是	是	是	是	是	否	N/A	A	否	一年
2	温度变送器	配液间A	TT102A109	（2~135）℃	±0.75℃	是	是	是	是	是	是	是	否	N/A	A	否	一年
3	温度变送器	配液间A	TT105A103	25℃	±0.75℃	是	否	否	否	否	否	否	N/A	是	B	否	两年
4	温度变送器	配液间A	TT101A402	（7~25）℃	±0.75℃	是	否	否	否	否	否	否	N/A	否	C	否	首校
5	温度变送器	配液间A	TT101A301	（100~125）℃	±0.75℃	是	否	是	是	是	是	是	否	N/A	A	否	一年
6	温度变送器	配液间A	TT101A302	（100~125）℃	±0.75℃	是	否	是	是	是	是	是	否	N/A	A	否	一年
7	压力变送器	配液间A	PIT102A101	（0.1~0.3）MPa	±0.006MPa	是	否	否	否	否	否	否	N/A	是	B	否	两年
8	压力变送器	配液间A	PIT102A106	（0.1~0.3）MPa	±0.006MPa	是	否	否	否	否	否	否	N/A	是	B	否	两年
9	压力变送器	配液间A	PIT103A101	（0.1~0.3）MPa	±0.006MPa	是	否	是	是	是	是	是	否	N/A	A	否	一年
10	压力表	配液间A	101PI401	（0.1~0.3）MPa	±0.024MPa	是	否	否	否	否	否	否	N/A	是	B	否	两年
11	压力表	配液间A	102PI402	（0.1~0.3）MPa	±0.024MPa	是	否	否	否	否	否	否	N/A	是	B	否	两年
12	双金属温度计	配液间A	102TI401	（0~25）℃	±3.2℃	是	否	否	否	否	否	否	N/A	是	B	否	两年
13	双金属温度计	配液间A	102TI402	（0~25）℃	±3.2℃	是	否	否	否	否	否	否	N/A	是	B	否	两年
14	压力变送器	配液间A（灌封）	PT103A201	（0.1~0.3）MPa	±0.006MPa	是	是	是	是	是	是	是	否	N/A	A	否	一年
15	压力变送器	配液间A（灌封）	PT103A202	（0.1~0.3）MPa	±0.006MPa	是	否	是	是	是	是	是	否	N/A	A	否	一年
16	在线pH计	配液间A	PH102A107	（2~9）pH	0.1级	是	是	否	是	是	是	是	否	N/A	A	否	一年

续表

序号	测量设备名称	设备位号或房间	测量设备位号	使用范围	允许误差	Q1	Q2	Q3	Q4	Q5	Q6	Q7	Q8	Q9	等级	强检	校验周期
17	在线 pH 计	配液间 A	PH102A102	（2~9）pH	0.1 级	是	是	否	是	是	是	是	否	N/A	A	否	一年
18	在线 pH 计	配液间 A	PH101A102	（2~9）pH	0.1 级	是	是	否	是	是	是	是	否	N/A	A	否	一年
19	低电导传感器 A	配液间 A	CTL105A805	≤ 1.3μS/cm	± 2.0%FS	是	是	否	是	是	是	是	否	N/A	A	否	一年
20	高电导传感器 B	配液间 A	CTH105A101	≤ 1.3μS/cm	± 2.0%FS	是	是	否	是	是	是	是	否	N/A	A	否	一年
21	溶解氧测定仪	配液间 A	DO102A108	≤ 8ppm	± 0.8mg/L	是	是	否	是	是	是	是	否	N/A	A	否	一年
22	溶解氧测定仪	配液间 A	DO102A104	≤ 8ppm	± 0.8mg/L	是	是	否	是	是	是	是	否	N/A	A	否	一年
23	溶解氧测定仪	配液间 A	DO101A103	≤ 8ppm	± 0.8mg/L	是	否	否	否	否	是	是	否	N/A	A	否	一年
24	金属转子流量计	配液间 A	FT105A802	（1.6~16.0）m³/h	± 0.32m³/h	是	否	否	否	否	是	否	否	N/A	A	否	一年
25	残氧测定仪	配液间 A	/	≤ 50ppm	± 0.8mg/L	是	否	否	否	否	是	否	否	N/A	A	否	一年

要点备忘

- 校准、检定和校验的比较；
- 计量仪表分类管理；
- 计量仪表校准周期。

5.4 计算机化系统

法规要求

药品生产质量管理规范（2010 年修订）

第一百零九条 使用计算机化仓储管理的，应当有相应的操作规程，防止因系统故障、停机等特殊情况而造成物料和产品的混淆和差错。

使用完全计算机化仓储管理系统进行识别的，物料、产品等相关信息可不必以书面可读的方式标出。

第二百四十一条 应当建立操作规程，规定原辅料、包装材料、质量标准、检验方法、操作规程、厂房、设施、设备、仪器、生产工艺和计算机软件变更的申请、评估、审核、批准和实施。质量管理部门应当指定专人负责变更控制。

背景介绍

计算机化系统由一系列硬件和软件组成，以满足特定的功能。计算机和计算机化系统的关系如图 5-7 所示。

随着新技术的快速发展，在产业结构调整、国家政策推动、质量监管和质量要求的加强，以及在安全和环保要求趋严和生产效率提高的大趋势下，制药行业自动化水平不断提高，计算机化系统在原料药行业的应用也日趋广泛。计算机化系统专业属性强，而制药行业又是一个强监管行业，加之近年来数据可靠性（data integrity）问题受到广泛关注，电子数据管理方面出现的大量数据可靠性问题导致了警告信、进口禁令等一系列执法活动。如何基于科学，基于风险对计算机化系统进行管理，成为监管和行业的重点和难点。国际和国内药监机构和一些组织也在不断发布和修订计算机化系统的指南和其他标准要求，部分见表 5-10。

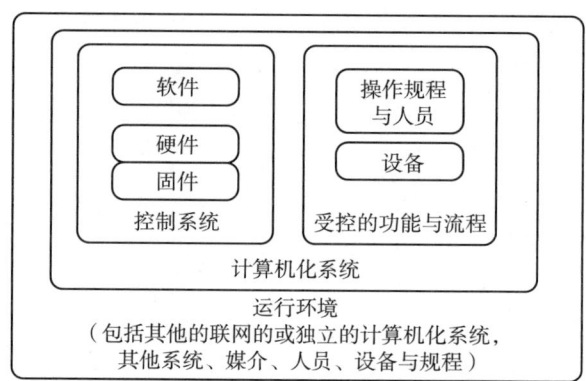

图 5-7　计算机系统和计算机化系统的关系

表 5-10　部分国家和组织关于计算机化验证的相关法规和指南

机构或组织	文件名称
药品检查合作计划（PIC/S）	PI 011 *Good Practices for Computerized Systems in Regulated "GxP" Environments* 在 GxP 监管环境下的计算机化系统规范
美国食品药品管理局（美国 FDA）	21 CFR part 11 *Electronic Records; Electronic Signatures* 联邦法规 21 CFR 第 11 部分：电子记录和电子签名
	General Principles of Software Validation; Final Guidance for Industry and FDA Staff 软件验证的基本原则：企业和 FDA 人员的最终指南
欧洲药品管理局（EMA）	EU GMP Annex 11 *Computerized Systems* 欧盟 GMP 附录 11 计算机化系统
国际制药工程协会（ISPE）	GAMP5 *A Risk-Based Approach to Compliance GMP Computerized Systems* GAMP5 符合 GMP 法规要求的计算机化系统的风险管理方法
	ISPE 其他与计算机化系统相关的系列指南，请参见 ISPE 网站 http://www.ispe.org/
美国材料与试验协会（ASTM）	E2500-07 *Standard Guide for Specification, Design, and Verification of Pharmaceutical and Biopharmaceutical Manufacturing Systems and Equipment* 制药与生物制药生产系统和设备的规格、设计和确认标准指南
欧洲原料药委员会（APIC）	*Computer Validation Guide* 《计算机验证》指南

📋 **技术要求**

ICH Q7 原料药的药品生产质量管理规范指南

5.40 GMP 相关的计算机化系统应当进行验证。验证的深度和广度取决于计算机化系统应用的多样性、复杂性和关键性。

5.41 应当进行适当的安装确认和运行确认，证明计算机软硬件适用于执行所指定的任务。

5.42 对已确认的商业化计算机软件不需要开展同等程度的测试。若现有系统在安装时未经验证，如有足够的证明文件，可对其进行回顾性验证。

5.43 计算机化系统应有足够的控制以防止未经许可的人员访问或更改数据。应有控制措施防止数据遗失（如系统关机导致数据未采集）。应当记录任何数据更改、原始值、更改人和更改时间。

5.44 企业应当建立计算机化系统的操作和维护规程。

5.45 当人工输入关键数据时，应当复核输入记录以确保其准确性。这个复核可以由另外的操作人员或由系统本身完成。

5.46 对可能影响中间体或原料药质量、记录或检验结果可靠性的计算机化系统事件应当记录并加以调查。

5.47 计算机化系统的变更应当根据变更规程执行，并经过正式批准、记录和测试，所有变更应当被记录，包括对系统的软硬件和其他任何关键部件的修改和升级。记录应证明系统处于验证状态。

5.48 若系统故障或损坏可导致记录的永久性丢失，企业应建立备份系统。所有计算机化系统均应有数据保护措施。

5.49 除采用计算机系统记录数据外，可采用其他方式进行补充记录。

原料药企业应采用风险管理方法和生命周期方法对计算机化系统进行验证。风险分析可采用不同的方法进行，图 5-8 给出了风险分析的一种基本方式。可参见本丛书《质量管理体系》分册质量风险管理相关内容和 ISPE 的《GAMP 5 指南》。

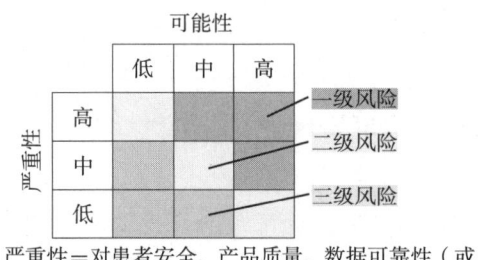
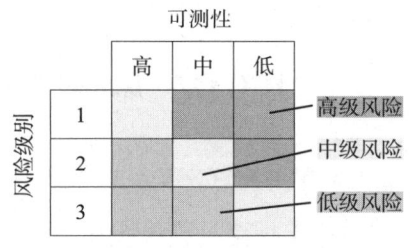

严重性＝对患者安全、产品质量、数据可靠性（或其他不利）的影响
可能性＝发生错误的概率
风险级别＝严重性 × 可能性

可测性＝错误在发生危害前被发现的概率
风险优先级＝风险级别 × 可测性

图 5-8　对计算机化系统进行验证的风险管理方法

计算机化系统的风险水平应基于计算机化系统的类型。原料药企业应针对计算机化系统使用的范围和方式进行具体的风险分析。

例如，针对计算机化仓储管理系统，原料药生产企业应明确定义计算机化仓储管理系统使用的范围和方式，从而使其验证活动遵循风险管理的原则，达到与其使用的范围和方式相适应的深度和广度。如表 5-11 所列不同的计算机化仓储管理系统使用方式所对应的风险水平为依次从高至低。

表 5-11　计算机化仓储管理系统使用方式示例

方式 1	完全依靠计算机化仓储管理系统实现对物料基本信息和质量状态（待验、合格、不合格、退货）的控制，除条形码或电子标签外不使用纸面标签和状态标识，不使用纸面仓库台账
方式 2	物料仍使用纸面标签对其基本信息进行标识，但完全依靠计算机化仓储管理系统实现对物料质量状态（待验、合格、不合格、退货）的控制，不使用纸面的质量状态标识，不使用纸面仓库台账
方式 3	同时使用计算机化仓储管理系统，物料标签和状态标识，以及纸面仓库台账系统进行物料管理
方式 4	依靠物料标签和状态标识，以及纸面仓库台账系统实现物料管理（包括质量状态控制）；仅采用计算机化仓储管理系统作为辅助手段，为企业物流管理提供决策辅助信息

在原料药行业，一种很常见的做法是，企业运用高度自动化的计算机化系统进行生产控制，与此同时采用手工方式填写纸面的批生产记录，通常以纸质记录作为生产过程的正式记录，这一方式在某种程度上降低了计算机化系统对产品质量影响的关键程度。

原料药企业可参照 ISPE 的《GAMP 5 指南》的分类方法，对不同类别的计算机化系统软件和硬件进行管理，如通常下列各类软件系统的风险大小和应被关注程度顺序为：

客户定制系统 / 软件＞可配置系统 / 软件＞不可配置系统 / 软件＞基础设施软件（custom ＞ configured ＞ non-configured ＞ infrastructure）

软件类别、示例和典型的基于生命周期的验证方法见表 5-12。

表 5-12 软件类别、示例和基于生命周期的验证方法

类别	描述	典型示例	典型方法
基础设施软件（GAMP 5 类别 1）	分层式软件（作为搭建应用程序的基础）用于管理操作环境的软件	操作系统 数据库引擎 中间件 编程语言 统计包 电子制表软件 网络监控工具 时间进度表工具 版本控制工具	记录版本号，按照所批准的安装程序验证正确的安装方式 参见 GAMP 指南《IT 基础设施控制和合规性》
不可配置系统（GAMP 5 类别 3）	可以输入并储存运行参数，但不能对软件进行配置以适合业务流程	基于固件的应用程序 COTS 软件 仪器仪表（更多的信息请参见 GAMP 指南《实验室计算机化系统的验证》）	简化的生命周期方法 URS 基于风险的供应商评估方法 记录版本号，验证正确的安装方式 根据使用要求进行基于风险的测试（对简单的系统，定期校准可以代替测试） 建立程序，保证系统合规性以及适合其预定用途
可配置系统（GAMP 5 类别 4）	此类软件通常非常复杂，可由用户进行配置（阻态）来满足用户具体业务流程的特殊需求。软件代码不能被用户更改	LIMS 系统（实验室信息管理系统） 数据获取系统 SCADA 系统（管理控制与数据获取系统） ERP 系统（企业资源规划软件） MRP Ⅱ 系统（生产资源规划软件） 临床试验监控系统 DCS 系统（分散控制系统） ADR（药品不良反应）报告软件 CDS 系统（色谱数据系统） EDMS（电子文件管理系统） 建筑管理系统 CRM（客户关系管理软件） 电子表格 简单人机交互界面（HMI） 注：上述部分软件中可能包含重要的客户定制成分	生命周期方法 基于风险的供应商评估方法 证明供应商有正确的 QMS 某些生命周期文档可能只由供应商保存（如设计规格） 记录版本号，验证正确的安装方式 在测试环境中进行基于风险的测试，证明该软件能按照设计要求运行 进行基于风险的测试，证明该软件在业务流程中能按照设计要求运行 建立程序，保证系统合规性以及适合其预定用途

续表

类别	描述	典型示例	典型方法
客户定制系统（GAMP 5 类别 5）	根据客户业务流程要求进行设计和编制源代码的软件	情况比较复杂，但包括： 公司内部和外部开发的 IT 应用软件 公司内部和外部开发的工艺控制应用软件 定制梯级逻辑软件 电子制表软件（宏）	验证要求包括针对可配置系统 / 软件的所有项目，并且增加 更严格的供应商评估，包括可能的供应商审计 贯穿整个生命周期的文档管理（功能规格，设计规格结构化测试等） 设计审核和源代码审核

注：原 GAMP 4 分类系统中的类别 2（固件，firmware）在 GAMP 5 已经取消，因为现在的固件复杂，没有充分的理由单独列为一类。固件可以根据其嵌入的软件的性质分到任何类别当中。比如，在一个简单的检验仪器中可能有不可配置的固件，而在一个新颖的 PAT 系统中可能有客户定制的固件

尽管在整个生命周期中都应该使用基于风险的决策方法，但是不同的方法适用于不同的情况。例如，在开发新软件时通常分几个阶段进行正式的风险评估，然而在确定是否进行正式的供应商审计时，通常不需要正式的风险评估。通常情况下，项目小组在考虑了系统的新颖性、复杂性组件的类别以及充分利用供应商文件等因素后作出基于风险的决策，并将其以文件形式存档。（图 5-9）

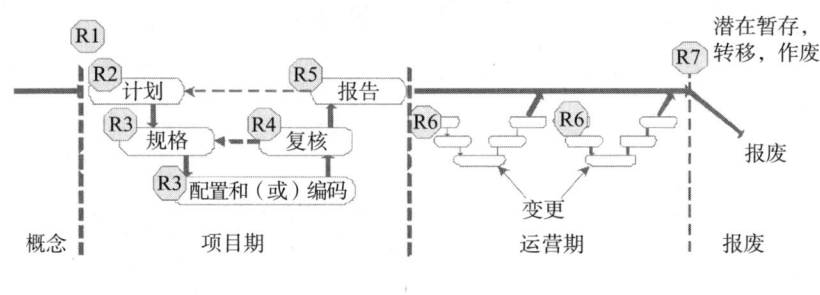

R1 初始风险评估　　　　R5 在运营活动计划中的基于风险的决定
R2 计划的基于风险的决定　　R6 变更控制中的功能性风险评估
R3 功能性风险评估　　　　R7 计划系统报废时基于风险的决定
R4 测试计划期间基于风险的决定

图 5-9　基于风险的计算机化系统生命周期管理

计算机化系统的安装确认和运行确认应能证明计算机硬件和软件能完成预期的任务。在过去，计算机硬件和软件的安装确认（IQ）和运行确认（OQ）常常与设备的 IQ 和 OQ 分开进行。采用整体性的方法把两个系统联合起来进行确认对企业是非常有利的，特别是在两者本质上相互依赖或联系的情况下。

应对计算机化系统进行有效的控制，如权限控制和密码管理，防止未授权人员获得或篡改数据。

应当有防止数据丢失（如系统关闭时，数据没保存）的控制措施。

任何数据的更改、上一次输入、更改人员和更改时间都应当有记录，企业应建立审计追踪的审核程序，定期审核审计追踪。

企业应建立计算机化系统操作和维护的书面规程，应保证员工接受相应的培训，员工应遵守这些标准操作程序，这是系统验证的基本要求。

手工输入关键数据时，对输入的准确性须另行复核。这可由第二位操作人员或系统本身完成。如果采用第2名员工对关键数据进行复核的方法，并不是说第2位员工在数据输入时一定要在旁边亲眼看着数据的输入，只是说需要检查输入的值是否正确。如果采用数据重复输入的方式，系统对前后两次输入的值进行对比，这个系统能有效地减少数据录入的错误。

计算机化系统相关的，可能影响中间体或原料药质量、记录和（或）检验结果可靠性的事件，应记录并进行调查。这可以通过类似于设备日志的系统来实现。再次强调，应当使用某种适当的分类和体系避免收集和调查"不增加价值的（non-value added）"或对质量没有影响的信息。

对计算机系统所做的变更应当按照变更管理的规程进行。这类变更应经正式批准、有文件记录并进行测试。所有变更的记录都应保存，包括对系统的硬件、软件和任何其他重要组件的修改和升级。这些记录应能证明系统保持在已验证的状态。

变更控制的适用性应取决于计算机化系统的关键程度，对产品质量/GMP 没有直接影响的 GEP 系统不要求对变更进行质量审核。

如果系统的故障或失效会导致记录的永久丢失，则应设有备份系统。自动备份的服务器系统较为理想，只读式光盘（read-only CDs）也可以作为有效的备份手段。

应注意，保证用户端个人电脑的安全是很困难的。所有计算机系统都应有数据保护措施。

除计算机化系统之外，数据可以用第二种方式记录，即数据的输出等可以同时通过手工或图表记录仪的方式进行记录。

对计算机化系统通常没有常规再验证的正式要求。再验证只有在系统变更的时候才需要。

在数据可靠性的管理中，计算机化系统的访问和权限及审计追踪涉及缺陷最多，企业应重点关注：

A. 审计追踪

能独立地跟踪记录系统所有的操作，包括人员的登入登出及时间，数据的创建、修改和删除等的一种计算机行为。审计追踪应该能够重建与电子记录创建、修改或删除有关的事件过程。

审计追踪功能应当一直处于激活和锁定状态，该功能应不可关闭、删除或修改。如果管理员等级的用户可关闭、删除或修改审计追踪功能，则审计追踪中应该自动生成信息显示发生过此类事件。

企业应该了解系统内审计追踪的属性和功能，并对不同的审计追踪进行评估，确定每个审计追踪的 GMP 相关性，确保对关键的 GMP 相关数据的审计追踪进行正确管理和配置。这种实践在决定审计追踪审核频率时很重要，因为针对不同重要性的审计追踪和审计追踪里不同的内容，可以建立不同的审核频率。例如，在此类评估之后，审计追踪审核可能会关注：

- 识别并审核与数据更改有关的录入内容 / 数据；
- 异常审核 – 关注异常或未经授权的活动；
- 有局限性的系统允许修改参数 / 数据，或允许修改活动。

审计追踪应该包括以下参数：

- 执行活动的用户详细信息；
- 发生的活动，修改内容，包括修改前后的值；
- 何时执行的活动，包括时间和日期；
- 为何执行该动作（原因）；
- 针对数据修改，授权执行修改人的姓名。

应有相应文件，确定审计追踪内所需的数据，并根据风险管理原则对审计追踪进行审核。与操作相关的关键审计追踪，应在这些操作的审核完成之前（如在批放行之前），与其他相关记录一起审核，从而确保关键数据及其修改是可接受的。此类审核应该由创建数据的部门执行，必要时由质量部门核实，如在自查期间或调查活动期间。

B. 访问和权限

应配置和实施用户访问控制，以禁止未经授权的访问、数据更改和删除。安全控制措施的程度取决于计算机化系统关键性。

● 应为所有需要访问和使用特定电子系统的员工设置和分配个人登录 ID 和密码。共用账号无法追溯到执行活动的个人。因此，应该禁止共用账号。

● 数据输入和计算机化记录的更改只能由授权人员进行。公司应为每个在役的电子系统维护一份授权人员及其访问权限的清单。

● 应该对密码格式和密码使用进行适当的控制，以确保系统得到有效安全的保护。

● 在最初被授予系统访问权限后，系统应允许用户按照正常的密码规则创建新密码。

● 系统应支持不同的用户访问角色（级别），角色访问权限的分配应遵循最低权限规则，仅为任何工作职能分配必要的最低访问级别。简单系统至少应该有普通用户和管理员用户，复杂系统通常需要更多级别的用户（如层级结构）来有效支持访问控制。

● 应严格控制授予管理员访问用于运行 GMP 关键应用软件的计算机化系统和基础设施的权限。

● 不应将管理员访问权限授予利益相关方。例如，QC 主管和经理不应被指定为其实验室电子系统（如 HPLC、GC、UV）的系统管理员。

● 普通用户不应访问计算机化系统的关键功能，如系统时钟、文件删除功能等。

● 应建立访问权限的用户清单。用户清单应包括能够用于识别特定个人的姓名或唯一标识符。

● 系统应该能够生成成功和失败的登录尝试列表，包括：

　○ 用户身份；

　○ 用户访问角色；

　○ 尝试登录的日期和时间，是本地时间或可追溯至本地时间。

用户的新建、权限变更均应按 SOP 要求进行变更，并由相关人员（部门经理和 QA）批准，以可追溯的方式转交给系统管理员，并更新用户清单。

实例分析

实例 8：分散控制系统风险分析

某原料药生产企业采用分散控制系统（DCS，distributed control system）对生产过程进行集中监视、操作、管理和分散控制。一方面从安全角度，对重点危险源进行安全预警，如对重点危险源的主要参数进行实时监控，当这些控制点超过系统设定的控制范围时，系统会自动产生报警，使公司各级监控人员能够及时、准确掌握相关信息，并迅速采取措施进行处置；另一方面，为适应工艺和数据可靠性要求，该系统也可对生产工艺主要参数（如流量、温度和压力等）进行实时监控。

为管理与数据可靠性有关的风险，有必要对 DCS 系统功能进行差距分析，识别潜在问题，采取相应控制和预防措施，降低风险至可接受范围。采用 FMEA 作为风险评估的工具，对风险的可能性、严重性和可检测性三方面进行风险评估打分并得到一个风险系数（RPN），提出建议措施来减少和控制风险。在该措施执行之后再次评估 RPN，如果风险已经降到可接受水平则认为风险评估成功。

- 严重程度的确定（表 5-13）

表 5-13　严重性分级表

严重性（患者安全）	严重性（质量 / 法规影响）	严重程度等级
失败对患者没有影响	失效对系统、产品质量或法规符合性没有影响	1
失败会对患者产生微小的伤害，造成药品有效性降低或者会导致患者投诉	失效会对系统产生微小的问题或者破坏，会潜在导致对 cGMP 要求偏离但不影响产品质量的偏差	4
失败会对患者造成一定的影响（如一个临时的或者可逆的药物作用）或明显药物有效性降低导致客户投诉	失效会造成一定的系统问题或中断，潜在造成因为对产品质量存在影响需要进行复杂的调查或对 cGMP 造成重大偏差或不满足法规要求	7
失败会导致对患者产生严重的危害事件，死亡或者重大 / 永久的伤害或者致残	失效会导致重大的系统问题或中断，会导致已分发的产品不符合准则或需要将事件通知药监部门或导致产品召回	10

- 发生概率的确定（表 5-14）

表 5-14　发生概率分级表

风险 / 危害可能性	可能性等级
非常不可能发生	1
不可能发生	4

风险 / 危害可能性	可能性等级
有可能发生	7
非常可能发生	10

● 可检测性的确定（表 5–15）

表 5–15　可检测性分级表

风险 / 危害检测能力	检测等级
每次均会在批放行之前发现	1
可能在批放行前发现	4
可能批放行后发现	7
没有发现机制	10

● 风险等级

根据 RPN 结果分为 3 个不同等级（表 5–16）。

表 5–16　风险等级及风险降低措施

RPN	风险等级	风险降低措施（基于 RPN 值）
1~125	低	风险基本上可接受
126~343	中	风险可接受，但需采取进一步的风险降低措施来降低风险水平
344~1000	高	风险不可接受，需采取行动解决

RPN= 严重性 × 发生概率 × 可检测性，风险指数越高表明该风险的优先程度越高。

以 DCS 系统权限控制、审计追踪和数据保存为例对系统开展差距分析，具体见表 5–17。

表 5–17　差距分析

序号	内容	问题	可接受标准	系统是否符合要求	差距描述
1	权限控制	系统是否设置有防止未经授权访问登录，账号和密码是否受保护	应设置账号密码，只有经授权的人员才有权限对系统进行操作	是	N/A
2		系统是否划分了不同权限	应根据功能划分有不同权限，且有权限清单	是	N/A

序号	内容	问题	可接受标准	系统是否符合要求	差距描述
3	权限控制	用户账户的激活与变更是否由批准并做相应记录	应有规程要求权限的批准，变更流程。对系统的访问应在批准访问权限之前经过批准。所有培训均应在权限批准前完成	是	N/A
4		是否共用账号	不允许设置共用账号，每个用户账号需具有唯一性	是	N/A
5		指定时间未操作，系统是否能自动锁屏	在无操作的指定时间后，计算机系统应能自动锁屏	否	DCS 界面在指定时长后不会自动锁屏
6		管理员权限是否由非利益相关部门管理	管理员权限需分配给非利益相关部门进行管理	是	N/A
7		是否定期对访问权限进行审核	应基于确定的周期，对访问权限进行定期审核	否	未对管理员访问权限进行定期审核
8	审计追踪	系统是否配置有审计追踪	如果使用计算机化系统以电子方式采集、处理、报告和储存 GMP 原数据，需配置审计追踪功能	是	N/A
9		用户管理和系统设置是否有审计追踪	如果使用计算机化系统以电子方式采集、处理、报告和储存 GMP 原数据，则应配置用户管理和系统设置，审计追踪应能追溯用户管理和系统设置的生成，修改和删除	是	N/A
10		用户或管理员是否能修改或关闭审计追踪	最终用户不应有能力修改或关闭审计追踪。如果系统管理员可进入并关闭审计追踪，因制定程序降低或防止其发生	是	N/A
11		是否根据规程定期进行审计追踪审核	需制定审计追踪审核规程，并采用基于风险分析的方法制定流程和频次	是	N/A
12	数据保存	是否所有 GMP 数据（包括元数据、审计追踪、报警等）电子数据进行了存储	生成的 GMP 电子数据均应根据公司要求保存在安全的储存位置，并为审核人提供合理的访问途径并易于获得	是	N/A

序号	内容	问题	可接受标准	系统是否符合要求	差距描述
13	数据保存	是否对上述数据进行了备份，备份和恢复是否经过了验证	所有 GMP 相关数据均应有备份程序并经过验证，且需要定期测试。数据备份的频率需预先确定。任何系统升级或维护活动之前应进行数据备份。因根据风险评估确定备份数据的恢复频率并进行检查和记录	否	恢复流程未经过验证
14		备份数据是否储存在安全位置，保护未经授权的用户操作	备份存储位置应与生产系统分开。备份应储存在安全受保护的位置，不允许未经授权的访问	是	N/A
15		是否执行异地备份	备份数据应与该厂区分开	否	仅不同大楼进行备份，未执行异地备份
16		手动备份是否制定定期备份计划，备份流程是否可追溯	对于手动备份，需制定备份计划，并追踪完成情况	是	N/A
17		备份数据是否可读	应有系统确保备份的数据可读	否	DCS 数据备份后，不能直接打开数据

● 风险评估：针对不符合要求的项目进行风险评估，见表 5-18。

表 5-18　不符合项风险评估

序号	内容	功能要求	潜在失效模式	后果	严重程度	发生概率	可检测性	RPN	风险级别
1	权限控制	指定时间未操作，系统是否能自动锁屏	DCS 界面在指定时长后不会自动锁屏	可能误用他人账号操作	10	7	10	700	高
2	权限控制	是否定期对访问权限进行审核	未对管理员访问权限进行定期审核	当人员换岗时存在管理员权限被误用风险，可能导致系统修改不受控	7	7	7	343	中
3	数据保存	是否对上述数据进行了备份，备份和恢复是否经过了验证	恢复流程未经过验证	恢复的数据可能不完整，不准确	7	7	7	343	中

序号	内容	功能要求	潜在失效模式	后果	严重程度	发生概率	可检测性	RPN	风险级别
4	数据保存	是否执行异地备份	仅不同大楼进行备份，未执行异地备份	特殊情况下，数据可能丢失	4	7	7	196	中
5	数据保存	备份数据是否可读	DCS数据备份后，不能直接打开数据	备份的数据失去意义	10	7	7	490	高

● 风险控制：对上述风险采取相应措施后，重新进行 RPN 计算，见表 5-19。

表 5-19　采取措施后再风险评估

序号	潜在失效模式	后果	严重程度	发生概率	可检测性	RPN	采取措施	严重程度	发生概率	可检测性	RPN	风险级别
1	DCS界面在指定时长后不会自动锁屏	可能误用他人账号操作	10	7	10	700	更新系统，使得在指定时间后能自动锁屏	10	1	1	10	低
2	未对管理员访问权限进行定期审核	当人员换岗时存在管理员权限被误用风险，可能导致系统修改不受控	7	7	7	343	更新规程，要求定期对权限进行审核	7	4	4	112	低
3	恢复流程未经过验证	恢复的数据可能不完整，不准确	7	7	7	343	重新进行恢复流程验证，并要求定期验证	7	1	1	7	低
4	仅不同大楼进行备份，未执行异地备份	特殊情况下，数据可能丢失	4	7	7	196	在异地设置备份点，并进行验证	4	1	1	4	低
5	DCS数据备份后，不能直接打开数据	备份的数据失去意义	10	7	7	490	在备份安装相应软件并确认	10	1	1	10	低

注：风险控制跟风险评估的表格也可以合并成一个表格。

结论：经过制定相应的措施，所有的风险均可以接受，系统符合要求。

📋 要点备忘

- 采用风险管理方法和生命周期方法对计算机化系统进行验证和管理；
- 审计追踪、访问和权限管理要求。

6　文件与记录

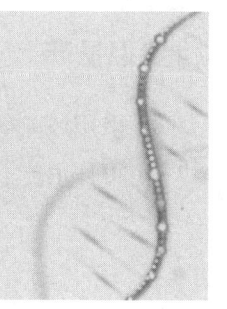

本章主要内容：

☞ 如何制定质量标准

☞ 要建立哪些记录

☞ 建立记录的原则和核心

☞ 物料整个过程中的"可追溯性"和"正确性"

☞ 建立批生产记录的审核职责和内容

就文件系统而言，原料药和制剂生产的文件要求基本一致，这部分内容可参见本丛书《质量管理体系》分册的文件管理相关内容。但基于原料药生产工艺的自身特点，如微粉操作、分批合批生产、薄层色谱分析（TLC检测）、不同客户的特殊需求、回收工艺等，导致文件复杂多样化，本章节就针对下列从起始物料开始且具有原料药特点的GMP文件进行讨论，包括：

● 质量标准；

● 设备使用日志；

● 原料、中间体、原料药的标签和包装材料的记录；

● 生产工艺规程；

● 批生产记录及批包装记录；

● 实验室控制记录；

● 批生产记录审核。

6.1 质量标准

法规要求 ·

药品生产质量管理规范（2010 年修订）原料药附录

　　第二十五条　企业应当根据生产工艺要求、对产品质量的影响程度、物料的特性以及对供应商的质量评估情况，确定合理的物料质量标准。

　　第二十六条　中间产品或原料药生产中使用的某些材料，如工艺助剂、垫圈或其他材料，可能对质量有重要影响时，也应当制定相应材料的质量标准。

背景介绍 ───────

　　由于原料药及原料药的生产过程中所涉及的原料（包括起始物料、其他原料和溶剂）、辅助材料（包括工艺助剂、垫圈、其他材料）、中间过程物料、中间体、回收溶剂等物料有其自身的特点，同时，原料药的包装和贴签材料也具有特殊性，因此，本节就原料药及这些物料的质量标准制订原则及变更控制进行讨论。

📋 技术要求

ICH Q7　原料药的药品生产质量管理规范指南

6.1 文件系统和质量标准原则

6.17 应制订原料、必要的中间体、原料药、标签和包装材料的书面质量标准。此外，某些其他物料也适宜制定质量标准，例如工艺助剂、垫圈，其他在原料药或中间体生产中使用的可能对质量产生重大影响的物料。应建立中间过程控制的书面可接受标准。

　　应当为原料、中间体（必要时）、原料药和标签及包装材料建立书面成文的质量标准。此外，应当酌情为工艺助剂、垫圈或其他在中间体或原料药生产中使用的能决定性地影响质量的物料制订质量标准，如催化剂纯度影响化学反应程度，可以考虑纯度方面的标准；垫圈可以考虑材质方面的标准等。应当为过程控制制订书面成文的标准。

质量标准的要点包括：

● 对原料（包括起始物料、其他原料和溶剂）、中间体、原料药和标签及包装材料建立适当的质量标准。

● 原料药应符合药典标准和注册标准（涉及时）。

● 起始物料（可能是原料、中间体或原料药）、其他原料、中间体按照产品需求建立适当的标准，不用必须执行药典标准。原料质量标准的建立可以参照研发报告的相关内容，原料采购合同可以引入相关质量标准。接收、取样、检测部门应熟悉相关的标准。

● 对过程控制应建立适当的标准。

实施指导

质量标准的建立都应是书面的，并定期审核其适用性。

A. 质量标准建立的原则

● 原料药除了符合药典标准和官方注册标准（若涉及）外，通常还会有企业内部标准或客户标准，这可能来自客户的要求，如对微粉物料的颗粒度要求，对晶形的要求等。

● 企业可以通过对产品质量的分析，建立自己的内控标准，并定期审核其适用性。一般来讲，内控标准必须符合或高于其所应符合的药典标准。

● 不同物料质量标准建立的原则见表6-1。

详细的实施指导可以参考本丛书中实验室控制章节的相关内容。

B. 质量标准变更控制

随着工艺的优化以及药典的更新，原料药的质量标准也会进行相应的调整。质量标准发生变化时，需要特别注意：无论是否涉及注册文件，均应启动公司内部变更流程，对变更进行风险评估。若变更与注册相关，注册部门应参与共同评估。详细的实施指导可参考本丛书《质量管理体系》分册中变更管理的相关内容。

表 6-1　不同物料质量标准建立的原则

项目	质量标准		说明
	企业内部标准	《中国药典》标准	
起始原料	√	×	与其他原料相比应更详细 企业可以根据自身原料药的工艺要求，结合供应商生产工艺的特点制定质量控制标准。应关注主要成分的含量水平，杂质水平和潜在质量影响因素的水平 这里需要注意的是：起始物料可能是一种原料、中间体或原料药。若起始物料本身是一种 API，作为销售给制剂使用和供其他原料药生产使用的质量标准可以不同，对于供原料药生产使用的起始物料，一般可按中间体来管理，质量标准没有必要按 API 的质量标准要求来管理，而是和其他起始物料的关注点一样，如含量、杂质（包括基因毒性和亚硝胺杂质）等水平
其他原料以及溶剂	√	×	应当结合工艺需要和供应商的质量水平来建立 应关注主要成分的含量水平、杂质水平（包括基因毒性和亚硝胺杂质）和潜在质量影响因素的水平
回收物料	√	×	应当考虑工艺需求和回收的工艺能力。应关注主要成分的含量水平、杂质水平（包括基因毒性和亚硝胺杂质）和潜在质量影响因素的水平
中间体	√（必要时）	×	根据中间体的某项指标对最终产品的质量影响，建立相应的质量标准，应关注主要成分的含量水平、杂质水平（包括基因毒性和亚硝胺杂质）和潜在质量影响因素的水平
原料药	√	√	如果客户有特殊要求，可以建立额外的客户标准
标签	√	×	标签本身的材料标准并非强制性建立，但内容必须符合相应的标准
内包材	√	×	内包材上如有印刷内容视同标签管理
工艺助剂	√	×	工艺助剂包括脱水剂、脱色剂、助滤剂、消泡剂、催化剂等 应当结合工艺需要和供应商的质量水平来建立
垫圈或其他材料	√	×	根据影响情况建立相应的质量标准或其他管控方式。特别是与产品接触的，可能对产品质量产生影响的材料
过程控制物料	√	×	根据生产工艺过程的控制要求制定。过程控制质量标准可以是一个范围（如 pH 6~8），也可以是一个定值

6.2 设备使用日志

法规要求

药品生产质量管理规范（2010 年修订）

第七十二条　应当建立设备使用、清洁、维护和维修的操作规程，并保存相应的操作记录。

第八十六条　用于药品生产或检验的设备和仪器，应当有使用日志，记录内容包括使用、清洁、维护和维修情况以及日期、时间、所生产及检验的药品名称、规格和批号等。

背景介绍

设备使用日志（equipment logbook）是追溯设备使用情况的重要文件，包括设备用于生产、清洁的信息，设备维修、维护保养、确认、校验和消毒 / 灭菌等信息。

📋 技术要求

ICH Q7　原料药的药品生产质量管理规范指南

6.2 设备的清洁和使用记录

6.20 主要设备的使用、清洁、消毒和（或）灭菌以及维护应当有记录，记录内容包括日期、时间（如有必要）、所生产产品的名称和批号，以及执行清洁和维护的操作人员。

6.21 如设备专用于某一种中间体或原料药的生产，且生产批次可追溯，则不必建立单独的设备记录；采用专用设备时，相应清洁、维护和使用记录既可以作为批记录的一部分，也可以单独保存。

在原料药生产中，应该对主要或关键设备及其附属设备建立设备日志，详细记录在设备上进行的活动。主要活动类型包括但不限于：

- 生产使用
- 清洁
- 维修、维护或保养
- 确认（IQ、OQ、PQ、RQ）
- 校验
- 消毒 / 灭菌

设备日志所记录的设备活动信息应当包含活动的日期、时间（如有必要）、生产使用时产品的名称 / 批号、执行活动的人员签名等，具体内容见表 6-2 设备使用日志示例。

主要或关键设备一般指每一步骤物料（即含产品的活性成分，如反应液、中间料液、中间体等）沿工艺流程所流经或直接接触的设备（含中转设备及中间料贮罐），以及配制参与反应或反应液后处理所用溶液的配制罐。该类设备对产品质量有重要影响，例如：

- 发酵设备：如种子罐、发酵罐、配料池、补料罐、分消罐；
- 反应设备：如溶解罐 / 反应罐、脱色罐、结晶罐等；
- 料液后处理设备：如树脂柱、陶瓷膜、超 / 纳滤机组、板框、离心机、过滤器、三合一设备；
- 直接接触料液的中转设备：如中间料液贮罐、无菌产品使用的 IBC 桶等；
- 溶液配制罐：如碳酸氢钠配制罐（所配制的碳酸氢钠溶液加入到反应体系中起成盐作用）；
- 干燥设备：如真空干燥箱、双锥干燥箱、冻干设备等；
- 物料混合 / 粉碎设备：如微粉机、混合机等；
- 灭菌设备：如无菌产品生产中，用于物料、器具、包材、器械灭菌的灭菌柜；
- 流水线设备：如整条包装线、成品密闭输送系统（包含有粉碎、除尘、中间粉仓 / 料仓、真空输送设备等）。

除此之外，这些设备所带的与物料接触的附属设备，如泵、冷凝器、连接软管等，可以不单独建立日志，但应并入所属的相应设备的日志中。

对于实验室的检测设备，也应建立日志，详细内容参见本丛书《质量控制实验室与物料系统》分册质量控制实验室部分。

应按时间顺序在设备使用记录中记录设备上所进行的各种活动。每个活动的具体操作信息，建议单独建立详细的记录。例如，建立独立的生产记录、清洁记录、维护和维修记录、确认记录等。必要时，在设备使用日志中链接相应的记录编号，便于追溯在设备上进行的所有活动。

企业可根据不同设备的特点，分别建立适用的设备使用日志，并定期进行审核。

实例分析

实例 1：设备使用日志

设备使用日志示例如表 6-2 所示。

表 6-2　设备使用日志示例

设备名称：×××　　　　　　　　　　　　　　　　　　　　　　　　　　设备编号：####				
使用日期	操作项目	操作描述	备注	签名 / 日期
2021–10–05	使用	×××产品，×××批号	无	刘兵 /2021–10–05
2021–10–20	清洁	简单清洁，×××产品，×××批号	无	李华 /2021–10–20
2021–10–20	清洁	大清洁，×××产品，×××批号	无	李华 /2021–10–20
2021–10–21	清洁	转产清洁 转产前×××产品，×××批号 转产后×××产品	无	李华 /2021–10–21
2021–11–23	维护	换搅拌	见维护记录××××	张峰 /2021–11–23
2021–11–25	确认	PQ	见××××	张峰 /2021–11–25
2021–11–26	消毒 / 灭菌	×××产品，×××批号	无	刘兵 /2021–11–26

填写说明：

● 设备用于生产，可记录相关产品名称及批号；多班次连续生产同一批次设备，可不用每班记录，但一般应包含开始使用和结束使用的日期。

● 设备清洁时，可记录产品名称、批号及清洁的类型（如简单清洁、大清洁、转产清洁、过清洁有效期再清洁、维护后清洁等），这里需要注意的是，对于转产清洁，应能清晰追溯到转产前和转产后产品名称和批号等信息，必要时链接其相应的清洁记录编号。

- 当设备有维护、维修、确认活动时，可记录相应的情况，必要时链接相关维护记录或确认文件编号，用以对设备的所有活动进行追溯。

- 设备确认，可记录设备确认类别，如 IQ、OQ、PQ、RQ。

- 设备消毒/灭菌时，可记录相关产品名称及批号，必要时记录消毒/灭菌的起止时间。

- 对于同时使用、清洁、维护、确认的多台联动设备，可共用一本设备使用日志。

- 附属设备的使用、清洁、维护、确认信息应在主设备的设备日志中填写。

6.3 原料、中间体、原料药的标签和包装材料的记录

📋 技术要求

ICH Q7　原料药的药品生产质量管理规范指南

6.3 原料、中间体、原料药标签和包装材料的记录

6.30 记录内容应当包括：

－每次到货的原料、中间体、原料药标签和包装材料的识别信息、数量和生产商名称；供应商的名称；供应商标识的批号或其他编号；接收后企业指定的编号；接收日期；

－所有检验或检查的结果及相应结论；

－物料使用过程的记录；

－确认原料药的标签和包装材料是否符合既定标准的检查和审核记录；

－不合格原料、中间体、原料药标签和包装材料的最终处理决定。

6.31 应当保存经批准的标签样张，用于核对发放的标签。

关于原料、中间体、标签和包装材料的记录管理，其核心是"可追溯性"和"正确性"。记录的目的是为了确保在供应链出现任何差错时，既可以往回追溯到供应商的生产记录，又可以往前追溯到相关 API 批交付给的具体客户。也是为了通过记录保证生产过程中用到的原料、中间体、包材和标签都符合既定的标准，不会发生混淆。所以在建立原料、中间体、标签和包装材料的记录时，应围绕并保证"可

追溯性"和"正确性"。ICH Q7 和其他国际法规 / 指南均提出建立相应记录的建议，主要记录内容总结如下：

- 每次到货的每批原料、中间体、标签和包装材料的标识和数量，供应商的名称和地址、供应商代码或其他标识码，物料接收编号和接收日期；
- 如供应商与生产商不一致，还应包括生产商的名称和地址；
- 所进行的任何测试或检查结果，以及由此得出的结论；
- 物料使用记录；
- 检查和审核标签和包装材料与规定标准符合度的记录文件；
- 对拒收的原料、中间体或标签和包装材料最终处置的记录；
- 标签的管理应该受控，应建立标签的打印、领用、发放、使用、退回 / 销毁的记录；
- 已批准的标准的标签模版应当保留，用来与发放的标签作比较；
- 企业有时会需要对物料进行分装或对剩余物料进行重新包装，在这种情况下一定要保证有相应的包装记录。包装记录应至少包括批号、装量、件数等信息，关键是一定要保证与原包装之间的可追溯性。

实施指导

企业应建立一系列规程，规定原料、中间体、包装材料的管理应建立哪些记录，以保证追溯的清晰性和方便性。可以通过如下文件实现相关的记录要求：

- 合格供应商和生产商清单，其中包括供应商 / 生产商名称、代码（如果有）、地址等信息。
- 收货记录。记录每次接收物料的名称、数量、代码、供应商批号，并给出企业的内部批号。这里需特别强调的是，要保证企业内部批号的唯一性。
- 物料检验记录、物料检验报告和（或）放行单。
- 仓库分发记录。
- 车间领料记录。
- 物料使用记录。物料使用记录可以并入批记录中。

由于标签的重要性和特殊性，特别介绍一下标签的管理。标签管理包括三部分内容（表 6-3）：

- 建立模版。
- 印制、审核及保管。
- 使用。

表 6-3 标签管理内容及记录示例

内容	相应的记录
建立模版	建立空白标签模版记录： 提出申请——设计空白标签样式——相关部门审批——确定标签模版（注意标签模版版本号的唯一性）
印制、审核及保管	空白标签印制及发放记录： 按标签模版格式，由专人印制 / 打印空白标签——记录印刷 / 打印数量（必要时，记录销毁数量）——第二人复核后专人保管
使用	标签使用记录： 提出领用申请后，记录标签使用情况，包括领用、发放、使用、结存、退回、销毁数量，确保标签数量平衡

以下问题需要加以关注：

● 经批准的标签模版可以不是标签本身，可以是相关经批准的一套数据。批记录中应保留一份标签原件，以证明与模版一致，并且填写的内容符合要求。

● 在原料药生产中，会用到人工填写的空白标签，此标签应和印制标签同等要求管理。

6.4 生产工艺规程

法规要求 ....

药品生产质量管理规范（2010 年修订）原料药附录

第二十七条 原料药的生产工艺规程应当包括：

（一）所生产的中间产品或原料药名称。

（二）标有名称和代码的原料和中间产品的完整清单。

（三）准确陈述每种原料或中间产品的投料量或投料比，包括计量单位。如果投料量不固定，应当注明每种批量或产率的计算方法。如有正当理由，可制定投料量合理变动的范围。

（四）生产地点、主要设备（型号及材质等）。

（五）生产操作的详细说明，包括：

1.操作顺序；

2.所用工艺参数的范围；

3. 取样方法说明，所用原料、中间产品及成品的质量标准；

4. 完成单个步骤或整个工艺过程的时限（如适用）；

5. 按生产阶段或时限计算的预期收率范围；

6. 必要时，需遵循的特殊预防措施、注意事项或有关参照内容；

7. 可保证中间产品或原料药适用性的贮存要求，包括标签、包装材料和特殊贮存条件以及期限。

背景介绍

GMP 对原料药生产工艺规程的要求，和 ICH Q7 中对主生产和控制记录（master production and control record）的相关要求相似。在 ICH Q7 中主生产和控制记录就是指批记录的母本，包括批生产记录和批包装记录的母本。更多内容，可参见本丛书《质量管理体系》分册工艺规程相关内容。

技术要求

ICH Q7　原料药的药品生产质量管理规范指南

6.4 工艺规程（主生产和检验记录）

6.40 为了保证持续稳定的生产，应当制定中间体和原料药的工艺规程。工艺规程应当由制定人起草、并签注姓名日期，质量管理部门的人员应当独立审核、并签注姓名日期。

6.41 工艺规程内容应当包括

－所生产的中间体或原料药的名称和代码（如适用）；

－所用原料和中间体的完整清单，包括能够表明其质量属性的名称或代码；

－每种原料和中间体的准确投料量或投料比，包括计量单位；如用量不固定，应当说明计算方法。如投料量有经论证的波动范围，应当注明；

－生产场所和主要生产设备；

－生产操作的详细说明，包括：

－生产步骤；

－工艺参数范围；

－取样方法，中间过程控制及其可接受标准（如适用）；

－完成单个步骤和（或）整个工艺过程的时限（如适用）；

－必要的工艺阶段或时间点的预期收率范围。

－应当遵守的特殊注意事项和预防措施，或相关要求（如适用）；

－中间体或原料药的贮存要求，包括标签、包装材料、特殊存放条件及存放时限（如适用）。

GMP 对生产工艺规程应该包括的内容做了详细的规定，各企业可以根据实际情况，增加相应的内容，如关键工艺参数及其范围等。

欧盟 GMP 法规和 ICH 均对生产工艺规程应包括的内容进行阐述，基本上和国内法规要求一致。

实施指导

生产工艺规程一般根据产品的开发报告和产品的验证结果来制定，内容应和注册要求一致，通常由生产部门编写，当有多个生产地点，使用同样的生产工艺，生产同样的产品，也可由技术部门编写，由质量部门及其他相关部门审核，由生产管理负责人和质量管理负责人共同批准。生产工艺规程应该包括所有的工艺信息、物料信息、设备信息以及其他的法规要求的相关信息，具体如下：

● 所生产的中间产品或原料药的名称和工艺代码。

● 原料、包装材料和中间产品清单：包括名称、代码、供应商、供应商地址、生产商、生产商地址，如涉及过滤膜芯，需注明膜芯规格、材质、型号。

● 生产批量。

● 每个步骤的生产地点、主要设备（设备名称、型号、材质、设备编号等）。

● 工艺流程图：包括具体反应的物料、时间、温度、回收溶剂、关键工艺参数等。

● 化学流程图：包括合成路线、各合成组分的化学名称、结构式、分子式等。

● 生产操作的详细说明，包括：

○ 操作顺序；

○ 所用工艺参数的范围；

○ 每种原料 / 中间产品的投料量（包括计量单位）或投料比、投料顺序，如果投料量不固定，应当写明其计算方法和计算过程；如有正当理由，可制定投料量合理变动的范围；若工艺中使用回收溶剂，需描述回收溶剂的套用比例；

- ○ 取样方法、取样频率和可接受标准；
- ○ 所用原料、中间产品及成品的质量标准；
- ○ 中间步骤的预期批量和收率范围；
- 中间料液或中间产品的储存条件，包括储存温度、期限和地点；
- 原料药的包装方式、储存条件；
- 完成单个步骤或整个工艺过程的时限；
- 必要时，规定 EHS 相关要求，如特殊预防措施、注意事项等。

生产工艺规程属于受控文件，在发生变更时，应按照相应的变更管理规程进行。文件中应显示相关的修订历史，以保持其良好的可追溯性。对于旧版的生产工艺规程应该按照规定的保存年限归档保存。

一般批生产记录有更详细的操作指导和记录填写要求，某些情况下，批生产记录的母本和生产工艺规程可以是同一个文件，但这并不是必须的，各企业可以根据实际情况来实施。

实例分析

实例 2：原料药微粉记录的管理

某公司的某一原料药产品，干燥后按正常工艺的生产包装要求完成了成品包装，并入库至仓库，放置 3 天后，销售接到某客户 A 的特殊订单需求，产品颗粒度不满足客户 A 的需求，车间需进一步微粉，以得到符合客户 A 对颗粒度的要求。

原料药微粉是指通过对物料的研磨、气流粉碎等处理方式，确保最终原料药的化学 / 物理性质符合客户要求或注册标准。

原料药微粉过程可能会导致部分化学 / 物理性质发生改变，如粒径大小、晶型等，因此需要开展一系列的工作，应重点关注：

- 微粉工艺需进行验证。验证时需考虑物料允许放置期限（如待微粉产品可以放置多久再微粉）、微粉参数的上下限、微粉后产品的粒径范围、最差条件下的稳定性留样等。
- 粒径的标准通常根据制剂客户的需求确定，并纳入客户标准进行管理。
- 有些产品微粉后会影响稳定性，需要考察微粉的稳定性。
- 微粉工艺可由原料药厂家申报，也可作为制剂工艺的一部分，由制剂客户进行注册申报。不管是由 API 厂家申报还是制剂客户申报，至少有一方应包括微粉工艺描述。

● 应建立相应的微粉工艺规程、批生产记录、岗位操作法等文件，明确微粉原则（如原料药放置多久可进行微粉）、批号规则（应与微粉前批号规则区分）、生产日期（如微粉操作结束当天的日期，而非包装日期）和效期［以微粉前原料药生产日期为基准，按微粉效期进行推算（注意：微粉效期不应超过微粉前原料药效期）］的管理要求等。微粉岗位批生产记录的设计可根据产品具体情况而定，可以与微粉前岗位批生产记录合并设计，也可以分开设计。不管采用哪种方式，微粉岗位批生产记录中应至少记录微粉操作参数（包括关键工艺参数）、微粉前批号及数量、微粉后批号及数量、包装记录和相应的物料平衡，以保证微粉前和微粉后物料之间的关联性等。

6.5 批生产记录及批包装记录

法规要求

药品生产质量管理规范（2010 年修订）

第一百七十一条 每批产品均应当有相应的批生产记录，可追溯该批产品的生产历史以及与质量有关的情况。

第一百七十二条 批生产记录应当依据现行批准的工艺规程的相关内容制定。记录的设计应当避免填写差错。批生产记录的每一页应当标注产品的名称、规格和批号。

第一百七十三条 原版空白的批生产记录应当经生产管理负责人和质量管理负责人审核和批准。批生产记录的复制和发放均应当按照操作规程进行控制并有记录，每批产品的生产只能发放一份原版空白批生产记录的复制件。

第一百七十四条 在生产过程中，进行每项操作时应当及时记录，操作结束后，应当由生产操作人员确认并签注姓名和日期。

第一百七十五条 批生产记录的内容应当包括：

（一）产品名称、规格、批号；

（二）生产以及中间工序开始结束的日期和时间；

（三）每一生产工序的负责人签名；

（四）生产步骤操作人员的签名；必要时，还应当有操作（如称量）复核人员的签名；

（五）每一原辅料的批号以及实际称量的数量（包括投入的回收或返工处理产品的批号及数量）；

（六）相关生产操作或活动、工艺参数及控制范围，以及所用主要生产设备的编号；

（七）中间控制结果的记录以及操作人员的签名；

（八）不同生产工序所得产量及必要时的物料平衡计算；

（九）对特殊问题或异常事件的记录，包括对偏离工艺规程的偏差情况的详细说明或调查报告，并经签字批准。

第一百七十六条 每批产品或每批中部分产品的包装，都应当有批包装记录，以便追溯该批产品包装操作以及与质量有关的情况。

第一百七十七条 批包装记录应当依据工艺规程中与包装相关的内容制定。记录的设计应当注意避免填写差错。批包装记录的每一页均应当标注所包装产品的名称、规格、包装形式和批号。

第一百七十八条 批包装记录应当有待包装产品的批号、数量以及成品的批号和计划数量。原版空白的批包装记录的审核、批准、复制和发放的要求与原版空白的批生产记录相同。

第一百七十九条 在包装过程中，进行每项操作时应当及时记录，操作结束后，应当由包装操作人员确认并签注姓名和日期。

第一百八十条 批包装记录的内容包括：

（一）产品名称、规格、包装形式、批号、生产日期和有效期；

（二）包装操作日期和时间；

（三）包装操作负责人签名；

（四）包装工序的操作人员签名；

（五）每一包装材料的名称、批号和实际使用的数量；

（六）根据工艺规程所进行的检查记录，包括中间控制结果；

（七）包装操作的详细情况，包括所用设备及包装生产线的编号；

（八）所用印刷包装材料的实样，并印有批号、有效期及其他打印内容；不易随批包装记录归档的印刷包装材料可采用印有上述内容的复制品；

（九）对特殊问题或异常事件的记录，包括对偏离工艺规程的偏差情况的详细说明或调查报告，并经签字批准；

（十）所有印刷包装材料和待包装产品的名称、代码，以及发放、使用、销毁或退库的数量、实际产量以及物料平衡检查。

背景介绍

批生产记录和批包装记录根据现行批准的工艺规程和岗位操作法的相关内容制定。制定好的批生产记录和批包装记录经批准后，以原版空白批记录的形式存在。使用时，在受控的条件下复制和发放，或采用其他方式受控发放。更多内容可参见本丛书《质量管理体系》分册批记录相关内容。

技术要求

ICH Q7　原料药的药品生产质量管理规范指南

6.5 批生产记录（批生产和检验记录）

6.50 每批中间体和原料药都应当有相应的批生产记录，其内容应当包括与生产和过程控制有关的完整信息。批生产记录在发放前应核查其版本是否正确，是否清晰准确地采用了相关工艺规程。如果批记录依据产品管理文件的某一单独部分制定，该文件应当将现行生产工艺规程列为参考文件。

6.51 批生产记录在发放时应当有唯一的批号或编号，应记录发放日期并签名。连续生产情况下，在最终批号确定之前，产品代码、日期和时间可以共同作为唯一的识别编号。

6.52 批生产记录（批生产和检验记录）中每个关键步骤的内容应当包括：

- 日期、时间（如适用）；

- 所用的主要设备（如反应罐、干燥设备、粉碎设备等）标识；

- 每一批次的具体标识信息，包括生产中所用原料、中间体或所有返工物料的重量、体积等计量值及批号；

- 关键工艺参数的控制结果；

- 取样；

－生产操作中每个关键步骤的操作人员及负责监督或复核的相关人员的签名；

－中间过程和实验室检验的结果；

－必要的工艺阶段或时间点的实际产量／收率；

－中间体、原料药包装材料和标签描述；

－商业销售用中间体和原料药的标签样张；

－所有偏差及相关评估、调查（如适用）；如调查记录单独存放应将其列为参考文件；

－放行检验的结果。

6.53 应当制定重大偏差、不合格中间体或原料药调查的书面规程并遵照执行。调查应当包括所有可能与该不合格或偏差相关的批次。

实施指导

原版空白批记录的设计应覆盖生产过程中的每项操作，确保产品的生产历史以及与质量有关的情况可被追溯。其主要包括以下内容：

● 要生产的中间体或原料药的名称、工艺代码、批号。

● 按照生产工序，完整地列出原料和中间体的名称和代码。

● 准确说明所用的每种原料和中间体的投料量（包括计量单位）或投料比（若生产工艺中使用回收溶剂，需列出回收溶剂最大允许使用量）。如果投料量不是固定的，应当写明其计算方法和计算过程。投料量可以是一个被证明过的范围。

● 生产地点及使用的主要设备名称、编号。

● 详细的生产规程，包括：

○ 生产前检查，确认本批生产基本信息（如该批是否为正常生产批次、变更后首批、转产后首批），确保现场没有无关的产品、物料和文件，设备洁净并适合使用；

○ 操作顺序；

○ 工艺参数的范围；

○ 过程控制（IPC），包括取样指令、接受标准及测试结果；

○ 必要时，包括设备清洁操作；

○ 某些情况下，要说明完成某一工序和（或）整个工艺过程的时间；

○ 在某一工艺阶段或时间的预期批量、产率和必要时物料平衡；

○ 操作人员记录相关数据并签名，必要时复核人签名；

- 必要时，经验证的计算机化系统电子记录，如发酵曲线、冻干曲线等。
- 操作注意事项、安全注意事项。
- 中间体或原料药的适宜贮存规定，如贮存条件和允许停留时间，以确保其正确使用。
- 包装材料的名称、批号和实际使用的数量及物料平衡。
- 包装操作的情况，包括使用的设备及编号。
- 原料药标签样张。
- 若有异常或偏离事件，应在批记录中注明相关调查报告的文件编号。

实例分析

实例3：原料药分装或重新包装操作

某原料药产品常规包装规格为每桶25kg，在生产包装结束后，客户需要15kg，需对该原料药进行分装，以满足客户需求。

分装或重新包装是原料药中比较常见的一种操作模式。在这种情况下，每次分装或重新包装均应有相应的记录，并作为批生产记录的一部分进行归档，确保批生产记录的完整性和可追溯性。

实例4：中间体分批合批操作记录的管理

在某原料药生产过程中，缩合岗位生产结束得到缩合反应物A后，进行氢化反应。由于氢化设备原因，需要将一整批的缩合反应物A分为两个小批进行两次氢化反应，得到两小批氢化反应物B后，再将该两小批的氢化反应物B合并为一批，进行还原反应。

这是一个典型的涉及中间体分批合批操作的案例（表6-4）。在这种情况下，需着重关注：

（1）分批批记录中应设计用于填写每个小批物料操作的记录，如前一工序的批号、用量，必要时还可包括相应的质量指标。

（2）此时不仅要保证同一岗位不同小批之间的批号唯一性，同时还要保证不同岗位之间批号的关联性。一般在原批号的基础上赋予小批亚流水号的方式进行区分和追溯。

表6-4　中间体分批合批记录内容示例

岗位名称	批号信息	记录内容信息
缩合岗位	20211201	缩合岗位的操作描述
氢化岗位（第1小批）	20211201-1	包括缩合岗位批号、使用量、氢化岗位操作描述
氢化岗位（第2小批）	20211201-2	包括缩合岗位批号、使用量、氢化岗位操作描述
还原岗位	20211201	包括氢化岗位（第1批）和氢化岗位（第2批）的批号和使用量

说明：氢化岗位两小批的基准记录内容应相同，但仍需要受控发放并赋予不同的亚流水号批号。

实例5：薄层色谱检测记录的管理

某公司一合成类原料药产品，其缩合岗位和氧化岗位均采用薄层色谱（TLC）检测方法监控反应终点。在某次审计过程中，发现该产品缩合岗位和氧化岗位的TLC检测薄板的原始图像未保存在批生产记录中，无法判断结果的准确性。

TLC检测作为原料药合成反应中常用的检测方法，可以重点关注：

（1）每块TLC薄板检测结果可以采用拍照、扫描或复印方式保存。可在紫外灯下描绘TLC薄板上的可见色谱斑点，然后再进行扫描或复印（采用显色剂显色的TLC板除外）。

（2）原始图像可以张贴在TLC检测记录上，作为批生产记录的一部分进行受控管理。

实例6：电子记录的管理

公司A和公司B均生产发酵产品，双方在进行数据可靠性方面交流时，讨论到关于发酵曲线如何进行管理审核的问题，发现两公司的管理方式不同：公司A将曲线记录纸质打印后归档至批记录中，作为批记录的一部分进行审核，而公司B不打印纸质曲线，直接在电脑上审核电子数据。

该案例属于数据可靠性的问题。在原料药生产过程，发酵曲线是比较典型的通过计算机化系统自动过程控制的电子记录。类似的电子记录还包括冻干曲线、自控空调记录、仓库温湿度监测记录等。在这种情况下，电子记录的管理需特别注意：

（1）电子记录的审核和保存。企业可结合自身管理策略，采用纸质打印审核保存、在线审核备份或两者结合的方式。但不管采用哪种方式，电子记录管理应与纸质记录一样受控，比如权限分配、审计追踪等，确保所有相关操作均被记录和有效控制，满足数据可靠性要求。

（2）纸质发酵曲线、冻干曲线可以纳入批生产记录，每批进行审核；纸质自控空调记录、仓库温湿度监测记录可以定期审核。

6.6 实验室控制记录

法规要求 ···

药品生产质量管理规范（2010 年修订）

第二百二十一条 质量控制实验室的文件应当符合第八章的原则，并符合下列要求：

（一）质量控制实验室应当至少有下列详细文件：

1. 质量标准；

2. 取样操作规程和记录；

3. 检验操作规程和记录（包括检验记录或实验室工作记事簿）；

4. 检验报告或证书；

5. 必要的环境监测操作规程、记录和报告；

6. 必要的检验方法验证报告和记录；

7. 仪器校准和设备使用、清洁、维护的操作规程及记录。

（二）每批药品的检验记录应当包括中间产品、待包装产品和成品的质量检验记录，可追溯该批药品所有相关的质量检验情况；

（三）宜采用便于趋势分析的方法保存某些数据（如检验数据、环境监测数据、制药用水的微生物监测数据）；

（四）除与批记录相关的资料信息外，还应当保存其他原始资料或记录，以方便查阅。

第二百二十三条 物料和不同生产阶段产品的检验应当至少符合以下要求：

（五）检验应当有可追溯的记录并应当复核，确保结果与记录一致。所有计算均应当严格核对；

（六）检验记录应当至少包括以下内容：

1. 产品或物料的名称、剂型、规格、批号或供货批号，必要时注明供应商和生产商（如不同）的名称或来源；

2. 依据的质量标准和检验操作规程；

3. 检验所用的仪器或设备的型号和编号；

4. 检验所用的试液和培养基的配制批号、对照品或标准品的来源和批号；

5. 检验所用动物的相关信息；

6. 检验过程，包括对照品溶液的配制、各项具体的检验操作、必要的环境温湿度；

7. 检验结果，包括观察情况、计算和图谱或曲线图，以及依据的检验报告编号；

8. 检验日期；

9. 检验人员的签名和日期；

10. 检验、计算复核人员的签名和日期。

（七）所有中间控制（包括生产人员所进行的中间控制），均应当按照经质量管理部门批准的方法进行，检验应当有记录。

第二百二十五条 企业按规定保存的、用于药品质量追溯或调查的物料、产品样品为留样。用于产品稳定性考察的样品不属于留样。

留样应当至少符合以下要求：

（三）成品的留样：

5. 留样观察应当有记录。

第二百二十六条 试剂、试液、培养基和检定菌的管理应当至少符合以下要求：

（二）应当有接收试剂、试液、培养基的记录，必要时，应当在试剂、试液、培养基的容器上标注接收日期；

（四）试液和已配制的培养基应当标注配制批号、配制日期和配制人员姓名，并有配制（包括灭菌）记录。不稳定的试剂、试液和培养基应当标注有效期及特殊贮存条件。标准液、滴定液还应当标注最后一次标化的日期和校正因子，并有标化记录；

（五）配制的培养基应当进行适用性检查，并有相关记录。应当有培养基使用记录；

（六）应当有检验所需的各种检定菌，并建立检定菌保存、传代、使用、销毁的操作规程和相应记录。

第二百二十七条 标准品或对照品的管理应当至少符合以下要求：

（三）企业如需自制工作标准品或对照品，应当建立工作标准品或对照品的质量标准以及制备、鉴别、检验、批准和贮存的操作规程，每批工作标准品或对照品应当用法定标准品或对照品进行标化，并确定有效期，还应当通过定期标化证明工作标准品或对照品的效价或含量在有效期内保持稳定。标化的过程和结果应当有相应的记录。

背景介绍

实验室的许多文件记录可能以混合的格式存在，如某部分文件是电子形式的而其他部分是纸质的。对于混合的和统一的文件和记录，都需要明确阐述主文件、正式的复印件、数据处理与记录的关系和控制措施。应当对如模板、表格之类的电子文件进行适当控制。对所有类型的文件和记录应进行规定并遵照实施，所有媒介形式的文件要求都是等同的。

实验室计算机化电子记录管理应与纸质记录一样受控，如权限分配、审计追踪等，确保所有相关操作均被记录和得到有效控制，满足数据可靠性要求。通常受控的记录包括但不限于：检验记录及其报告（包括原材料的检验、过程控制的检验、中间体的检验、产品的检验、稳定性测试的检验、环境、纯水等常规检测）、留样存放和观察记录、标准品的标定及使用记录、标准液的配制标化记录、培养基配制记录、溶液配制记录、仪器设备使用/校验记录、检定菌的各种记录、OOS记录等。

技术要求

ICH Q7 原料药的药品生产质量管理规范指南

6.6 检验记录

6.60 检验记录应当包括为确保符合规定标准所进行的全部检验的完整数据，具体包括如下内容：

－待检样品的信息，包括物料名称、来源、批号或其他的编号、取样日期、接收样品的数量和日期（如适用）；

– 所用检验方法的说明或依据；

– 每个检验项目的样品用量；标准品/对照品、试剂和标准溶液的制备与检验信息；

– 每项检验得到的所有原始数据的完整记录，以及实验室检验仪器产生的图形、图谱和光谱，并准确标明所检验物料的名称和批次等信息；

– 与检验相关的所有计算过程，如计量单位、换算因子和等价因子等；

– 检验结果判定；

– 每项检验人员的签名和日期；

– 对原始记录的准确性、完整性及标准的符合性进行审核的人员（复核人）的签名和日期。

6.61 以下情况也应当有完整记录：

– 分析方法的修订；

– 实验室仪器、设备、仪表和记录装置的定期校准；

– 原料药的稳定性考察；

– 检验结果超标（OOS）的调查。

实施指导

实验室的各种受控记录应遵循文件的通用管理规则及生命周期原则。

实验室的检验记录应该由实验室相关人员根据相应的分析方法制定，并由 QA 及相关部门审批。批准的检验记录母本由 QA 或 QC 部门保存并控制。使用时，在受控条件下按需发放，并在该记录上做好受控标记。受控标记可以采用盖受控章的方式，也可以采用记录本（note book）模式，给记录本编号，并在每页印上相应的页码号。尽可能减少散页记录，确需散页记录的，可以采用装订后加上页码等方式进行控制，以保持记录的完整性及受控性。

检验记录的设计应覆盖以下内容：

● 检验记录应详细地记录样品的名称或来源、批号或编号、取样日期、收样日期；

● 相关的检验方法，或者其参引文献；

● 样品的称重或计量；

● 所用的标准品、标准溶液批号/编号；

● 所用的仪器设备的编号；

● 实验过程及观察到的现象；

● 所有的仪器设备上的原始读数；

- 计算方法和计算过程；

- 计算结果以及和接受标准的比较；

- 每一个测试都必须有相应的分析员签名和日期，并由第二名有资质的人员进行复核。

对于检验记录，可以将相关的分析方法具体操作或者其参引预先设计在记录上，使用时只需将相关的实验结果记录在相应的位置上。如果需要通过一定的计算来获得相应的结果，相关的计算公式也可以预先设计在检验记录中。

电子采集数据时，可以将产品或样品名称、批号和设备等信息预设在电子记录中，自动打印。打印的记录应由操作人员进行确认签名。所有仪器打印的结果，应该和检验记录一起归档保存。使用热敏纸打印的记录，应复印后和原始记录一起归档保存。这里所指的打印结果不仅包括色谱光谱等仪器设备产生的数据，也包括天平等辅助设备产生的数据。

如有 OOS 发生，应在检验记录中注明 OOS 的编号。

检验记录应该有版本控制，以保证现场操作所用的记录是批准过的最新版本，并且和最新的分析方法一致。

应对每一台检验仪器 / 设备建立仪器 / 设备的使用日志，包括该仪器设备编号、设备名称、使用日期、检验内容、校验日期和内容、使用 / 校验人签名，详细内容参见本丛书《质量控制实验室与物料系统》分册质量控制实验室部分。仪器设备的日志应该放置在相应的仪器设备周围，便于操作人进行记录。日志应该由相关的负责人定期审核。

6.7 批生产记录审核

法规要求 ·······································

药品生产质量管理规范（2010 年修订）

第一百七十三条 原版空白的批生产记录应当经生产管理负责人和质量管理负责人审核和批准。批生产记录的复制和发放均应当按照操作规程进行控制并有记录，每批产品的生产只能发放一份原版空白批生产记录的复制件。

📋 **技术要求**

ICH Q7　原料药的药品生产质量管理规范指南

6.7 批生产记录审核

6.70 应当建立批生产记录（包括包装和贴签）和检验记录的审核、批准的书面规程，并遵照执行，以确定中间体或原料药放行或发运之前符合规定标准。

6.71 原料药放行或发运之前，应当由质量管理部门对其关键步骤的批生产记录和检验记录进行审核、批准。非关键步骤的批生产和检验记录可由有资质的生产人员或其他部门人员按照质量管理部门批准的规程进行审核。

6.72 所有相关的偏差、调查和 OOS 报告均应当作为批记录审核的一部分在放行前进行审核。

6.73 质量管理部门可以授权生产部门放行中间体，但发运至本企业控制范围之外的中间体除外。

应该有 SOP 明确规定批记录的审核及产品放行的程序，明确审核范围和责任。ICH Q7 指出批准批记录和实验室控制记录应按照既定的书面程序进行，以保证放行或分发前确定中间体或原料药符合规定标准，与欧美法规的相关要求基本一致。产品须由与生产部门独立的质量部门放行。质量部门可将本企业生产过程中中间体放行的职责和权利按程序规定委派给生产部门，但对外销售的中间体除外。

批生产记录的审核一般应由生产部门和质量部门分为两步进行审核，但审核侧重点会有所不同：

第一步，由生产部门对批生产记录进行全面审核。生产部门对批生产记录的审核工作，可以结合企业具体情况实施，当产品生产步骤复杂，可分步完成审核，如每个工序生产结束后，由各工序负责人对该步骤的批生产记录进行审核，待所有工序生产结束后，再进行全面审核。这里需要注意的是，生产部门审核人员一般应为熟悉该产品且有资质的人员。审核完成后还应在批生产记录上签名确认。

第二步，由质量部门对批生产记录进行放行审核和产品质量评价。在产品放行前，放行人员还应对每批产品进行质量评价并给出明确结论，如所有经调查的偏差、OOS/OOT 对产品质量的影响，相关变更工作均完成且达到预期目的，是否批准放行或按不合格品处理等。

这里需要注意的是，企业应当建立批生产放行审核记录，用以记录质量部门对产品放行前的审核情况、评价内容和最终处理结论等。在产品放行前，所有的偏差、OOS、OOT 都得到了充分的调查和评估，所有的变更都得到了充分的风险分析和评估，且都应作为批记录的一部分进行审核。

实施指导

企业应制定 SOP，明确各部门的审核责任和范围。建议企业建立明确的文件，规定哪些生产操作和检验记录是关键的，质量部门应对这些关键内容进行审核。规定应是具体的。

批记录审核内容包括：

- 批生产记录是否完整、符合要求，如是否有难辨认的更改、是否完整无空白；
- 配料、称重是否符合要求；
- 工艺参数、操作的符合性，关键工艺参数、操作应由质量部门进行最后审核；
- 清场记录是否符合要求；
- 批包装记录是否完整且符合要求；
- 批记录中是否有正确的标签样张；
- 收率是否在允许范围内；
- 包装材料物料平衡是否在允许范围内；
- 中间体质量检验结果是否符合要求；
- 成品检测结果是否符合要求；
- 必要时，电子数据（含审计追踪）是否符合数据可靠性原则；
- 对于无菌原料药，环境监控、生产用膜过滤器完整性和水系统监控数据是否符合要求；
- 偏差：是否发生偏差，是否经过充分的调查和风险评估（包括对产品质量的影响），所有已发现的偏差是否已在批记录上备注；
- OOS/OOT：是否发生 OOS/OOT，是否经过充分的调查和风险评估（包括对产品质量的影响）；
- 变更：是否发生变更，变更相关工作是否完成；
- 用途判定。

这里需要注意的是，对于电子数据审核，一般地，关键数据应进行第二人复核或审核；非关键数据可进行定期抽查审核，其审核频率可由企业结合风险评估，确定合理的审核频率和要求。

批生产记录通常由生产部门进行初审，质量部门进行放行前的最终审核及放行。应该建立相关的规程明确各部门审核的职责和内容，生产 / 检验记录的审核内容示例见表 6-5。

表 6-5　批生产 / 检验记录审核内容示例

记录类型	生产部门审核内容	质量部门审核内容
批生产记录（中间体、非关键步骤）	记录是否完整且符合要求；配料、称重是否符合要求；所有工艺参数、收率等是否在规定的范围内；清场是否符合要求；有无偏差等	QA 审核或委派生产部门自行审核
批生产记录（关键步骤）、批包装记录	记录是否完整且符合要求；称重是否符合要求；所有工艺参数、物料及包装材料平衡是否在规定的范围内；清场是否符合要求；标签是否符合要求；有无偏差等	批生产记录完整性、关键工艺参数、标签是否符合要求；涉及的偏差、是否得到调查和评估；变更是否得到控制和评估
批检验记录（中间体、过程控制等非关键步骤）	记录是否完整且符合要求；中间体检验（包括必要时的电子数据）是否符合数据可靠性原则；无菌产品的膜过滤器完整性是否符合要求，有无偏差、OOS 或 OOT 等	QA 审核或委派实验室自行审核
批检验记录（终产品、关键步骤）	记录是否完整且符合要求；成品检验（包括必要时的电子数据）是否符合数据可靠性原则；无菌原料药的环境监控、生产用膜过滤器完整性和水系统监控数据是否符合要求；有无偏差、OOS 或 OOT 等	批生产记录完整性、成品检验（包括必要时的电子数据）是否符合数据可靠性原则；涉及的偏差、OOS/OOT 等是否得到调查和评估；变更是否得到控制和评估

偏差应按照既定的程序进行调查，放行前应对所有相关偏差进行审核，并对调查情况和导致偏差的原因进行评估，以判定是否可以放行。

OOS、OOT 应按照既定的程序进行调查处理，决定放行还是拒绝。

需特别注意：若原料药需多次分装或重新包装后销售，每次放行前应重新对相应的分装或重新包装的记录进行审核，审核内容主要包括批包装记录、标签样张、清场记录、物料平衡的符合性；当有客户加测项目时，还应审核加测项目的检测结果，并对每次放行产品进行质量评价，保证产品及其生产符合注册和 GMP 要求。

7 物料管理

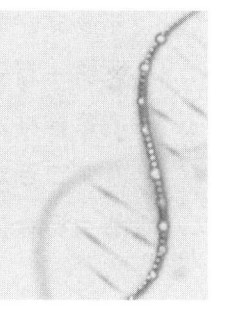

本章主要内容：

☞ 大宗物料的管理

☞ 研发物料的管理

☞ 危险性／特殊物料的管理

☞ 户外贮存区域需要注意的问题

☞ 物料进厂测试的要求

☞ 不合格物料处理方式

7.1 一般原则

法规要求 ···

药品生产质量管理规范（2010 年修订）

第一百零二条 药品生产所用的原辅料、与药品直接接触的包装材料应当符合相应的质量标准。药品上直接印字所用油墨应当符合食用标准要求。

进口原辅料应当符合国家相关的进口管理规定。

第一百零三条 应当建立物料和产品的操作规程，确保物料和产品的正确接收、贮存、发放、使用和发运，防止污染、交叉污染、混淆和差错。

物料和产品的处理应当按照操作规程或工艺规程执行，并有记录。

第一百零四条 物料供应商的确定及变更应当进行质量评估，并经质量管理部门批准后方可采购。

第一百零五条 物料和产品的运输应当能够满足其保证质量的要求，

对运输有特殊要求的，其运输条件应当予以确认。

第一百一十三条 只有经质量管理部门批准放行并在有效期或复验期内的原辅料方可使用。

第二百六十一条 改变物料供应商，应当对新的供应商进行质量评估；改变主要物料供应商的，还需要对产品进行相关的验证及稳定性考察。

药品生产质量管理规范（2010 年修订）原料药附录

第二十五条 企业应当根据生产工艺要求、对产品质量的影响程度、物料的特性以及对供应商的质量评估情况，确定合理的物料质量标准。

第二十六条 中间产品或原料药生产中使用的某些材料，如工艺助剂、垫圈或其它材料，可能对质量有重要影响时，也应当制定相应材料的质量标准。

第三十八条 物料和溶剂的回收：

（一）回收反应物、中间产品或原料药（如从母液或滤液中回收），应当有经批准的回收操作规程，且回收的物料或产品符合与预定用途相适应的质量标准。

（二）溶剂可以回收。回收的溶剂在同品种相同或不同的工艺步骤中重新使用的，应当对回收过程进行控制和监测，确保回收的溶剂符合适当的质量标准。回收的溶剂用于其它品种的，应当证明不会对产品质量有不利影响。

（三）未使用过和回收的溶剂混合时，应当有足够的数据表明其对生产工艺的适用性。

（四）回收的母液和溶剂以及其它回收物料的回收与使用，应当有完整、可追溯的记录，并定期检测杂质。

背景介绍

本节中所引述的有关物料管理的规范要求适用于原料药、口服制剂、注射剂和其他剂型产品的物料管理，各个企业在采用时需要注意和企业的产品和实际情况结合。对于基本的原则和要求的详尽讨论可以参考本丛书《质量控制实验室与物料系统》分册物料系统部分，涉及的变更控制、偏差管理等方面的内容可以参考本丛书《质量管理体系》分册中变更管理和偏差管理等相关内容。本章将针对原料药的物料管理特点展开讨论，本章其他小节也遵循这一原则进行描述。

📋 技术要求

ICH Q7　原料药的药品生产质量管理规范指南

7.10 物料的接收、标识、待验、贮存、处理、取样、检验、批准或拒绝放行均应当有书面规程。

7.11 中间体和（或）原料药的生产企业应当建立关键物料供应商的评估系统。

7.12 物料应当按协议标准从经质量管理部门批准的一个或多个供应商处采购。

7.13 如果某关键物料的供应商和生产商不同，则中间体和（或）原料药的生产企业应当知道该物料生产商的名称和地址。

7.14 关键原料来源的变更应当遵照第13节变更控制执行。

从GMP针对物料管理的原则要求来看，有以下基本要求：

● 从标准上控制：符合质量标准（包括物料标准的建立、使用、更新等管理）；

● 从源头上控制：供应商管理（包括供应商评估、批准和变更管理，以及质量协议管理）；

● 从流程上控制：建立物料从采购到使用的流程控制（包括采购控制、运输控制、接收控制、标识控制、状态控制、贮存控制、取样/测试控制、合格或不合格状态控制、发放控制、使用控制或最终处置等环节的管理），流程控制包括在物料流转过程中保持清晰准确的质量状态标识和使用适当的区域设施；

● 从记录上控制：要求建立从供应商管理到物料最终处置的全过程文件记录的可追溯性，包括指导各个环节操作的程序建立；

● 研发物料管理：建议纳入公司物料管理系统。

以下从标准、源头、流程、文件记录和研发五个方面对物料管理的要求进行描述。

A. 从标准上控制——符合质量标准

包括物料标准的建立、使用、更新和维护等管理。

所有同原料药生产有关的原料、包装材料、标签、生产助剂、中间体和回收物料等需要建立质量标准的，质量标准可以参考药典标准、法规要求标准、行业标准、供应商标准和研发的试验数据等，但都需要关注标准中规定的项目和限度是否能满足生产工艺要求，以及对原料药安全性和质量的影响。另外物料标准也需要按照原料药注册要求来决定是否需要体现在注册文件中以及是否需要法规机构批准，比如，原料药所使用的标签（内容、格式、字体、颜色等）。

质量标准建立和批准后，应按企业程序规定在物料入厂检验，物料复验和（或）与物料其他相关生产活动均按照现行质量标准执行；企业应将质量标准以书面形式告知已批准的物料供应商，供应商按照质量标准的要求提供物料，质量标准的书面形式可作为质量协议（quality agreement）的内容或附件，或其他合适的方式。

质量标准的更新按照变更控制的流程执行，可能涉及的工作有标准的更改、培训、工艺验证、稳定性研究、注册内容的更新和重新批准等方面。 对于物料系统的影响在于企业内部检验判断标准的变化和供应商是否可以持续满足质量要求的能力评价。这些可能的工作都可以在变更控制系统的框架内进行。相关的具体要求和指导可以参考本丛书《质量管理体系》分册中变更管理相关内容。

B. 从源头上控制——供应商管理

包括供应商的确认、评估、批准和变更管理、质量协议以及复评管理。

建议企业从原料药的中试阶段起，参照本分册的要求，建立供应商的管理程序。内容涵盖供应商筛选、评估、批准、管理等方面。这是物料管理的源头，也是产品质量持续稳定的关键一环。

对于供应商管理，基于物料对产品质量的影响程度情况，企业应对物料的供应商进行评估，确认是否需要进行现场审计。对于不配合现场审计的物料供应商，企业可基于所供物料的特性和使用情况对供应商进行风险评估，评估可从物料的理化性质、物料对产品质量的影响程度、物料的用途、用量以及供应商所提供的资质资料等方面进行。同时，企业要采取相应的控制措施，如调查问卷、质量协议、物料进厂后不得免检或增加逐桶鉴别等控制措施进行管控，以及如有分销商 / 经销商，也可通过对分销商 / 经销商进行管理，如签订质量协议以确保其供货稳定和物料质量满足要求。集团内部的供应商的管理，集团内不同公司实体互为供应商的情况，应考虑两个实体公司为同一法人 / 不同法人、生产许可证、质量体系、上下游产品特性等实际情况；集团内不同公司应签署质量协议，在集团实施统一质量管理体系及双方责任明确的前提下，可适当地简化供应商管理的流程，如物料检测根据风险评估可以采用减项测试方式进行控制。集团内共享供应商的情况，集团内部应统一供应商管理的方式和流程，明确共享供应商的程度，如审计结果互认、质量信息互认、投诉信息互认等。

原料药生产涉及物料的供应商管理需要注意以下几个关键事项：

● 供应商必须经过质量部门批准，建立批准的供应商清单并定期更新（表7–1为批准的供应商清单示例）；

● 在评估供应商的问卷中需要包括产品中基因毒性杂质评估内容，如生产工艺中是否使用亚硝酸钠、原料是否生成或降解亚硝胺杂质；

● 物料必须从批准的供应商采购，从风险角度考虑，建议关键物料的供应商至少有两家及以上；

● 批准后的供应商供货情况需要进行定期评价；

● 供应商本身工艺变化或改变供应商都需要按照变更程序执行；

● 供应商的评价方式有多种，可以进行书面评价（表7–2为供应商问卷内容示例），现场审计（表7–3为物料供应商审计报告模板），远程审计，物料测试和工艺生产，还可以多种方式结合或其他合适的方式；

● 可以通过质量协议或其他适合的方式来明确要求，规范双方行为（表7–4为质量协议内容示例）。

表 7–1　批准的供应商清单

按照某个物料建立清单，参考如下：											
序号	物料名称	物料代码	供应商信息			生产商信息			首次批准日期	下次评估日期	备注
			营业执照效期	许可证有效期	联系地址	营业执照效期	许可证有效期	联系地址			
1											
2											
3											
4											

注：内容可以根据实际情况调整，许可证可以是生产、卫生、安全等方面的，根据该物料遵守的法规规定来决定。

制表人／日期：　　　　复核人／日期：　　　　批准人／日期：

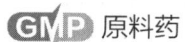

续表

按物料级别分类管理清单，参考如下：

序号	物料名称	物料代码	供应商信息			生产商信息			首次批准日期	下次评估日期	备注
			营业执照效期	许可证有效期	联系地址	营业执照效期	许可证有效期	联系地址			
Ⅰ类物料供应商											
1											
2											

Ⅱ类物料供应商											
1											
2											

Ⅲ类物料供应商											
1											
2											

注：内容可以根据实际情况调整，许可证可以是生产、卫生、安全等方面的，根据该物料遵守的法规规定来决定。

制表人 / 日期：　　　　　　复核人 / 日期：　　　　　　批准人 / 日期：

表 7-2　供应商问卷内容示例

- 企业概况、人员情况、组织架构
- 企业资质（营业执照、生产许可证、特种作业许可证等）
- 企业主要产品及产量情况
- 企业环保处理能力
- 企业仓库储存能力
- 企业检测产品能力
- 所用物料的信息
  所用物料基本信息：
  所用物料生产设备信息：
  所用物料检测仪器信息：
  所用物料车间信息：
  所用物料工艺路线图：
  所用物料质量标准和检验方法：
  所用物料化学品安全说明书（如适用）：
- 企业质量管理体系的运行情况（机构与人员、厂房与设施设备、物料与产品、确认与验证、文件管理、生产管理、质量控制与质量保证、委托生产与委托检验、产品发运与召回、数据可靠性等）
- 各类声明（TSE/BSE、亚硝胺杂质等基因毒杂质、回收溶剂 / 物料使用情况）

表 7-3　物料供应商审计报告模板

- 审计概述
- 审计目的
- 审计依据
- 审计范围
- 审计人员
- 供应商基本情况
- 生产设备信息
- 检验仪器信息
- 审计情况
  - 产品的内容：
    产品基本信息：
    产品合成路线：
    产品结构信息：
  - 本次审计内容：
    物料管理：（审计及缺陷情况）
    生产管理：（审计及缺陷情况）
    实验室管理：（审计及缺陷情况）
    厂房设施和设备管理：（审计及缺陷情况）
    质量管理：（审计及缺陷情况）
  - 审计缺陷，具体如下：
    关键缺陷：
    主要缺陷：
    一般缺陷
    建议内容：
  - 上次审计缺陷整改的跟踪（对于首次审计不适用）
- 审计结论
- 需要说明的其他事项

表 7-4　质量协议内容示例

说明：质量协议需要明确双方的责任和义务，具体内容可参考如下：

- 物料质量标准
- 提供工艺流程图
- 填写供应商调查问卷要求和提供相应证书
- 物料的化学品安全说明书（MSDS）
- 发货时随货文件要求，如发货清单、检验报告单等
- 货物包装形式及标准要求
- 货物运输过程中的要求，如运输工具的安全／清洁／防护雨雪的要求，运输人员的资质要求，温湿度要求等
- 变更事先通知要求
- 偏差通知要求
- 是否接受现场审计
- 审计整改要求
- 停产通知要求
- 生产备货的能力
- 委托／转包要求
- 物料入厂效期的要求

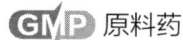

> • 物料质量异常 / 投诉需组织调查
> • 质量问题退回的物料不接收的规定
> • 供应商如发生企业更名、法人变更、生产场地等变化通知要求
> • 槽车清洁要求
> • 生产过程和检测过程符合要求
> • 物料受控要求
> • 产品 / 服务转转外包
> • 应根据供应商的生产工艺特点，必要时应对以下情况在质量协议中做出规定：
>   ○ GMO（转基因），尤其是对植物来源和发酵生产的物料
>   ○ TSE/BSE（传热性海绵脑病 / 牛海绵状脑病——疯牛病），尤其是对动物来源和发酵法生产的物料
>   ○ 三聚氰胺 / 三聚氰胺酸、有机溶剂残留
>   ○ 基因毒杂质（包括亚硝胺杂质）残留
>   ○ 金属残留，尤其是对植物来源的物料
>   ○ 毒素残留，如黄曲霉素、二噁英（Dioxin）等
>   ○ 如果物料用于无菌原料药生产的后续工序，还应当考虑对物料的微生物污染水平、细菌内毒素水平、异物等作出规定

C. 从流程上控制

建立物料从采购到使用的流程控制，包括采购控制、运输控制、接收控制、标识控制、状态控制、贮存控制、取样和测试控制、合格或不合格状态控制、发放控制、使用控制和最终处置等环节的管理。这里需要关注以下几点。

• 采购控制：批准的供应商处采购。

• 运输控制：对可能影响物料质量的因素进行控制，比如以下情况：

  ○ 大量溶剂运输需要由具有危险品运输资质的运输企业或物流企业派符合国家法规要求的车辆和人员进行，剧毒品也是类似要求；

  ○ 需要冷藏物料的运输需要由有温度监控的冷藏车辆进行；

  ○ 运输工具可能在各种天气情况下运输，需要考虑对雨雪的防护及短时间内跨越不同地区可能导致温度急剧变化等影响，如必要时应有适当的防冻措施。

• 接收控制：按照合同要求在卸货入库前检查品名、数量、标签、外包装情况等。

• 标识控制：物料入库进入合适的待验区域，采用合适的待验状态标识（如贴待验标签），如有计算机化物料系统的话，注意信息输入准确和唯一识别码的建立及赋予该批物料。

• 贮存控制：按照物料所要求的贮存条件，放置在合适库位，并注意库位的温湿度监控和防潮、防漏、防晒、防鼠、防虫等措施。

• 区域设施控制：要求建立足够的，满足物料贮存条件的、可以有序存放的物料

接收、待检区域或待验状态标识、合格区域或合格状态标识，不合格区域，以及特殊要求的仓储区域（剧毒、防爆、阴凉库、冷藏库、冷冻库等）；可以建立单独的、符合取样要求的物料取样区等。

● 取样和测试控制：按照程序要求在避免污染和交叉污染的情况下，通过预定的取样方式和清洁的工具获得有批代表性的、足够数量的样品。并按照程序要求测试，根据批准的质量标准出具检验报告。还需要关注的是复验期的取样和测试一般也是同样要求。

● 合格或不合格状态的控制：质量部门或受权部门按照检验报告和接收情况及贮存情况确定状态合格或不合格。合格物料可以进入生产，不合格物料按照内部不合格物料程序进行处理。关注状态应该从待检转为合格或不合格，库位状态或位置也同时发生相应改变。

● 发放控制：使用部门从仓库按需领用，按要求使用后退回（包括未使用，使用中损坏的和使用了一部分的）物料，需要做到品名、批号、数量核对，实现量的平衡，防止错误和混淆。

● 使用控制：需要注意的是避免非正常使用和接触，避免混淆和污染及交叉污染，注意使用前后量的平衡（特别是印刷包装材料）；使用过程中如果出现在生产车间内的暂存情况，需要注意暂存程序和贮存条件的控制。

● 最终处置：针对进厂检验或复验后，合格物料超过有效期的情况以及不合格物料的处置，按照内部不合格物料的处置程序进行；方式可以包括拒收销毁、拒收退回、有条件放行、降级使用等方式。

D. 从记录上控制

要求建立从供应商管理到物料最终处置全过程文件记录的可追溯性，包括指导各个环节操作的程序建立。

首先要求书面程序的建立，包括但不限于质量标准、供应商管理程序、进厂物料仓库管理程序、物料取样检验程序、物料放行程序、不合格物料处置程序等多个程序文件要求。

其次是针对各个程序以及相关操作步骤的需要，建立对应的记录。

最后是确保各个记录之间实现必要的追溯性。例如：从物料检验报告的信息可以追溯到质量标准，批准的供应商信息和物料的批号／数量，进而可以追溯到质量标准是否是现行批准的版本，供应商的质量协议中是否包括相同版本的质量标准，供应商的相关信息和资质是否有效，仓库实际存放状态下的物料批号、数量是否准确等。

E. 研发物料管理要求

原料药研发阶段，应根据研发进展在适当的阶段（如研究验证阶段或中试阶段），依照物料来源的难易程度、各工艺环节的控制策略对产品工艺放大、工艺验证的影响，以及研发到生产转移的可行性和商业化生产的可及性，选择供应商并建立相应的质量标准。

研发物料建议纳入公司物料管理系统，需建立相应的管理程序，包括物料的接收、储存和发放等。

研发物料应设置专用区域，避免被商业化产品生产时所使用。

实施指导

针对原料药的物料管理中供应商评估实施的特点在这里展开讨论。

供应商审计应基于风险来实施，不是每一种原料药的物料都需要对供应商进行现场审计，一般要求关键的（如对生产工艺有显著影响的，生产工艺无法去除易残留的，有安全性担忧的或对产品质量有其他影响的）或主要的（如用量较大的）物料，需要考虑进行现场审计。其他需要考虑现场审计的包括但不限于以下情况：

- 对供应商的一些申明有质疑的（如可能存在生产分包商，物料均一性不能保证等）；
- 污染的风险性（外来杂质等）；
- 供应商近期供货产品质量多次出现不合格的；
- 供应商工艺出现较大变更，可能带来物料本身杂质情况的变化从而可能导致原料药产品杂质档案的变化；
- 法规的要求；
- 供应商有被国内外药监部门警告，或出具 GMP 不符合声明的。

对于一些非关键或主要的物料可以通过问卷调查的方式来进行，或在供货质量水平不稳定的情况下考虑进行现场审计活动。

另外，同制剂物料供应商评估相同的是，除了对供应商生产情况了解之外，企业往往需要通过连续多批（如三批）的物料测试来考察物料质量是否符合要求，是否稳定，杂质状况 / 水平是否一致和稳定等情况；针对有些物料也需要根据产品工艺进行一批或多批小试或中试，来确定使用或替代之后是否对工艺参数或产品质量有影响；同时也可以考虑通过小试或中试的产品来进行稳定性研究，考察潜在的影响，这一般针对关键物料或用量较大的非关键物料。

如果是原料药生产中的关键物料，对应其供应商的评估会涉及供应商生产能力评估；物料质量符合性评估；物料对生产工艺影响性评估；以及产品稳定性等多个阶段的评估。这就需要较长的时间过程，而对于一些非关键的物料供应商评估就可能相对简短，这需要企业按照法规要求和实际情况做出决定。对于已批准供应商的管理而言，无论原料药或制剂都是类似的。需要建立相关清单，需要定期维护和更新信息（如定期检查相关信息——营业执照/许可证/质量体系证书等是否有效），需要对供应商的供货情况进行定期评价（如每年一次），需要定期对供应商进行再评估（如每两三年一次），对于供应商产生的变化（场地、工艺、主要设备变化等）进行控制，针对改变物料供应商所做的变更控制等长期动态的管理方式。

除对物料供应商的生产和质量体系进行管理之外，还需要关注物料从供应商到企业仓库之间的运输控制问题。需要考虑的因素包括但不限于以下方面：

● 温度或湿度对物料特性的影响，如油脂类产品会在一定温度下缓慢析出，而表面仍然保持液体状态；雨雪天易导致无保护层的物料包装受潮，导致部分或整包矿物质发生潮解或溶解等；

● 安全要求，如气体运输过程需要防止泄漏导致的安全事故；溶剂运输需要有防静电和火花的措施，以防止发生爆炸；剧毒品或腐蚀性物料需要由有资质的公司、车辆和人员进行，按规定路线和要求运输等；

● 跨地区或气候带的影响，如在11月份从东北往浙江运输有一定含水量的物料（玉米淀粉），往往可能因为东北此时温度在零度以下造成物料结冰而到达南方后气温回升后导致冻溶出现，使物料可能出现板结、潮湿或可能的霉变；必要时应考虑采取适当的防冻措施；

● 入厂物料的完整性检查是入库验收的一部分，原料药企业可以通过质量协议等适当方式，约定保证入厂物料完整性的方式和标准，例如必要时采用铅封等。

实例分析

实例1：关键物料的定义

"关键"一词在法规文件（如 ICH Q7）中的定义是原则性和概念性的，具体什么是关键物料在法规中没有统一规定，企业应基于对工艺的了解科学合理地定义哪些物料是关键物料，例如：

● API 的起始物料；

- 直接同 API 接触的内包材；

- 在工艺中最后纯化步骤使用的精制溶剂；

- 对 API 质量有重大影响的物料，如某影响产品质量的特定催化剂。

企业应基于对工艺的了解，可以考虑将物料按照对于产品质量影响程度分为三个类别：Ⅰ、Ⅱ和Ⅲ类，实施分类管理。

（1）Ⅰ类物料

Ⅰ类物料是为保证原料药符合质量标准必须对工艺中使用的物料质量进行严格控制的物料，包括关键物料、外购中间体和其他会影响产品质量并且现行的生产工艺不能去除其影响的物料（可以从研发数据或历史数据来判断）。

Ⅰ类物料的供应商评估，包括现场审计、供应商的调查问卷和质量协议。

（2）Ⅱ类物料

Ⅱ类物料是对原料药产品的质量没有直接影响或影响可被后续工艺步骤去除的物料（纯化之前工艺中所用溶剂、助剂、催化剂等）。

Ⅱ类物料可基于供应商的调查问卷、质量协议等书面资料进行评估，必要时进行现场审计。

（3）Ⅲ类物料

Ⅲ类物料是对原料药产品内在的质量无直接影响的物料（非功能性的外包材、托盘、设备干燥剂、厂区消毒剂等）。

Ⅲ类物料可基于供应商的调查问卷等书面资料进行评估。

实例 2：供应商年度评估

某厂家针对已批准的合格供应商年度供货质量的评价表（表 7-5），从质量水平、采购运输情况、服务情况和生产使用情况等方面评估，并要求未符合要求的供应商针对不足持续改进。通过这样的评价表可以对供应商的年度评价和长期管理提供依据。

表 7-5　合格供应商的年度评估模板

• 年度回顾目的 • 年度回顾的范围与周期 • 部门及职责 • 年度物料放行使用情况 　○ YYYY 年物料放行情况汇总表 　○ YYYY 年关键物料质量情况 　○ 异常 / 不合格情况 　○ 年度物料采购情况（包括物料合格率、运输及包装评价、生产使用评价等）

续表

• 供应商服务情况 　○ 投诉处理响应情况 　○ 交货及时性 　○ 质量协议履行情况 　○ 质量及其他投诉率 　○ 商务评价 • 供应商情况 　○ 新增供应商情况 　○ 供应商变更情况 　○ 供应商现场审计回顾 • 年度质量总评价及建议

📋 要点备忘

● 书面化程序和记录覆盖物料管理的必要环节，从质量标准，到供应商管理，进厂物料管理，直到物料的放行管理和物料最终处置管理等，记录实现可追溯；

● 供应商需要经过评估和批准后才可以进行采购；

● 供应商的管理是动态的，应关注变更情况的处理；

● 不要忽视对于物料运输环节的控制，特别是温度敏感的、具有危险性的、包装易破损的、无专用容器的和有微生物控制或无菌要求的物料。

7.2 接收与待验

法规要求 ....

药品生产质量管理规范（2010 年修订）

第一百零六条 原辅料、与药品直接接触的包装材料和印刷包装材料的接收应当有操作规程，所有到货物料均应当检查，以确保与订单一致，并确认供应商已经质量管理部门批准。

物料的外包装应当有标签，并注明规定的信息。必要时，还应当进行清洁，发现外包装损坏或其他可能影响物料质量的问题，应当向质量管理部门报告并进行调查和记录。

每次接收均应当有记录，内容包括：

（一）交货单和包装容器上所注物料的名称；

（二）企业内部所用物料名称和（或）代码；

（三）接收日期；

（四）供应商和生产商（如不同）的名称；

（五）供应商和生产商（如不同）标识的批号；

（六）接收总量和包装容器数量；

（七）接收后企业指定的批号或流水号；

（八）有关说明（如包装状况）。

第一百零七条 物料接收和成品生产后应当及时按照待验管理，直至放行。

第一百一十二条 仓储区内的原辅料应当有适当的标识，并至少标明下述内容：

（一）指定的物料名称和企业内部的物料代码；

（二）企业接收时设定的批号；

（三）物料质量状态（如待验、合格、不合格、已取样）；

（四）有效期或复验期。

药品生产质量管理规范（2010年修订）原料药附录

第十二条 进厂物料应当有正确标识，经取样（或检验合格）后，可与现有的库存（如储槽中的溶剂或物料）混合，经放行后混合物料方可使用。应当有防止将物料错放到现有库存中的操作规程。

第十三条 采用非专用槽车运送的大宗物料，应当采取适当措施避免来自槽车所致的交叉污染。

第十四条 大的贮存容器及其所附配件、进料管路和出料管路都应当有适当的标识。

背景介绍

本节讨论的接收和待检的基本要求和常规做法在本丛书《质量控制实验室与物料系统》分册物料系统部分和本丛书《质量管理体系》分册中产品和物料相关内容

已有描述，这里就不再详细讨论。本节的重点在于讨论非专用容器或槽车和槽罐区的管理控制。

📋 技术要求

ICH Q7　原料药的药品生产质量管理规范指南

7.20 物料接收时，应当检查包装容器的标签是否正确（包括供应商所用名称与企业内部所用名称不同时，核对两者的相互关系）、容器是否受损，封口有无破损和开启痕迹、有无污染。物料应当待验贮存，直至其被取样、检查或检验（如适用），并放行使用。

7.21 进厂物料与现有库存（如溶剂或料仓库存）混合之前，应当确认物料标识是否正确，是否已进行检验，如需放行，还应确认是否已被放行。应当制定防止将物料错放到现有库存中的规程。

7.22 采用非专用槽车运送的大宗物料，应当采取措施确保避免来自槽车所致的交叉污染，所采取的适当措施应当包括以下一种或几种：

－清洁证明；

－痕量杂质的检验；

－供应商审计。

7.23 大的贮存容器及其所附配件、进料管路和出料管路都应当有适当的标识。

7.24 用于盛装物料的每个或每组容器都应当指定并标明其识别码、批号或接收号，该号码应当用于记录每批物料的处置情况。应当建立标识每批物料状态的系统。

原料药所用物料相对制剂产品所用物料而言，在批量上、物料的安全性上和包装容器的形式上会有区别。

对此，GMP 原料药附录中第十三、十四条明确提出了针对非专用槽车和储罐系统的管理要求。ICH Q7 中对这两个方面的要求与 GMP 的要求是相同的。

对于接收和待验过程中的其他要求，包括接收时的检查、标签标识／内容、区域放置、状态管理等要求，对各个制剂产品的物料管理而言都基本相同。

实施指导

工厂需要建立程序来确保接收人员对进厂物料在卸货前或过程中进行适当的检查，检查方式可以包括相关文件及标签的核对、运输状况和包装情况的检查。检查可以涉及以下方面：

- 进货物料同采购要求一致，对比物料运输单据、采购合同和实际进货物料；

- 运输过程符合双方规定的物料运输要求，可以检查清洁程度、防雨防潮措施、温度记录数据、相关资格文件等；

- 物料供应商检验报告和标签符合规定要求，包括品名、批号、数量、规格、生产日期/有效期/复验期、建议的保存条件、生产企业/地址、相关测试数据、合格状态等信息；

- 检查外包装情况，主要检查是否有破损、腐蚀、泄漏、非正常外凸或凹陷、水浸或油浸印迹、霉变痕迹、标签破损无法辨认、虫害迹象等情况；

- 各项检查情况需要记录下来，如有疑问或不符合的情况，需要及时通知相关部门处理，同时暂停卸货工作。

A. 槽车管理机制

原料药物料的单批批量可能会超过 10 吨，或体积上超过 $20m^3$，或更多。而且很多物料具有化学活性，在一定的条件下会造成意外事故。这就决定了其包装容器可能是大型储罐、槽车、数百到 1000 千克容量的容器（包括塑料、金属材质的容器，容器内部可以有保护性内衬或外部有加强支架等形式）。特别是液体物料有可能涉及使用这些非专用的容器，其中槽车最为典型，建议尽可能使用专用容器（槽车）。

如使用非专用槽车，为避免交叉污染，应根据物料的包装形式、管理模式和物料关键程度等因素，必要时对槽车的运输机构进行现场审计，企业可以使用一种或多种手段结合来控制，对槽车的交叉污染进行适当管理。可采取的方式主要包括：要求供应商/运输商每次提供槽车清洁证书；要求供应商/运输商每次提供槽车上次装载物残留杂质的测试结果或企业每次进行测试；对供应商和（或）运输商的清洁程序管理进行审计。一般情况，供应商需定期对槽车进行清洗，并有相应清洗程序，包括清洗干燥后，目视检查槽车内无油、水、异物等要求。对于专用槽车运输管理，可根据评估情况适当减少上述工作。

B. 贮罐系统管理机制

重点需要控制避免不同状态物料的混合，各个储罐和支持性管道中的物料状态和非专用管道的清洁等。

在企业里，大的存贮容器和可能的附属设施应当有适当的标识。存贮容器应该保存有设备日志或类似的记录以便追溯该容器的贮存、使用和清洁的历史。所涉及的管道标识至少应标示管内物料名称和流向；贮存容器标识至少应标示贮存物料名称、批号、有效期/复验期信息，贮存容器标识可用挂牌式，容器使用情况应有记录（可使用设备日志记录），以便可以追溯其使用历史。

贮存液体溶液大的容器，应建立程序或用物理方法，如阀门上锁或用独特的联结等以防止来料卸车时被错装入贮罐。贮罐及其管道安装完成后，在投入使用前应进行清洁，确保贮罐和管道中无灰尘、焊渣等，以防止污染。

连接贮罐的管道进料口或卸料软管，应有保护措施防止污染（如灰尘积聚、昆虫/雨水进入），如每次使用完进料或卸料软管后，应用适当材料（胶塞、法兰等）将管口覆盖；软管还应离地存放，进行适当标识；软管应专用。同时，应有措施避免或控制来自运输槽车自身配备的卸料连接管的潜在污染风险。

GMP 要求进厂物料在与现有的库存（如储槽中的溶剂或物料）混合前，应有正确标识，且经检验合格后才可予以放行。但是基于一些液体物料，如果完成全部检验时间过长，要等很长时间才允许卸入贮槽，在实际操作中会有一定的困难。这时候企业如果可以承担风险的话，允许经过适当的检验后（如检测鉴别、含量或纯度），可以先将物料混入现有的库存中，但是这样做的前提条件是基于供应商以往的供货历史数据，已经建立了对供应商的信任，并且已经建有适当的系统，以确保物料在使用前已完成了所有检验，一旦来料的某些项目检验不合格，就需要进行偏差调查和风险评估，这可能会造成整罐物料的损失，需要重新清洁贮槽和购买新的物料。企业应制定清洁管理程序，并定期对贮罐系统进行清洗。

C. 物料代码管理要求

原辅料在仓储区内的标识，通常采用物料代码，该代码应能识别物料的名称及质量，即便是同一个品名物料如果质量标准不同，也应用不同的代码。例如，企业在产品离心时使用药用酒精来洗涤滤饼，企业还用工业酒精来消毒地面，这时就必须用不同的代码来识别酒精；有时同一种物料，质量标准也相同，但由于来源于不同的供应商，必要时也应使用不同的代码以防误用，比较典型的例子是某供应商供应的起始物料已在注册文件中申报，药监部门已在注册批件中批准使用该供应商的物料，现企业准备开发更多的备用供应商，这些备用供应商供应的物料在没有进行补充注册申请批准前，不应使用相同的物料代码，以防物料被误认为是"合法"生产的产品，然后被放行销售。

某一代码一旦被使用后，即使该物料在以后企业生产不再用到，也不宜将这个代码分配给其他物料使用。

📋 **要点备忘**

- 建立物料接收检查的机制；
- 建立针对因包装破损产生的可能受污染物料的处理程序；
- 对于槽车运送的液体物料，建立接收程序，避免出现待检或不合格的物料进入合格物料槽罐；
- 非专用的槽车防止交叉污染机制；
- 物料的贮存状态标识是否能够充分识别物料不至于产生混淆与差错。

7.3 进厂物料的取样与检验

法规要求 ⋯⋯⋯⋯⋯⋯⋯⋯⋯⋯⋯⋯⋯⋯⋯⋯⋯⋯⋯

药品生产质量管理规范（2010 年修订）

第一百一十条 应当制定相应的操作规程，采取核对或检验等适当措施，确认每一包装内的原辅料正确无误。

第一百一十一条 一次接收数个批次的物料，应当按批取样、检验、放行。

药品生产质量管理规范（2010 年修订）原料药附录

第十五条 应当对每批物料至少做一项鉴别试验。如原料药生产企业有供应商审计系统时，供应商的检验报告可以用来替代其他项目的测试。

第十六条 工艺助剂、有害或有剧毒的原料、其他特殊物料或转移到本企业另一生产场地的物料可以免检，但必须取得供应商的检验报告，且检验报告显示这些物料符合规定的质量标准，还应当对其容器、标签和批号进行目检予以确认。免检应当说明理由并有正式记录。

　　第十七条　应当对首次采购的最初三批物料全检合格后，方可对后续批次进行部分项目的检验，但应当定期进行全检，并与供应商的检验报告比较。应当定期评估供应商检验报告的可靠性、准确性。

背景介绍

　　本节主要针对原料药物料在取样和检验过程中同制剂产品物料要求的不同展开讨论。主要的不同表现在取样过程中所遇到的容器种类较多以及体积较大，应要求取样工具适应这些情况；除此之外，原料药的物料在一定条件下是可以免检或减少测试项目。

　　对于物料检验的实验室测试阶段的工作，具体要求可以参考本丛书《质量控制实验室与物料系统》分册中质量控制实验室部分的要求。

技术要求

ICH Q7　原料药的药品生产质量管理规范指南

　　7.30 除 7.32 条款中所述物料外，其他每批物料都应当至少进行一项鉴别检验。如生产企业建立了供应商评估体系，可采用供应商的检验报告代替其他检验项目。

　　7.31 供应商批准前，应当进行评估，获取足够的证据（如历史质量情况），证明生产商能够持续提供符合标准的物料。在减少内部检测项目之前应当至少进行三个批次的全检。同时至少应当在适当的时间间隔进行一次全检，并将企业检验结果与供应商的检验报告进行对比。检验报告的可靠性应当定期审核。

　　7.32 对于工艺助剂、有害或有剧毒的原料、其他特殊物料或转移到本企业另一生产场地的物料，如上述物料生产企业提供的检验报告显示其符合标准，则可以免检。应当对其容器、标签和批号进行目检予以确认。这些物料的免检情形应当说明理由并有文件记录。

　　7.33 样品应当具有代表性。取样方法应当规定取样件数、每个容器的取样部位以及其取样量。应当根据物料的关键程度、批内或批间的差异性、供应商以往的质量情况和检验用量来制定取样计划，确定取样件数和取样量。

7.34 取样应在指定地点按照规定的规程进行，以防止污染所取样物料和其他物料。

7.35 应当小心开启被抽取样品的容器，随后恢复包装。已取样的外包装应当有标识。

从法规要求来看，每批物料都需要检验。决定物料免检应基于风险管理原则，例如，该物料（及其具体检验项目）对原料药工艺和产品质量的关键程度，供应商审计系统所证明的该供应商的质量控制和质量保证水平，该供应商的供货历史（如应用统计学工具判断供应商检验报告书与原料药企业检验报告书是否有显著差异；应注意，假如供应商与原料药生产商针对同一项目采用不同的检验方法，则检验结果可能存在系统性差异，则分析时可判断这一差异对于原料药生产商的质量保证和风险管理将产生正面还是负面的影响），和（或）原料药生产企业工序能力等；并应符合 GMP 原料药附录第十五、十六条关于实施物料免检的相关约束条件。物料免检必须经过质量管理部门审核批准。

除符合法规要求免检的物料外，至少进行鉴别检查，出具检验报告。针对免检物料需要对供应商的检验报告进行定期确认，一般建议每半年或一年一次，同时每批进厂免检物料都需要供应商提供检验报告。

针对按照法规要求可以减少全检次数的物料，需要建立书面程序明确至少三批全检后才能减少全检次数；需要明确规定定期进行全检，对供应商的检验报告进行确认，一般建议每半年或一年一次。

针对取样的法规要求主要体现在正文部分，原料药附录中没有补充或进一步明确；这表明取样的基本要求是统一。在企业制定内部取样程序中需要注意取样操作的可行性，如针对不同类型状态的物料，不同容器类型和不同测试要求等情况的取样环境要求，取样工具要求，取样量要求和取样标签及记录要求等内容。

针对按照法规要求可以免检的物料，企业需要建立程序规定工艺助剂、有害或有剧毒的原料、其他特殊物料或转移到本企业另一部门的物料的具体种类；特别是其他特殊物料范围和种类的说明。同时注意，免检并不意味着这些物料可以不建立内部质量标准；不仅需要建立质量标准，而且标准中需要包括针对容器、标签和批号等目检项目的要求。

对物料实施免检后，如果在抽检时查出免检项目不符合质量标准，原料药企业应有相应的系统［如 OOS 和（或）偏差系统］进行调查、评估、处理和改进，避免对产品质量和患者健康产生不利影响。必要时可评估免检物料的抽查周期和关键物料的留样要求是否可满足调查评估和风险控制的要求。

实施指导

A. 原料取样情况

一般情况下，原料药生产中使用到的原料入厂后均需要进行相应的取样检测，例如：

● 固体物料取样：对于固体原料，如氯化钠、碳酸钾等拆外包装封口处用取样棒取样。

● 一般液体取样：对于一般性的易挥发溶剂，如甲苯、乙醇、丙酮以及盐酸、液碱等含量不稳定的液体原料开封上口使用稳定密封容器，如玻璃瓶、聚四氟乙烯瓶。

● 槽车运输物料的取样：对于大宗物料，如溶剂、盐酸、液碱等，往往采用槽车运输，通常情况下槽车内的物料经过运输途中的摇晃已具有很好的均匀性，因此，当槽车到达工厂时宜在短时间内完成取样。可以直接从槽车上的上口取样。如果从下部的放料口取样，应先放出部分物料，确保放料管内的物料已被排除，然后再取样。

● 气体取样：对于危险性或腐蚀性气体，如氟化氢、氯气、氢气等。通常根据 GMP 原料药附录中第十六条规定，针对工艺助剂、有害或有剧毒的原料、其他特殊物料，在通过对供应商的生产过程和其质量控制能力的评估基础上，审核其出具的质量证明或检验报告书，并确认其符合质量标准要求的前提下，可以免于取样和检验，免于留样。对于稳定性气体，如氮气、压缩空气等需要进行取样监测，但一般不需要留样；取样时，要特别注意排空取样袋内的空气或残留气体。方法是：将取样袋尽可能排空后，用要取样的气体充满取样袋，然后再排空，反复多次。

由于原料生产中使用到的物质及其生产过程中产生的中间体大多为危险化学品，如腐蚀性气体、易燃易爆性溶剂等，因此，取样人员不仅要接受 GMP 知识的培训，还要接受有关样品的化学特性、安全注意事项、安全防护、应急处置等方面的知识和技能的培训和考核。对危险品进行取样时应实行现场监护，以确保取样者安全。

与 GMP 有关的每项活动均应当有记录，因此企业应建立相应的取样操作规程和取样记录，确保原料的取样操作记录下来。取样过程要按规定形成相应的记录，内容可包括：品名、入厂批号、供应商名称、供应商批号（如果有）、取样件号、取样总件数、包装的外观状态、异常情况、取样量等。在放行产品前，取样记录应被审核。尤其需要特别说明的是，应详细记录取样前或过程中观察到的异常情况，如包装是否完好、是否有污染、物料颜色或粒度是否均匀、是否有异物、是否分层等情况。

B. 原料取样要求

对进厂物料所取的样品必须能够代表整批产品，取样方法应在一个程序中描述，原料的取样件数和样品数，将会使用的技术支持和可能与质量相关的信息应在程序中提及。取样的动作应当在防止污染与交叉污染的环境中进行，被取过样的容器应当进行恰当的标识。

取样必须在指定的区域（如独立的取样区域）进行，取样程序应规定取样必须使用什么措施防止物料污染或被其他物料污染，在什么样的环境下对原料进行取样取决于原料的用途及其在什么工艺步骤中使用。对于易扬尘物料取样时粉尘比较大，建议设置单独的取样间，防止交叉污染。

物料的取样环境应与该物料的使用环境一致，取样时打开包装或容器，取样后应及时重新封口，防止污染产生，被取包装件应进行已取样标记。建议取过样的包装应在合格放行后尽快使用，避免包装无法恢复到 100% 的原始状态，可能对物料产生的潜在影响。例如，某些需要充氮保护的物料或某些真空包装的物料或不建议反复溶解的物料等。

每批物料都应按批取样进行检验，取样量及取样数应符合恰当的标准，如考虑可变性、置信水平、精密度、供应商以往产品质量情况的统计结果及所需检验量与留样量来确立标准。企业应根据以上考虑建立有关物料的取样计划，明确取样件数，从包装物的哪部分取样，取样量及已取样后的包装物重新封装及标记等。

对大容积的包装容器取样，可以采用专用的取样管路（针对槽罐，必要时需要有循环系统保证内部物料在一定循环时间内达到均匀）；可以采用专用的取样装置（泵和管道）抽取液体样品；可以采用较长的取样工具抽取液体或固体样品等方式。

针对不同类型的物料和包装材料，通常可参考相应的国家标准或者 ISO 标准，内包装材料的取样可参考 GB/T 2828，结合企业自身的工艺要求和质量体系规定，在程序中规定具体的取样规则。例如，通常情况如下：

固体原料取样件数按以下原则：

- 物料总件数 $n \leqslant 3$ 时，每件都取；
- n 为 4~300 时，取 $\sqrt{n}$ +1 件；
- $n > 300$ 时，取 $\sqrt{n}$ /2+1 件。

内包装材料的取样件数按表 7-6 AQL 原则取样：

表7-6　GB/T 2828.1—2012 正常检验一次抽样方案

接收质量限（AQL）

注：每个单元格内为 "Ac Re"（接收数　拒收数）。↓ 表示箭头下面的第一个抽样方案，↑ 表示箭头上面的第一个抽样方案。

批量	样本量字码	样本量	0.010	0.015	0.025	0.040	0.065	0.10	0.15	0.25	0.40	0.65	1.0	1.5	2.5	4.0	6.5	10	15	25	40	65	100	150	250	400	650	1000
2~8	A	2	↓	↓	↓	↓	↓	↓	↓	↓	↓	↓	↓	↓	↓	↓	↓	↓	0 1	1 2	2 3	3 4	5 6	7 8	10 11	14 15	21 22	30 31
9~15	B	3	↓	↓	↓	↓	↓	↓	↓	↓	↓	↓	↓	↓	↓	↓	↓	0 1	1 2	2 3	3 4	5 6	7 8	10 11	14 15	21 22	30 31	44 45
16~25	C	5	↓	↓	↓	↓	↓	↓	↓	↓	↓	↓	↓	↓	↓	↓	0 1	1 2	2 3	3 4	5 6	7 8	10 11	14 15	21 22	30 31	44 45	↑
26~50	D	8	↓	↓	↓	↓	↓	↓	↓	↓	↓	↓	↓	↓	↓	0 1	1 2	2 3	3 4	5 6	7 8	10 11	14 15	21 22	30 31	44 45	↑	↑
51~90	E	13	↓	↓	↓	↓	↓	↓	↓	↓	↓	↓	↓	↓	0 1	1 2	2 3	3 4	5 6	7 8	10 11	14 15	21 22	30 31	44 45	↑	↑	↑
91~150	F	20	↓	↓	↓	↓	↓	↓	↓	↓	↓	↓	↓	0 1	1 2	2 3	3 4	5 6	7 8	10 11	14 15	21 22	30 31	44 45	↑	↑	↑	↑
151~280	G	32	↓	↓	↓	↓	↓	↓	↓	↓	↓	↓	0 1	1 2	2 3	3 4	5 6	7 8	10 11	14 15	21 22	30 31	44 45	↑	↑	↑	↑	↑
281~500	H	50	↓	↓	↓	↓	↓	↓	↓	↓	↓	0 1	1 2	2 3	3 4	5 6	7 8	10 11	14 15	21 22	30 31	44 45	↑	↑	↑	↑	↑	↑
501~1200	J	80	↓	↓	↓	↓	↓	↓	↓	↓	0 1	1 2	2 3	3 4	5 6	7 8	10 11	14 15	21 22	30 31	44 45	↑	↑	↑	↑	↑	↑	↑
1201~3200	K	125	↓	↓	↓	↓	↓	↓	↓	0 1	1 2	2 3	3 4	5 6	7 8	10 11	14 15	21 22	30 31	44 45	↑	↑	↑	↑	↑	↑	↑	↑
3201~10000	L	200	↓	↓	↓	↓	↓	↓	0 1	1 2	2 3	3 4	5 6	7 8	10 11	14 15	21 22	30 31	44 45	↑	↑	↑	↑	↑	↑	↑	↑	↑
10001~35000	M	315	↓	↓	↓	↓	↓	0 1	1 2	2 3	3 4	5 6	7 8	10 11	14 15	21 22	30 31	44 45	↑	↑	↑	↑	↑	↑	↑	↑	↑	↑
35001~150000	N	500	↓	↓	↓	↓	0 1	1 2	2 3	3 4	5 6	7 8	10 11	14 15	21 22	30 31	44 45	↑	↑	↑	↑	↑	↑	↑	↑	↑	↑	↑
150001~500000	P	800	↓	↓	↓	0 1	1 2	2 3	3 4	5 6	7 8	10 11	14 15	21 22	30 31	44 45	↑	↑	↑	↑	↑	↑	↑	↑	↑	↑	↑	↑
500001及其以上	Q	1250	↓	↓	0 1	1 2	2 3	3 4	5 6	7 8	10 11	14 15	21 22	30 31	44 45	↑	↑	↑	↑	↑	↑	↑	↑	↑	↑	↑	↑	↑
	R	2000	↑	0 1	1 2	2 3	3 4	5 6	7 8	10 11	14 15	21 22	30 31	44 45	↑	↑	↑	↑	↑	↑	↑	↑	↑	↑	↑	↑	↑	↑

↓：表示箭头下面的第一个抽样方案。如果样本量等于或超过批量，则执行100%检验。

↑：使用箭头上面的第一个抽样方案。

Ac：接收数。

Re：拒收数。

应注意，对于原料药生产所常见的大宗原料（如淀粉、氯化钠等），基于风险评估（如该物料在工艺中的用途和批量大小等）和历史数据可以合理地减少取样件数。

C. 原料免检要求

企业应建立内部程序规定工艺助剂、有害或有剧毒的原料、其他特殊物料或转移到本企业另一部门的物料的具体种类。例如：

● 如高压瓶装的液氨/液氮，活泼的单质金属元素，某些反应需要使用的氰化物等，一般并不构成反应中化合物结构的部分，企业可以选择不检测。

● 如果供应商属于同一集团公司的不同子公司，转移到集团公司另一场地/子公司的物料，如果生产方已检验并出具了合格的报告书，在双方实施统一的质量管理体系并且已签署相应的质量协议明确质量责任的前提下，可以考虑免检或减项测试；或者是一个生产场地中从一个车间生产的产品，作为另外一个车间的中间体时，只要前一个车间检验合格放行后，后一车间可以免检。

● 对于工艺助剂，虽然不参与反应，但是建议根据具体使用情况是否检验或免检，企业应自己决定，像活性炭、助滤剂等直接与中间体、产品接触会对质量有影响的物料（例如，如果活性炭的重金属含量非常高，用它来进行产品精制步骤的脱色，显然重金属有可能会带入成品，影响成品的质量），建议还是进行的适当检验。

● 对于某些不在生产过程中使用或对产品质量无影响的物料，如地面清洁剂、设备内外表面清洁剂、空间熏蒸用消毒剂等，可以根据企业风险评估结果选择免检。

程序文件需要描述免检的理由。这些物料的供应商必须进行检验并出具合格检验报告书，应定期对供应商的检验报告进行评估。

D. 原料减项测试的要求

进厂物料做一项鉴别检验是原料药生产用物料的最低要求，但并不意味着企业就都可以只做一项鉴别检验，检验什么项目应基于注册申报文件、工艺特性、供应商的质量保证体系的可靠性以及物料和产品的年度质量回顾来决定。

企业可以对一定批次的物料（至少三批）全检以后，减少某些项目全检的次数。建议对于鉴别和体现纯度的项目（如含量等）最好不要减少检验次数。至少定期（至少一年）进行一次全检，全检的结果与供应商的结果进行比较，看看是否有差异。当供应商有变更时，要重新评估后才能决定是否减少全检次数。如果需要可以减少到只做鉴别的程度，建议选择具有指示性和专属性的方法，对于原料药的物料而言，红外鉴别方法建议作为首选的项目；如果没有红外鉴别，建议选择气相或液相色谱的方法，最好是同标准品同时比较；如果没有标准品比较的话，建议采用物理或化学鉴别方法（如旋光、折光率或熔点，官能团的特定反应等）或光谱鉴别方法作为补充。

企业对减免项目要求应该建立书面程序给予规定，同时建议对在质量出现波动或生产使用中发现异常时恢复全检的条件和要求也在书面程序中体现。对于定期全检并同供应商数据比较的可接受范围要求也建议在程序中有明确规定。

E. 检验的要求

物料的检验应进行详细记录以便于信息的追溯，应包括获得样品的记录，如：

- 物料的名称和来源；
- 批号或其他明确的代码；
- 取样日期及样品接收日期；
- 样品数量。

具体的要求包括：

- 所有用到的检验方法的详细信息；
- 相关检验所用到的度量衡详细信息；
- 数据或对照品、试剂和标准溶液的准备和检验的交叉对照；
- 除指明所检物料代表批次信息的相关图表、表格和鉴别图谱外，还应当包括单个检验产生的原始数据的完整记录；
- 所有运算过程的记录（如测量单位、转换和当量因子）；
- 检验结果和标准对比的结果；
- 执行该检验的检验员签名和日期，负责检查记录准确性、完整性和与建立的标准符合性的复核人的签名和日期。

实例分析

实例3：物料放行检测数据可靠性问题

企业没有按照规定进行每批检验，比如某企业生产所用的物料须用红外分光光度法（IR）进行鉴别，但检查发现企业只用 IR 鉴别了一批原料，随后的批次未做 IR 检测，而是直接用该批的 IR 图谱（修改了样品批号和检测日期）来放行后续批次的物料。

这是比较严重的欺骗行为，违反数据可靠性管理要求，会直接导致对企业的检验活动的真实性、可信性产生怀疑，会引发企业的诚信危机。

导致偏差的原因在于：

● 实验室操作人员没有严格遵守物料检验的书面程序；

● 实验室管理人员和质量部审核人员没有进行有效的审核，包括对电子原始数据审核，作出错误放行决定。

需要采取及时的行动和纠正预防措施包括但不限于：

● 启动偏差调查程序，查明出现此偏差的根本原因；并调查是否还存在类似系统问题；

● 相关批次仍在库存，立即将其转入待验状态；对偏差相关批次的所有物料进行评估，如果仍然保留有样品，应对样品重新进行检验；

● 对使用这些批次物料生产的产品质量进行跟踪和评估，决定是否放行或通知客户退货或主动召回；

● 修订检测、审核和放行相关的 SOP，修订后对相关人员进行培训；

● 对实验室人员进行数据可靠性的专项培训；对相关人员进行重新上岗考核。

实例 4：物料减频测试案例

某企业已对某供应商的物料进行了 15 个批次的全检，结果全部合格，企业依据程序规定，决定减少全检的次数（每半年全检一次）；但是企业自己制订的该物料内控标准与供应商的标准有一些不同，企业标准中有些项目没有包含在供应商的标准内，但这次想减少全检次数的项目中包含有这些项目，这是否可行？

实例反映了如下问题：

● 质量标准在企业和供应商之间的统一问题——供应商管理；

● 对于全检项目减免的条件和要求的认识问题——进厂物料检验管理。

建议采取的行动：

● 收集足够多的数据，进行回顾分析，评估是否存在质量标准不统一而对之前的产品质量是否存在负面影响；根据评估情况决定是否放行产品或启动召回程序；

● 评估其他物料标准是否存在同样问题；

● 根据情况决定是否修订物料质量标准，如有必要，进行补充注册申报；

● 统一企业和供应商之间的质量标准；

● 基于上述工作决定是否可以减少全检项目。

📋 **要点备忘**

- 免检物料的种类和理由是否有书面评估；
- 免检物料的质量标准是否建立，是否包括目检项目要求；
- 取样程序中描述的取样工具和环境要求是否能满足取样需要，是否具有可操作性；
- 对于日常非全检物料要求是否体现在书面程序中，是否包括种类和项目减少及增加的条件要求，是否有定期对供应商检验报告进行全检比较要求；
- 针对全检减少决定的支持性文件及记录是否完整，是否具有可追溯性；
- 免检物料抽查发现问题时，是否有相应的系统进行调查、评估、处理和改进。

7.4 贮存

法规要求 ·············

药品生产质量管理规范（2010 年修订）

第一百零八条 物料和产品应当根据其性质有序分批贮存和周转，发放及发运应当符合先进先出和近效期先出的原则。

第一百零九条 使用计算机化仓储管理的，应当有相应的操作规程，防止因系统故障、停机等特殊情况而造成物料和产品的混淆和差错。

使用完全计算机化仓储管理系统进行识别的，物料、产品等相关信息可不必以书面可读的方式标出。

第一百一十七条 用于同一批药品生产的所有配料应当集中存放，并作好标识。

药品生产质量管理规范（2010 年修订）原料药附录

第十八条 可在室外存放的物料，应当存放在适当容器中，有清晰的标识，并在开启和使用前应当进行适当清洁。

背景介绍

本节是对于物料贮存进行的讨论，从基本要求和实际操作而言，对于所有剂型的物料贮存要求基本相同。可参见本丛书《质量控制实验室与物料系统》分册物料系统部分，以获得更详细的指导。

📋 技术要求

ICH Q7　原料药的药品生产质量管理规范指南

7.40 物料的处理和贮存应当能够防止降解、污染和交叉污染。

7.41 贮存在纸桶、袋和箱内的物料不应当直接放在地上，必要时留出适当的空间以便于清洁和检查。

7.42 物料的贮存条件和周期不应当对其质量产生不利影响，通常应当先进先出。

7.43 在适当的容器内保存的物料可以存放在室外，确保标签清晰，在开启或使用前对容器进行清洁。

7.44 不合格物料应当有标识，处理之前应当有效隔离，以防止其未经许可用于生产。

物料贮存条件需要关注贮存区域的要求以及室外存放的特定要求。

为避免物料贮存期间受到不利因素，包括光照、温度和湿度、尘埃、虫害等，的影响。仓库中应当有足够的空间来允许有效的移动而不导致物料的损坏，并且能够进行清洁。将物料离墙足够的距离（如 30cm）贮存是良好的习惯做法。

贮存在纸桶、袋子或箱子内的物料应当离地存放，如置于托盘上。

如果物料性质对于包装或环境影响不敏感的话，一些物料（如存在不锈钢桶内的）可以贮存在室外，但需要确保标签标识在存放过程中和使用之前保持清晰易读。在打开这些贮存容器之前，应当对它们进行适当的清洁。不合格物料应进行标识并严格置于隔离控制状态下，防止未经批准而用于生产。

实施指导

不合格物料的隔离处理，重点是每个容器上应有清晰醒目的标识（如粘贴红色的不合格标签），并隔离存放，以防止误用。可以在计算机化的物料管理系统中使用特殊的符号来标识或通过权限的限制来识别其并非是等待检验下的待验物料，而是已完成检验但发现缺陷。也可以通过简单的管理工具实现，如在库位卡和存放容器的本身上面进行标记并进行物理隔离。

原料药企业的不合格物料处理程序应规定不合格物料的不同处理方法，以及质量管理部门对不合格物料处理方法审核批准的决定权。这个程序也应该涵盖由于不适用（检验不合格或使用中出现其他异常情况）而要退回给供应商物料。但这种退回应该附带规定：供应商不得简单地将"退回"的不适用物料用合格批次稀释混匀后再次供货。

物料的贮存条件通常可以从供应商处得到，如果供应商没有提供这方面的信息，企业应基于稳定性数据或使用信息来确定。对原料药而言，这些数据也可来源于稳定性研究。对中间体和其他物料而言，这些数据可能来源于科学的判断、产品的历史、文献资料或者物料存放一段时间后再检测得到的数据。已明确稳定性受温度影响和（或）标准包装下会吸收水分的物料需要特殊贮存条件防止其发生变化。

应注意不同行业对贮存条件的描述会代表不同意义，如基础化工阴凉贮存指遮阴贮存，而药典中的阴凉指不超过 20℃贮存。因此企业应根据物料特性建立合适的贮存条件。

对于温度敏感性物料，在贮存区应特别注意。温度敏感性物料应配备适当的技术装置，贮存区宜装备适当的温度偏差报警系统。应有程序规定存在温度偏差时应采取什么措施将温度偏差引起的不良影响降低至最小。

贮存区内环境温度监测点的位置确定也是非常关键的，通常应通过对贮存区温度分布研究来确认监测点的位置，监测点应是贮存区内温度控制的最差点或区域。如果物料对于贮存环境湿度有特殊要求，也应进行仓库湿度分布的研究，以确定湿度最高或最低点。

实例分析

实例5：仓库最差条件确认方案

（1）目的

根据库存物料的堆码高度，在仓库的不同位置用温湿度探头进行布点来确定监测最差点为日常监测的位置点。

（2）确认前提条件

● 研究所用到的温度探头必须经过校验，并在有效期内。

● 温度传感器应当适用于被验证设备的测量范围，测量范围在 0~40℃，最大允许误差为 ±0.5℃；测量范围在 –25~0℃之间，最大允许误差为 ±1.0℃。

● 验证数据采用合理的时间间隔。

（3）职责

（4）确认的实施

● 实施季节：冬季、夏季、梅雨季等极端环境温度分布。

● 布点原则：

○ 平面库：均匀性布点不得少于 9 个，仓库各角及中心位置均需布点。

○ 高架库：监测仪按序放置在垂直方向上、中（可以多个）、下。

○ 布点应远离热源或设备 50cm 以上。

○ 温湿度控制设施需要开启，确认后温湿度控制设施不能移动。

○ 应考虑目标市场国家或地区对温湿度分布的法规和技术要求。

具体布点可基于风险评估（包括库容、装载、空调出风口、窗户等情况）确认，确认后画出布点示意图。

● 温度分布空载：至少 24 小时连续监测。

● 温度分布研究：至少运行连续 7 天。

（5）确认结果分析

对获得的结果进行统计分析，找出有代表性温湿度监测的布点位置作为日常监测点。（最差条件判断依据：极差最大、温度/湿度最高、最低点数据出现频次最多的点为确认的最差点。）

（6）实施确认的时间

研究时间从 ××× 到 ×××，这段时间是（××地方）一年中最热、最湿或最冷（最恶劣）的阶段。

（7）再确认

仓库面积有变化或温湿度控制设备有变化等，基于风险评估结论进行。

（8）偏差/变更情况

记录确认过程中任何偏差/变更。

（9）结论

根据验证结果，选择合适日常温湿度监控点。

📋 要点备忘

- 不合格物料的标识和隔离存放；
- 物料的发放是否符合先进先出和近效期先出的原则；
- 仓储区是否具有适合物料贮存要求的温湿度条件并进行相应的监控。

7.5 复验

法规要求

药品生产质量管理规范（2010年修订）

第一百一十四条　原辅料应当按照有效期或复验期贮存。贮存期内，如发现对质量有不良影响的特殊情况，应当进行复验。

药品生产质量管理规范（2010年修订）原料药附录

第十九条　必要时（如长期存放或贮存在热或潮湿的环境中），应当根据情况重新评估物料的质量，确定其适用性。

背景介绍

本节针对原料药物料管理中的复验期管理展开讨论。应注意，原料药本身是制剂药品生产所使用的原料，但 GMP 第一百一十四条中关于"复验期"的规定不能作为原料药超出有效期后复验并继续使用的依据，按照我国的药品法规，原料药应严格执行药监部门所批准的有效期，超出有效期则不能继续作为合格原料药使用。

技术要求

ICH Q7　原料药的药品生产质量管理规范指南

7.50 必要时应当对物料进行再评估，以确保其适用性（如存放时间过长或暴露在高温潮湿环境中）。

按照 GMP 的规定，复验期（retest date）的定义是原辅料、包装材料贮存一定时间后，为确保其仍适用于预定用途，由企业确定的需重新检验的日期。

ICH Q7 指南中复验期的定义是为确保物料仍然适合使用而应该进行重新检验的日期。

从定义而言，可以看出主要含义无明显差异，但结合我国法规规定而言，如有必要，复验活动是在贮存期之内完成的，而贮存期限是复验期决定的；另外我国法规的定义明确了企业在制定复验期工作中的主导和决定作用。目的是保障物料使用的适合性。

法规中针对原料药的物料特别指出，长期存放或贮存在暴露于空气中的或热的、潮湿的环境中，对物料质量有不良影响的，应规定相隔一定时期进行复验。

实施指导

企业需要对物料的复验期作出书面规定，内容可以包括：何种物料需要定期复验，复验项目，复验的时间间隔，可以复验的次数等。

一般没有有效期或复验期的物料，性质非常稳定的物料和批量较大但用量不大的物料都适合通过复验的方式建立合适的复验期，来确保在质量有保障的前提下延长物料使用周期。

对于性质不稳定，或使用周期短的物料建议建立一定贮存要求下的有效期进行控制。

对于需要使用多批混合物料形式贮存的物料，通过定期复验来确定其质量状态，进而规定复验期是一个可以采用的方式。比如：贮存于户外的液体物料，企业通常不可能在使用完贮罐内的所有老批号物料（清空）后才购买新物料放入贮罐中，也就是说，贮罐中总会存在一些物料有可能贮存较长时间，物料滞留的时间越长，在户外的环境下，质量受影响的风险就越大，因此企业有必要规定在一定时间间隔内应对贮罐内物料进行复验，以确定其适用性。贮罐中物料取样检测的时间间隔应依据物料的特性、企业的验证结果或物料的贮存历史数据来评估确定，不同的物料允许有不同的检测间隔。

复验项目由物料性质、历史数据、杂质变化数据和对使用目的影响程度来决定，一般建议初次进行时，采用全检方式进行，以积累数据考察是否具有指示性的指标数据，之后决定是否增加或减少测试项目。建议关注纯度、含量和杂质测试项目。

复验时间间隔的确定可以根据测试数据决定，一开始没有数据的情况下，间隔可能短些，有一定数据积累之后，通过评估可以逐步延长间隔到合适的时间点。通过该时间点可以确定物料在企业确定的贮存条件下的复验期。

应基于物料的本身性质来决定复验次数和复验期，如原料无机盐类 NaCl 性质相对稳定，可以合理地复验和延长使用期限；如原料部分有机物类性质相对不稳定，根据风险评估决定其复验的次数和延长使用期限的长短。因此，根据具体物料特性差异确定复验期和复验次数，如某工厂物料管理采用最多进行 2 次复验，每次复验后，延长的贮存期限是原先的一半。

实例分析

实例 6：大宗贮存的液体物料定期取样检测方案

×× 物料，贮存于户外罐区内。

储罐溶剂循环混合使用，企业根据风险评估规定定期复检周期，如每半年检测一次。

检测周期：每半年 1 次。

取样方法：为确保取样有代表性，取样前应先回流 ## 分钟；在取样口取样。

检验：检验项目应按该物料的内控标准进行检测（根据风险评估决定全检或减项测试）。

检测结果：

（1）若检测结果仍符合物料的规格标准，则罐内物料仍正常使用。

（2）若检测结果已不符合物料的规格标准（OOS），则执行 OOS 程序，罐内物料必须由生产、采购、QA 部门进行评估，根据物料不合格情况，决定采取的行动：

● 个别项目虽然不合格，但对于生产工艺没有负面影响的，经 QA 批准后可以有条件放行使用，但贮罐不再接收新购物料混入，待罐内物料用完后再清空贮罐（如乙醇的水分超标，由于乙醇在使用时还要稀配，可以批准让步使用）；

● 不能有条件放行的，将贮罐排空后进行清洗；

结论：根据收集的所有数据进行回顾分析，决定是否要缩短定期取样检测的间隔。

📋 要点备忘

● 建立书面的物料复验期程序；
● 物料在贮存期内，如贮存条件遇到异常，企业的处理措施。

8 生产和过程控制

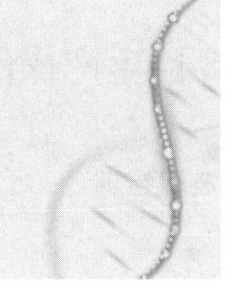

本章主要内容：

☞ 哪些是生产过程中的关键控制点

☞ 如何满足生产时限的要求

☞ 在过程控制中应该注意些什么问题

☞ 当中间体或原料药混批的时候需要注意什么问题

☞ 生产过程中的交叉污染应如何控制

生产过程是原料药制造全过程中决定原料药质量的最关键和最复杂的环节之一。原料药生产过程包含两种同时发生的过程，一是产品的生产过程，二是文件记录的传递过程。以典型化学合成原料药为例，生产过程主要包括生产前准备（原材料领发料、设备设施检查等），投料，化学反应（回流 / 蒸馏等），纯化（提取、浓缩、洗涤等），结晶，分离，干燥，粉碎，包装，入库，清场。典型的发酵工艺生产过程主要包括生产前准备（原材料领发料、设备设施检查、菌种准备等），发酵，分离（菌体），纯化（提取、浓缩、洗涤等），结晶，分离（产品），干燥，粉碎，包装，入库，清场。生产过程是指原材料投入，目标产物的生成以及后续处理的过程。过程控制则贯穿于整个生产过程，主要包括过程参数监控、过程监控取样和监测、中间体控制取样和监测等。文件记录传递过程主要包括生产部门发出生产指令或生产计划，确定批号和签发批生产记录（由质量管理部门或者授权生产部门来执行），并在生产过程中由操作人员填写批生产记录，批包装记录以及其他辅助记录（设备使用记录、清洁记录等），过程监控及中间体检验人员完成检验记录，原料药检验人员完成成品检验记录。上述记录应经部门负责人或者授权人员审核后交质量管理部门。质量人员应对批生产记录、批包装记录、批检验记录等进行审核，形成放行审核记录，并纳入批记录。本章节将重点对 GMP 中生产和过程控制部分的要点进行解析，并提供实施指导。

8.1 生产操作

法规要求 ···

药品生产质量管理规范（2010年修订）

第一百八十四条 所有药品的生产和包装均应当按照批准的工艺规程和操作规程进行操作并有相关记录，以确保药品达到规定的质量标准，并符合药品生产许可和注册批准的要求。

第一百八十五条 应当建立划分产品生产批次的操作规程，生产批次的划分应当能够确保同一批次产品质量和特性的均一性。

第一百八十六条 应当建立编制药品批号和确定生产日期的操作规程。每批药品均应当编制唯一的批号。除另有法定要求外，生产日期不得迟于产品成型或灌装（封）前经最后混合的操作开始日期，不得以产品包装日期作为生产日期。

第一百八十七条 每批产品应当检查产量和物料平衡，确保物料平衡符合设定的限度。如有差异，必须查明原因，确认无潜在质量风险后，方可按照正常产品处理。

第一百八十八条 不得在同一生产操作间同时进行不同品种和规格药品的生产操作，除非没有发生混淆或交叉污染的可能。

第一百九十一条 生产期间使用的所有物料、中间产品或待包装产品的容器及主要设备、必要的操作室应当贴签标识或以其他方式标明生产中的产品或物料名称、规格和批号，如有必要，还应当标明生产工序。

第一百九十二条 容器、设备或设施所用标识应当清晰明了，标识的格式应当经企业相关部门批准。除在标识上使用文字说明外，还可采用不同的颜色区分被标识物的状态（如待验、合格、不合格或已清洁等）。

第一百九十三条 应当检查产品从一个区域输送至另一个区域的管道和其他设备连接，确保连接正确无误。

第一百九十四条 每次生产结束后应当进行清场，确保设备和工作场所没有遗留与本次生产有关的物料、产品和文件。下次生产开始前，应当对前次清场情况进行确认。

第一百九十五条 应当尽可能避免出现任何偏离工艺规程或操作规程的偏差。一旦出现偏差，应当按照偏差处理操作规程执行。

第一百九十六条 生产厂房应当仅限于经批准的人员出入。

第一百九十九条 生产开始前应当进行检查，确保设备和工作场所没有上批遗留的产品、文件或与本批产品生产无关的物料，设备处于已清洁及待用状态。检查结果应当有记录。

生产操作前，还应当核对物料或中间产品的名称、代码、批号和标识，确保生产所用物料或中间产品正确且符合要求。

第二百零一条 每批药品的每一生产阶段完成后必须由生产操作人员清场，并填写清场记录。清场记录内容包括：操作间编号、产品名称、批号、生产工序、清场日期、检查项目及结果、清场负责人及复核人签名。清场记录应当纳入批生产记录。

药品生产质量管理规范（2010年修订）原料药附录

第二十八条 生产操作：

（一）原料应当在适宜的条件下称量，以免影响其适用性。称量的装置应当具有与使用目的相适应的精度。

（二）如将物料分装后用于生产的，应当使用适当的分装容器。分装容器应当有标识并标明以下内容：

1. 物料的名称或代码；

2. 接收批号或流水号；

3. 分装容器中物料的重量或数量；

4. 必要时，标明复验或重新评估日期。

（三）关键的称量或分装操作应当有复核或有类似的控制手段。使用前，生产人员应当核实所用物料正确无误。

（四）应当将生产过程中指定步骤的实际收率与预期收率比较。预期收率的范围应当根据以前的实验室、中试或生产的数据来确定。应当对关键工艺步骤收率的偏差进行调查，确定偏差对相关批次产品质量的影响或潜在影响。

背景介绍

原料药生产企业在生产操作中涉及物料的准备、称量、分装、投料、中间控制、物料平衡（收率核算）、偏差处理、关键操作的复核、状态标识控制等环节，这些都是生产控制的一部分。

📋 技术要求

ICH Q7　原料药的药品生产质量管理规范指南

8.10 用于生产中间体和原料药的原料应当在适宜的、不影响其适用性的条件下称量或计量，称量和计量的装置应当具有与其使用目的相适应的精度。

8.11 如物料取出一部分留待以后生产使用，应当存放在适当的容器中并有标识，标识内容应当包括：

－物料名称和（或）代码；

－接收或控制编码；

－新容器中物料的重量或数量；

－再评估或复验期（如适用）。

8.12 关键的称量、计量或分装操作应当有复核或有类似的控制手段。使用前，生产人员应当核实所用物料正确无误。

8.13 其他关键操作也应当有复核或有类似的控制手段。

8.14 应当将生产过程中指定步骤的实际收率与预期收率比较。预期收率的范围应当根据以前的实验室、中试或商业化规模生产的数据来确定。应当对关键工艺步骤收率的偏差进行调查，确定偏差对相关批次产品质量的影响或潜在影响。

8.15 任何偏差都应记录并作解释。任何重大偏差均应进行调查。

8.16 应当在设备主要部件上标明工作状态，或以文件形式、计算机控制形式或其他方式标明主要设备单元的工作状态。

8.17 应当对返工或重新加工的物料进行适当的控制，以防止其未经许可用于生产。

生产过程中的关键操作需要第二人复核或类似的控制手段。关键操作指对产品质量、收率等有显著影响的操作步骤或过程，比如关键工艺参数的控制过程、需要精确投料的物料称量／计量过程等。

所有的生产偏差需要报告、处理和记录，包括关键工艺步骤收率的偏差。

批的划分应确保产品具有预期均一质量和特性。批量则为具体批次对应的产品数量。对于连续化生产的产品，批次和批量应在每次生产运行前确定。批量的确定可采用多种方式，例如：

- 输出物料数量。
- 输入物料数量。
- 预设工艺条件（如特定进料速度）下的连续生产时间。
- 批量设定为较宽的范围（可通过设定连续生产最短和最长时间来确定批量，以灵活应对市场需求。例如，在确定的工艺条件下，经验证确认连续生产 1 小时至 100 小时，均能持续得到符合预期质量的产品，则可以在工艺规程中规定最小批量为连续生产 1 小时，最大批量为连续生产 100 小时。而在具体每一批产品生产前，可根据实际需求，确定该批批量，如连续生产 20 小时）。
- 其他根据连续化生产工艺特点科学论证的确定批量大小的方式。

实施指导

典型生产操作包括生产前准备、投料（含称量和量取）、物料的分装和暂存、生产过程、中间控制和取样、包装、入库和清场，典型生产操作流程如图 8-1 所示，典型连续化生产操作流程如图 8-2 所示。

A. 生产前准备

生产前准备包括人员、物料、设备设施检查和清场确认、文件准备等。通常包括：

- 批生产指令或生产计划下达；
- 生产批记录的发放；
- 设备设施检查和清场确认；
- 人员准备，健康和卫生状况，胜任情况确认；
- 物料领用以及暂存；
- 文件检查（含操作规程和相关操作记录）。

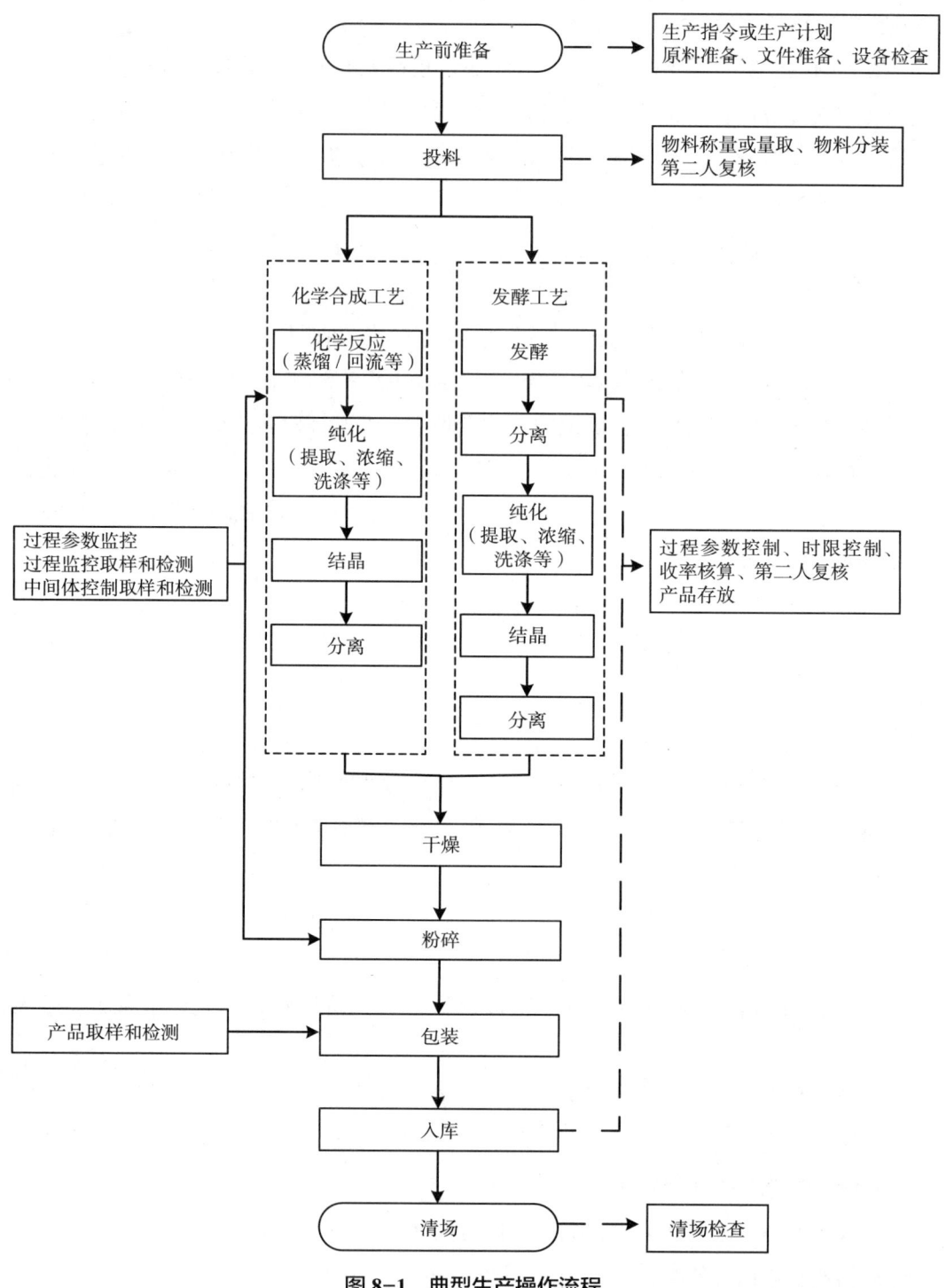

图 8-1　典型生产操作流程

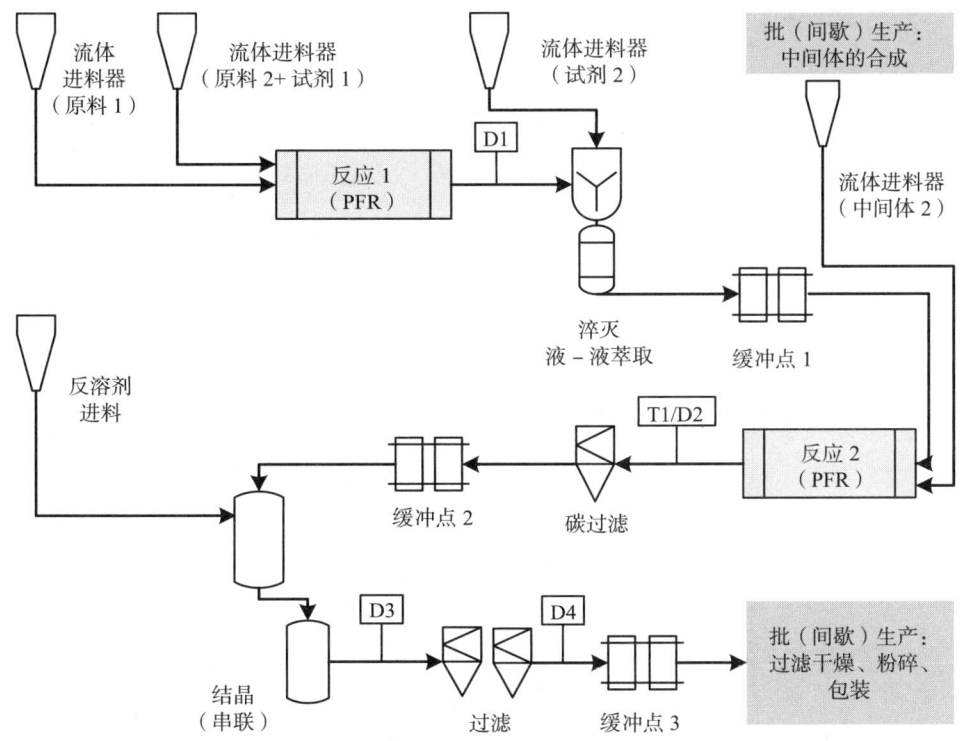

T1：过控点（PAT）；D1~D4：分流点；PFR：活塞流反应器（plug-flow reactor）

图 8-2 连续化生产操作流程

B. 投料

投料是物料开始进入到生产的过程，投错料、投料量错误将会造成较大的经济损失和质量及安全风险。物料（固体和液体）的称量或量取应按照操作规程，确保准确投料，并避免交叉污染。投料过程中需要注意的事项如下：

● 物料的称量或者量取应指定受控的区域。

● 应记录该区域的使用和清洁情况，有相对应的清洁规程。使用日志通常包括区域名称、使用日期 / 时间、称量或者量取物料的名称、批号、区域的抽风 / 排风装置的运行情况（若适用）、使用人。清洁记录通常包括清洁日期 / 时间、清洁过程（清洁剂名称、用量、浓度、清洁步骤等）、清洁结论、清洁人以及清洁有效期等。使用日志和清洁日志推荐放在同一张表中。

● 称量或量取装置的量程和精度应合适，确保称量操作的准确性。关键的称量和量取装置应当适当地校准，并且能够追溯到经过认证的上级标准器。校准应该有记录并且定期进行，应根据风险原则制定合适的校准频率。

● 操作人员应该对天平等称量设备进行日常校准，以确保其能正常准确地使用。

日常校准的记录通常包括校准日期/时间、标准砝码编号、标称重量、实际结果、允许的范围、校准结论、校准人和复核人。

● 在暴露的条件下投料，应根据物料的特性和检验需要，采取不同的保护措施，比如使用排风系统来控制粉尘或者溶剂的散发。涉及剧毒品或者极易产生粉尘散逸的物料，应尽量采用密闭投料器进行投料。典型图例如图 8-3 所示。

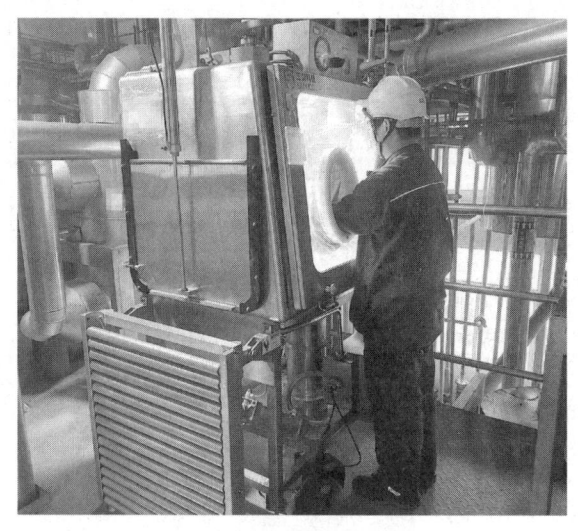

图 8-3 密闭投料示意图

● 对于非连续生产工艺，应建立程序来确保用于不同工序的物料不会被同时发放或者投料。对于连续化生产工艺，应配置合适的硬件设施（如独立的物理空间、足够的物理距离、物料密闭化传输系统等），建立相应的管理程序来确保物料的发放或投料不会出现差错、混淆或污染。

● 连续化生产工艺，以及一些微通道反应过程，对于投料量的准确性和投料过程的稳定性要求较高。液体物料一般通过液体泵进行进料，并通过流量/流速、压力等参数控制进料的准确性和稳定性。固体物料一般采用失重进料器、传送带称重进料器或其他能够保证进料准确性和稳定性的设备。在连续化生产的不同单元操作之间，根据对工艺的理解和评估，通常会设置缓冲点（如缓冲罐），以确保后端单元操作前进料的准确性和稳定性。

● 对于酶催化反应工艺，根据工艺设计和酶催化剂的性状，部分酶催化剂投料前需要特殊处理。比如一些以混悬液形式、低温存放的酶催化剂，其活性在存放过程中会有一些变化，因此在投料前需对酶的活性进行测试，根据测试结果折算投料量，并在称量前确保混悬液混合均匀。

对于某些中间体，将会以湿品或溶液的形式，直接参与下一步反应，每批的重

量 / 体积都会不同。这种情况下，不容易在批生产指令中规定其他反应物料具体的重量或者体积，可采用检验中间体的含量，折纯的方式来计算其他物料的使用量，也可以根据上一步反应物料的投料来计算，投料数量的计算方式应有中小试的数据做支持并具有足够的科学性。

投料前的最后检查中，保证物料正确无误，如物料名称、批号、数量、状态等关键信息的核实，代号或批号与批生产指令一致，这其中也可以包括对于关键参数的核实。这些检查应在每一批的操作指导中明确规定。

C. 物料的分装

物料分装用的容器应不分解或者释放出干扰物质，不与物料发生反应，建议有材质证明来评估对物料的影响，尤其是用于溶剂分装的容器。适用于固体分装的内包容器有：

- 塑料袋（通常采用 PE 袋）；
- 带有硬质衬里的塑料袋；
- 大宗固体物料使用的装料斗。

用来分装液体物料（比如溶剂）的容器通常有：

- 不锈钢桶，塑料桶，铁桶；
- 高位槽，储罐，计量罐。

对于大宗固体原料，比如发酵罐投料用的粮食类物料，通常采用装料斗投料或者人工投料的方式（如 50kg 的包装），若采取人工投料的方式来进行，称量一般通过多次完成，应记录每次的称量并累积计算到所要求的重量。如物料在入库验收时已确认过标识装量的可靠性，整件投料的可直接按标识量计算，仅对分装的零头件进行称量。应保证投料口的清洁，以及采取适当的措施比如吸风罩或者防尘罩进行粉尘的控制。对于大宗液体投料，通常采用直接溶剂储罐抽取或者使用中转桶，可以通过计量泵、流量计、计量罐等实现加量的控制。

若多用途的容器盛装分装的物料时（如装料斗、中转桶）应当被清晰地识别。此类设备应当根据规程进行清洗并确认。

D. 物料暂存

从仓库领到车间的物料，包括投料剩余物料，在车间物料暂存区存放。该区域的物料管理，包括账物卡、存储条件、存储时间和虫害控制等应同仓库相当，遵从对应的管理规定。否则应评估对物料的潜在影响。

对于中间体的存放，参考本分册"8.2 时限"。

E. 关键操作和第二人复核

关键操作应当进行复核，比如关键工艺参数的控制过程、需要精确投料的物料称量 / 计量过程等。复核需采用第二人现场复核、计算机化系统识别或其他等效的方式。

关键的称量、量取或分装操作，这些过程应经第二人现场复核或遵照类似的控制手段。如果没有类似控制手段，则需要第二人现场复核，而不单单是事后针对记录复核。第二人需要复核的内容包括对操作的复核和记录的复核，操作的复核比如复核物料是否正确，投料量是否准确，计算是否正确，其他的操作是否正确，记录的复核包括记录是否准确、完整。

原料药生产过程中，很多时候是在控制面板上进行处理或是控制的（如发酵自控系统）。操作者坐在控制间通过按钮来向反应罐中添加物料，可以想象，如果操作者必须跑到反应罐边去确认物料是否真的加到反应罐中，是非常不方便的。所以在这里提到"类似"控制手段。类似的控制可能是通过打印出来的记录来显示，例如加了多少量的物料。在原料药生产中，很多工艺是在密闭的系统中进行，很多时候很难有第二个人去复核某个特殊的操作，然后在批记录上签名，这也是 GMP 允许"类似方法控制"的原因之一，ICH Q7 指南中也有类似的说法。对于第二人复核替代的问题，可以参考美国 FDA CFR 211.68 修改时的解释以获得更多的解释，解释中明确说明只有替代用的自动化设备满足 CFR 211.68 中的要求，方可用来替代第二人复核。复核的具体形式需要结合现场的情况，如控制手段、操作方式等进行综合评价。

连续化生产过程是一个连续的动态平衡过程，受到多因素同时影响。如进料时物料的浓度、流速，反应的温度，物料在反应器中的停留时间，过程监控的项目及反馈时间，不合格物料的转移标准及效率等。应在工艺设计过程中充分识别关键控制点，特别是相互影响的参数，并在工艺规程中规定具体的控制要求和复核要求。连续化生产通常具有较高的自动化水平，可在自控系统中对关键控制点进行持续监控并设置确认措施，用以替代第二人现场复核。

酶催化反应中，应根据具体产品工艺，结合酶的性质、性状或载体形式，评估关键操作点，并制定复核策略。比如，部分酶对 pH 值比较敏感，则应重点关注影响 pH 值的操作步骤；部分固化酶结构较为脆弱，则应关注搅拌速度；部分酶纯度较低，可能是与细胞壁残留物等形成的混悬液，则应关注酶渣的过滤去除。

企业应决定除称量和配料以外的哪些操作是关键的，这些操作应被复核或者采取等效的控制手段，比如：

- 投料或者出料时的称量操作；

- 关键物料的投料；

- 关键参数，如温度、压力、时间的控制；

- 多晶型原料药的结晶点控制；

- 中间控制结果或结论的核实；

- 关键中间体的检验。

F. 预期收率和实际收率

预期收率的来源包括产品开发数据、工艺验证结果、产品年度回顾数据等。预期收率并不是一成不变的，应通过每年产品年度回顾对预期收率进行评估。改变预期收率范围，需要通过内部的变更控制程序来实现。超出注册范围时，应评估是否需要提交注册变更。

实际收率与预期收率的偏离可能代表生产过程或工艺的偏离或非预期波动。应对实际收率波动情况进行评估，必要时采取措施以控制生产波动，提高工艺重现性，保证产品质量的稳定性。

干燥品收率的计算要容易一些，但如果是湿品或液体，通常的做法是在检验并确定产品干燥失重或含量后再计算收率。

在一些情况下，由于一定数量的产品残留在封闭的设备里，如过滤器或干燥设备中，会造成批与批之间的收率发生变化，比如在阶段性生产的第一批产品生产和最后一批产品生产的时候，可能会由于物料滞留，导致第一批收率较低，而最后一批的收率较高。在这种情况下，收率的制定应把第一批和最后一批单独评价，对于中间批次，监控收率的趋势，采用某一范围内多批的平均值可能会更合适。

例如，三合一设备出料后可能存在较多物料的残留，会导致阶段生产的第一批产品批量减少或收率降低，中间批次趋于正常，最后一批全部出料后批量增加或收率升高。应对三合一中残留的物料质量进行持续的研究评估，确认是否影响下一批产品质量，并确认合适的阶段性生产周期，同时在生产规程中说明第一批和最后一批的批量或收率调整要求。而双锥烘桶出料时，通常内壁物料残留非常少，且每批干燥时均有旋转混合的功能，所以残留物料对下一批产品的影响较小，也无需对批量或收率进行调整。但如果产品性质较为特殊，如稳定性较差的，则应重点评估，建议每批将残留物料清理干净。值得强调的是，企业应评估收率的预期和变动性，并决定预期收率是多少以及对质量潜在的影响。另外，对关键工艺步骤的确定，可以保证对于收率的调查能集中在可能影响产品质量的步骤上。

G. 回收物料的管理

回收物料包括从母液中回收的产物，以及在生产过程中回收的溶剂或试剂。物料的回收应制定对应的规程和回收记录，并经评估确认合适的质量标准。

回收规程中应说明预期的批量。根据回收工艺和回收设备的评估，一般通过待回收物料的批次和数量来确认回收物料的批量，也可以将批量设定为一个范围，如可根据生产情况将单批待回收物料回收成一个批次，或者将数批待回收物料合并回收成一个较大的批次。对于连续化回收过程，批次和批量的选择可以参照本章 8.1 项下【技术要求】中相关要求执行。某些时候，还可能将数批合格的单批回收物料混合成一个大批，相关的操作应参照本分册"8.4 中间体或原料药的混合"要求执行。

应根据对待回收物料、回收工艺的理解和回收物料的使用需求，制定合适的过程控制和回收物料质量标准。对于某些待回收物料批次间质量差异较大的，特别是多批待回收物料混合后回收的，根据回收工艺的处理能力，必要时需要制定单批待回收物料的控制指标，以确保回收物料能符合预期质量要求。对于一些需要摘除前沸或高沸的回收过程，还需建立过程控制项目，如过程监测点、前沸摘除数量等。对于连续化回收的物料，根据工艺稳健性情况，必要时还需要建立更多的过程控制点，定时（如每间隔 5 小时）或定量（如每间隔 5000L）抽样监测，确保整个回收过程的物料均能符合预期质量要求。回收物料的质量标准，还应充分识别并能控制可能存在的富集或降解杂质，特别是潜在的基因毒性杂质和 I 类溶剂。

回收物料的使用范围和数量应有明确规定。通常回收物料只能套用到同工艺同规格的产品中。回收溶剂一般可以套用至本工序或前端的工序。一些特殊的情况下，回收溶剂如果有足够的监测数据并经充分的风险评估证明其适实用性，可以套用至同产品其他工艺。回收物料的套用数量或与新鲜物料的比例范围应经过论证。可采用百分之百全回收的物料（最差情况）进行生产验证，验证完成并评估其工艺适用性后，可允许与新鲜物料任意比例混合使用。

一般情况下，回收物料的套用次数应有明确规定，并制定合适的记录或编号体系来追溯套用次数信息。可通过小试研究和商业化生产前期批次的数据分析，根据数据分析的结果或趋势，暂定合理的套用次数，可在后续的商业化生产中收集更多数据，以逐步增加套用次数。

回收物料和回收溶剂的具体管理要求，请参照本分册"14 不合格品与物料再利用"中相关内容执行。

H. 生产偏差的记录、报告和调查

本指南要求在生产记录中应记录所有偏离规定的工艺步骤的偏差。可在生产批记录中设计偏差记录的附页纸，便于记录意外事项或偏离标准的偏差。

生产人员发现偏差后应及时报告管理人员，管理人员按照调查流程进行调查并采取必要的措施。如根据安全、环保或其他因素需要优先对偏差进行紧急处理的，可按照相关要求优先处置，并记录处置情况，然后再按偏差调查流程处理。质量部门应该参与其中，确保偏差得到记录和调查。根据偏差管理程序中偏差分级要求，对偏差进行分级处理。对于一些原因明确、对产品质量没有直接影响，或者影响较小的异常情况，可采用简化的方式处理，如在批记录中备注说明，并经 QA 确认。

当偏差反复出现时，应该考虑再验证设备、再培训操作人员、重新定义工艺参数或采取其他适当的行动。这种审核可以作为产品质量回顾的一部分。值得注意的是，反复出现的偏差很大一部分原因是管理人员和（或）质量部门未尽职责，如没有关注培训效果，没有在文件/记录审核中发现，没有在日常现场巡视中发现，复核人未起到复核的职责等。此问题往往被企业主动或被动的忽视，在偏差的评估以及采取纠正和预防措施时应考虑此类的因素。

偏差的示例有：

- 投错原料，投料不准确；
- 温度、压力、真空参数超出规定的限度；
- 未遵守操作规程正确操作；
- 工艺设备或公用设施故障；
- 设备未经校准或者校准过期；
- 生产记录不完整，未记录一些关键参数，如升温和降温过程中的转折点；
- 对规定的生产指导临时调整；
- 原料药和中间体受到外来污染；
- 其他偏离程序或标准的事件。

关于偏差处理的进一步信息，参考本丛书《质量管理体系》分册中偏差管理相关要求。

I. 过程状态标识

工艺中的设备、物料的正确标识，可以防止差错和混淆。确定设备的过程状态有助于操作人员和管理者能够正确地控制操作过程，并避免设备的错用。以下三点应很好地控制：

- 批号和进行中的操作状态；

- 设备的清洁状态；

- 状态标识卡：设备可使用、维护中、超期或超出校准期限等。

对于连续化生产工艺，会配置一些备用设备，如物料输送泵、在线监测传感器等，以及一些交替使用的并联设备，如缓冲罐、过滤器等。这些类型的设备已通过管道、阀门等连接到生产设备链中便于切换，且与正在运行的设备距离非常近，因此应重点关注这些设备的状态标识，避免差错和混淆。如条件允许，可考虑采用自控联锁控制阀门的方式来避免设备误用。

连续化生产过程中，可能会间歇性产生一些不合格的物料，且较长时间的储存在生产线上（如不合格物料收集罐中）。该部分物料应按照不合格物料做好明显的标识，且尽可能做到物理隔离，避免误用。

对于需要返工或重新加工的物料可以使用相应的有颜色和编码的标签标识。质量部门应该明确规定哪些物料可以返工或重加工，并确保有对应的经批准的规程。重加工工艺应进行验证，返工工艺应根据具体产品工艺情况评估是否需要进行验证。返工或重加工验证批次应进行稳定性考察。由于相同返工原因并采用相同返工工艺进行的返工，如已经进行过工艺验证及稳定性考察，可不重复进行工艺验证及稳定性考察。

需要返工或重新加工的物料应进行合适的隔离。隔离方式可采用物理隔离（如单独的房间/区域、封存设备等），或电子化系统隔离（如电脑控制、电子系统锁定等），以及其他合适的控制措施。同时应对物料状态进行合适的标识。关于返工和重新加工的进一步讨论参见本分册"14 不合格品与物料再利用"中相关内容。

实例分析

实例 1：典型批记录数据可靠性问题

国外某企业在被官方检查过程时，发现批生产记录中，存在以下问题：

- 部分中控结果未填写；

- 生产起始日期，以及部分操作步骤未记录和签名；

- 发现操作人员在生产记录中的签名时间与该人员的上班时间不一致。

以上检查中出现的问题，是典型的生产过程中数据可靠性问题。企业应遵循记录真实、及时的基本要求，需要通过管理提升和质量文化的建设来改善。

审计过程中常见的缺陷还包括：

- 批生产记录的特定步骤缺少操作人员的签名、操作时间以及第二人复核；

- 批生产记录中在一些操作阶段缺少实际收率和理论收率；

- 主批生产记录没有被合适的部门批准，没有包含完整的生产和控制步骤；

- 批生产记录中没有包括操作指导，此外，生产记录是由生产部门签发的，签发前，质量部门未检查其准确性和完整性。

以上缺陷项可通过修订主空白批生产记录，确保记录格式覆盖每步操作，对于关键步骤，加入理论收率值和实际收率填写处，对于关键操作，需要设计第二人复核确认栏，该空白批记录应经 QA 部门批准。空白批记录的发放应受控，由 QA 部门或者 QA 部门授权生产部门发放。在实际操作过程中，操作人应及时记录每一步的操作并签名署日期，对于关键步骤，需由第二人复核确认。对于实际收率，应同理论收率进行比较。如果超出理论收率范围，应作为偏差处理。

实例 2：生产偏差未进行记录和调查

某产品最后一步纯化步骤中，结晶温度被定义为关键工艺参数，在某批次的生产中，结晶温度偏离既定范围约半个小时，未进行记录和调查，同生产人员讨论得到的答复是批生产记录中没有地方可以记录这个偏差。

这是非常典型的生产偏差。生产人员要经过偏差处理程序的培训，任何偏差都需要记录和调查。生产人员应在批生产记录中描述所发生的情况和（或）采取的应急措施（经管理人员批准），批生产记录应设计有偏差记录页或者用于记录偏差的地方。生产人员应填写偏差报告表，管理人员批准采取应急措施，查找影响结晶温度的根本原因，以及评估该温度偏离带来的影响（一般通过历史性的数据和研发数据），采取纠正预防措施，如人员培训、维修保温装置、对结晶体进行额外的测试等。

实例 3：不同情形下第二人复核的策略和方式

某产品的精制工序需要投料的有：通过末端计量系统投入 2000L ± 50L 的乙醇；通过磅秤称量投入 200kg ± 1kg 的粗品；通过磅秤称量投入 3~6kg 的活性炭；通过电子天平投入 50g ± 2g 的晶种。在该工序的备料、投料过程中，经评估确定的复核策略如下：

- 乙醇通过末端计量系统计量和投料，系统中保存有投料时间、数量等信息，可通过投料之后再对系统中保存信息的审核达到第二人复核的目的；

- 粗品投料量的准确性对产品精制效果和收率计算有较大影响，而磅秤无数据记录保存或打印功能，所以粗品的称量过程应有第二人现场复核；

- 活性炭投料量的范围较大，其称量准确性对产品质量的影响较小，因此活性炭的称量过程可以不进行第二人复核；

- 晶种的称量精度要求高，使用的电子天平有打印功能，因此晶种的称量过程可通过后续对称量打印条的审核达到第二人复核的目的。

由此可知，在具体产品的生产过程中，应根据具体操作对产品生产或产品质量的影响程度、工艺情况，结合生产设备及计量器具的自控水平，综合评估确定哪些操作需要第二人复核，或通过哪种方式达到第二人复核的目的。

📋 要点备忘

- 投料的控制；
- 关键称量，分装操作的控制以及第二人复核；
- 生产偏差的记录和处理；
- 理论收率和实际收率的比较；
- 批记录的完整性。

8.2 时限

法规要求 ....

药品生产质量管理规范（2010年修订）原料药附录

第二十八条　生产操作：

（五）应当遵循工艺规程中有关时限控制的规定。发生偏差时，应当作记录并进行评价。反应终点或加工步骤的完成是根据中间控制的取样和检验来确定的，则不适用时限控制。

（六）需进一步加工的中间产品应当在适宜的条件下存放，确保其适用性。

背景介绍

时限一般包括两个方面：完成工艺步骤所需要的时间和物料在规定存放条件下允许的存放时间。这个时间应该在工艺规程或相关文件中具体规定。对于新的工艺，如果缺少足够的历史数据支持，可以建议一个暂时的物料存放时间，随着研究数据的增多，可以延长这个存放期。研究所使用的方法应能够指示物料的降解或者潜在变化。

技术要求

ICH Q7　原料药的药品生产质量管理规范指南

8.20 如果生产工艺规程（见 6.41 节）中规定了操作时限，应当遵照执行，以确保中间体和原料药的质量。如有偏差，则应记录并评估。在有目标值的工艺条件下（如调 pH 值、氢化、干燥至符合既定标准），则不适用时限控制，因其反应终点或加工步骤的完成是根据中间控制的取样和检验来确定的。

8.21 需进一步加工的中间产品应当在适宜的条件下存放，确保其适用性。

关于时限的偏离将根据对质量的影响程度来决定是否作为偏差来处理。中间体或者过程物料的暂存需要规定合适的保存条件和保存期限。

实施指导

时限是反映产品质量的指标之一，关于时限的偏差需要评估。可能存在于生产各步骤中的时限的偏差，例如：

- 由于设备的缺陷导致蒸馏或干燥时间的延长并超过了规定时间；
- 外部事件导致的正常生产中断，如停电停水；
- 原料或中间体的使用超过了标明的存放时间。

在连续化生产工艺中，应评估经配置的物料溶液的储存时限、反应过程的时限、中间态物料的储存时限等，并在工艺文件中进行规定。反应时限可能对产品质量和生产效率有较大影响，应在工艺设计和验证过程中充分论证，生产时超出时限要求（可根据连续出现质量不合格、收率低或其他参数的连续偏离来确认）应按偏差处理。连续生产的总时限，还可用于批次和批量的确定，其允许范围应在工艺文件中规定，并在每次生产前确定具体的批次和批量要求。

应该指定适当的区域来存放用于下一步生产的中间体。存储区域应该能防止外部污染或物料之间的交叉污染，对于存储环境应有温湿度监测装置。

有效期、保存期限和复验期定义存在差别。关于复验期，GMP 中的定义是指原辅料、包装材料贮存一定时间后，为确保其仍适用于预定用途，由企业确定的需重新检验的日期；而 ICH Q7 指南中的定义是为确保产品质量而对其进行再次检验的日期，并不局限于原辅料。对于原料药和需要销售的中间体，GMP 要求给予有效期，而国外常用复验期和有效期的概念，但最终应以注册批准的复验期或有效期为准。对于内部使用的中间体或者中间产品，常使用复验期或保存期限的概念。复验期或保存期限的制定应有数据支持，一般采用对应存储条件下的中间体稳定性研究数据支持。

复验期或保存期限一般依据下列确定：

- 文献；
- 生产商提供的信息；
- 根据在某一复检产品存储过一段时间后所取得的经验；
- 在规定存放条件下放置的物料的分析检验结果。

要特别注意湿品中间体的存放，要评估降解的可能性。

实例分析

实例4：未对中间体／中间溶液建立合适的贮存条件和保存期限

这个是企业常见的问题。一般来说，应在研发或者中试阶段建立中间体或者中间溶液的贮存期和贮存条件。若缺少这些历史数据，则需要在商业批中，取出少量中间溶液或者中间体样进行研究，存放一段时间后检验，观察有无质量变化。需要注意的是，如果研究表明中间溶液或者中间体极易降解，则需要对以前生产的批次进行影响评估，会引入 GMP 符合性的风险。所以，为了避免这种情况，需要在早期就进行此类研究，防止实际生产中质量风险以及 GMP 符合性的风险。

实例5：发生了非预期的工艺延迟

某产品正在生产过程中，接到通知启动台风 I 级响应，要求工厂生产停产，人员撤离。此时工序1刚完成投料，尚未开始反应；工序2正在反应过程中；工序3

正在结晶过程中；工序 4 正在干燥过程中。

针对上述情况，不可避免的导致了工艺的非预期延迟。企业应立即组织技术、生产、质量、分析、EHS 等专业人员进行风险评估，制定停产方案及后续复产计划，主要工作包括：

- 启动生产偏差，详细记录受影响的范围，包括公共系统、生产车间、产品、工序等。

- 识别每一个受影响项目的风险并制定控制措施，形成停产方案。如工序 1 应识别物料的稳定性，必要时应对停产前和（或）复产前的物料进行取样监测；工序 2 应评估停止在反应过程的工艺安全风险和反应液的稳定性，确定是否降温保存等，必要时应对停产前和（或）停产后的反应液进行取样监测；工序 3 应评估延长结晶时间对晶型、杂质等的影响，确定是否低温保存，必要时应在复产前对结晶物料进行取样监测；工序 4 应评估干燥过程中止对物料性状的影响，物料稳定性情况，确定是否复产时可直接继续进行干燥。

- 根据上述风险评估及控制措施的执行情况，制定复产方案。可继续进行生产操作的，应明确后续生产的工艺参数和时限，必要时增加监控检测。如需重复某些操作步骤，或需要采用不同的工艺进行处理的，应按返工或重加工的要求处置。不可再继续生产的，应做好物料处置和设备的清洗，避免混淆和污染。

- 应跟踪受影响批次的质量情况。必要时应跟踪至成品，确认质量是否存在差异，如对比杂质谱等。并应评估是否需要增加稳定性考察。

📋 要点备忘

- 中间体或者过程物料存放时间（保存期限）；
- 反应超时的处理措施。

8.3 工序取样与控制

法规要求 ······································

药品生产质量管理规范（2010 年修订）

第二百条 应当进行中间控制和必要的环境监测，并予以记录。

药品生产质量管理规范（2010 年修订）原料药附录

第二十九条 生产的中间控制和取样：

（一）应当综合考虑所生产原料药的特性、反应类型、工艺步骤对产品质量影响的大小等因素来确定控制标准、检验类型和范围。前期生产的中间控制严格程度可较低，越接近最终工序（如分离和纯化）中间控制越严格。

（二）有资质的生产部门人员可进行中间控制，并可在质量管理部门事先批准的范围内对生产操作进行必要的调整。在调整过程中发生的中间控制检验结果超标通常不需要进行调查。

（三）应当制定操作规程，详细规定中间产品和原料药的取样方法。

（四）应当按照操作规程进行取样，取样后样品密封完好，防止所取的中间产品和原料药样品被污染。

背景介绍

中间控制也称过程控制，指为了确保产品符合有关标准，生产中对工艺过程加以监控，以便在必要时进行调节而做的各项检查。可将对环境或者设备控制视作中间控制的一部分。

对于生产过程控制中需要做的一些监测，许多企业认为没有最终放行检验重要，检验结果不一定要非常准确，这种认识有悖于全面质量保证的理念。由于中间检验结果不准确或者缺少中间监控造成最终产品不合格的例子比比皆是。及早地通过过程监控发现问题，解决问题，可以节省资源，避免 GMP 风险。

技术要求

ICH Q7　原料药的药品生产质量管理规范指南

8.30 应当建立书面规程，用于监测和控制那些影响中间体和原料药质量的工艺步骤。应当根据研发阶段的信息或历史数据确定中间控制及其可接受标准。

8.31 应当综合考虑所生产中间体或原料药的特性、反应类型、工艺步骤对产品质量影响的大小等因素来确定控制标准、检验类型和范围。前期生产的中间控制严格程度可较低，越接近最终工序（如分离和纯化）中间控制越严格。

8.32 应当有经质量管理部门批准的书面文件，规定关键中间控制（和关键工艺监测），包括工艺控制点和控制方法。

8.33 有资质的生产部门人员可进行中间控制，并可在质量管理部门事先批准的范围内对生产操作进行必要的调整，不再经质量管理部门批准。所有检验及其结果均应当完整记录，并作为批记录的一部分。

8.34 应当制定书面规程说明生产过程中的物料、中间体和原料药的取样方法。取样计划和程序应当基于科学合理的取样实践。

8.35 应当建立防止污染和交叉污染的中间控制取样规程，并遵照执行。应当制定规程，以确保取样后样品密封完好

8.36 以工艺监测和（或）调节为目的的中间控制检验结果超标（OOS）通常不需要进行调查。

GMP 要求随着工艺的进行逐渐增加，过程控制中的控制标准，检验项目和检验频率也是如此，是基于实验室（小试）、中试和验证批的数据来制定，是基于风险的角度来建立。

中间控制过程中的取样应遵从原料和原料药的模式来进行。具体可参考本分册"11 实验室控制"中关于取样的要求。

如中控检测结果用于判定中间体是否放行到下一步操作，应对不合格结果进行调查。

实施指导

A. 过程控制（中间控制）

过程控制包括生产过程的工艺参数监控、生产过程的监控检测、中间体的检测。

过程工艺参数监控包括 pH 值、温度、时间 / 时限、压力、真空度等，该类参数应实时进行记录，并与工艺规程进行确认。如出现超出工艺规定范围的，应按偏差处理。

过程监控检测包括生产过程状态的连续监测，以及过程终点的监测。过程状态

的连续监测包括反应进度的连续监测、蒸馏过程的连续监测、结晶过程的连续监测、干燥过程的连续监测等，该类监测是为了监控生产过程的状态。例如根据工艺需要，在反应过程中每间隔 1 小时取样检测原料残留量（或采用 PAT 技术监测），以判断反应过程状态。过程终点的监测包括反应终点的确认、蒸馏终点的确认、结晶终点的确认、干燥终点的确认等。该类检测是为了确认按照既定工艺条件（如温度、pH 值、时限等）进行生产，是否达到预期的质量状态，如未达到可能会对后端工序产生影响。因此一般有比较明确的可接受标准，如果超出标准范围，应按偏差进行处理。

中间体检测是指为了保证后端工序生产需求，对中间产品的质量检测。中间产品制定有明确的质量指标，如超出标准要求，应按 OOS 进行处理。

在连续化生产过程中，对过程控制的频次、结果反馈的时效性要求较高。应配置与生产工艺控制相适应的过程控制资源，包括仪器仪表、分析设备、人员等。建议采用自控系统对生产过程参数进行监控，引入 PAT 进行在线检测产品质量，做到中间产品的实时检测实时放行，以及过程控制的复核确认。还可将自控系统采集的数据和 PAT 检测数据进行整合，建立生产过程控制模型，做到产品质量和过程控制参数的联动，自动调节生产过程参数（如进料速度、自动移除不合格物料等）。但自动调节的范围应在工艺规定的范围内，否则应按偏差处理。

为了尽快得到检验结果，缩短生产等待的时间，许多企业设立属于生产部门的中控实验室，来进行中间体检验。中控实验室应实施同 QC 实验室相同的管理要求，包括 OOS 处理，数据存储、恢复等数据可靠性要求。

B. 中间体取样

过程样品的检验在某种意义上来讲，跟成品检验同样重要，因为该检验结果是用来确定下一步如何处理正在加工的物料。样品的完整性预先决定了检验的完整性。所以，取样过程是极为重要的一环。过程样品的取样应遵循与成品取样同样的规则。只不过有时候过程样品取样的复杂程度和困难程度要高。取样需要遵循以下四个原则：

- 由经受取样操作培训的、有资质的，并经授权的人员来完成；
- 取样量要适当，比如指定的关键检验需要 OOS 调查，那么样品至少足够用来完成检验以及可能的调查；
- 取样方法要适当：应该能够证明所取样品在整批中具有代表性；
- 取样程序：应有充分的管理制度来保证取得真正具有代表性的样品。应包括对取样设备的要求以及清洁等细节，还应确保取样设备不会对物料带来污染。

关于取样的进一步细节，请参考本分册"11 实验室控制"中关于取样的要求。

当某批存在不均一风险的时候，比如原料药用盘式干燥时，应该考虑使用混合步骤来改善均一性。

需要考虑几种特殊情况下的取样：发酵液取样做无杂菌试验，应使用经验证的方法比如火焰法，密闭方式取样，蒸汽吹扫法对取样口进行灭菌处理；回收溶剂的取样，应收集最有代表性部位的样品。

常用的取样规则为$\sqrt{n}+1$，但并不是业内唯一可以使用的准则，其他一些方法也是合适的，比如用于质量检验的取样规程 ISO 2859。企业应建立具体的取样程序，包括抽样规则、取样方法等。

应有清洁规程来控制取样工具，在不使用的时候应该存放好以免受污染。

在生产过程中取样时应把外部污染的风险降至最低，比如在取最终的原料药时应考虑使用在线的取样探头，或该区域如有敞口设备，应加盖保护。取样点附近应该被很好地维护，保持无油漆碎屑、锈斑、灰尘或其他可能的污染源。

中控样品的取样容器应保持清洁，如果需要，应有清晰标识标明产品名称或代码、日期、时间、批号、步骤号、操作者姓名。

实例分析

实例 6：某原料药水分结果超标

调查结果找到直接生产偏差——干燥箱真空度有一段时间不符合要求。

根据偏差原因，需要评估干燥过程中真空度的检查、记录的频次是否需要提高，或者在干燥过程中增加过程检测，以便及时发现工艺偏离。

而且在上述情况下，应在偏差发现时就及时记录并上报管理人员，并评估是否采取应急措施，比如通过延长干燥时间，增加中间控制（如水分测定）来防止最终的 OOS 结果。而不是在偏差发现时不采取措施，等 OOS 结果确定后再进行返工，浪费大量的时间和资源花在 OOS 调查上。

实例 7：某产品粗品总杂质达不到接受标准的要求

从粗品到成品只有一步纯化过程和干燥过程，该纯化过程只能去除特定杂质。

粗品属于关键中间体，不合格需要启动 OOS 调查。调查内容应包括实验室检测过程调查、生产过程调查、取样过程调查等，以确定不合格的根本原因。如果是生产过程导致的不合格，应重点评估生产过程控制关键点的识别是否充分，是否需要增加更多的过程检测来确保生产过程和产品质量的稳定性。

实例 8：过程控制结果的 OOS 调查

某产品工艺规程要求，在规定的工艺条件下，反应 10~20 小时，10 小时后每 2 小时监测原料残留，要求反应至 20 小时时原料残留不高于 0.5%。

● 在 10~20 小时的过程中，原料残留的过控结果通常会高于 0.5%，但这些结果只是反应过程状态的监测数据，不需要进行 OOS 调查。只需要根据监测结果和工艺要求，控制或调整生产操作即可。

● 但当反应至 20 小时时，原料残留如果仍高于工艺规定的 0.5%，则应进行 OOS 调查，查找工艺偏离的原因，并确定后续的生产控制措施。

📋 要点备忘

● 中间控制建立的接受标准是否合适，是否能够确保控制工艺；
● 中间体的取样方法。

8.4 中间体或原料药的混合

法规要求 ···

药品生产质量管理规范（2010 年修订）原料药附录

第三十一条　原料药或中间产品的混合：

（一）本条中的混合指将符合同一质量标准的原料药或中间产品合并，以得到均一产品的工艺过程。将来自同一批次的各部分产品（如同一结晶批号的中间产品分数次离心）在生产中进行合并，或将几个批次的中间产品合并在一起作进一步加工，可作为生产工艺的组成部分，不视为混合。

（二）不得将不合格批次与其他合格批次混合。

（三）拟混合的每批产品均应当按照规定的工艺生产、单独检验，并符合相应质量标准。

（四）混合操作可包括：

1. 将数个小批次混合以增加批量；

2. 将同一原料药的多批零头产品混合成为一个批次。

（五）混合过程应当加以控制并有完整记录，混合后的批次应当进行检验，确认其符合质量标准。

（六）混合的批记录应当能够追溯到参与混合的每个单独批次。

（七）物理性质至关重要的原料药（如用于口服固体制剂或混悬剂的原料药），其混合工艺应当进行验证，验证包括证明混合批次的质量均一性及对关键特性（如粒径分布、松密度和堆密度）的检测。

（八）混合可能对产品的稳定性产生不利影响的，应当对最终混合的批次进行稳定性考察。

（九）混合批次的有效期应当根据参与混合的最早批次产品的生产日期确定。

背景介绍

生产企业为增加批量，经常会增加混合操作步骤，这将会带来一系列的工作，如工艺变更（通过变更控制程序）、混合工艺验证、混合工艺的申报、对混合批稳定性进行研究等。

生产多组分原料药的情况下，会将两种或多种原料药按特定比例进行混合，该过程应视为产品生产工艺的特定步骤，不在本章节中讨论。

📋 技术要求

ICH Q7　原料药的药品生产质量管理规范指南

8.40　本文中"混合"指将符合同一质量标准的原料药或中间产品合并，以得到均一产品的工艺过程。将来自同一批次的各部分产品（如同一结晶批号的中间产品分数次离心）在生产中进行合并，或将几个批次的中间产品合并在一起作进一步加工，可作为生产工艺的组成部分，不视为混合。

8.41　不得将不合格批次与其他批次混合以使其达到符合质量要求的目的。拟混合的每批产品均应当按照规定的工艺生产、单独检验，并符合相应质量标准。

8.42　可接受的混合操作包括但不限于以下情形：

– 将数个小批次混合以增加批量；

– 将同一中间体或原料药的多批零头产品（如某个单独批次物料的一小部分）混合成为一个批次。

8.43 混合过程应当加以控制并有完整记录，混合后的批次应当适当进行检验，确认其符合质量标准。

8.44 混合的批记录应当能够追溯到参与混合的每个单独批次。

8.45 物理性质至关重要的原料药（如用于口服固体制剂或混悬剂的原料药），其混合工艺应当进行验证，验证应当包括证明混合批次的质量均一性及对关键特性（如粒径分布、松密度和堆密度）的检测。

8.46 混合可能对产品的稳定性产生不利影响的，应当对最终混合的批次进行稳定性考察。

8.47 混合批次的有效期或复验期应当根据参与混合的最早批次产品的生产日期确定。

只有合格的单批才能用于混批。

混合记录应完整，可追溯。

任何混合过程都需要验证，但可根据物料用途选择合适的评估项目。应采用单批差别较大的项目来评估混合是否均匀。

实施指导

这里所指的混合，对于化学和物理性质方面的规格都适用。旨在表明每一个独立的批次都应确保符合其化学和物理性质方面的规格。

应该注意，如果下一个工艺步骤是作为工艺流程的一部分，如重结晶、粉碎或者微粒化，它们将使产品符合最终的规格，这时就不要在中间体步骤或原料药步骤中加入不必要的规格限制。

需要注意的是，单组分产品拟混合的单批规定需要单独检验并符合相应的质量标准，可基于产品质量特性和工艺特点选择合适的项目，对于一些低风险的、不易变化的项目，如重金属、灼烧残渣，若工艺有充足的能力来保证，或者对于有些项目，如干燥失重，其工艺能力以及历史数据表明，实际结果远低于既定标准，是不需要每批进行检验的。可以采用定期抽检的方式来进行。

验证项目通常选择单批结果差异性较大，检验误差小的关键特性，如残留溶剂、杂质、水分、粒径分布、松密度和堆密度等。有些企业还会选择含量项目。一般来说，含量项目不是表征混粉是否均匀的指标。如某原料药含量要求 98%~102%，而投料用的单批结果都约为 99%，混粉后的波动很可能是检验方法本身带来的，而不是样品未被混匀。另外，混粉验证时，需要根据不同形状的混粉设备选择多个不同的取样点，取样点应考虑到最坏情况（即最难混合的部位）。

实例分析

实例 9：违反 GMP 原则的混合

某公司为了满足规格，将某原料药的不合格批与其他合格批次混合在一起，有 4 批与其他批次混合在一起后销售。

该案例典型违背 GMP 的做法。公司发现类似问题后，需要采取的措施如下：

- 按照偏差流程进行调查，调查发生的原因（不合格批参与混批的原因），影响分析，采取纠正和预防措施；
- 审核混批的管理程序，若必要，需要修订；
- 审核不合格品控制程序，若必要，需要修订；
- 启动召回程序或者退货处理程序，通知客户，主动要求客户将货物退回（如果客户已经加工成制剂，已在市场销售，涉及客户的召回）；
- 将退回的货物销毁或者按照返工工艺进行处理。

实例 10：混合过程中的风险考量

某产品发货较急，单批生产结束后，未检验就马上混批，单批和混批同时检验，检验结果都通过，所以放行。

在这种情况下，企业要承担风险，比如任何的单批检验不合格，整个混批都将被认定为不合格。另外，企业必须要有书面的说明，来论证这种做法的可行性和潜在风险。

📋 要点备忘

- 混合前是否已完成单批的检验，是否存在不合格批和合格批混合的情况；
- 混合工艺若不需要验证，应有充分的评估说明；
- 混合后批次若不进行稳定性考察，应有充分的评估说明。

8.5 污染控制

法规要求

药品生产质量管理规范（2010 年修订）

第一百八十八条 不得在同一生产操作间同时进行不同品种和规格药品的生产操作，除非没有发生混淆或交叉污染的可能。

第一百八十九条 在生产的每一阶段，应当保护产品和物料免受微生物和其他污染。

第一百九十条 在干燥物料或产品，尤其是高活性、高毒性或高致敏性物料或产品的生产过程中，应当采取特殊措施，防止粉尘的产生和扩散。

第一百九十七条 生产过程中应当尽可能采取措施，防止污染和交叉污染，如：

（一）在分隔的区域内生产不同品种的药品；

（二）采用阶段性生产方式；

（三）设置必要的气锁间和排风；空气洁净度级别不同的区域应当有压差控制；

（四）应当降低未经处理或未经充分处理的空气再次进入生产区导致污染的风险；

（五）在易产生交叉污染的生产区内，操作人员应当穿戴该区域专用的防护服；

（六）采用经过验证或已知有效的清洁和去污染操作规程进行设备清洁；必要时，应当对与物料直接接触的设备表面的残留物进行检测；

（七）采用密闭系统生产；

（八）干燥设备的进风应当有空气过滤器，排风应当有防止空气倒流装置；

（九）生产和清洁过程中应当避免使用易碎、易脱屑、易发霉器具；使用筛网时，应当有防止因筛网断裂而造成污染的措施。

第一百九十八条 应当定期检查防止污染和交叉污染的措施并评估其适用性和有效性。

药品生产质量管理规范（2010 年修订）原料药附录

第三十三条 *污染的控制：*

（一）同一中间产品或原料药的残留物带入后续数个批次中的，应当严格控制。带入的残留物不得引入降解物或微生物污染，也不得对原料药的杂质分布产生不利影响。

（二）生产操作应当能够防止中间产品或原料药被其他物料污染。

（三）原料药精制后的操作，应当特别注意防止污染。

背景介绍

生产操作中可能的污染主要有以下四个途径：人员、设备、环境、物料。污染可以是交叉污染、灰尘污染或微生物污染，对于许多外来物质的污染，无法通过最终检验来识别，带来巨大的质量风险。生产管理人员要时刻考虑可能的污染和交叉污染的风险，并通过控制来避免这些风险，尤其是在最后的生产步骤中。

技术要求

ICH Q7 原料药的药品生产质量管理规范指南

8.50 同一中间产品或原料药的残留物（如黏附在微粉机壁上的残留物、离心出料后筒体内残留的潮湿结晶、物料转至下步工序时未排尽的液体或结晶）带入后续数个批次中的，应当严格控制。残留物的带入不应当引入可能对原料药的杂质分布产生不利影响的降解物或微生物污染。

8.51 生产操作应当能够防止中间产品或原料药被其他物料污染。

8.52 原料药精制后的操作应当特别注意防止污染。

应从人员、设备、环境、物料、生产计划安排、状态标示管理的角度来采取措施，避免污染和交叉污染。

对污染和交叉污染的控制措施应定期评估。

实施指导

设备和设施（厂房、设备、管道等）的设计和预防性维护非常重要，可以排除隐患，防止污染或交叉污染的发生。

当批与批之间有大量的残留物时，特别是过滤或干燥器的底部，应有研究数据能证明没有不可接受的杂质积累或者确定不存在微生物污染（若适用的话）。这也有助于确定那些专用设备的清洗频率。专用设备是指长期用于生产一种产品的生产设备。

A. 交叉污染的风险评估

出于使交叉污染风险最小化的目的，推荐公司对目前的厂房设施和设备，以及控制程序进行审核和风险评估，原料药生产的工序越往后，越需要加强交叉污染的控制。

应该被评估的一些风险如下：

● 应评估共线产品的允许日暴露量（PDE）/可接受日暴露量（ADE）报告或毒性数据，需特别关注高致敏、高活性、高毒性、基因毒性等产品潜在的交叉污染风险。

● 多个产品在一个生产区域或车间同时进行的情况下，应当采取严格的规程和措施避免在生产操作中原料和中间体的误用。

● 通常投料区应干净整洁，邻近投料区的辅助管线不应有油漆碎屑、锈斑或滴水等。应避免在同一时间、在同一操作区域同时有不同工序或不同产品投料操作，除非已采取密闭操作等措施防止交叉污染。

● 如果中间体的提取是在开放区域中进行，应当与其他工序的设备保持充足的距离，如过滤器和干燥器之间。

● 机械件的磨损带来的污染，如打粉机、金属筛网等。可以通过周期性检查，或者添置在线的金属探测器来控制。

● 机械密封带来的污染。如轴承漏油，冷冻盐水渗入等。

● 人员卫生方面的污染。如人员带入的颗粒、微生物、工衣上的线头。

● 抹布，清洁工具等带来的污染。

B. 避免污染的一些关键点

关于避免污染，以下六条比较关键：

● 在原料药生产的最后步骤中，固体和液体物料的投料，应加以控制来避免交叉污染；

● 尽量使用密闭式固体加料系统，在不打开反应罐的情况下加料，比较适合用于原料药的最后步骤的生产；

● 最终原料药产品的生产区，人员进入通道应受控，并与外界隔离；

● 当原料药暴露在外部环境中的时候（如在最终反应混合物中取样，从干燥或过滤器中卸载物料时），应当建立程序和措施以避免外部污染的风险；

● 建立程序和控制措施来避免原料药在精制以后的任何步骤中的污染；

● 对于如何从设施的角度评价交叉污染的风险，请参考 ISPE Baseline Guide VOL（1）第 3 章。

C. 清场和清洁

进行清场的目的是防止发生混淆。所谓清场是将与本批生产无关的物料和文件清理出现场的活动。可以将清场看作是生产过程中一道特殊的工序。清场在每道工序的开始和结束。应有专门的操作规程规定清场的每个细节，清场结束后必须记录并签名。越容易发生混淆的工序，清场的要求越严格。执行严格的清场，可以防止混淆和交叉污染的产生。

常见的清场操作一般遵循从里到外，从上到下的原则。即先清理设备、容器内部的物料，再清理外表面；先清理墙面，再清理地面。废弃的包装材料、扎带、标签等一般先打包后再转移，避免遗漏或掉落。对于同一产品批次间的清场，如经验证或评估确认不影响下一批次产品质量和生产操作的，可不对设备内的物料进行清场。设备内上一批次的物料数量会对下一批次的批量或收率产生明显影响的，如三合一中的物料残留较多的，应在生产规程中进行说明。

清洗是防止交叉污染的有效手段。清洁一般指对设备和药品接触表面进行的清洗，一般有拆洗和在线清洗两种手段。清洗类型分两种，一种是对于专用设备的清洗，不一定需要每批进行，可根据实验结果确定合适的清洗频率。另一种是更换生产品种时需要转产清洗。对于换品种清洗，应识别设备结构死角、阀门、法兰、盲管等较难清洗点，并在清洗方法开发时确保其清洗效果，必要时应对特定部件进行拆卸清洗。无论哪种方式，都需要书面的经过验证的清洗规程，详细规定清洗的方法、清洗液的成分、浓度、温度、清洗时间、流量等参数。每次清洗都必须有相应的记录和签名，以证明按照预定的方法进行了有关的清洁。

清洗周期可以是连续生产的批次数，也可以是具体的时间，或者两者的结合。

周期的制定应经过评估。评估内容包括清洗周期内，设备中残留物料的质量属性变化情况，如降解；潜在的微生物污染风险；清洗方法在预定周期后对设备内残留物的清洗能力。

清洗后应对清洗效果进行检查确认，确认方式包括目视检查和取样检测。应有程序规定目视检查的方法和要求，包括检查部位、标准等，目视检查应在设备干燥后进行。取样检测的部位、取样方法、检测方法、可接受标准等也应在程序中明确规定。对于单品种设备的周期性清洗，经评估可仅采用目视检查的方法进行确认，换品种清洗则可采用目视检查和取样检测两种方式进行确认。

对于连续化生产的设备，应建立基于风险的清洗策略。包括了解物料聚积残留对产品质量的影响；额外的监控以评估结垢和清洁度（如对进料泵排放的压力传感器，连续结晶设备的定期目视检查等）；减少其他风险因素（如过滤进料流以进一步降低产生结垢的风险）。生产过程中关键点的保持时间（如进料流，在缓冲点、反应器和结晶设备处积累的物料），通过批记录和过程自动化进行管理。微生物生长的风险评估（基于工艺物料性质和工艺条件，可能是可以忽略的风险）。

关于清洗验证的具体要求，请参照本分册"12 确认与验证"中关于清洗验证的内容。

实例分析

实例 11：异物污染的补充调查

在生产某原料药时，未对生产设备中观察到的异物展开调查和记录，导致 40 批由于异物污染被召回。

采取的措施应为：按照偏差流程进行补充调查，调查发生的原因（异物的来源，必须要根源调查），影响分析（评估该原因对其他批次的影响），采取纠正和预防措施（CAPA）。调查报告还应解释没有及时展开调查的原因。

实例 12：专用生产设备的清洗周期研究

某原料药使用专用设备生产。规程中规定每 10 批清洗一次。但缺少研究资料来表明残留物是否会降解或者产生微生物污染的风险。

采取的措施应为：进行补充研究实验，来评估残留物带来的降解或者微生物污染的风险。并根据研究实验的结果来评估对以前放行批次的影响以及清洗周期制定的合理性。

📋 要点备忘

- 产品生产过程中的污染控制措施是否合适，包括微生物的控制以及粉尘等外来物质的控制；
- 对污染和交叉污染的措施应定期评估；
- 清场和清洁。

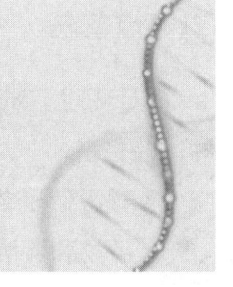

9 原料药和中间体的包装与贴签

本章主要内容：

☞ 包装和标签有哪些要求

☞ 如何处理重复使用的容器

☞ 如何管理标签

☞ 包装和贴签程序中要包括哪些内容

☞ 对产品包装要做哪些研究

原料药和中间体的包装和贴签操作通常依据外部销售和内部周转使用两种用途进行区分。不论是外部销售还是内部周转使用，都需要有明确标识。对内部周转使用的原料药和中间体需要建立相关程序要求，明确物料转移过程的包装和贴签操作的具体方法。

9.1 一般原则

法规要求·······

药品生产质量管理规范（2010 年修订）原料药附录

第三十四条 原料药或中间产品的包装：

（一）容器应当能够保护中间产品和原料药，使其在运输和规定的贮存条件下不变质、不受污染。容器不得因与产品发生反应、释放物质或吸附作用而影响中间产品或原料药的质量。

（二）应当对容器进行清洁，如中间产品或原料药的性质有要求时，还应当进行消毒，确保其适用性。

（三）应当按照操作规程对可以重复使用的容器进行清洁，并去除或涂毁容器上原有的标签。

（四）应当对需外运的中间产品或原料药的容器采取适当的封装措施，便于发现封装状态的变化。

背景介绍

原料药生产企业，外部销售时标签的准备流程和标签的记录应有可追踪性；周转容器重复使用可以分直接接触产品和非直接接触产品用途不同分开讨论；包装和贴签过程应记录且应防止污染、交叉污染和差错发生。

技术要求

ICH Q7　原料药的药品生产质量管理规范指南

9.1 原则

9.10 标签和包装材料的接收、标识、待验、取样、检查和（或）检验、放行和处理应当有书面规程。

9.11 标签和包装材料应当符合标准。不符合标准的应当拒绝放行，以防止其不当使用。

9.12 无论标签和包装材料是否接收，其进货记录都应当有购货凭证、检查或检验记录。

在原料药生产企业，标签多为按需直接打印，可以在提前印刷好的空白标签上填充打印，也可以根据标签要求的内容全部打印；对打印标签进行数量清点、核对和记录，应有相关的程序要求。

包装操作中涉及充氮、放置干燥剂或真空操作的，要确认该操作对产品的适合性（如通过风险评估的方式）。

需对接触物料的内包装材料做适合性研究（如内包材和物料的相容性研究）。

无菌原料药和对于有法规要求及基于产品的不同特性（如需要充氮保护以防污染等情况）的非无菌原料药的包装密封性需要经过合适的工艺验证或确认，应有相关的程序要求。

对于外部销售的原料药和中间体，销售包装提倡一次性包装到位。

由于订单的不确定性和不同市场、不同客户要求不一致，销售包装和标签一般不止一种形式，所以原料药按生产计划完成各步工艺操作步骤之后，如没有明确销售包装，会暂时包装成贴内部标签的这种包装形式，在销售之前需要按客户订单要求进行再包装、贴销售标签。

应建立再包装的程序要求，明确再包装的适用范围 / 前提条件、再包装类别（变更发货区域、变更产品质量标准、更换外标签或唛头、更换内包装）、标签的管理（如销毁、打印等）、再包装次数、再包装时的环境要求、包装后的检测项目、放行要求、批号如何区分管理。以上再包装应记录在原批生产记录或另外设置再包装的记录上，利于追踪。

公司应结合产品特性和稳定性研究结果，确定对产品质量影响的关键包装要求，包装条件应在主要生产文件中规定。如果产品包装中用到干燥剂、制冷剂之类的物品，应有防止污染产品和容易使客户辨识的措施。如果产品运输需要冷链运输，则应对所用的制冷剂如干冰、冰袋的数量和放置要求在文件中作规定，贮存和运输的特殊要求应在标签中标明。

如果用来方便运输的外包装材料对保护产品质量的贡献不大，可以用比较简单的方式进行检测，如目测清洁、完整、无特殊气味、印刷信息的完整性等。

对于直接接触产品的内包装材料，应进行鉴别测试和其他的一些测试，如 IR 等，应可追踪［可以根据供应商的检验报告单（COA，certificate of analysis）确定检测指标］。

在物料销售运输环节，包装上应使用有专属性的防封装状态变化的标识，利于察觉包装是否曾被开封。如使用带公司 logo 标识和公司唯一编码的一次性钢丝封，该钢丝封的相关编号可记录在批包装记录上，便于追溯。

包装容器的装量规格应根据包装容器和产品的特点设定，符合注册资料的要求，可来自客户的要求。外包装容器大小的选择应基于对产品内包装的保护，以免造成挤压破损，同时方便产品装入和取出。

重复使用的包装容器应建立相关的程序，根据已批准的程序清洁、验收后才能重复使用，程序中可以考虑使用原则（风险角度）、清洁操作方法、处理后的可接受标准、存放区域、批号管理、入库和领用台账等。

外部销售的原料药如果用于临床试验或研究使用，若还未进行工艺验证，推荐在标签上注明"供临床用"或"供研究用"信息。

标签模板设计应满足销售国法规要求或销售客户的质量协议要求，可根据客户要求增加其他信息，如唛头等，它通常是由一个简单的图形和一些字母、数字及简单的文字组成，其作用在于货物在装卸、运输、保管过程中容易被识别，以防止错发错运。其主要内容通常包括：收货人信息、发货人信息、目的港名称、件数和批号等。如果是按需打印的标签，应控制电子标签模版，模版设版本号，应设置文件密码专人管理，模版变更按变更管理程序处理，一种产品不同规格、不同客户、不同市场存在不同的标签模版，在信息传递过程应有版本信息便于追踪。

已经打印好的标签存储区进出应受限制。标签应处于平衡状态，标签不平衡应判定为偏差。包装和贴签操作应在独立的区域内进行。

实例分析

实例1：重包装实例

一批原料药重量100kg，销往我国、欧洲和美国市场，不同市场的包装规格和标签内容有不同的要求。给欧美市场的包装方式是双层PE袋密封包装，外加铝听，外包装的铝听规格为1kg和5kg。给国内的物料包装方式是双层PE袋密封包装，外加纸板桶，每桶25kg。以上两种包装形式均是经过了稳定性研究。

按生产计划生产的原料药，尚未得到客户的订单之前，在公司内部采用最常规的成品包装方式，一般为双层PE袋加纸板桶，每桶25kg。

当公司接到欧洲客户订单9桶（每桶5kg）时，销售部门应将包括订单数量、标签版本和内外标签数量等书面信息传递到质量部、生产部门。生产部门从仓库领出2桶产品，在生产区域内进行重包装，包装过程中由QC取样，QA监督包装过程。重包装使用的标签经过了质量部门审核确认。质量部门对重包装的产品进行放行。重包装操作有包装记录并归档。

评估和思考：给不同市场的标签上的内容至少从语言上和注册号上有区别。

📋 要点备忘

- 中间体和原料药的包装条件应有相应的稳定性数据支持；
- 中间体和原料药的批包装过程应有防止污染和交叉污染的措施；
- 标签应上锁并专人管理，账卡物一致。

9.2 包装材料及其回收使用

药品生产质量管理规范（2010 年修订）

第一百一十八条 中间产品和待包装产品应当在适当的条件下贮存。

第一百一十九条 中间产品和待包装产品应当有明确的标识，并至少标明下述内容：

（一）产品名称和企业内部的产品代码；

（二）产品批号；

（三）数量或重量（如毛重、净重等）；

（四）生产工序（必要时）；

（五）产品质量状态（必要时，如待验、合格、不合格、已取样）。

药品生产质量管理规范（2010 年修订）原料药附录

第三十四条 原料药或中间产品的包装：

（一）容器应当能够保护中间产品和原料药，使其在运输和规定的贮存条件下不变质、不受污染。容器不得因与产品发生反应、释放物质或吸附作用而影响中间产品或原料药的质量。

（二）应当对容器进行清洁，如中间产品或原料药的性质有要求时，还应当进行消毒，确保其适用性。

（三）应当按照操作规程对可以重复使用的容器进行清洁，并去除或涂毁容器上原有的标签。

（四）应当对需外运的中间产品或原料药的容器采取适当的封装措施，便于发现封装状态的变化。

背景介绍

包装材料：药品包装所用的材料，包括与药品直接接触的包装材料和容器、印刷包装材料。

技术要求

ICH Q7 原料药的药品生产质量管理规范指南

9.2 包装材料

9.20 容器应当能够保护中间产品或原料药，使其在运输和规定的贮存条件下不变质、不受污染。

9.21 应当对容器进行清洁，如中间体或原料药的性质有要求时，还应当进行消毒，确保其适用性。容器不得因与产品发生反应、释放物质或吸附作用而影响中间体或原料药的质量。

9.22 应当按照操作规程对可以重复使用的容器进行清洁，并去除或涂毁容器上原有的标签。

通过稳定性试验确定产品的贮存包装形式、贮存条件和贮存时间，并要建立书面的管理程序规定在生产主文件中。

包装材料和容器的确定：一般先根据影响因素实验结果，初步确定包装材料和容器，结合加速试验和长期试验的稳定性研究的结果，进一步验证采用的包装材料和容器的合理性。

通常，对于原料药，水蒸气渗透性试验（表9-1）用于包材的分级，如通过硅胶吸收水分的重量测定所得，试验条件为23℃，75%RH下储存14天。

表9-1 依据水蒸气渗透性的原料药包装分类

严密性	分类	水蒸气渗透性（天/升）
极密封	A	≤ 0.5mg
密封	B	≤ 2.0mg
渗透	C	≤ 14.0mg
极易渗透	D	≤ 14.0mg

应根据已建立的质量标准对包装和标签材料进行检查。

包装材料推荐一次性使用，如果包装材料需要回收使用，要证明其合适性。内包装材料不得重复使用，过期的包装材料和标签应进行销毁并书面记录。

实施指导

包装材料主要从能否直接影响产品的质量来区分，一般来讲，内包装能直接影响产品质量，首先不应和产品发生反应，不应吸附和污染产品；第二层以及外层包装通常是来保护产品运输过程中包装不被损坏的，也可能对产品质量提供额外的质量保证，甚至或有负面效应（外包材的成分不明，可能对产品质量有影响）。这两种情况处理应视具体情况而定，从理论上可以不同。

处理方案：稳定性留样包装应模拟销售包装或与销售包装一致，建议考虑二者包材是否具有相同材质，相同规格（如厚度），相同比例的包装模式。通过风险分析评估，分析外包装材料的作用以及对产品质量的影响，区分有以下两种处理模式：

● 如果外包装（如铝听）对产品质量有保护作用，那么该产品的稳定性考察应模拟到该外包装方式，这和 ICH Q7 对稳定性研究的要求一致。

● 如果外包装（如纸箱）有时是用以保护产品包装不被损坏，其组成对产品质量无潜在影响，所以稳定性研究无需考虑外包装模拟销售包装。

外包装材料虽不接触产品，也要保证其状态清洁，不能对产品和内包装造成污染。

内包装材料通常用 PE 袋包装，应考虑袋子的厚度和小包装样品的气体空间和大包装样品空间比例类似。PE 袋子的质量标准在国内应符合 YBB 00132002—2015《药用复合膜、袋通则》、GB 4806.7《食品安全国家标准食品接触用塑料材料及制品》及卫生部的标准和《中国药典》的要求，销售到国外的应符合目标市场的标准和要求，如销售到美国去的要求是用符合食品级别要求的 PE 袋。

实例分析

实例 2：包材变更的评估和思考（1）

稳定性留样用包装袋的材质、厚度等与市售产品的一致。

原料药 A 企业产品内包装使用的是 PE 袋，稳定性考察样品用的 PE 袋是用 0.08mm 的袋子试验的，后来商业规模生产时也选择了同等厚度的 PE 袋进行包装。

因某原因，A 企业提出变更，将 PE 袋厚度变为 0.06mm，基于两种不同厚度的袋子的空气渗透性、透水性等很多指标会不同，进行了稳定性考察，研究变更前后

PE 袋对产品质量的影响（如分析干燥失重、含量等关键指标），经确认对产品质量无影响，同意该变更执行。

评估和思考：因内包装袋厚度等对产品质量可能有较大影响，若企业想变更，需进行充分的研究。

实例 3：包材变更的评估和思考（2）

原料药企业产品 C 在不同国家市场销售，内包装材料为低密度聚乙烯袋，在 M 国提出需防静电，为了达到抗静电的目的，针对该市场产品包装采用了不同规格的袋子。针对以上差异，企业研究了使用不同袋子包装产品的相容性，并对产品稳定性进行考察。

评估和思考：为了不同用途，在包装材料生产加工时会在其主要成分基础上添加某些成分或通过改变本身的构造达到要求，原料药企业需对不同规格包装材料相容性进行研究。

📋 要点备忘

- 内包装材料的适合性检查，包括在公司仓库的临时包装和最终销售包装；
- 确保产品质量的包装条件是否有稳定性数据支持。

9.3 标签发放与控制

法规要求 ···

药品生产质量管理规范（2010 年修订）

第二百零九条 单独打印或包装过程中在线打印的信息（如产品批号或有效期）均应当进行检查，确保其正确无误，并予以记录。如手工打印，应当增加检查频次。

第二百一十条 使用切割式标签或在包装线以外单独打印标签，应当采取专门措施，防止混淆。

第二百一十一条 应当对电子读码机、标签计数器或其他类似装置的功能进行检查，确保其准确运行。检查应当有记录。

第二百一十二条　包装材料上印刷或模压的内容应当清晰，不易褪色和擦除。

第二百一十四条　因包装过程产生异常情况而需要重新包装产品的，必须经专门检查、调查并由指定人员批准。重新包装应当有详细记录。

第二百一十五条　在物料平衡检查中，发现待包装产品、印刷包装材料以及成品数量有显著差异时，应当进行调查，未得出结论前，成品不得放行。

第二百一十六条　包装结束时，已打印批号的剩余包装材料应当由专人负责全部计数销毁，并有记录。如将未打印批号的印刷包装材料退库，应当按照操作规程执行。

背景介绍

原料药生产企业标签可按需直接打印，在提前印刷好的空白标签上填充打印，也可以根据标签要求的内容全部打印，应有相关的程序要求。

技术要求

ICH Q7　原料药的药品生产质量管理规范指南

9.3 标签的发放和控制

9.30 未经授权的人员不得进入标签存放区域。

9.31 应当按照操作规程检查标签发放、使用和退回的物料平衡，对发放标签与已贴标签容器的数量进行评估。评估发现物料平衡有异常时，应当进行调查，并经质量管理部门批准。

9.32 已打印批号或其他批信息的剩余标签均应当销毁。应当采取专门措施保存退回的标签，防止混淆并正确标识。

9.33 废弃和过期的标签应当予以销毁。

9.34 应当对标签打印设备进行控制，以确保所有标签的打印内容符合批生产记录中规定的要求。

9.35 发放的标签打印后应当仔细检查确保正确无误，并确认其符合批生产记录中规定的标准。检查结果应当有记录。

9.36 所用打印标签实样应当放入批生产记录。

原料药生产企业用的标签多是按需直接打印，应对标签模版有书面的管理程序。

如果存在外部预先印制的标签，则应建立相关的书面管理程序对这些标签的平衡情况和储存要求等进行规定，应包括对标签的验收、待验、取样、检查和储存。

可参见本分册"6.3 原料、中间体、原料药的标签和包装材料的记录"。

实施指导

标签应符合其国家注册法规的相关要求，并建立质量标准，包括内容、尺寸、字体等，如果标签上信息对颜色有要求，应预设标签色号。标签模版应有版本号利于变更控制追踪。

对于直接打印的标签，书面的标签模版应经过审核归档保存，电脑中的标签模版信息应有安全的保存模式，不得随意更改。

对于外部预先印制的标签，需在印刷前依据建立的质量标准与供货商确定标签模板。标签检查、验收等应有书面记录。标签贮存区域应该专人管理。

对于采用不干胶等有黏性的标签，需考虑黏性的要求，防止脱落等。

标签打印应该由专人进行，且需经过确认相关信息准确无误。

应书面记录标签使用的平衡情况，记录中需包括销毁信息。

通常将代表本批的标签贴在相应批记录上或包装记录上。

实例分析

实例 4：标签上的信息应符合销往市场的法规要求

标签上内容推荐包括但不限于以下内容：

- 产品名称和规格；
- 批准文号（或原料药登记号）；
- 生产批号；
- 生产日期；
- 有效期；
- 产品数量（净重、毛重）；

- 件号（如 1/20）；

- 生产商的名称和地址；

- 贮存条件。

推荐标签领用记录应包括如下内容，但不限于这些内容：

- 标签的基本信息：进厂日期、进厂编号、数量等；

- 领用日期、包装批号、数量；

- 标签需求量；

- 打印标签数；

- 标签使用数量；

- 批生产记录或包装记录要求标签数量；

- 差异说明。

国内注册标签的内容应符合《药品说明书和标签管理规定》的要求，以下是推荐的标签样张：

```
                                                    编号 ****
  商标                    国药准字 H****/ 原料药登记号 ****
  执行 ****** 标准
      产品名称
  产品批号：_____      净  重：_____
  生产日期：_____      毛  重：_____
  件  号：_____
  有效期至：
  贮藏条件：
  生产单位：
  生产地址：
  邮  编：
  电话号码：
  传真号码：
```

📋 要点备忘

- 标签模版变更控制；

- 标签上的生产地址应为产品实际生产场所的地址；

- 标签的供货商（印刷厂家）不得将标签外泄；

- 标签的平衡；

- 标签应按品种、规格分类存放，上锁、由专人管理。

9.4 包装与贴签操作

法规要求

药品生产质量管理规范（2010 年修订）

第二百零二条 包装操作规程应当规定降低污染和交叉污染、混淆或差错风险的措施。

第二百零三条 包装开始前应当进行检查，确保工作场所、包装生产线、印刷机及其他设备已处于清洁或待用状态，无上批遗留的产品、文件或与本批产品包装无关的物料。检查结果应当有记录。

第二百零四条 包装操作前，还应当检查所领用的包装材料正确无误，核对待包装产品和所用包装材料的名称、规格、数量、质量状态，且与工艺规程相符。

第二百零五条 每一包装操作场所或包装生产线，应当有标识标明包装中的产品名称、规格、批号和批量的生产状态。

第二百零六条 有数条包装线同时进行包装时，应当采取隔离或其他有效防止污染、交叉污染或混淆的措施。

第二百零七条 待用分装容器在分装前应当保持清洁，避免容器中有玻璃碎屑、金属颗粒等污染物。

第二百零八条 产品分装、封口后应当及时贴签。未能及时贴签时，应当按照相关的操作规程操作，避免发生混淆或贴错标签等差错。

背景介绍

包装指待包装产品成为成品所需的所有操作步骤，包括分装、贴签等。根据客户需求的包装形式，通过包装指令单之类的方式，将包装要求确认后，传递并实施包装操作。

📋 技术要求

ICH Q7 原料药的药品生产质量管理规范指南

9.4 包装和贴签操作

9.40 应当建立操作规程以确保所用包装材料和标签正确无误。

9.41 贴签操作应当合理设计以避免混淆。不同中间体或原料药的贴签操作应当采取物理隔离或空间隔离措施。

9.42 中间体或原料药容器上的标签应当注明与质量有关的关键信息，如产品名称、代码、批号及贮存条件。

9.43 中间体或原料药一旦脱离生产商物料管理系统的控制，其标签上还应当注明生产商名称、地址、数量、特殊运输条件和特殊法定要求。有有效期/复验期的中间体或原料药，应当在标签和检验报告中注明有效期/复验期。

9.44 包装开始前应当对包装和贴签的设施设备进行检查，确保已移除与本批产品包装无关的物料。该检查应当记录于批生产记录、设备使用日志或其他文件中。

9.45 应当检查已包装贴签的中间体或原料药，确保容器和包装上标签正确无误。该检查应当纳入包装操作，检查结果应当记录在批生产或检验记录中。

9.46 中间产品或原料药一旦脱离生产商控制，其容器应当采取适当的方式进行密封，以便在密封被破坏或缺失时，可警示接收者其内容物可能发生改变。

产品包装与贴签作为关键操作，应防止交叉污染和混淆的情况发生。应双人复核生产现场，复核生产指令和操作。一般由 QA 人员进行现场监督或委托有资质的生产人员现场督察，确保包装和贴签操作准确无误。

实施指导

包装操作前，应对包装区域进行清场检查，确保和本次包装无关的物料等内容物不在现场，防止交叉污染。

包装操作时，需选择合适精度的称量设备。包装操作前，需对称量设备/系统进行日常比对，以确保重量准确无误。

包装前需确认待包装产品状态，如质量状态、重量和规格符合性等。

包装操作需在专门的房间区域完成，并且配套相适应的环境控制，如洁净度控制、温湿度控制、产尘控制措施等。

外包装通常在一般区的专用区域内完成，不进入洁净区，如需要进入洁净区的包装容器，在进入洁净生产区前，要用经验证的方式对容器表面进行消毒、去污染处理，防止对物料、环境的污染。包装的每一件产品均需在标识或者记录中有可追溯的唯一编码体系。

包装结束后，需对包装操作过程中所使用的物品（如胶带、标签粘贴板等）进行确认，防止混入包装物中。

包装结束后，需及时进行物料平衡，包括产品平衡和包装材料平衡，不符合程序规定时需要进行调查。

对有密闭性要求的物料包装封口，应对封口的完整性验证，对封口过程的关键参数进行确认。如热压封口时，参数一般包括热封的温度、时间和压力等，并基于产品的特性，需考虑进行高温/热对产品质量的影响研究。

直接接触产品的氮气应符合相关注册国家的质量标准或药典要求。应根据产品的稳定性研究数据支持对产品质量影响的评估。

实例分析

实例 5：包装操作形式实例

某原料药批量 100kg 左右，该原料药为粉末状，极具引湿性，为了减少干燥至包装环节的产品暴露，在干燥后取粉至包装工序，采用真空收料、粉碎混合分装一体操作的方式，可有效减少产品暴露、人员操作等带来的产品污染的风险，同时通过预设自动分装重量的方式，可避免人工操作带来的误差。

评估和思考：通过引入混粉分装一体机系统，减少对产品的污染。

📋要点备忘

- 包装密封性应验证；
- 密封参数应确认；
- 包装过程要防止混淆和差错情况。

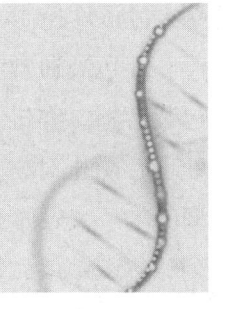

10 贮存和发运

本章主要内容：

☞ 应当如何贮存原料药及其生产过程中的中间产品

☞ 将原料药从其生产工厂运输到其制剂生产工厂的过程中应注意些什么

本章侧重于原料药成品和中间产品的贮存和发运，物料管理的更多详细内容可参见本分册"7 物料管理"。

10.1 贮存与包装

法规要求 ···

药品生产质量管理规范（2010 年修订）

第五十七条 仓储区应当有足够的空间，确保有序存放待验、合格、不合格、退货或召回的原辅料、包装材料、中间产品、待包装产品和成品等各类物料和产品。

第五十八条 仓储区的设计和建造应当确保良好的仓储条件，并有通风和照明设施。仓储区应当能够满足物料或产品的贮存条件（如温湿度、避光）和安全贮存的要求，并进行检查和监控。

第五十九条 高活性的物料或产品以及印刷包装材料应当贮存于安全的区域。

第六十条 接收、发放和发运区域应当能够保护物料、产品免受外界天气（如雨、雪）的影响。接收区的布局和设施应当能够确保到货物料在进入仓储区前可对外包装进行必要的清洁。

第六十一条 如采用单独的隔离区域贮存待验物料，待验区应当有醒目的标识，且只限于经批准的人员出入。

不合格、退货或召回的物料或产品应当隔离存放。

如果采用其他方法替代物理隔离，则该方法应当具有同等的安全性。

第六十二条 通常应当有单独的物料取样区。取样区的空气洁净度级别应当与生产要求一致。如在其他区域或采用其他方式取样，应当能够防止污染或交叉污染。

第一百零二条 药品生产所用的原辅料、与药品直接接触的包装材料应当符合相应的质量标准。药品上直接印字所用油墨应当符合食用标准要求。

进口原辅料应当符合国家相关的进口管理规定。

第一百零三条 应当建立物料和产品的操作规程，确保物料和产品的正确接收、贮存、发放、使用和发运，防止污染、交叉污染、混淆和差错。

物料和产品的处理应当按照操作规程或工艺规程执行，并有记录。

第一百零七条 物料接收和成品生产后应当及时按照待验管理，直至放行。

第一百零八条 物料和产品应当根据其性质有序分批贮存和周转，发放及发运应当符合先进先出和近效期先出的原则。

第一百零九条 使用计算机化仓储管理的，应当有相应的操作规程，防止因系统故障、停机等特殊情况而造成物料和产品的混淆和差错。

使用完全计算机化仓储管理系统进行识别的，物料、产品等相关信息可不必以书面可读的方式标出。

第一百一十八条 中间产品和待包装产品应当在适当的条件下贮存。

第一百一十九条 中间产品和待包装产品应当有明确的标识，并至少标明下述内容：

（一）产品名称和企业内部的产品代码；

（二）产品批号；

（三）数量或重量（如毛重、净重等）；

（四）生产工序（必要时）；

（五）产品质量状态（必要时，如待验、合格、不合格、已取样）。

第一百二十八条 成品放行前应当待验贮存。

第一百二十九条 成品的贮存条件应当符合药品注册批准的要求。

第一百三十条 麻醉药品、精神药品、医疗用毒性药品（包括药材）、放射性药品、药品类易制毒化学品及易燃、易爆和其他危险品的验收、贮存、管理应当执行国家有关的规定。

第一百三十一条 不合格的物料、中间产品、待包装产品和成品的每个包装容器上均应当有清晰醒目的标志，并在隔离区内妥善保存。

第一百三十二条 不合格的物料、中间产品、待包装产品和成品的处理应当经质量管理负责人批准，并有记录。

第一百三十六条 企业应当建立药品退货的操作规程，并有相应的记录，内容至少应当包括：产品名称、批号、规格、数量、退货单位及地址、退货原因及日期、最终处理意见。

同一产品同一批号不同渠道的退货应当分别记录、存放和处理。

第一百三十七条 只有经检查、检验和调查，有证据证明退货质量未受影响，且经质量管理部门根据操作规程评价后，方可考虑将退货重新包装、重新发运销售。评价考虑的因素至少应当包括药品的性质、所需的贮存条件、药品的现状、历史，以及发运与退货之间的间隔时间等因素。不符合贮存和运输要求的退货，应当在质量管理部门监督下予以销毁。对退货质量存有怀疑时，不得重新发运。

对退货进行回收处理的，回收后的产品应当符合预定的质量标准和第一百三十三条的要求。

退货处理的过程和结果应当有相应记录。

📋 技术要求

ICH Q7 原料药的药品生产质量管理规范指南

10.10 应当拥有适合所有物料存放条件（比如，必要的温度和湿度控制）的设备，应当记录对保持物料特性至关重要的贮存条件。

10.11 除非另有一套可以防止待验、不合格，退货或收回的物料被错误或未经允许使用的系统，应有单独的存放区域供以上物料的暂时存放，直至得到进一步处理的决定。

原料药及其生产过程中的中间产品的贮存设施设备应满足下列要求，主要包括：

● 应有与生产规模相适应的贮存库房设施，包括面积、空间、环境、距离和通道等；

● 应有与原料药和中间体性质相适应的贮存条件（温度、湿度、光照、隔绝氧气等）及相应的监控措施；

● 应有防止混淆、误用、污染的软件和硬件措施；

● 应有防鼠、防蝇蚊、防昆虫设施及相应的监控措施等；

● 应符合国家或国际上关于危险化学品、剧毒品、易制毒品、特殊药品等方面关于贮存和运输的法律法规要求。

企业应建立关于原料药及其中间体贮存方面的管理程序，主要内容包括：

● 应建立管理程序、记录并保持其可追溯性。

● 原料药及其中间体的接收规程，包括入库前检查、清洁、核对、登记、标识等。

● 存放的区域及其在不同区域间转移的流程。内容应包括：

○ 如果是人工控制，一般应划分不同的存储区域，如待验、不合格、退货或召回的产品在明确后续用途前，应当分别存放于单独的区域；

○ 以不同颜色的线作区域标识，如待验区用黄色线、已放行区用绿色线、不合格品区用红色线并有带锁的栅栏隔离；

○ 如果使用不合格品区存放召回或退货产品，应给予醒目的标识或适当的物理隔离，如使用警戒线，设置醒目的标识并与不合格品保持适当的距离等。

● 原料药及其中间体应分类、分规格、分批号、分区、分品种分别存放。同一品种的不同批号应放置在不同的托盘上，如果不同批号的零头放在一个托盘上，应进行醒目的标识并用明显的隔板物理隔开。

● 如果使用计算机系统控制不同状态的原料药及中间体，除不合格品外，存放区域和标识则不必按人工控制要求划分严格的单独区域和颜色标识。

● 原料药及其中间产品应分区或分库存放。不同种类、不同级别的危险品也应分类存放，并且符合 EHS 的相关要求。

● 货物的摆放要求，如堆放、离墙、离地、货行之间必须留有一定距离。

● 出库要求，在满足特殊要求（如客户对产品质量的特殊要求等）的前提下，应以"先进先出""近复检期 / 有效期先出""取样 / 启封的先出"的发料次序为原则。及时登记，保持账、物、卡相一致。

● 应建立防鼠、防蝇蚊、防昆虫的管理制度和记录，包括放置位置原则、更换频率、有效性评估等。

- 贮存条件的规定，有特殊要求的温湿度控制设备及监控仪表管理。
- 卫生、巡检及其他管理要求等。
- 库房温度分布的评估与监测。
- 针对剧毒品、易制毒品以及青霉素等高致敏性药品等的管理，应结合相关法律法规的要求制定管理程序。

实施指导

A. 贮存条件

（1）如何确定贮存条件

①贮存条件的确定

通常情况下应基于原料药和中间产品的稳定性数据并结合注册和销售目标市场或使用目的的适用性，选择存储条件。原料药的稳定性数据应来自原料药稳定性考察实验。对于中间产品的稳定性数据可以是基于科学的常识、产品历史测试数据或公开发表的文献中的数据，也可以是对存储了一定时间的中间产品的复检数据。

除了稳定性研究表明需要特殊的贮存条件外，也需要考虑其他特殊的贮存条件。如应避免原料药附近有明显气味等。

原料药的贮存条件应根据产品的特性，以及参考 ICH 指南和各国药典附录中的建议，选择在其目标注册和销售市场所处的气候带（表 10-1）进行相应条件的稳定性考察，同时应综合影响因素实验、加速实验和长期实验的结果，以及药品在流通过程中可能遇到的情况进行分析。原料药稳定性考察开展的具体内容在本分册"11.4 原料药的稳定性监测"有详细的描述，此处不再说明。

表 10-1　四个气候带的分类表

气候带		温度	相对湿度	水饱和蒸汽压（mbar）
Ⅰ	温带	21℃	45%	11.2
Ⅱ	亚热带	25℃	60%	19.0
Ⅲ	热带（干热）	30℃	35%	15.0
ⅣA	热带	30℃	65%	30.0
ⅣB		30℃	75%	

各国家 / 地区被相应分配到以下气候带：

- 气候带Ⅰ主要有英国，北欧，加拿大，俄罗斯；

- 气候带Ⅱ主要有美国，日本，南欧（地中海地区）；

- 气候带Ⅲ主要有伊朗，伊拉克，苏丹；

- 气候带Ⅳ B主要有巴西，气候带Ⅳ A主要有加纳，印度尼西亚，尼加拉瓜，菲律宾。

基于这种分类，表明大约90%的全球药品市场位于温带或亚热带气候带。在ICH Q1A中的气候带Ⅰ和Ⅱ，已经作为标准贮藏条件。

我国总体属于亚热带（Ⅱ），部分地区属湿热带（Ⅳ A），如海南省。

表10-2是《中国药典》、美国药典（USP）和欧洲药典（EP）中给出的关于贮存条件的术语及其相应的条件数据。在对表10-2进行参考应用时应注意：

《中国药典》贮藏项下未规定温度的一般系指常温（10~30℃），而不是对温度没有任何要求。

USP中有关受控室温（CRT）和受控低温（CCT），在<1079.2>中讨论了制剂产品在储存和运输过程中温度超标时应用平均动力学温度（MKT）的方法评估对产品的质量影响，原料药可参考应用其原则和策略。其中用于计算MKT的温度可以使用以频繁间隔（如每15分钟）测量温度的电子设备进行收集。平均动力学温度不得用于证明反复偏移的储存或运输系统的合理性。

各国药典标准中对原料药包装方式上有关密封和密闭方面的描述并没有形成统一，比如：原料药通常采用药用聚乙烯袋包装，热熔封口或扎带封口，然后再装入纸板桶，鉴于此类包装按《中国药典》在中国注册常定义为密封，而在有些国外的药典中定义为密闭。各企业在对相同包装方式的同一品种在各国注册时建议统一规范术语描述，以免引起混乱。

另外，不同储存条件的可接受标准（如受控室温、冷链、冷冻等）可参考优良销售运输规范（GDP，good distribution practices），EMA指令2001/83/EC和HPRA药品和活性物质储存和运输温度条件控制和监测指南执行。

表10-2 《中国药典》USP和EP中存储条件的规定

《中国药典》		USP		EP	
术语	要求	术语	要求	术语	要求
阴凉处	不超过20℃	阴凉	8~15℃ （备注：除非各论另有规定，否则在阴凉处储存的物品也可以冷藏储存和运输）	阴凉贮存	8~15℃

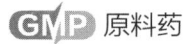 原料药

续表

《中国药典》		USP		EP	
术语	要求	术语	要求	术语	要求
/	/	干燥处	20℃（68°F）下平均相对湿度不超过40%或其他温度下水蒸气压不超过40%的地方。测定基于不少于12个等距测量值，包括一个季节、一年或记录数据证明的供试品储存期。如果相对湿度平均值不超过40%，则相对湿度值可高达45%。在经验证可保护产品免受水蒸气影响的容器中储存（包括散装储存）可视为干燥处	/	/
凉暗处	避光并不超过20℃	/	/	/	/
冷处	2~10℃	冰冻	2~8℃	冰冻贮存	2~8℃
/	/	冷	低于8℃	/	/
/	/	受控的低温	温度保持恒温在2~8℃之间，允许储存、运输和分销过程中可能出现2~15℃的温度偏移，但不超过24小时，使计算的平均动力学温度（MKT）容许值不超过8℃，且不得低于2℃或高于15℃。必须记录这些限度（时间和温度）和计算的MKT。此外，除非生产商另有指示，否则在供应链内产品持有期间，受控的冷偏差仅可能发生一次。稳定性数据应支持产品在2℃和15℃温度下的放置时间。如果生产商提供了其他限度，并得到生产商稳定性数据和（或）热循环研究的支持，则允许采用其他限度	/	/
常温（室温）	10~30℃	室温（也称为环境温度）	工作环境中的主要温度	室温贮存	15~25℃

《中国药典》		USP		EP	
术语	要求	术语	要求	术语	要求
/	/	受控室温	温度保持恒温，包括20~25℃的常规和惯用工作环境 在偏移期间可使用MKT，前提是： 1）MKT不超过25℃（77°F） 2）偏移在15~30℃（59~86°F）之间 3）瞬时偏移NMT 40℃（104°F） 4）偏移时间NMT 24小时，必须记录这些限度（时间和温度）和计算的MKT 物品可标记为在"受控室温"或"20~25℃"下储存，或基于相同MKT的其他措辞。除非各论或标签中另有规定，否则指定在受控室温下储存的物品也可在阴凉处或冷藏条件下储存和运输。受控冷藏或阴凉处的储存时间不能用于计算超出受控室温范围的偏移温度	/	/
/	/	冷冻	−25~−10℃ 值得注意的是，在某些情况下，物品的推荐储存条件可能低于−20℃（−4°F）。在这种情况下，应将储存位置的温度控制在推荐储存条件±10℃范围内	深冷	低于−15℃
/	/	温暖	30~40℃	/	/
/	/	过热	大于40℃	/	/
未规定	除另有规定外，贮藏项下未规定贮藏温度的一般系指常温	/	/	/	/
遮光	系指用不透光的容器包装，例如，棕色容器或适宜黑色材料包裹的无色透明、半透明容器	/	/	/	/

续表

《中国药典》		USP		EP	
术语	要求	术语	要求	术语	要求
避光	系指避免日光直射	避光容器	容器密闭系统，通过其组成材料的特定性质（包括涂覆的任何涂层）保护内容物免受光照影响。透明无色或半透明容器可通过不透明盖或使用外包装使其避光，在这种情况下，容器标签应声明在使用或给药前需要不透明盖或外包装。如果在单独专论中要求"避光"，则应在避光容器中保存	/	/
密闭	系指将容器密闭，以防止尘土及异物进入	密闭	一种容器密闭系统，可保护内容物免受外源性固体污染，并在处理、运输、储存和分销的普通或常规条件下防止物品损失	/	/
密封	系指将容器密封以防止风化、吸潮、挥发或异物进入	密封	一种容器密闭系统，可保护内容物免受外源性液体、固体或蒸汽污染；免受供试品损失；在常规或惯用的处理、运输、储存和分销条件下，免受风化、潮解或蒸发，并能够进行密闭	/	/
/	/	密封容器	在处理、运输、储存和分销的一般或惯常条件下不受空气或任何其他气体影响的容器密闭系统		
熔封或严封	系指将容器熔封或用适宜的材料严封，以防止空气与水分的侵入并防止污染	/	/	/	/

对贮存条件有特定要求的原料药及其中间体，其贮存设施，除了应具有记录和控制装置外，建议设有报警装置。一旦超出设定的条件范围能自动报警，使偏离得到及时处置和修正。

如果原料药或中间体要求在特定贮存条件下贮存，应将贮存条件的要求在外包装物的标识上注明。如干燥、避光贮存、温度控制范围等。

如果不标注，表示对贮存条件没有特殊要求，按表10-2中"未规定"条款执行。

由于《中国药典》和其他各国药典要求上的差异，企业可根据其原料药销售目的地的法规要求区别执行。无论是出口还是国内销售，较合适的做法是预先同客户就标识的内容和术语达成一致，避免误解。原料药一旦在某个市场注册，则应严格执行已注册的贮存条件。

原料药或其中间产品不需要特定贮存条件的，可以将其贮存在对温度和湿度没有特定控制的环境温度下，但是需进行温度和（或）湿度监测，以支持其贮存条件下的稳定性。

② 有效期/复验期的确定

● 原料药有效期/复验期的确定：首先要明确，目前在我国市场注册原料药，必须规定其"有效期"，不可用"复验期"代替"有效期"。其他市场注册原料药时，可仅规定"复验期"，不一定规定"有效期"。

原料药的有效期/复验期，应综合加速试验和长期试验的结果，进行适当的统计分析得到，最终有效期/复验期的确定一般以长期试验的结果来确定。

规定有效期的原料药，到期后不能再作为原料药销售。

规定复验期的产品，到复验期之后应进行复测，如果复测合格，可在复测后近期内继续使用。复测后如果近期不使用的，可在适当的时间范围内再次复测合格后继续使用。

有关原料药有效期/复验期的规定的数据评估，ICH Q1 稳定性数据的评价有具体原则可供参考执行。

● 中间产品存放期的研究：稳定性考察主要针对市售包装药品，但也需兼顾待包装产品和中间体。例如，当待包装产品在完成包装前，或从生产厂运输到包装厂，还需要长期储存时，应在相应的环境条件下，评估其对包装后产品稳定性的影响。此外，还应考虑对储存时间较长的中间产品进行考察。此特殊稳定性试验用以建立中间产品用于生产前的贮存时间以及需采取的防护措施。生产的中间阶段产品也需进行类似的稳定性考察，如半成品包装前的最长贮存时间及包装容器。

通常，以下六个方面需涵盖在研究中：

○ 批次：至少一批，通常采用工艺确定后的规模化生产批次用于研究；

○ 样品量：至少双倍检测量样品，单独包装；

○ 包装：模拟拟定的包装形式或采用原包装；

○ 贮存条件：模拟实际贮存中最恶劣的贮存条件（如放置在恒温恒湿箱中）或在真实的贮存条件下进行考察（如放置在生产车间的储存间，但要考虑最差季节气候条件情况）；

○ 取样点：预期的最长储存时间点及设计中间点；

○关键试验项目：参考稳定性试验的重点考察项目，并结合产品的特性，设计专属试验。

（2）贮存条件的控制、监测和记录

常温贮存时，对存储条件的记录要求并不严格，但如果原料药或中间产品长时间在超限温度或湿度条件下存储，或贮存期间可能会出现超限情况，如梅雨季节、高温的南方地区夏天气温会达到40℃以上，并且这种情况可能会对产品质量产生负面影响时，最好是对整个存储过程的条件进行适当间隔的记录，以体现出整个温度变化的过程曲线。

如果原料药和中间产品对贮存条件并无特殊要求，尽管理论上将其放置在室外开放的自然的温度和湿度条件下贮存是可以的，但实际上并不如此做，这种情况下一般按表10-2中的"未规定"项做。

在贮存条件非常关键的情况下，应对监测控制装置进行适当校准，并对仓储的温度和湿度分布进行确认。需考虑季节之间的温度和湿度差异，根据季节变化的影响评估增加仓库温度和湿度分布。选择贮存空间内的多个点（根据空间的大小、空气流通情况、死角等的考虑）进行监测。通过监测和评估，能够获得最差点的数据，应使所有点都符合要求，或明确标识，不符合要求的区域不被使用。应保持对最差点的监测，以确保整个仓库条件符合贮存要求。如何进行分布研究可参照：

- USP<1079> 和 <659>；
- GSP 附录 5《验证管理》；
- 人用药活性物质 GDP 原则（2015/C 95/01）[*Guideline on Principles of Good Distribution Practice of Active Substances for Medicinal Products for Human Use*（2015/C 95/01）]；
- WHO 第 961 号技术报告的补充文件：贮存区域的温度分布研究（WHO: *Temperature Mapping of Storage Areas, Technical Supplement to WHO Technical Reports Series No 961*, 2011 from May 2015）。

如果原料药或中间产品是危险化学品，其生产、储存、使用、经营和运输的安全管理应符合《危险化学品安全管理条例》等法律法规的要求；若属于易制毒化学品、剧毒化学品、易制爆危险化学品等特殊危险化学品，还应符合《易制毒化学品管理条例》《易制爆危险化学品治安管理办法》等法律法规和部门规章的要求。危险化学品、剧毒品、易制毒品等的管理应依据专门的法律法规执行，包括防爆级别、运输资质要求、剧毒品要求的双人双锁及在线监控管理等。贮存中要确保包装物完好、标识清晰、密封，防止交叉污染。

当贮存过程中贮存条件发生偏差时，企业可根据实际情况、原料药或中间体的特性等并基于其对质量影响的风险进行评估，如果需要，也应采取相应的措施。

B. 贮存区域

（1）待验、合格、不合格、退回或召回的原料药或中间体要求分区存放。

对待验和合格原料药或中间体而言，分区可以只是一个标记过的货架或地面空间，也可以采用严格限制进出的计算机化库存控制系统，这时就不要求使用单独区域；但不合格、退回或召回原料药或中间体，应存放于物理分隔的区域，如上锁的笼子、区域或房间，以防止未经许可的使用。

（2）贮存原料药及其中间体的标识

贮存的原料药及其中间体应有明确而清晰的标识，以区分不同原料药或中间体的性质、状态、可追溯性号码（如批号）等。如果是人工控制，标识的内容应包括：名称或唯一性代码、批号、重量信息、状态信息、生产商信息等；如果使用带权限的计算机存储控制系统，应有能够被系统识别的唯一性代码或号码。上述提到的带权限的计算机存储控制系统应按要求进行验证。

（3）防虫、防鼠和防雨设施

贮存库房应根据具体情况安装相应的防虫、防鼠设施，同时应考虑危险品管理方面的要求。通常推荐，可在入口处安装防鼠挡板，在墙角处放置粘鼠板、超声波驱虫器（驱鼠器）、紫外灭蚊灯等。

贮存库房应设置装卸区域，以保证在雨天装卸货物时，不会导致货物被雨水浇灌或毁坏外标识。装卸区域也可以是在库房外安装固定的或临时的挡雨棚等。

更多内容可参见本分册"4.1 设计与建造"。

（4）特殊品的管理

危险化学品、易制毒品、剧毒品，应按国家专门的法律法规［《危险化学品目录（2015 版）》（国家安全监管总局等 10 部门公告 2015 年第 5 号）；国家安全监管总局办公厅关于印发《危险化学品目录（2015 版）实施指南（试行）的通知》（安监总厅管三〔2015〕80 号）；易制毒化学品名录］进行管理。

高致敏性药品（如青霉素类）、生物制品（如卡介苗或其他用活性微生物制备而成的药品）、β- 内酰胺结构类药品、性激素类避孕药品、某些激素类、细胞毒性类、高活性化学药品应单独房间存放，严格防止交叉污染。

对麻醉药品、精神药品、医疗用毒性药品、放射性药品，实行特殊管理。按国务院制定的相关法规（《中华人民共和国药品管理法》《麻醉药品和精神药品管理条例》）执行。例如：麻醉药品、第一类精神药品及第二类精神药品原料药仓库应安装自动报警系统，并与公安部门报警系统联网；麻醉药品、第一类精神药品专用仓库不靠外墙，仓库应采用无窗建筑形式，整体为钢筋混凝土结构；对麻醉药品、第一类精神药品及第二类精神药品原料药、毒性药品实行双人双锁管理；实行专人或专人专柜加锁管理。

第一类精神药品（如氯胺酮）、第二类精神药品（如咖啡因）等原料药保管、贮存、出库、运输、报损、安全过程的管理，实行审核销售，审核报损；双人验收，双人保管，双人出入库复核，按期养护，安全运输，专库贮存，专人管理等。如遇药品丢失或被盗，必须立即报告当地公安机关和药品监督管理部门。保管、安全人员必须经常检查系统报警装置，以及门、锁情况，若发现问题，立即报公司行政部进行处理。

更多内容可参见本分册"4.4 特殊隔离要求"。

实例分析

实例 1：关于超过有效期的原料药放置在合格区域的缺陷案例

缺陷项：审计中发现有超过有效期的原料药仍然放置在合格品区域内，仓库管理人员解释其原因是，巡检中没能及时发现。

原因分析：导致本案例缺陷的原因是，该公司没有建立有效的"失效期提示系统"。

整改措施：

● 超过有效期的原料药要及时转移到不合格品区域内，这种超过有效期的原料药必须与合格品隔离；

● 建立《库存原料药有效期列表》并定期更新，如每个月的固定日期审核此列表，检查库存原料药的有效期状态，在表中将后续 50~60 天内到期的原料药进行特殊标记，将这些原料药转移到合格品区域内的某个特定区域集中存放等；

● 也可以使用计算机化管理系统，设定失效期提示或报警功能，这种情况下需要对计算机化系统进行验证。

📋 要点备忘

● 原料药及其中间体的标识是否有显示其唯一性并可追溯的信息，如批号、名称、代码；

● 是否能够明确识别、控制原料药及其中间体的状态，如区域标识、状态标签等，并保持在正确的状态之中；

● 不合格品／召回产品的存储区域的控制措施是否可靠，如上锁的独立区域或房间等；

● 贮存区域的环境及控制状态是否与所存储原料药或中间体的性质相一致，并能够提供文件证明；

● 对温度／湿度有控制要求的仓储库房进行温湿度分布验证，是否考虑了最冷、最热、最湿等最差情况；

● 温湿度记录或控制装置是否校准并在校准的有效期内；

● 如果使用带权限的计算机化存储控制系统，其是否经过验证等；

● 室外存储的原料药或中间体的标识（包括状态标识）是否清晰有效，是否有防雨盖等措施防止雨水渗入桶内。

10.2 发运程序

法规要求 ···

药品生产质量管理规范（2010 年修订）

第一百零五条 物料和产品的运输应当能够满足其保证质量的要求，对运输有特殊要求的，其运输条件应当予以确认。

第二百九十五条 每批产品均应当有发运记录。根据发运记录，应当能够追查每批产品的销售情况，必要时应当能够及时全部追回，发运记录内容应当包括：产品名称、规格、批号、数量、收货单位和地址、联系方式、发货日期、运输方式等。

第二百九十六条 药品发运的零头包装只限两个批号为一个合箱，合箱外应当标明全部批号，并建立合箱记录。

第二百九十七条 发运记录应当至少保存至药品有效期后一年。

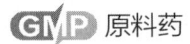

药品生产质量管理规范（2010年修订）确认与验证附录

第三十四条 对运输有特殊要求的物料和产品，其运输条件应当符合相应的批准文件、质量标准中的规定或企业（或供应商）的要求。

第三十五条 运输确认应当对运输涉及的影响因素进行挑战性测试，且应当明确规定运输途径，包括运输方式和路径。长途运输还应当考虑季节变化的因素。

第三十六条 除温度外还应当考虑和评估运输过程中的其他相关因素对产品的影响，如湿度、震动、操作、运输延误、数据记录器故障、使用液氮储存、产品对环境因素的敏感性等。

第三十七条 在产品运输过程中可能会遇到各种不可预计的情况，运输确认应当对关键环境条件进行连续监控。

背景介绍

本部分着重于原料药和市售中间体运输到客户或第三方的问题，而不是内部转移和（或）同一企业不同场地间的转运。

📋 技术要求

ICH Q7　原料药的药品生产质量管理规范指南

10.20 原料药和中间体经质量部门放行后才能分发给第三方。经质量部门授权，而且如果有合适的控制并有文件证明，可允许待检的原料药和中间体在公司的控制范围下，转移到另一部门。

10.21 原料药和中间体应当以对其质量不产生负面影响的方式运输。

10.22 原料药或中间体的特殊运输或贮存条件应当在标签上注明。

10.23 制造商应当确保运输原料药或中间体的合同接受方（承包人）了解并遵从相关的运输和贮存条件。

10.24 应当建立一个系统，可用它来对每批中间体和（或）原料药的分发随时决定召回。

原料药和中间体应经质量管理部门／质量受权人／产品放行责任人（以产品销往市场的相关法规和企业内部的规定的有相应资质人员）放行后才能分发给客户或第三方。

原料药和中间体在发运前应按公司的规定由不同的部门或人员完成相关事项的审核，包括但不限于：产品名称、批号、数量、注册标准和（或）客户特殊要求质量标准的符合性检测报告，必要时还包括打包、唛头、承运工具、运输目的地等要求。

向客户或第三方进行运输，应实施充分的供应链控制。企业应当确保运输原料药或中间体的合同接受方（承运商）了解并遵循所规定的运输和贮存条件。当需要温度控制时，可采用风险评估来确定配送路线。

原料药和中间体的运输确认应当充分考虑实际运输过程中的各种可能影响产品质量的情况，包括不同运输方式下的温度、湿度、压力、转移期间暴晒等。即使是没有特殊要求的原料药的运输过程，也应当采取防雨措施，如采用箱式货车运输以防止受到意外天气的不利影响。

麻醉药品、精神药品、放射性药品、药品类易制毒化学品以及含有药品类易制毒化学品等特殊管制的原料药和中间体，应按国务院相关规定采取特殊规定执行。例如：第二类精神药品，严禁销售给个人及相关手续不完整的单位。承运单位需到相应的公安局易制毒化学药品管理部门办理运输证，凭证运输；专人负责押运。

企业应建立药品分发、运输管理程序，确保能快速查明每批产品的发放情况并方便召回。内容包括但不限于以下内容：

● 建立完善、唯一的号码系统（如批号、代码），并标识在各级包装单元上，包括最小包装单元上。该标签上的信息能够明确无误地与公司的生产、检验等文件相关联。如以"产品代码＋生产日期＋序列号"作为批号，并将批号、产品名称、生产单位地址／名称、记录于标签上。

● 原料药或其中间体的外包装上，除了有产品标签、状态标签外，如果出口，在发运前通常还要求增加唛头，主要内容一般根据客户的要求执行，包括：产品名称（按国际通用命名法的化学名称）、批号、件号／总件数、复检日期／有效期、净／毛重、生产商名称、订单号、产品编号、交货地址、危险品级别、安全须知或应急处置措施、国际危险品代码等。

实施指导

● 一般情况下，待验原料药或中间体只有在原料药或中间体生产商的控制下才可以分发，不能运输到客户或第三方。如果原料药或中间体在待验状态下进行分发，原料药或中间体生产商应建立原料药或中间体在待验状态下转移给客户或第三方的程序化文件。原料药或中间体的生产商与客户/第三方双方的质量部门均需要批准待验状态下的运输，并且在运输涉及批次的 COA 签发之前，接收工厂不能使用。在待验状态下运输前，应由原料药或生产商的质量部门审核并批准生产批记录。当客户/第三方要求在待验状态下转移时，应当在与原料药或中间体生产企业之间的书面协议中说明。对于分包活动，正式的质量协议应涵盖这种情况。

● 从生产者到用户的所有运输过程必须可完整追溯。如果原料药或中间体是发送到代理商，代理商也必须保证可完整追溯。因为这种情况下，原料药生产者并不知道最终用户，所以经销商有责任保证可完整追溯到终端用户。总之，任何一个环节应明确记录来自上家的信息，并明确无误地向下家传递。这些信息包括：品名、生产批号、规格、数量、收货单位和地址、联系方式、发货单位地址、联系方式、发货日期、性质及特殊要求等。

● 原料药和中间体，应在标签上注明其运输和贮存条件。由于安全性或原料药/市售中间体稳定性的原因，要求特殊的条件指导时，需要采用专门的运输或存储条件。除 GMP 之外，还应该遵守国家和国际法规有关运输、安全、环保等方面的有关规定。

● 应选择适宜的外包装和可靠的运输工具以避免运输过程中破损。容器应贴有标签，标签上提供关于处理、贮存要求以及注意事项的足够信息，以确保产品在任何时间都能得到妥善处理和保护。容器应标识容器中的物品与来源。对于敏感产品还应该指定专门的运输条件。如冷链运输时要求恒温集装箱或冷柜，并且配有报警装置等。如果使用温度控制运输工具，应对在运输过程中使用的温度监控装置进行定期的维护与校准。应在有代表性的条件下进行温度分布测试，并应考虑到季节性变化。

● 为了防止或能够证实原料药或中间体在运输过程中原包装是否被打开过，可在外包装上实施特殊标记。如用带有生产商专门标记和具有唯一性的序列号，并只能一次性使用的安全插销。生产商应有可追溯的记录证明安全插销序列号与包装件号之间的联系。接受方在接收时，应检查安全插销是否完好。发现异常应立即向承运方和生产商征询。有时也使用防伪标识或可追溯性条码等防伪措施，以便于验收时核实。

● 除了满足相关法律法规的要求外，原料药或其中间体的发运还应当符合客户的要求。如发运前的确认、唛头及标识、所附的文件、不同批次的摆放等。可以考虑的做法是，企业针对不同客户的不同要求，分别制定专门的操作和检查指导，在出厂前，由 QA 部实施出厂前审核，经审核合格的货物才能允许运输出厂。

● 如果为不同的客户生产不同质量标准的同一名称的产品，应防止发生非预期的交付。可以采取的做法是，针对不同的质量标准，建立不同的产品质量标准代码，在生产或包装过程中采用"代码＋日期＋系列号"作为其批号，从生产、包装、检验、放行的各环节的文件和标识方面均采用此系列批号。做到批号和质量标准一一对应。在外运审批时，销售和质量部门的人员可审核订单、发货通知单与申请发货的产品批号具有相同的质量规格代码。出厂及外运单据上，应记录批号、数量（重量）、产品名称、生产单位地址／名称、承运人等。

● 运输条件的分析原则：除标示的储存条件外，转运条件也必须关注。有时从原料药生产商的库房到制剂生产商库房的长途路线是必须监控的。必须保证药品到达最终客户是完整无损的。适当时，须进行运输确认。确认过程中，记录温湿度的记录仪应与原料药或中间体同时发运，原料药或中间体的质量通过随后的试验调查，从温湿度记录仪中得到的数据进行评估。

转运条件一般规定如表 10-3 所示。

表 10-3　转运条件类别规定

类别	名称	描述
A	深冷冻运输	在 −15℃以下不间断运输和临时存储
B	不间断冷藏运输	在 2~8℃温度下不间断运输和临时存储
C	冷藏运输	在 2~8℃温度下短暂间断运输和临时存储
D	受控	在 30℃以下短暂运输和临时存储（最大周期 1 个月）
E	一般	运输和临时存储没有特殊要求

通常通过提单将运输和储存条件的书面要求传递给运输方。

运输确认时，应对运输期间整个过程中的温湿度进行监控跟踪，如附带可连续记录的电子温度记录仪，对数据进行记录和评估。

当运输由第三方实施时，应让运输提供商知悉适用于此托运的相关运输条件。如果运输路线包括卸载和重装，或在运输途中中转贮存，应特别要注意中间贮存设施的温度监测、清洁度和安全性。

需对原料药或中间体的承运商进行评估，以确定是否能符合表10-3指定的条件，并签订商业和质量协议。同时需定期（如每隔两年）检查承运商对条件的承诺。

运输确认在制订方案时应充分评估其实际运输时的运输工具、路线、气候、季节、环境等综合最差条件对产品质量的影响。

运输确认的实施过程可以选择在实际运输过程中同步进行，也可以根据运输时间、运输条件等，在实验室模拟开展。

如果进行实验室模拟运输确认，建议运输确认与长期稳定性考察相结合进行，在证明产品经过相应的运输后在其规定的有效期（复验期）内产品质量始终是符合规定的标准。如何在实验室进行模拟运输，可参照以下示例。

实例分析

实例2：某原料药生产企业某原料药模拟运输确认实例

某原料药生产企业的某原料药贮存温度要求 ≤ 30℃，因运输条件的限制无法确保原料药的整个运输过程中温度均 ≤ 30℃，因此原料药生产企业选择在实验室模拟进行运输确认，证明产品在最差温湿度条件下运输后，产品的长期稳定性仍能符合要求。在实验室的模拟运输确认按照以下开展。

（1）首先需确认原料药运输过程中可能碰到的最差温湿度。

根据原料药在实际运输时的运输工具、路线、气候、季节、环境等，确认得出运输过程中综合最差条件如下：

第一阶段（陆地运输阶段，从企业仓库运输到出口海岸）：运输近30天，最高温湿度可能达到45℃，85%RH。

第二阶段（海上运输阶段）：运输近60天，最高温湿度可能达到35℃，85%RH。

（2）其次需根据确认的最差条件在实验室进行模拟运输的稳定性研究。

根据可能的最差运输条件，按照以下条件在实验室的稳定性试验箱中模拟考察产品运输后的稳定性：

第一阶段（陆地运输阶段）：45℃ ±2℃，85% ±5%RH，考察30天，到期后取出进行检测。

第二阶段（海上运输阶段）：35℃ ±2℃，85% ±5%RH，考察60天，到期后取出进行检测。

第三阶段（长期稳定性试验）：30℃ ±2℃，75% ±5%RH（按照长期稳定性试验间隔时间取出检测，也可以根据需要调整检测时间点）。

（3）再次需根据在实验室的三个阶段考察数据，评估产品的质量变化情况，并进行稳定性的趋势分析，证明产品经过最差的运输条件后，其在规定的有效期（复验期）内产品质量始终能符合标准要求。

原料药和中间体需要冷链运输，则要对运输车车厢（柜）的冷链运输系统进行性能确认，重点要确认车厢内的温度分布和温度传感器的准确度。可静态模拟确认，也可动态实际确认。具体操作可参考 GB/T 34399—2017《医药产品冷链物流温控设施设备验证性能确认技术规范》开展。

📋 要点备忘

- 评估原料药的发运系统是否具有完整的可追溯性，如通过批号系统能否追溯到生产批记录、检验批记录、原材料检验放行记录、发货记录、货物去向等；
- 运输过程中的防护措施和条件是否与原料药的储运要求一致。
- 需要冷链运输的原料药，是否经过运输确认。

11 实验室控制

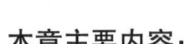

本章主要内容：

☞ 如何对不同特性的中间体、原料药进行取样，以及如何留样

☞ 如何制定原料、中间体和原料药的质量标准

☞ 中间体及原料药的检测问题

☞ 原料药的稳定性考察中的特别注意事项

原料药和制剂的质量控制实验室在管理原则和技术要求上是基本一致的，这些原则和要求在本丛书《质量控制实验室与物料系统》分册质量控制实验室部分中已经进行了较为详细的阐述。本章仅就具有原料药特点的几个方面进行进一步讨论。

11.1 取样和留样

法规要求 ···

药品生产质量管理规范（2010 年修订）原料药附录

第二十九条 生产的中间控制和取样：

（一）应当综合考虑所生产原料药的特性、反应类型、工艺步骤对产品质量影响的大小等因素来确定控制标准、检验类型和范围。前期生产的中间控制严格程度可较低，越接近最终工序（如分离和纯化）中间控制越严格。

（二）有资质的生产部门人员可进行中间控制，并可在质量管理部门事先批准的范围内对生产操作进行必要的调整。在调整过程中发生的中间控制检验结果超标通常不需要进行调查。

（三）应当制定操作规程，详细规定中间产品和原料药的取样方法。

（四）应当按照操作规程进行取样，取样后样品密封完好，防止所取的中间产品和原料药样品被污染。

背景介绍

原料药生产过程中常常会使用到气体、腐蚀性物质、挥发性溶剂、助剂等物料或中间体，也会遇到液体物料分层、固体结块和固液混合态等情况，这些情况下的取样面临着操作安全性、样品稳定性和均一性等诸多问题，法规给出了原则性的规定，国际上也有一些惯例性的做法可以借鉴。本章节主要针对中间体和原料药的取样和留样的方式进行简单介绍。原料的取样和留样参见本分册"7 物料管理"。

📋 技术要求

ICH Q7　原料药的药品生产质量管理规范指南

7.33 样品应当具有代表性。取样方法应当规定取样件数、每个容器的取样部位以及其取样量。应当根据物料的关键程度、批内或批间的差异性、供应商以往的质量情况和检验用量来制定取样计划，确定取样件数和取样量。

7.34 取样应在指定地点按照规定的规程进行，以防止污染所取样物料和其他物料。

7.35 应当小心开启被抽取样品的容器，随后恢复包装。已取样的外包装应当有标识。

8.34 应当制定书面规程说明生产过程中的物料、中间体和原料药的取样方法。取样计划和程序应当基于科学合理的取样实践。

8.35 应当建立防止污染和交叉污染的中间控制取样规程，并遵照执行。应当制定规程，以确保取样后样品密封完好。

A. 中间过程取样

（1）分层物料的取样

原料药合成过程中有时需要从反应容器内取样，且容器内的物料可能处于两相或多相状态，如水层、甲苯层、固液混悬等。这时要清楚知道取样测试的对象到底处于上层还是下层，或需要测试固液混悬的固体还是液体。如果要取多相的混合状态物料进行测试，应采取充分搅拌等措施，如采用隔膜泵或者磁力泵打循环，确保样品的代表性。了解物料状态和明确取样目的后根据具体情况制定切实可行的取样程序，防止取样失误。

（2）干燥过程取样

原料药干燥过程的取样，应考虑物料的粒度状态和干燥设备的情况，选择具有代表性的样品或位置取样，如有较大块状物料和粉末状物料时，应分别取样考察何种物料具有代表性或具有指示功能；从盘式干燥机中取样时，应评估上、中、下不同位置的盘，以及同一盘中不同的位置分布的样品，以确定能够获得代表性样品或获得具有指示功能的样品的取样方法。

B. 取样记录

● 取样操作应按预先批准的取样方案或程序来进行。

● 取样过程要按规定形成相应的记录，内容可包括：品名、入厂批号、供应商名称、供应商批号（如果有）、总件数、取样件数、取样编号、包装的外观状态、异常情况、取样量等。

● 尤其需要特别说明的是，应详细记录取样前或过程中观察到的异常情况，如包装是否完好、是否有污染、物料颜色或粒度是否均匀、是否有异物、是否分层等情况。

C. 原料药的留样

通常情况下，原料药的市售包装较大，如 5kg、10kg、20kg、30kg 等，并且有时用纸板桶作为外包装。一般情况下不采用市售包装进行留样，而是采用模拟市售包装进行留样。如将规定量的样品用与市售内包装物相同材质的内包装袋，采用相同封口方式，完成内包装后，将多批留样放到一个较小的类似市售包装纸板桶内，放到留样室进行保存。

原料药留样采用模拟市售包装小量的样品存放，应特别注意由于样品保存量过少而更容易受到空间环境的影响（尤其是易受空气和水分等影响的物料）。

实例 1：反应液过程控制取样代表性的考量

某原料药生产过程中需要取反应液进行过程控制检验，判断反应终点以及杂质情况。根据该产品的工艺特点，若从底阀取样或者静止状态下取样无法保证取样的代表性。为确保物料状态的均匀性和取样的代表性，应保持反应釜的搅拌状态，开启取样管路隔膜泵或磁力泵，使物料在管路中循环 3 分钟，再打开取样口阀门，用准备好的取样瓶接取所需数量的样品。

📋 要点备忘

- 针对特定物料的取样方法，如何确保其代表性；
- 中间过程取样中如何取到预期的样品；
- 原料药留样包装要求和注意点；
- 留样的保存时间是否符合规定。

11.2 质量标准

法规要求

药品生产质量管理规范（2010 年修订）原料药附录

第十九条 必要时（如长期存放或贮存在热或潮湿的环境中），应当根据情况重新评估物料的质量，确定其适用性。

第二十五条 企业应当根据生产工艺要求、对产品质量的影响程度、物料的特性以及对供应商的质量评估情况，确定合理的物料质量标准。

第二十六条 中间产品或原料药生产中使用的某些材料，如工艺助剂、垫圈或其他材料，可能对质量有重要影响时，也应当制定相应材料的质量标准。

第三十九条 原料药质量标准应当包括对杂质的控制（如有机杂质、无机杂质、残留溶剂）。原料药有微生物或细菌内毒素控制要求的，还应当制定相应的限度标准。

背景介绍

原料药及其生产中使用的各种化工原料、产生的中间体，其质量标准的内容和要求不仅仅要考虑 GMP 因素，还要考虑化工行业的特点。它们的质量标准通常依据工艺的具体要求制定，为了降低质量风险，企业往往制定较为严格的内部标准，而其提交的注册标准往往经过简化后具有普适性。内部标准不能与其注册标准发生冲突。

本节将分别讨论原料、中间体及原料药的质量标准问题，关于其文件记录与相关标识的要求，请参见本分册"6.1 质量标准"。

📋 技术要求

ICH Q7 原料药的药品生产质量管理规范指南

8.30 应当建立书面规程，用于监测和控制那些影响中间体和原料药质量的工艺步骤。应当根据研发阶段的信息或历史数据确定中间控制及其可接受标准。

8.31 应当综合考虑所生产中间体或原料药的特性、反应类型、工艺步骤对产品质量影响的大小等因素来确定控制标准、检验类型和范围。前期生产的中间控制严格程度可较低，越接近最终工序（如分离和纯化）中间控制越严格。

8.32 应当有经质量管理部门批准的书面文件，规定关键中间控制（和关键工艺监测），包括工艺控制点和控制方法。

11 实验室管理

11.12 质量标准、取样计划和检验规程应当科学合理，以确保原料、中间体、原料药、标签和包装材料符合预定的质量与纯度要求。质量标准和检验规程应当与注册申报一致。此外，可建立附加的质量标准。质量标准、取样计划、检验规程及其变更应当由适宜的部门起草并经质量管理部门审核和批准。

11.13 原料药质量标准应当根据可接受标准及生产工艺制定，应当包括杂质检测项（如有机杂质、无机杂质和残留溶剂）。对于有微生物限度、细菌内毒素标准要求的原料药，应当建立并执行合理的微生物总数和控制菌、内毒素行动限度。

实施指导

A. 质量标准的制定依据和内容

（1）合成原料药使用的原料的质量标准

合成原料药所使用的原料一般包括大宗工业化学品，如甲苯、苯胺、盐酸、液碱等；精细化学品（或称医药中间体），如水杨酸、2,3,4,5,6- 五氟苯甲酸等。

大宗工业化学品一般按国家标准或行业标准生产，其生产企业一般是大型企业。相对于其大规模的生产能力而言，原料药生产企业的使用量是很少的，生产企业通常不会为原料药企业量身定做，因此，原料药生产企业通常根据供应商提供的不同等级的标准，依据自身原料药工艺要求选择其中的一种使用。如果某项指标不能满足，则可以委托或自己对该原料进行预处理。如要求甲苯的含水量小于 100ppm 时，可以将采购来的甲苯进行蒸馏后获得含水量小于 100ppm 的合格甲苯。也可以将甲苯的预先蒸馏作为工艺的一部分，将含水量监测作为中间控制项目进行管理。

精细化学品的生产则可以量身定做。通常情况下，起始原料是由精细化学品生产公司提供的。企业可以根据自身原料药的合成工艺的要求，结合供应商生产工艺的特点制定质量控制标准。需要指出的是，不同工艺路线，往往导致起始原料中含有不同性质的杂质，更换供应商或更换不同的生产工艺时，应关注是否需要调整质量标准，特别是杂质要求并需要按规定做相应的变更确认流程。

总而言之，原料质量标准的制定取决于原料药合成工艺的要求，其除杂质能力较强时，可以使用较高杂质含量的原料，反之亦然。

需要指出的是，某些起始原料，如水杨酸，该化合物本身可以是原料药，但如果用于合成其他的原料药，其质量标准的制定取决于所合成的原料药工艺的要求。如水杨酸用于合成美沙拉嗪（5- 氨基水杨酸）时，水杨酸的质量标准可无需按药典或相应的药用标准执行，按照工艺中要求的起始物料质量标准执行即可。

原料的质量标准不仅仅要关注于主要成分的含量水平，更要根据原料药合成工艺的具体情况，关注其杂质含量水平和潜在质量影响因素的水平。如溶剂的色度指标高，往往预示着某些无法定性的杂质含量水平较高，如果合成原料药的工艺去除杂质的能力不足，就会导致原料药中的杂质水平或颜色或澄清度等指标偏高。再比如，助滤剂或活性炭中的酸溶物（酸性溶解物）或水溶物含量较高，可能导致原料药中的金属或重金属或澄清度或炽灼残渣的水平较高。因此，应根据此原料的生产过程、工艺过程情况，结合原料药的合成工艺情况确定原料标准的内容和控制水平。

企业在提交注册申报时，需要同时提交合成原料药所用原料的质量标准，经法规机构批准后作为法定标准使用，企业必须遵守。但为了进一步降低原料质量变化带来的风险，企业往往制定高于注册标准的内部标准，用来指导原料的日常采购和放行。

企业的内部标准有时与企业和供应商签订的采购标准也不尽相同，企业也可以根据供应商的管理水平和工艺特点制定相应的合同标准，以避免潜在的风险、确保所采购的原料符合自己的要求。

（2）中间体

中间体作为原料药合成工艺中被分离出来进行单独控制的物料，其目的是及时发现潜在的失败因素。因此，中间体质量标准的制定也根据原料药合成工艺的特点。即中间体中杂质 X 的含量可接受水平，取决于从中间体到原料药的工艺对杂质 X 的去除能力。如果该工艺过程对 X 的去除能力较强，则 X 在中间体中含量的可接受标准可以是较高的水平，反之亦然。

如果中间体的质量标准被包含在注册申报的文件中，也应当按此要求执行。

（3）原料药

如何确定原料药的质量标准，是药品研发和药品注册的范畴，在药品注册的相关法规中有详细的规定，这里不再赘述。仅就原料药的质量标准应当包含的内容在下文展开讨论。

需要强调的是，针对已经有国家标准或已经被药典收录的原料药，企业制定的质量标准必须符合已有的国家标准或药典标准。通常情况下，企业制定的内部标准应比国家标准或药典标准更严格，至少应当一致。

B. 原料药的常规测试质量标准的内容

原料药的质量标准可能包含下列内容：

- 常规的测试项目：包括性状、鉴别、含量测定和杂质。
- 专属性测试项目：除常规项目外，在各种原料药的质量标准中还根据具体情况增加其专属性测试项目，包括物理化学性质、粒度、晶型、手性、水分、无机杂质、微生物限度等。在特殊情况或出现新的情况时，可能还需进行其他测试。

● 杂质通常分为有机杂质、无机杂质和残留溶剂。

下列项目有时也单独进行评估，基于评估的结果决定是否需要定入质量标准：

● 元素杂质的控制；

● 遗传毒性杂质的控制；

● 微生物控制或细菌内毒素控制的要求。

（1）性状

该项指标是对原料药外观、颜色、状态（如固体、液体）等进行界定的描述。这些指标出现异常可以很直观地被发现，进而进行调查并采取相应的措施。特别是在贮存、转运后的验收中能够很容易进行识别和判断。

（2）鉴别

鉴别项指标是对原料药进行专属性确认的指标，如红外光谱（IR）。如果仅以一个色谱保留时间作为鉴别是不具专属性的，这时应用两种不同分离原理的色谱方法或用一种色谱方法与其他试验结合，如 HPLC/UV、二极管阵列、HPLC/MS 或 GC/MS 通常是可接受的。如果原料药是盐，应进行盐类的鉴别。理想的鉴别试验应能很好地区分可能存在的结构相似的化合物。

具有光学活性的原料药，也需进行专属性鉴别或进行目标手性物含量的测定。

（3）含量测定

应选专属性强、能反映产品稳定性能的方法测定新原料药含量。在许多情况下可以使用同样的方法（如 HPLC）测定新原料药含量和杂质含量。

如果认为含量测定采用非专属的方法是可行的，应该用另一种分析方法来补充完善其专属性。如原料药用滴定法测定含量，同时选用适当的方法测定杂质。

（4）有机杂质

有机杂质按来源可分为原料带来或工艺过程产生的杂质和原料药降解产生的杂质两类。

第一类杂质的控制指标一般根据原料和原料药合成工艺的特点确定。一种是由原料带来或原料中含有经工艺过程转化成新的杂质而存在于原料药中。另一种是原料药合成工艺中发生的副作用或工艺中的异常情况导致生成的杂质。

第二类杂质是随着原料药的存储时间、存储条件（温湿度、光照等）的变化导致其降解所产生的杂质。这类杂质一般应在原料药的稳定性研究中进行监测。

质量标准中通过设定特定的已鉴定杂质（specified identified impurity）的鉴别与限量、未鉴定杂质（unidentified impurity）的限量、任何不大于鉴定域值（identification threshold）认可标准的非特定杂质限量、杂质总和限量等指标来控制这类杂质的水平。

（5）无机杂质

无机杂质一般来源于原料和过程污染，如工艺中使用的催化剂、金属试剂、助滤剂、活性炭、无机酸、碱的残留或由其带来的污染物，也可能来自于设备不彻底的清洁或设备腐蚀。无机杂质的含量水平控制应结合工艺具体情况确定，如工艺中使用金属钯作为催化剂，则应检测原料药中金属钯的含量水平；对于不确定的污染物残留，可以通过检测重金属、硫酸盐灰分/炽灼残渣、浊度、澄清度、异物等指标进行评估。无机杂质通常作为企业的内部控制标准，在验证或工艺评价过程中进行检测，如果确认某些因素不会影响到原料药的质量，在验证后的正式商业化生产中无需每批检测。

需要说明的是，本处提到的金属残留限度控制不适用于某些本身就含有金属成分的原料药，如氯化钠中的钠含量不应作为残留金属控制范畴。

（6）残留溶剂

原料药中的残留溶剂是在原料药的生产过程中产生或使用的有机挥发性化合物，它们在工艺中不能完全除尽。其允许的残留限度通常需要体现在原料药的质量标准中。《中国药典》各论章节中规定需要检测的某残留溶剂，但工艺中未用到，经过评估确保产品符合要求后可以考虑不定入质量标准。

按照 ICH Q3C（杂质：残留溶剂指南）中的定义（该指南同时给出了分类列表），通常使用的溶剂被分为三类。

● 第一类：已知一些溶剂可导致不接受的毒性，除非被证明特别合理，在原料药、赋形剂及制剂生产中应避免使用。

● 第二类：一些溶剂毒性不太大，应限制使用，以防止患者潜在的不良反应。

● 第三类：低毒溶剂，是原料药生产中较为理想的溶剂。

考虑到溶剂中可能会夹带毒性溶剂苯，应监测可能含有苯的工艺溶剂中苯的含量，并控制苯含量在原料药中的残留。欧洲药品质量管理局（EDQM，European Directorate for Quality Medicines）指出，已知以下溶剂易被第一类溶剂（如苯）所污染：丙酮、甲苯、乙醇、甲醇、异丙醇、二甲苯、己烷、石油醚。这些溶剂应监测第一类溶剂（苯）的含量。

如果工艺本身不会产生苯，通常在工艺溶剂的质量标准中对苯含量限度提出控制要求。

如果工艺本身有可能会产生苯，则需要考虑在原料药的质量标准中增加对苯含量的控制限度要求。

残留溶剂控制指标应依据工艺的具体情况设定，如工艺中使用丙酮作溶剂，则可以在原料药中限定丙酮的残留控制水平的指标，有时也可以使用干燥失重作为控制指标（采用干燥失重法，通常限定于第三类溶剂）。采用后一种控制指标，需要确认干燥失重的测试条件下的测试结果能够检测出丙酮的含量水平。

（7）物理化学性质

如水溶液的 pH 值、熔点 / 熔距、折光率。测定这些性质的方法通常独特，无需添置太复杂的东西，如毛细管测熔点，阿贝折射仪测折光；这类试验项目的设立取决于原料药的物理性质及其用途。

（8）粒度

对一些打算制成固体或混悬剂的原料药，粒子大小将显著影响溶出速率、生物利用度和（或）稳定性，在这种情况下应用适当方法测定粒子大小，提出认可标准。

（9）晶型

有些原料药以不同晶型存在，不同晶型物理性质不同。多晶型也可能包括溶剂化物和水合物，在某些情况下，形态不同可能影响药物制剂的质量或功效。如果不同晶型会影响功效、生物利用度或稳定性，就应规定适当的固体晶型。

物理化学测试和技术常用于测定多种形态是否存在，如熔点（包括热层显微镜）、固体形态的红外光谱、粉末 X 线衍射、热分析法［差示扫描量热法（DSC）、热重分析（TGA）和差热分析（DTA）］、拉曼光谱、电子扫描显微镜、固态 NMR（磁共振光谱）。

（10）手性原料药试验

如果一个原料药中主要含一个对映体，则另一个对映体的鉴别、含量测定等应被考虑。

（11）水分

若已知新原料药易吸潮或吸湿后降解，或原料药含结晶水，则该项试验是重要的。根据水合作用或吸湿的数据来验证标准。在一些情况下，可以用干燥失重法，对于水分检测应首选特定的水分测定方法（如费休氏法）。

（12）原料药中遗传毒性杂质的控制

遗传毒性（genotoxicity）是指遗传物质中任何有害变化引起的毒性，而不考虑诱发该变化的机制，又称为基因毒性。遗传毒性杂质（GTIs，genotoxic impurities）是指能引起遗传毒性的杂质，包括致突变性杂质和其他类型的无致突变性杂质。其主要来源于原料药或制剂的生产过程，如起始原料、反应物、催化剂、试剂、溶剂、中间体、副产物、降解产物等。致突变性杂质（mutagenic impurities）指在较低水平时也有可能直接引起 DNA 损伤，导致 DNA 突变，从而可能引发癌症的遗传毒性杂质。

在制定原料药质量标准时应当考虑遗传毒性杂质，应参考《中国药典》指导原则 9306 遗传毒性杂质控制指导原则和 ICH M7 评估和控制药物中 DNA 反应性（致突变）杂质以限制潜在致癌风险［*Assessment and Control of DNA Reactive (Mutagenic) Impurities in Pharmaceuticals to Limit Potential Carcinogenic Risk*］等中有关要求执行。同时应特别考虑产品中的亚硝胺类杂质，应参考国家药品监督管理局 2020 年发布的《化学药物中亚硝胺类杂质研究技术指导原则（试行）》中有关要求执行。

（13）返工和重新加工后原料药的质量标准

对返工或重新加工批次的样品要结合具体工艺过程，增加额外的测试项目，以全面评估其质量状况，如是否有新增杂质、新引入的溶剂或化合物的残留水平检测等。

📋 要点备忘

- 原料及原料药的质量标准的内容是否合理，如是否与生产工艺相匹配，各种杂质的设置及限度是否合理；
- 杂质质量标准的确认是否合理；
- 原料、中间产品和原料药的质量标准是否符合注册标准，并经过质量部门批准。

11.3 中间体和原料药的测试

法规要求 ··

药品生产质量管理规范（2010 年修订）原料药附录

第四十条 按受控的常规生产工艺生产的每种原料药应当有杂质档案。杂质档案应当描述产品中存在的已知和未知的杂质情况，注明观察到的每一杂质的鉴别或定性分析指标（如保留时间）、杂质含量范围，以及已确认杂质的类别（如有机杂质、无机杂质、溶剂）。杂质分布一般与原料药的生产工艺和所用起始原料有关，从植物或动物组织制得的原料药、发酵生产的原料药的杂质档案通常不一定有杂质分布图。

第四十一条 应当定期将产品的杂质分析资料与注册申报资料中的杂质档案，或与以往的杂质数据相比较，查明原料、设备运行参数和生产工艺的变更所致原料药质量的变化。

背景介绍

通常情况下，中间体和原料药及其生产过程中使用的物料，应当通过适当的实验室测试，以确定是否符合质量标准。

应建立原料药杂质档案，并定期与注册申报资料中的杂质档案，或与以往的杂质数据相比较，查明原料、设备运行参数和生产工艺的变更所致原料药质量的变化。

技术要求

ICH Q7 原料药的药品生产质量管理规范指南

11.2 中间体和原料药的检测

11.20 应当对每一批中间体和原料药进行适当的检测，确认其符合质量标准。

11.21 通常每种原料药均应当建立杂质档案，对按受控的生产工艺生产的典型批次中的已知和未知杂质进行描述。杂质档案应当包括所观察到的每一种杂质的范围、鉴别或某些定性分析特征（如保留时间）、每一种已知杂质的类别（如有机杂质、无机杂质、溶剂）。杂质分布一般与原料药的生产工艺和所用起始原料有关。从植物或动物组织制得的原料药通常不要求建立杂质档案。

11.22 应当定期将产品的杂质分析资料与注册申报资料中的杂质档案，或与以往的杂质数据相比较，查明原料、设备运行参数和生产工艺的变更所致原料药质量的变化。

11.23 对于有微生物控制要求的中间体或原料药，每批均应当进行适当的微生物检测。

实施指导

A. 中间控制的检验

● 应根据生产工艺各步骤的运行状况及其对中间体及原料药质量特性的影响，制定书面规程，以对生产工艺过程进行监控。应根据开发阶段获得的资料或以往的生产数据来确定中间控制的程序及控制标准。

● 应有书面规程阐明关键中间控制和关键工艺监控。包括控制点、控制方法。此规程应经质量部门批准。

● 中间控制的检验应按批准的检验计划进行，包括检测方法和规格标准，通常检测结果符合规格标准。

● 生产过程中检测所用的方法可能不同于原料药质量标准中的检验方法。如过程物料可能含有更多种类或更大量的杂质，使用原料药的检验方法可能并不适用，因此，应针对过程样品的特性制定或确认所使用的方法是具有针对性的。

● 生产过程中有时需要对预期检测的样品进行预处理，预处理的方法和过程应作为分析方法的一部分，并应进行验证。

● 各批次内部和基于同一处方或生产工艺的不同批次之间（包括研制批次及样品批次）的生产过程中检测的结果具有一致性。如果检测结果之间并无一致性，应有科学的数据对其中的差异进行合理的解释。包括当出现明显不利趋势时，需要采取相应的纠正措施。

● 中间控制所有的测试及结果均应记录在案并归档保存。

B. 原料药中的杂质检测

（1）关于分析方法

用于测试杂质的分析方法应被验证适用于杂质的检测和定量。有机杂质的测试可使用校正因子方法，根据使用目的评估和选择定性方法中使用的控制杂质的对照品。

经过验证和论证，可以使用低精度的技术（如薄层色谱法），应讨论在研发中所采用的分析方法和准备上市产品分析方法的不同。

分析方法的定量限应不大于报告阈值。

有机杂质的水平可以通过多种技术手段来衡量，包括把杂质的响应值与适当的参比标准品的响应值比较或与药物本身的响应值比较。应根据使用目的，对分析过程中用于控制杂质的参比标准品进行定性和定量，可用原料药作为标准物质来评估杂质的量，如果原料药和杂质的响应因子不一致，只要应用了校正因子或测得的杂质量高于实际的杂质量，该方法仍是可行的。用于评估已鉴定或未鉴定杂质的认可标准和分析方法可基于分析的假设（如相同的检测响应等）。

（2）杂质的监控

企业应建立原料药的杂质档案，用以描述常规产品中存在的已鉴定和未鉴定的杂质情况，以及可能出现的新的杂质。杂质档案应注明观察到的每一杂质的鉴别或其定性分析指标（如保留时间）、杂质范围，以及已确认杂质的类别（如有机杂质、无机杂质、残留溶剂）。杂质分布一般与原料药的生产工艺和所用起始原料有关。从植物或动物组织中得到的原料药通常不一定要有杂质分布图。

应定期将杂质分析资料与注册申报资料中的杂质档案，或与以往的杂质数据相比较，以查明原材料、设备运行参数和生产工艺的修订所致原料药的变化。及时了解生产过程和最终产品中可能出现的潜在杂质。企业应制定相应的内部管理规程，用于指导企业日常应如何关注产品杂质的变化，尤其是色谱图谱中出现新增的未知峰（未知杂质），应设置合适的杂质鉴定阈值。对新鉴定出来的杂质进行来源分析，必要时需进行毒性评估。

（3）杂质含量的报告

关于杂质的报告，见药典通则中的规定。各国药典有所不同，应特别注意。

C. 残留溶剂的分析方法

残留溶剂通常用色谱技术，如用气相色谱（GC）法测定，对药典上规定要检测的残留溶剂，可采用药典的方法来测定，生产厂商也可选用更合适的、经验证的方法来测定。若仅存在第三类溶剂，可用非专属性的方法如干燥失重来检查。

D. 关于元素杂质的检测

（1）原料药中潜在元素杂质的来源

原料药的元素杂质风险评估应考虑以下几个方面的来源：

- 原料药合成过程中有意添加的催化剂和无机试剂引入的潜在元素杂质。
- 原料生产过程中引入的潜在的元素杂质，最终可能残留至原料药中。
- 由生产设备引入的潜在元素杂质。该来源的元素杂质贡献量是有限的，应根据生产所用的生产设备确定需考虑的元素杂质的亚类。工艺知识的应用、设备的选择、设备的认证以及 GMP 的控制都能保证来自生产设备的元素杂质的低贡献量。

● 由容器密封系统潜在浸出至原料药的元素杂质。应基于对特定物料类型与其包材之间潜在相互作用的科学理解，对容器密封系统引入的潜在元素杂质进行鉴定。当包材的综述资料表明容器密封系统不含元素杂质时，则无需再进行额外的风险评估。已知元素被浸出进入固体原料药的可能性极小，因此无需在风险评估中做进一步的考虑。而在液体和半固体原料药，元素杂质由容器密封系统浸出的可能性较高。应进行研究以了解容器密封系统潜在浸出杂质。

图 11-1 展示了原料药中潜在元素杂质的来源途径。

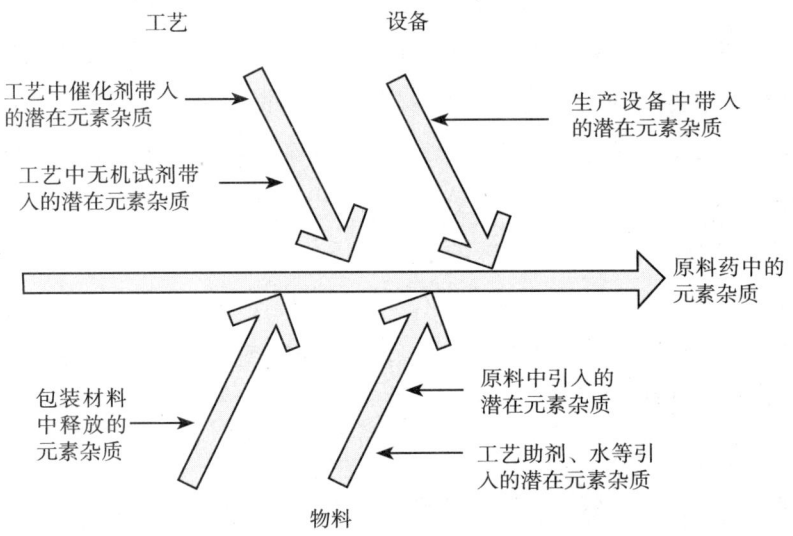

图 11-1 原料药中潜在元素杂质的来源途径

（2）分析方法

需要采用合适的、经过验证的、有一定专属性的测定分析方法。需要注意金属残留的形式可能不同于金属催化剂和试剂的初始形式。可以使用公认的药典方法，也可以使用其他适宜的测定方法。如果仅有第 2 类或第 3 类金属，也可以采用非专属性的方法。

基于 pH 3.5 有色金属硫化物沉淀的半定量测定方法通常不适用于金属的定量测定，但在某些情况下的常规测试中可能适用，如使用标准加入法或与其他专属性的测试方法配合使用。

（3）批检验结果、测试频率和标准中删除金属测定项目的考虑

如果确定或怀疑合成过程会导致金属残留，则应进行定量测定。

如果合成过程显示金属可能被去除，常规测试有可能被非常规测试代替。如果连续多批中试产品或连续商业规模生产批次的金属残留持续远远小于浓度限度（小

于该元素 PDE 的 30%），则可认为金属残留物在该生产工艺中被充分去除，无需每批检测，可以采取定期或不定期的抽检。关于元素杂质的评估和控制，可以参考 ICH Q3D 元素杂质指南（*Guideline for Elemental Impurities*）。

E. 原料药中遗传毒性（基因毒性）杂质的控制

关于原料药中的遗传毒性杂质的控制，应参考《中国药典》中指导原则 9306 遗传毒性杂质控制指导原则和 ICH M7。可采用 ICH Q9 中风险评估方法（如故障模式影响及危害性分析工具）或其他科学合理的方法进行原料药中基因毒性杂质的风险评估。可从包括但不限于以下三个方面考虑：

①从理论上分析，合成工艺是否存在产生基因毒性杂质的可能性（包括工艺杂质与降解杂质）。包括物料性质和其潜在的杂质（原料、起始物料、中间体、试剂、溶剂、内包材、回收溶剂、回收物料等）。

②要看基因毒性杂质产生的可能性及其残留可能性的大小。

③要看基因毒性杂质的产生点到成品化学原料药（API）之间有几个步骤，如分离或纯化步骤，评估其去除率。

有以下 3 种方法可供选择作为原料药中基因毒性杂质的控制方法：

方法 1：在原料药质量标准中加入基因毒性杂质限度要求，如果原料药中的基因毒性杂质在至少 6 个连续的中试批次或 3 个连续的生产批次中，测得结果均低于可接受限度的 30%，则可以进行定期检测。如果不满足该条件，则建议对原料药进行常规检测。

方法 2：在原料、起始物料或中间体的质量标准中对特定杂质进行检测控制，设置合理的限度，确保最终原料药符合要求。

方法 3：对工艺参数和残留杂质水平有充分的评估，确定原料药中的杂质一定会低于可接受限度，此时，该基因毒性杂质不需要进行分析测试。

如果生产工艺的化学特性和工艺参数对基因毒性杂质的影响水平是已知的，并且最终原料药中杂质残留超出可接受限度的风险已经评估并认为是可以忽略的，那么可以采用对工艺的控制来取代采用分析方法控制。

科学风险评估要素可以用来论证方法 3。可以根据对杂质去向和消除产生影响的理化特性和工艺因素，包括化学反应性、溶解性、挥发性、离解性和所有用于去除杂质的物理处理步骤进行风险评估。

方法 3 特别适用于那些本质上来说就不稳定的杂质（例如，亚硫酰氯与水迅速完全反应），以及那些在合成路线早期引入，但已被有效清除的杂质。如果已经知道杂质是在合成后期引入或形成的，则也可以采用第 3 种方法，同时需要提交与工艺相关的数据来论述该方法的合理性。

实例分析

实例 2：典型的原料药中杂质的控制策略和方法

原料药 P 的合成工艺中会产生已知杂质 A、B 和未知杂质 C，最后一步工艺使用雷尼镍做催化剂，然后用丙酮重结晶，干燥后得到产品 P。建议的做法如下。

建立原料药 P 的杂质档案，包括已知杂质 A、B 和未知杂质 C，残留的雷尼镍和残留溶剂丙酮，并定期与申报资料和历史分析数据进行比较，观察杂质范围是否有波动，是否有新杂质产生。

检测杂质 A 和 B，可使用 A、B 的标准品进行外标或内标定量；杂质 C 可使用相对保留时间来定位，因为没有杂质 C 的标准品，可采用产品 P 的校正因子对 C 进行定量分析；镍的残留可通过原子吸收检测，如果工艺过程控制稳定且镍含量远远低于限度，可以采取定期或不定期抽检，不一定需要每批检测；丙酮残留可通过气相顶空方法进行测试。

实例 3：新增未知杂质的调查和控制方法

某企业制定内部管理规程，规定有关物质检测时出现典型图谱上未出现的新的未知杂质峰且在报告限 0.05% 以上，需要进行调查。在某产品检测时发现了一个新增的 0.06% 的未知杂质 X，虽然符合质量标准要求，但超过了内部鉴定阈，需要进一步调查。经过结构解析，发现该杂质是由于一个原料中的杂质 Y 参与了后续工艺中的反应而得。对杂质 X 进行毒性评估，属于非毒性杂质。为进一步降低风险，原料中增加对杂质 Y 的控制，要求杂质 Y ≤ 0.05%。

实例 4：原料药中潜在的遗传毒性杂质评估及控制策略

某 API 产品中潜在的遗传毒性杂质评估：从产品生产使用的所有物料、助剂、工艺等方面评估，同时根据 ICH M7（R1），结合毒理学数据库中化合物相关毒理学研究数据，以及利用计算机毒理评估软件对警示结构杂质进行评估，识别出以下潜在遗传毒性杂质：

- 原料引入：二氯亚砜（原料）、氯化苄（原料苯甲醇引入）；
- 溶剂引入：1,1- 二氯乙烯（二氯甲烷溶剂可能引入）；

● 工艺引入：对甲苯磺酸乙酯（原料对甲苯磺酸与乙酸乙酯发生酯交换产生）。

杂质风险分析：

二氯亚砜：该杂质到 API 还有 2 步，其结构不稳定，极易水解成非警示结构杂质的亚硫酸和盐酸，该杂质后续经过水洗和精制可以去除，残留至成品的风险极低。可无需进一步分析检测。

氯化苄：该杂质是原料苯甲醇中的残留杂质，到 API 还有 3 步，其结构相对稳定，经检测其在原料苯甲醇中的残留量较少，且后续经过多次水洗和精制可以去除，API 中检测其残留量为未检出（N.D）（LOD=4ppm），故认为该杂质在成品的残留风险很低。此外，根据 ICH M7（R1），其 PDE=41μg/d，按 API 的每天最大摄入量 1g 计算，该杂质的允许残留浓度为 41ppm。因此该杂质在 API 中的残留远低于可接受限度的 30%。

1,1-二氯乙烯（二氯甲烷溶剂可能引入）：该杂质是溶剂二氯甲烷中的残留杂质，到 API 还有 2 步，后续经过多次水洗和精制可以有效去除，残留至成品的风险较低。在溶剂二氯甲烷中控制 ≤ 5ppm，可确保成品符合要求。

对甲苯磺酸乙酯：该杂质是原料对甲苯磺酸与乙酸乙酯发生酯交换产生，到 API 还有 2 步，结构不稳定，易水解成对甲苯磺酸和乙醇，后续经过碱洗和精制可有效去除，残留至成品的风险较低。该杂质可基于 TTC 计算可接受限度值，即杂质摄入 1.5μg/d 时其风险被认为是可以忽略的，按 API 的每天最大摄入量 1g 计算，该杂质的允许残留浓度为 1.5ppm。经检测，该杂质在 API 中的残留低于可接受限度的 30%，故可周期性检测控制。

📋 要点备忘

● 原料药应有杂质档案，包括已鉴定的和未鉴定的杂质情况；

● 杂质分析方法的适用性，应适用于杂质的检测和定量；

● 测试杂质的分析方法是否经过验证；

● 分析方法定量限的选择是否合理，应不大于报告阈值；

● 是否定期将杂质分析资料与申报时的杂质档案及以往的杂质数据进行比较。

11.4 原料药的稳定性监测

法规要求 ··

药品生产质量管理规范（2010 年修订）原料药附录

第四十二条 原料药的持续稳定性考察：

（一）稳定性考察样品的包装方式和包装材质应当与上市产品相同或相仿。

（二）正常批量生产的最初三批产品应当列入持续稳定性考察计划，以进一步确认有效期。

（三）有效期短的原料药，在进行持续稳定性考察时应适当增加检验频次。

背景介绍 ────────

稳定性研究的目的是提供原料药在各种环境因素如温度、湿度和光等条件影响下，其质量随时间变化的情况，并且由此建立所推荐的贮存条件和有效期或复检期。原料药的稳定性研究的主体程序与制剂是相同的，因此更多过程细节见本丛书《质量控制实验室与物料系统》分册质量控制实验室部分。本节仅就原料药的稳定性研究中的几个特别事项进行讨论。

技术要求

ICH Q7　原料药的药品生产质量管理规范指南

11.5 原料药稳定性考察

11.50 应当建立持续进行的稳定性考察程序，监测原料药的稳定性特性，考察结果应当用于确认适当的贮存条件、复验期或有效期。

11.51 稳定性检测的方法应当能够显示质量变化趋势，并经验证。

11.52 用于稳定性试验的样品应当模拟市售包装。例如采用包装袋装入纤维桶进行上市包装的原料药，其稳定性试验的样品可以装在相同材料的包装袋并置于与上市包装桶的材料相近或相同的小规格的包装桶中。

11.53 通常应对商业化生产批次的前三批进行稳定性考察以确认复验期或有效期。如历史研究数据表明原料药至少在两年内质量稳定，稳定性试验的批次可少于 3 批。

11.54 此后，每年至少抽取一批原料药进行稳定性考察（除非当年没有生产），并至少每年进行一次检测，以确认产品的稳定性。

11.55 对于保存期限较短的原料药，其检测的频率应更高。例如，对于保存期限在一年或更短的生物技术产品／生物制品以及其他原料药，其稳定性样品在前三个月内应每月检测一次，之后每三个月检测一次。如果已有的稳定性试验数据表明该原料药的稳定性不受影响，则可考虑不做某些特定时间间隔的检测（如 9 个月时的检测）。

实施指导

A. 关于稳定性评价标准

稳定性评价标准应考虑放行标准的要求，同时还应考虑物料因存储时间和存储条件的变化导致其可能降解所产生的新杂质，应将稳定性的每个考察点的结果与历史考察点的结果做比较分析，及时发现明显的变化趋势或者潜在的显著性的质量变化，稳定性杂质的监控可参考本分册"11.3 中间体和原料药的测试"项下的杂质监控相关内容。稳定性考察应包括可能会发生变化的测试项目，如含量、杂质（已确定的和未确定的）分布、色度、外观等的测试。用于肠道药物和吸入性药物的原料药除了化学测试外，还应进行微生物稳定性考察。

当稳定性实验数据出现潜在的超趋势的结果、不满足质量标准的要求或产品质量发生显著性变化时，首先按实验室 OOT 或 OOS 调查程序进行调查，当确认无实验室偏差时，QA 部门应负责组织评估，根据情况考虑是否继续考察或者适当增加考察点，必要时应向客户和法规机构通报等。

B. 关于稳定性分析方法

稳定性试验所用的分析方法除满足一般的验证要求外，还要对强降解试验后的原料药的含量和杂质（包括可能的降解所产生的杂质）的检测具有专属性。

稳定性试验中所用的分析方法要有稳定性指示能力，即能检测出原料药的某些性质随着时间的延长而出现的变化的定性和定量分析方法。具有稳定性指示能力的分析方法能不受降解产物、工艺杂质或其他潜在杂质的影响而准确测定其中的活性成分。

主含量尽可能使用色谱方法（如液相、气相）进行检测，尽可能不使用薄层色谱法（TLC）和电位滴定方法检测主含量，以保证降解产物被识别或定量检测。

C. 关于稳定性考察样品的包装

稳定性考察样品的包装可参考 11.1 取样和留样章节中关于原料药留样的描述。将多批稳定性考察样品放到一个较小的类似市售包装纸板桶内，放入稳定性试验箱（室）进行稳定性考察。

应根据稳定性研究方案设定的频次，将每一批产品制备多个小的包装，每次测定时取出一个包装用于测试，测试后的小包不再继续使用。

如果为了研究反复开启包装对产品稳定性的影响，这种情况下可以使用同一个包装，按设定的频次反复取样测试。

D. 关于测试频率

对于存储期较短的原料药，应当更频繁地测试。例如，存储期不超过 1 年的生物工程 / 生物制品和其他原料药，可以头 3 个月内每月测试，随后每 3 个月测试一次。如果有数据表明原料药的稳定性不会受影响，可以考虑取消特定的测试间隔（如 9 个月的测试）。

E. 关于持续稳定性考察的情况

每年至少抽取一批原料药进行稳定性考察（除非当年没有生产），并至少每年进行一次检测，以确认产品的稳定性。

发生重大偏差或变更、返工或重新加工的原料药产品应列入稳定性考察计划中，进一步考察这些因素是否影响稳定性，除非已经经过验证和稳定性考察。

实例分析

实例 5: 稳定性考察时分析方法适用性考量

产品 A 的含量分析方法为电位滴定法，杂质使用 TLC 方法检测。电位滴定法和

TLC 方法按分析方法验证的通则进行了验证，稳定性考察时使用这两种分析方法考察产品 A 的稳定性。

稳定性实验方法可能没有稳定性指示能力，建议的做法是：一方面尽可能使用液相、气相分析方法测定含量和杂质，另一方面在进行稳定性分析方法验证时，除验证准确度、精密度、定量限、检测限外，还要验证在特定条件下如强酸、强碱、光照、高湿、高温等强力试验下是否有降解产物生成，强力试验有助于鉴别降解产物，帮助了解降解途径和分子固有的稳定性。也能鉴别检测方法的适用性。

📋 要点备忘

- 是否有批准的稳定性实验方案考察原料药的稳定性；
- 稳定性实验样品的包装方式和包装材质是否与销售产品相似或相仿；
- 测试稳定性试验的分析方法是否经过验证；
- 发生重大偏差和变更的产品是否进行稳定性实验考察；
- 如果稳定性数据出现异常或不利的趋势，是否进行了充分的评估，如果需要，是否采取了有效的措施。

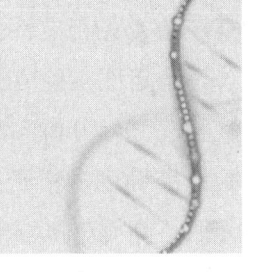

12 确认与验证

本章主要内容：

☞ 原料药生产中典型设备的确认问题

☞ 氮气和压缩空气系统的验证问题

☞ 原料药生产工艺的验证问题

☞ 原料药生产设备的清洁验证问题

本丛书《质量管理体系》分册"3.6 确认与验证"，就验证管理系统的相关政策、职责、文件、程序、基本要求和方法进行了充分的陈述，分析方法验证在本丛书《质量控制实验室与物料系统》分册质量控制实验室部分进行了详细的讨论，厂房设施验证、净化空调系统验证、工艺用水系统验证在本丛书《厂房设施与设备》分册也有详细的陈述，本章将不再赘述，仅就具有原料药特性的确认和验证问题进行讨论。

12.1 设施、设备的确认

法规要求 ···

药品生产质量管理规范（2010 年修订）确认与验证附录

第十一条 企业应当对新的或改造的厂房、设施、设备按照预定用途和本规范及相关法律法规要求制定用户需求，并经审核、批准。

第十二条 设计确认应当证明设计符合用户需求，并有相应的文件。

第十三条 新的或改造的厂房、设施、设备需进行安装确认。

第十四条 企业应当根据用户需求和设计确认中的技术要求对厂房、设施、设备进行验收并记录。安装确认至少包括以下方面：

（一）根据最新的工程图纸和技术要求，检查设备、管道、公用设施和仪器的安装是否符合设计标准；

（二）收集及整理（归档）由供应商提供的操作指南、维护保养手册；

（三）相应的仪器仪表应进行必要的校准。

第十五条 企业应当证明厂房、设施、设备的运行符合设计标准。运行确认至少包括以下方面：

（一）根据设施、设备的设计标准制定运行测试项目。

（二）试验/测试应在一种或一组运行条件之下进行，包括设备运行的上下限，必要时选择"最差条件"。

第十六条 运行确认完成后，应当建立必要的操作、清洁、校准和预防性维护保养的操作规程，并对相关人员培训。

第十七条 安装和运行确认完成并符合要求后，方可进行性能确认。在某些情况下，性能确认可与运行确认或工艺验证结合进行。

第十八条 应当根据已有的生产工艺、设施和设备的相关知识制定性能确认方案，使用生产物料、适当的替代品或者模拟产品来进行试验/测试；应当评估测试过程中所需的取样频率。

第五十条 对设施、设备和工艺，包括清洁方法应当进行定期评估，以确认它们持续保持验证状态。

第五十二条 应当采用质量风险管理方法评估变更对产品质量、质量管理体系、文件、验证、法规符合性、校准、维护和其他系统的潜在影响，必要时，进行再确认或再验证。

背景介绍

如果要建设一条原料药生产线，主体验证工作应包括：厂房与设施、设备的确认（DQ/IQ/OQ/PQ）、计算机系统验证（如果适用）、公用工程系统验证（水系统、氮气系统、压缩空气系统、洁净蒸汽系统、净化空调系统等）、分析方法验证、工艺验证以及清洁验证等工作。

涉及计算机化系统（如微通道连续反应装置）的设备确认可参考本分册"5.4 计算机化系统"。

确认是证明厂房、设施、设备设计符合预期的要求、安装正确、运行正常并能产生预期的结果并有文件证明的一系列活动，确认是验证的一部分。一系列完整的确认活动通常包括：设计确认（DQ）、安装确认（IQ）、运行确认（OQ）和性能确认（PQ）四个步骤。图 12-1 可以清楚显示确认工作的流程状况。

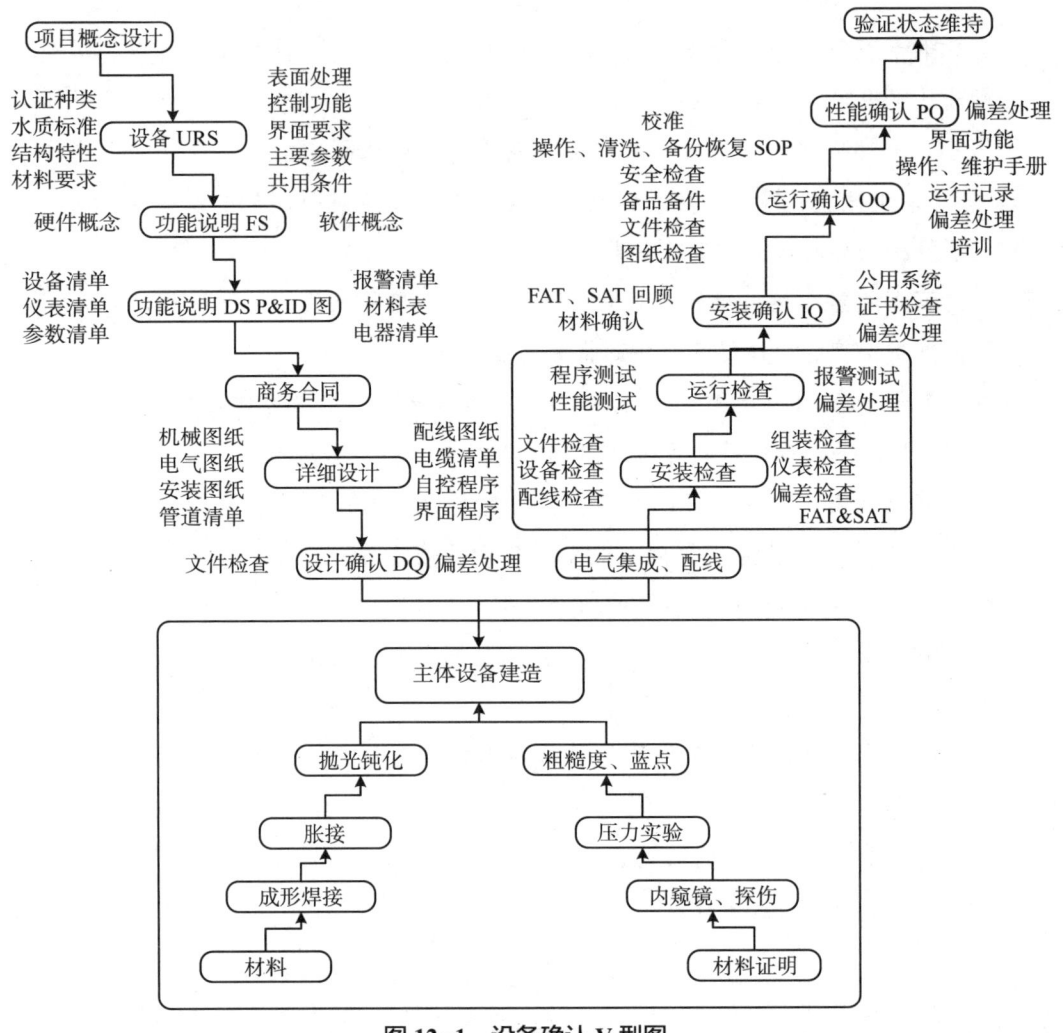

图 12-1　设备确认 V 型图

尽管对一个新建的原料药生产装置的确认流程大致如此，实际上，很多环节是交叉进行的。如 URS 可能先于或与风险评估同时进行、不同单元设备的 IQ 和 OQ 往往交叉进行、小规模装置的 OQ 和 PQ 有时会融合在一起进行。验证工作还包括分析仪器确认、分析方法验证、公用系统验证、计算机系统验证等。因此，一个统领性的验证主计划（validation master plan）是必需的，以确保各项验证工作有序、协调、有组织进行，并保证不会遗漏，并随着项目的进度进行更新。

　　设备确认应以风险评估为基础，识别出由于功能失效引起的影响患者安全、产品质量和数据可靠性的风险，制定合理的控制和验证技术，将风险降低至可接受水平。

确认或验证活动不是一次性的实践，而是贯穿于药品整个生命周期的管理活动。

实施指导

A. 用户需求说明

用户需求说明（URS）用于描述满足设备使用目的的需求，通常在技术和质量部门的支持下由设备所属部门或使用部门起草，质量管理人员批准。各部门应依据URS进行采购设备和编写验证方案。URS中描述的需求应该具有"SMART"特性。

- S，specific 明确性，每个需求应该具有具体的标准。
- M，measurable 衡量性，每个需求都能够进行测试或确认来证实该设备是否满足用户需求。
- A，achievable 可实现性，每个需求都应该是能够实现的、清楚和明确的。
- R，repeatable 可重复的，每个需求的测试结果可以重复测得。
- T，traceable 可追踪的，每个需求能够通过设计和测试进行追踪。

URS 不仅要考虑操作和工艺的要求，还要考虑法规的要求（GMP、安全、环境等方面）。

如果是新设备或新建装置，其确认程序是先提出 URS，然后是风险评估、设计确认、安装确认、运行确认、性能确认。

如果是现有设备，可只进行现状确认，确认程序是安装现状检查、设备运行参数检查测试、与工艺匹配性评估。

执行再确认的时候，如果设备没有大修、改造，应通过风险评估确定设备再确认范围和程度。设备确认的每一个阶段应有明确的结论，说明是否符合相应阶段的确认标准，是否可进行下一阶段的确认。

B. 风险评估

质量风险管理的基本宗旨就是"质量源于设计（QbD）"的原则。良好的设计能够有效地保证产品质量。在设计阶段及早并经常（重复地）对关键控制点进行考虑，这对是否可以得到成功结果至关重要。风险评估通常在用户需求说明编制之后进行，或者与其同时进行。

设备风险评估可以采用不同的方法进行，制定的措施应在后续的确认活动中检查。设备风险评估可参照 ISPE《调试与确认》指南第 2 版：

● 系统／设备影响性评估：系统／设备影响性评估是指评估设备的运行、控制、报警和故障状况对产品质量影响的过程，用于判断系统／设备是否要进行验证／确认的依据。

● 系统风险评估：对于系统影响性评估阶段判定为直接影响的设备继续进行系统风险评估工作，评估设备的关键设计元素对产品质量的影响来确定确认工作的范围和程度。

C. 设计确认

设计确认（DQ）是通过有文件记录的方式证明所提出的厂房、系统和设备设计适用于其预期用途和 GMP 的要求。一台新仪器、新系统或者新设备的设计确认过程，就是审核或检查其图纸、说明书等设计文件，评估其是否满足 URS、预想的功能、法规等要求，并形成文件证据。针对原料药工艺设备的特点，依据用户需求说明的具体要求，其设计确认一般应着重关注（但不限于）以下内容：

● 设备的设计能力、规格、运行参数的确认，例如，容器类设备的设计体积、工作体积、设计温度和工作温度、设计压力和工作压力和设备尺寸、重量等，应确认这些内容符合用户需求说明的要求。

● 设备运行模式、操作流程的确认，例如，自动控制／手动运行模式、操作程序等。

● 设备材质、抛光、钝化的确认，设备建造、管道焊接规范的确认，例如，接触物料的材质、表面光滑度、润滑油等级等。

● 仪器仪表、控制系统方面要求的确认，相关仪表的量程和精度应该符合工艺要求。

● GMP 符合性的确认，例如，设备的易清洁性、密闭性、可消毒和灭菌性等确认，依据 GMP 的要求，设备的设计应无死角，易清洁；用于高活性原料药生产的设备还应该具有相应的密闭和保护措施。

● 设备安全、防护确认，例如，确认电机、传感器等电气设备与原件的防爆等级，确认设备在人员健康、防护方面的措施等是否符合用户需求说明和相关的规范要求。

● 设备资料要求的确认，确认设备供应商提供的文件符合用户需求说明的要求。

D. 工厂验收测试

工厂验收测试（FAT）是于交付前在设备制造商现场对设备进行的检查和测试。工厂验收测试的目的是尽早提供测试和文件，以确认设备是否满足 URS 要求。这样可以更快、更有效地补救任何缺陷，并避免后续现场安装发现问题而导致的计划延迟。

FAT 通常应包括外观检查、尺寸检查、材料检查、功能测试和性能测试。

如果设备需要拆卸以进行运输，则记录该过程。记录信息应包括如何拆卸设备，组件的任何标记或标签，以及如何在现场重新组装和测试。该信息提供了可以从 FAT 接受的测试的基本原理以及现场验收测试（SAT）。

完成工厂验收测试后，用户与供应商就设备是否可交付的先决条件达成一致，测试报告由供应商和用户记录并批准。

E. 现场验收测试

SAT 是在用户现场组织对设备进行的测试。SAT 的目标是提供已安装设备的测试和文件，在合同接受设备之前，确认设备是否符合 URS 要求，确保设备可以在运行环境中运行，并且能和其他系统以及设备正常对接。

SAT 计划包括审查 FAT 不符合清单（从 FAT 中转移的不符合验收标准／预期结果的项目）以及解决未清项目的计划。SAT 还包括由于系统拆卸和重新组装而在需要时重新确认 FAT 测试结果。

在完成 SAT 后，供应商和用户应就设备验收是否通过达成一致，测试报告应有供应商和用户记录并批准。

F. 安装确认

安装确认（IQ）主要是根据设备的技术文件、安装图纸、URS、GMP 要求和安全规范等，通过检查、校准、测试等方式，用文件和记录证明设备的安装是按相关的技术要求和安装规范进行的，以确保设备的安装效果满足设备正常运行的条件，符合 GMP 及相关的要求。

应结合风险评估先编写并批准安装确认方案，方案中详细描述需要检查和认可的项目、要求、方法、记录及签名等。执行后需要产生一个总结报告，包括执行的方案、初始数据、异常情况讨论以及后续采取以防止重新发生的整改措施。最后，报告应该说明结果与最初制定的标准是一致的，设备安装确认通过。

开始安装确认前应准备相应的 SOP 并对相关操作人员进行培训，以确保安装确认要求被执行，如安装确认方案、验收检查规程、安装规程、记录规范、偏差程序等。

IQ 大体上包括（但不一定局限于）两个部分：

● 到货验收：依据 URS、采购合同、设计图纸等文件，对设备、配件、软件功能等进行检查、认可和接收，验收不仅包括硬件的表观检查（材质、校准报告、型号数据、完整性等）、必要的测试（如用电火花检查搪瓷釜内表面是否完整无裂纹）等，也要包括对供应商所提供的文件（图纸、校准报告、合格证书、材质报告、说明书等）等软件的检查。

● 安装效果检查：依据安装图纸、URS、预想的要求、施工规范等，对安装的效果进行检查认可，如安装位置、方向、温度计套管的高度、搅拌高度、牢固程度等。

G. 运行确认

运行确认（OQ）在安装确认之后，对系统或设备进行单体或整体的测试或检查，运行确认有时也通过模拟物料试车来完成。确认内容通常包括：

● 仪表校准、系统密封性测试（又称压力测试）等。

● 表观运行状态检查，如空载条件下，电机、仪器通电后是否正常启动并运转，有无异常现象。

● 从工艺、系统和设备常识中发展而来的检查，显示操作时系统的功能、调试设备的机械操作范围，测试所有系统的传感器、开关、控制装置以及逻辑电路和安全监控，如系统是否泄露、是否有存液、加热和降温的时间是否符合要求、搅拌的转数是否符合要求等。

● 检查围绕操作限度上下限的条件是否满足要求，对一些关键性部件，除常规功能测试外，还应该做最差条件或临界测试。如反应釜的搅拌最小体积是否符合预先设定的数值、温度计监测的最小体积是否符合预先设定的数值、最大装量是否符合预先设定的要求、自动控制系统是否按设置的条件执行等。

● 核实所有移动装置拥有正确的功能与操作范围、核实所有开关、按钮与控制装置功能正确，核实设备的标准操作程序已经具备，系统/设备的操作模式描述、所有事故诊断与互锁的描述，输入/输出部分应该要分别测试等。

在开始运行确认前应完成相关 SOP 的批准及操作人员的培训，如仪表校准程序、系统压力测试程序、设备操作程序等。应通过文件化的程序明确每一项确认操作的方法、流程和可接受的标准，并对相关操作人员实施培训。

开始运行确认前还应结合风险评估先编写并批准运行确认方案，方案中详细描述需要测试和认可的项目、要求、方法、记录及签名等。执行后需要产生一个总结报告，包括执行方案所产生的记录、测试所获得的数据、异常情况讨论以及后续采取防止重新发生的整改措施等。最后，报告应该说明结果与方案制定的标准是一致的，设备运行确认通过。此步骤的完成相当于允许设施、系统和设备正式开始生产。

H. 性能确认

性能确认（PQ）应该在安装确认和运行确认成功完成的基础上进行，显示系统／设备能够在日常最高最低操作条件下可靠运转，评估设备在实际使用中的性能。是对系统或设备是否符合工艺或最终用途的最后一步认可。尽管 PQ 被描述为一个独立的活动，但是在某些情况下它会与 OQ 结合起来。开始性能确认前应结合风险评估制定性能确认方案。

性能确认有时使用经确认的代替品或者模拟产品的生产材料进行"试运行"，原料药合成生产中更多与试产批生产同步进行，采用试产批生产获得的数据，评价设备或系统是否符合预想的要求。如控制系统能否将工艺参数的控制范围和精度控制在预先设定的范围内，实际反应情况下搅拌的效果等。

就单用途设备或系统而言，PQ 应紧密结合目标工艺对设备提出的要求进行，如工艺要求"必须在 1 小时内将反应液的温度从室温升至 80℃ ±2℃"，性能验证时要严格使用目标工艺的介质，模拟测试升温的状况，以确认能否满足实际生产工艺的要求。有时，对于不常生产的原料药，PQ 可与工艺验证（PV）同时进行。在进行工艺验证的同时，测试并确认设备性能的情况，即使用实际生产同时完成设备性能确认和工艺验证，这种情况下 PQ 报告和 PV 报告建议分别撰写。

I. 再确认

再确认是对已经建立（或使用中）设施、系统和设备的性能状态进行周期性现状评估和认可的过程。再确认的目的是检查那些可能发生变化或漂移的性能或参数是否仍然符合要求。

再确认活动应基于风险评估来确定，比如结合设备的维保、维修，变更、偏差情况以及日常监控数据评估确定再确认周期，再确认程度取决于运行状况对设备带来的潜在影响。

再确认的方法包括：

● 实际测试。如检查搪瓷釜的内表面是否仍然完整无破损、无裂纹，重新对仪表、分析仪器进行校准。

● 结合历史文件或对历史数据进行趋势分析，以评估设备运行参数是否有漂移的趋势。如对水系统的在线电导率的测试数据进行统计和趋势分析，看其是否有不断升高的趋势，以评估水系统的性能状态。

当设备或系统发生重大偏差（如在物料中发现搪瓷片）、变更（如更换不同型号的搅拌）后应考虑对设备或其受影响的功能进行再确认；当发生重大维修后，应评估是否需要对设备或其受影响的功能进行再确认。

通过再确认获得证据支持和证明设备关键变量的操作参数和限度仍符合要求。另外，校准、清洁、预防性维护、维修、操作程序和操作者培训记录也要以文件形式支持再确认。

J. 多功能设施、设备的确认

对于多用途设备，由于工艺要求不同，应评估针对一种工艺实施的设备确认是否适用于另一种或多种工艺的要求，如设备材质、反应釜中温度计套管的高度、仪表的校准范围和精度、加热或冷却能力等已经确认过的参数是否满足后续生产工艺的要求。如果不同工艺条件差异较大，应针对不同的工艺分别进行确认。以确保设备系统满足生产工艺的要求。

多功能设施、设备的确认，通常的做法是首先针对首次目标生产过程进行确认。在后续的品种切换时，针对此产品的不同需求进行补充确认。以此种方式提供文件，证明生产所使用的设施和设备符合后续生产过程和相关法规的要求。

实例分析

实例 1：反应釜 URS、风险评估、DQ、IQ、OQ、PQ 示例

以下是反应釜的 URS、风险评估、DQ、IQ 和 OQ 方案示例，PQ 部分应基于具体工艺的要求评估设备对工艺的适用性，因此这里不再给出例子。

1. 用户需求说明

反应釜的 URS 见表 12-1。

表 12-1　反应釜用户需求说明

编号	要求内容
1. 工艺描述	
01-01	将固体物料、液体物料、有机溶剂等加入反应罐内，在搅拌的作用下使固体物料和液体物料混合均匀，通过控制夹套内热媒进出量使反应罐内部达到一定的温度使固体物料溶解

编号	要求内容
01-02	持续搅拌一定时间后，停止反应罐搅拌，使罐内料液静置一定时间，出现分层后将反应罐内不同的相分开，实现分层操作
01-03	料液转移到反应罐内，在搅拌的作用下料液持续流动，通过控制夹套内的冷媒进出量使反应罐降温至一定温度，使物料结晶析出，实现冷却结晶操作
01-04	……
2. 生产能力要求	
02-01	设备容积：有效容积　　　L，装料系数：0.8~0.9
02-02	设备数量：1台
02-03	……
3. 系统组成和安装要求	
03-01	反应罐由罐体、夹套、驱动装置和安全装置组成。夹套应当用于化学合成反应时温度控制，温控介质为蒸汽、热媒、冷媒。夹套中介质入管口处设置缓冲板，使反应罐能均匀加热或冷却，防止介质对反应罐直接进行冷冲击或热冲击。反应罐的驱动装置由减速机、电机和桨式搅拌器组成。电机接线口为标准螺纹口，电机外表面喷黄色漆，减速机为无级调速防爆减速机，减速机带304材质的防护罩，联轴器机封段开观察孔
03-02	各组件材质要求：设备主要材料为Q245R，与产品接触的表面衬搪玻璃……
03-03	搪玻璃反应罐应配备以下管口： • 视镜口/视灯口 • 温度计口 • 压力表口 • 出料口 • ……
03-07	……
4. 工艺控制要求	
04-01	搪玻璃反应罐可以进行冷却结晶、溶解、分层、回流、蒸馏、减压蒸馏等操作 温度要求：-30~120℃ 压力要求：-0.098~0.20MPa
04-02	密闭性：要求搪玻璃反应罐能够保持密闭，在-0.098~0.20Mpa压力范围内均能够保证不漏气
04-03	清洗要求：应配备相应清洗装置，清洗时确保无死角，与物料接触腔体、管道、连接需光滑平整，易于清洗；或设备可以安装可拆卸式清洗装置以达到彻底清洗设备内表面目的
04-04	……
5. 安全要求	
05-01	反应罐安装在化学合成区，且生产过程接触物料多为易燃易爆物质，应当按照防火和防爆要求设计，等级不低于dⅡBT4，遵循当地所有消防法规

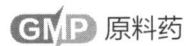

编号	要求内容
05-02	搪玻璃反应罐设计应符合压力容器标准要求
05-03	需设置安全泄爆装置：如防爆膜或安全阀，充分而合适的接地连接
05-04	……
6. 安装环境要求	
06-01	安装于 × 车间 1 楼，地面平坦无震动，周围应有足够的检修空间
06-02	所有设备、仪器、仪表、控制器在设计安装时应考虑设备相互之间的连接、维修、巡检问题，满足机器设备安全、环境、设计、技术条件的规范要求
06-03	设备之间的间距应方便员工操作为宜
06-04	……
7. 电力要求	
07-01	电机为防爆电机，dⅡBT4 级以上；设备的电压 380V、三相、50Hz；视灯电源：交流 36V 仪表电源：交流 220V 或直流 24V
07-02	所有的电气系统均须配备安全标识
07-03	……
8. 公用系统要求	
08-01	夹套中主要接触的介质有：热媒、冷媒、压缩空气
08-02	罐内主要接触介质有：氮气、生活饮用水、有机溶剂
08-03	……
9. 控制系统要求	
09-01	温度、压力均为手动控制；搅拌：变频调速、手动调节
09-02	大批量溶剂投入时需要定量控制
09-03	……
10. 仪表要求	
10-01	仪器仪表应提供有资质的检验合格证和原厂商提供产地证明
10-02	所有的仪表采用螺纹或法兰连接方式
10-03	……
11. 文件要求	
11-01	符合车间设备平面图 支持 URS 符合性的详细技术标书或设计图纸

编号	要求内容
11-02	设备技术说明书，应当包含以下： • 设备描述及其功能 • 设备运行步骤 • 主要元件、装置和仪器的必要列表，以及它们的特定功能、规格数据表 • ……
11-03	供应商在交货包中应当提供以下文件，至少 2 套，提供硬件和软件文件拷贝；交货包应至少在设备到货前 15 天抵达用户现场，以便文件的工程检查 • 操作和维护手册、设备主要元件和运行系统定期维护时间表 • 外购部件操作和维护手册 • 设备安装说明 / 指南 • 所有直接 / 间接接触产品的表面材质证明书 MOC • ……
11-04	……
12. 验证 / 确认要求	
12-01	搪玻璃反应罐交付使用前，应完成下列确认：DQ、IQ、OQ、PQ，供应商应当提供包括方案在内的所有文件支持，提交用户批准
12-02	设计确认（DQ） DQ 文件至少应包括： • 设备性能要求 • 资料档案（验收记录） • ……
12-03	安装确认（IQ） IQ 应包括但不限于如下部分： • 设备相关部件检查 • 现场设备安装及接管确认 • 现场设备安装环境确认 • 现场设备附属仪表校准确认 • ……
12-04	运行确认（OQ） OQ 包括但不限于如下部分： • 空载试运行 • 负载试运行 • ……
12-05	性能确认（PQ） PQ 性能验证文件为性能确认文件，可与工艺验证放在一起完成

2. 风险评估部分

反应釜的系统 / 设备影响性评估见表 12-2。

表 12-2 反应釜系统 / 设备影响性评估表

序号	问题	结果
1	是否与产品或工艺流直接接触，并对最终产品质量有潜在影响或给患者带来风险？	■是□否
2	是否直接影响关键工艺参数或关键质量属性？	■是□否
3	是否提供辅料或用于生产某一成分或溶剂，而这些物质的质量（或其缺失）可能对最终产品质量有潜在影响或给患者带来风险？	□是■否
4	是否用于清洁、消毒或灭菌，并且系统故障可能导致清洁、消毒或灭菌的失败，从而给患者带来风险？	□是■否
5	该系统 / 设备是否用于重要环境条件的控制、监测或报警？	□是■否
6	是否产生，处理或存储用于产品放行或拒收的数据？	□是■否
7	是否提供容器密封或产品保护，如失败将会给患者带来风险或导致产品质量下降？	□是■否
8	系统是否提供产品识别信息（如批号、有效期、防伪标志）？	□是■否

上述 1~8 个问题中任何一个的答案为"是"，反应釜即被评估为对产品质量有直接影响设备，需要进一步进行设备风险评估。

反应釜的设备风险评估见表 12-3。

表 12-3 反应釜设备风险评估表

关键设计元素	用途	潜在的风险	风险的影响	降低风险的措施	措施的执行情况
罐体	用于反应	材质不符合要求	脱落杂质，对产品造成污染	在 IQ 中对材质进行检查	
		内表面有裂痕	脱落杂质，对产品造成污染	在 IQ 中对搪瓷内表面进行电火花测试	
		罐体泄漏	物料泄漏，压力不符合工艺要求影响产品质量和收率	在 OQ 中进行气密性测试	
		…	…	…	
搅拌	用于促进产品反应	材质不符合要求	脱落杂质，对产品造成污染	在 IQ 中对材质进行检查	
		搅拌类型不符合工艺要求	搅拌效果不能达到工艺要求影响产品质量	在 IQ 中对搅拌类型进行检查	
		搅拌体积不符合生产要求	搅拌效果不能达到工艺要求影响产品质量	在 OQ 中测试最小搅拌体积，最大搅拌转速	
		…	…	…	

关键设计元素	用途	潜在的风险	风险的影响	降低风险的措施	措施的执行情况
温度传感器	显示、控制、记录产品温度	仪表指示准确性失效	不能显示、控制和记录产品温度，影响产品质量	在 IQ 中检查校准证书，进行环路测试	
		变送器损坏	不能显示、控制和记录产品温度，影响产品质量	对仪表以及变送器进行定期检查、校准	
		温度控制不符合工艺要求	升降温控制不符合工艺要求影响产品质量	在 OQ 中进行升降温测试	
…	…	…	…	…	

3. DQ 部分

设计确认过程中，建议将设备供应商提供的设备设计文件与用户需求说明进行比较，以确认设备的设计符合预期的使用要求，反应釜设计确认检查见表 12-4。

表 12-4 反应釜设计确认检查表

设备的设计能力、规格、运行参数的确认						
项目名称	URS 要求	接受标准	参考文件	记录	结果	签字 / 日期
a（如反应釜设计体积和工作体积，设计温度和工作温度等）	URS 相关的要求	设备设计内容符合 URS 要求	供应商设计文件	根据实际情况在确认时填写		
b…						
c…						
设备运行模式、操作流程的确认						
项目名称	URS 要求	接受标准	参考文件	记录	结果	签字 / 日期
a（如反应釜启动模式等）	URS 相关的要求	设备设计内容符合 URS 要求	供应商设计文件	根据实际情况在确认时填写		
b…						
c…						
设备材质、抛光、钝化的确认						
项目名称	URS 要求	接受标准	参考文件	记录	结果	签字 / 日期
a（如反应釜釜体内表面材质等）	URS 相关的要求	设备设计内容符合 URS 要求	供应商设计文件	根据实际情况在确认时填写		
b…						
c…						

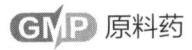

GMP 符合性确认						
项目名称	URS 要求	接受标准	参考文件	记录	结果	签字 / 日期
a（如设备的易清洁性、密闭性、可消毒和灭菌性）	URS 相关的要求	设备设计内容符合 URS 要求	供应商设计文件	根据实际情况在确认时填写		
b…						
c…						

设备安全防护确认						
项目名称	URS 要求	接受标准	参考文件	记录	结果	签字 / 日期
a（如电机、传感器等电气设备与原件的防爆等级）	URS 相关的要求	设备设计内容符合 URS 要求	供应商设计文件	根据实际情况在确认时填写		
b…						
c…						

4. IQ 部分

到货：反应釜到货完整性检查见表 12-5。

表 12-5　反应釜到货完整性检查表

到货的完整性（对照参考文件检查实物，并记录实物信息）						
设备	参考文件	接受标准	记录	结果	签字	日期
	（订单、发货单等）	（实物与订单、发货单相符）	（记录设备型号、序列号等信息）			
a…	需根据实际需要在起草方案时确定	需根据实际需要在起草方案时确定	根据实际情况在确认测试时填写			
b…						
c…						
部件	参考文件	接受标准	记录	结果	签字	日期
	（订单、发货单等）	（实物与订单、发货单相符）	（记录设备型号、序列号等信息）			
a…						
b…						
c…						

续表

文件	到货的完整性（对照参考文件检查实物，并记录实物信息）			结果	签字	日期
	参考文件	接受标准	记录			
	（DQ 文件）	（DQ 中所要求提供的文件齐全）	（记录文件编号和存档位置）			
a…						
b…						
c…						

验收：反应釜材质和表面检查表见表 12-6。

表 12-6 反应釜材质和表面检查表

材质和表面（对照参考文件检查实物，并记录实物信息）						
接触产品的部件	参考文件	接受标准	记录	结果	签字	日期
	（供应商材质证明）	（与 DQ 中要求相符）	（记录部件的材质）			
a（如反应釜中部件）	反应釜 × 的 URS，及供应商提供材质证明	PTFE，有材质证明				
b…						
c…						
可能与产品接触的润滑剂	参考文件	接受标准	记录	结果	签字	日期
	（供应商材质证明）	（与 DQ 中要求相符）	（记录部件的材质）			
其他可能与产品接触的材料	参考文件	接受标准	记录	结果	签字	日期
	（供应商材质证明）	（与 DQ 中要求相符）	（记录部件的材质）			

安装检查：反应釜安装检查见表 12-7。

表 12-7 反应釜安装检查表

安装检查				
系统名称：环合釜系统		安装图或 PI&D 编号：		
设备名称：环合釜		设备位号：		
检查项目	接受标准	记录	结果	检查人、日期
搪玻璃层外观质量	表面色泽均匀，无裂纹，剥落，无明显的暗泡、粉瘤等缺陷			
人孔安装标高	操作方便			
检查外部油漆符合要求	漆膜均匀			
检查反应釜铭牌参数与要求相符	符合 URS			
在备注上标明反应釜序列号				
地脚螺栓、视镜	紧固无松动			
法兰螺栓连接	紧固无松动且露出螺母 3~5 扣			
供电	电机已接线			
确认电机已接地	用扁钢、铜线连接			
内件可移出维修	温度计套管、四氟取样器应能顺利移出			
密封系统安装正确	密封水套应通水冷却，密封液为食用级润滑油			
6000V 电火花检测	按自上而下顺序扫描检查釜内表面，无击穿			

5. OQ 部分

运行确认是通过检查、检测等测试方式，用文件的形式证明设备的运行状况符合设备出厂技术参数，能满足设备的用户需求说明和设计确认中的功能技术指标，其功能涵盖工艺范围。

搅拌器和最小搅拌体积确认测试方案：所有数据记录在附后的表格中。

● 用测速仪测试搅拌器最快转速；

● 向釜内加去离子水，达到桨叶中心位置时，记录流量计读数，即为最小搅拌体积。

接受标准：

● 搅拌器转速偏差在额定值 10% 以内；

● 搅拌器顺时针旋转；

● 最小搅拌体积应小于总体积的 15%。

（1）搅拌器

			确认	签字	日期
测速仪	编号				
最快旋转速度测量			r/min		
额定最快转速		来自说明书	112r/min		
相对偏差			%		
旋转方向		顺时针	是 / 否		

（2）最小搅拌体积（如果物料分阶段投入反应釜中，一般情况下，搅拌应能够使先期投入的物料被搅动，这一体积被称为最小搅拌体积，因此，应根据具体工艺状况明确并测试最小搅拌体积）

			签字	日期
以搅拌器叶片确定可视水位	搅拌器中间点	是 / 否		
最小搅拌体积		L		
釜的额定容积	来自说明书	L		
相对偏差（比值）				

（3）温度控制设置评价

目标：确认通过手动调节环合乙二醇加热器、环合乙二醇冷却器冷热媒进、出口阀的开度，确保缩合釜的温度（温度计编号 TI/403）控制在 80℃ ±3℃。

临界值方面：釜内温度（TI/403）达到 80℃ ±3℃。

测试计划：

● 加水或溶液量为反应釜容积的 1/2~2/3；

● 夹套引入中温乙二醇；

● 较低转速开启搅拌；

● 打开环合乙二醇加热器乙二醇进、出口阀，启动环合乙二醇循环泵；

● 调节环合乙二醇加热器蒸汽进、出口阀，将环合釜温度升至 80℃（水）；

● 80℃ ±3℃保温 30 分钟，同时记录夹套温度（温度计编号 TI412）；

● 关闭环合乙二醇加热器蒸汽进、出口阀，打开环合乙二醇冷却器循环水进、出口阀，乙二醇进出口阀（如果需要，可关闭环合乙二醇加热器乙二醇进、出口阀），将环合釜温度（TI/403）降至50℃；

- 50℃±5℃保温30分钟，同时记录夹套温度（TI/412）。

接受标准：观察 TI/403，温度必须能够准确控制在80℃±3℃。

（4）温度控制设定点评价（TI/R403）

			确认	签字	日期
加水至温度计套管底部		是 / 否			
最小测温体积		L			
加液体量		L			
搅拌器速度	慢速	r/min	是 / 否		

- 通入中温乙二醇

			确认	签字	日期
开始时间	记录				
停止时间	记录				
最终温度	记录	℃			

- 升温至80℃

			确认	签字	日期
开始时间	记录				
停止时间	记录				
最大过热度	记录	℃			
最大过冷度	记录	℃			
记录结果符合			是 / 否		
附上和注释记录			是 / 否		

- 80℃保温30分钟

			确认	签字	日期
开始时间	记录				
停止时间	记录				
温度是否偏离	记录	℃			
温度是否稳定	记录	℃	是 / 否		
温度计（TI412）的显示温度	记录	℃			
记录结果符合			是 / 否		
附上和注释记录			是 / 否		

● 冷却至 50℃

			确认	签字	日期
开始时间	记录				
停止时间	记录				
最大过热度	记录	℃			
最大过冷度	记录	℃			
记录结果符合		是 / 否			
附上和注释记录		是 / 否			

● 50℃保温 30 分钟

			确认	签字	日期
开始时间	记录				
停止时间	记录				
温度是否偏离	记录	℃			
温度是否稳定	记录	℃	是 / 否		
温度计（TI412）的显示温度	记录	℃			
记录结果符合			是 / 否		
附上和注释记录			是 / 否		

📋 要点备忘

● 直接影响药品质量的关键设备（包括重要检验仪器）确认情况，应注意试验的依据和原理的正确性。

● 根据不同的风险类型可以采取不同的降低风险的措施，包括但不限于进行确认、设计变更、建立 SOP、增加技术规格的详细信息等。采取措施之后再次对该风险进行评价，是否可接受。根据风险评估的结果，可以确定验证工作的重点，为验证中的测试项提供依据。

● 设计确认：关键的功能要求、法规要求是否在 URS 中清楚描述，是否在设计文件中体现，是否被检查认可。

● 采用新颖或复杂的技术的设备，可在交付验收前进行工厂验收测试（FAT）和现场验收测试（SAT），以确认在安装之前设备符合 URS 要求，在适当和合理的情况下，文档审查和某些测试可以在 FAT/SAT 阶段执行，如果能够证明功能不受运输和安装的影响，则无需在 IQ/OQ 中重复。

● 安装确认：设备安装确认方案是否涵盖了所有设备及其附属部分、管路等，安装要求是否被清楚描述，到货验收是否充分，安装检查是否被记录，安装方案中提及的要求是否被包含在报告中。

● 运行确认：设备运行确认方案是否涵盖了所有设备及工艺对其提出的参数要求，审核测试过程是否可靠，测试结果是否符合方案设定的标准。看设备能力指标是否达到供货商技术资料或设计单位的标准，运行确认方案中提及的要求是否被包含在报告中。确认所需要的操作规程是否被预先准备好，并对相关人员进行了培训。

● 性能确认：设备性能确认方案是否涵盖了所有设备及工艺对其提出的性能参数要求，审核评估的数据依据是否可靠，测试结果是否符合方案设定的标准，性能确认中使用的替代品或原料是否适当，性能确认方案中提及的要求是否被包含在报告中。

● 确认方案和确认报告是否被质量部门批准，方案的批准是否先于实施，所有检查和认可均应形成记录。

12.2 氮气和压缩空气系统的验证问题

背景介绍

药品生产企业在生产过程中经常使用氮气和压缩空气，其质量标准是由用户根据其具体用途和使用环境而决定的，当气体被用作辅料、工艺助剂或是药品制备过程中的一部分时，用户应评估其对产品质量的潜在影响。为了评估影响，可进行风险分析，通过各种风险分析程序和方法来识别和评估关键质量属性和关键工艺参数。

对直接接触原料药产品的工业气体（压缩空气、氮气等）需要验证，通过安装确认（包括系统测试仪器的校准、对气体的制备过程、贮气罐及管道输送系统）、运行确认、性能确认气体系统的监控项目和验证周期，来证实生产所需要的气体系统能够达到设计要求及规定的技术指标，符合 GMP 的要求，以便生产出的产品符合预定质量标准，从气体系统等方面为产品质量提供保证。

实施指导

A. 系统测试仪器的校准

用于压缩空气和氮气系统的验证、监控等的测量仪器在安装前和验证后必须进行校准，以证实测量数据的准确性，各类测量仪器有：

- 测量压力仪表：压力表；
- 测量气体浓度的仪表：氮气纯度分析仪，控氧仪；
- 测量气体干湿程度的仪表：露点仪；
- 测量气体流量的仪表：转子流量计；
- 测量气体含油和含水量的仪表：气体质量检测仪；
- 测量尘埃粒子仪表：尘埃粒子计数器；
- 采集浮游菌样品的仪表：浮游菌采样器；
- 测量微生物仪器：培养基、培养箱、灭菌柜等；
- 测量空气过滤器的仪器：完整性测试仪。

B. 设计确认

氮气或压缩空气系统的设计确认中至少应该包含以下内容：

- 设计文件的审核。氮气或压缩空气处理和分配系统所有设计文件（功能设计说明、P&ID 图纸、设备清单、仪表清单等）内容是否完整并符合 URS 要求。
- 氮气或压缩空气的质量标准。处理系统的供气压力、流量是否满足工艺使用的要求。
- 分配系统中的减压阀、安全阀安装位置、选型是否合理。
- 系统材质的要求。
- 控制系统的要求。应当设计必要的在线参数监测及报警功能如露点、压力。
- 日常取样的要求。系统设计应该满足日常监测的要求，至少在总供气口和系统最远点安装取样阀。

C. 安装确认

（1）安装文件确认

- 经批准的流程图、系统描述、设计参数、用点图；
- 压缩空气或氮气生产设备及管道安装的调试记录；
- 仪器仪表的校准记录；
- 设备操作手册及标准操作、维修规程 SOP。

（2）制备装置

- 依据设备的装箱清单、设计图纸、工艺流程图及供应商提供的技术资料检查压缩空气或氮气系统安装是否符合设计规范；

● 压缩空气或氮气检查项目主要有过滤器、压缩机（是否采用无油或其他润滑剂）、制氮机、冷却器、贮气罐、干燥器、泵、电气、连接管道、仪表、阀门等安装连接情况。

（3）管道分配系统

● 压缩空气或氮气系统末端过滤器后的管道及阀门的材质确认、管道的连接与试压、贮罐及管道清洗、钝化与消毒、呼吸过滤器的完整性实验等；

● 对照用点图确认使用点安装情况，检测末端过滤器是否合适；

● 管道的连接和试压。

（4）仪器仪表的校准

● 压缩空气或氮气装置上的所有仪表以及验证用的仪器或仪表必须进行校准，使误差控制在允许的范围内，以保证测量的准确性；

● 压缩空气或氮气系统安装和验证的仪器仪表见 A. 所述的仪器仪表。

（5）系统运行、维修、监测的文件编制

收集系统所有设备的操作手册以及证明材料并建立档案，编制系统运行、维修、监测的 SOP 文件。

（6）材质证明

收集压缩空气或氮气系统设备、管道、阀门、密封件的材质证明资料，焊缝平整光滑度的检查报告。

D. 运行确认

压缩空气或氮气系统的运行确认是为证明该系统是否能达到设计要求及生产工艺要求而进行的实际运行实验，所有的制备处理设备均应开启。确认内容如下。

（1）压缩空气或氮气系统检查

● 压缩空气或氮气系统各个设备运行情况，包括干燥机、空压机、制氮机、泵、贮气罐、缓冲罐、过滤系统、输送系统；

● 检查动力设备的电压、电流及供气压力；

● 单机试运转，清洁情况及压力试验，泄漏率符合要求。

（2）测定各设备的运行参数

● 系统输出压力、贮气罐或缓冲罐的压力、产气量、氧气含量、氮气含量、进气温度和冷却水温度、露点和各使用点压力等项目；

● 检查管路情况，堵漏、更换有缺陷的阀门和密封圈；

● 检查自控装置、手动控制装置操作正常，动作准确。

（3）气体测试分析

取样点包括氮气或压缩空气贮罐、各使用点，检测含油、含水、尘粒等项目，以便发现问题及时解决。

E. 性能确认（验证监控）

压缩空气或氮气系统按设计安装、调试、运转正常后应进行监控，对于与净化车间内的原料药直接接触的气体，需要对其含水、含油、尘粒以及微生物等指标进行监控。

可接受标准可参考：

- GB/T 3864 工业氮；
- GB/T 13277.1 压缩空气；
- 呼吸空气标准 DIN3188（EN12021）；
- 欧盟 GMP 附录 1：无菌药品的生产；
- EP 医用空气；
- ISO 8573–1（Part1）杂质和纯度等级。

F. 氮气或压缩空气系统的再验证

- 氮气或压缩空气系统的关键设备或使用点的改动，必须进行再验证；
- 系统中任何操作程序的变更，经评价有可能影响到已验证的状态，必须进行再验证。

实例分析

实例 2：压缩空气系统的性能确认与日常监测

（1）压缩空气性能确认

性能确认的目的是证明工艺气体系统在确定的操作参数及程序下气体质量能够满足设计和使用的要求，性能确认过程中每个使用点应至少连续取样 3 天。

以下示例说明压缩空气系统的性能确认的压缩空气检测标准和取样策略。

- 压缩空气检测标准：对于接触到精制后物料的压缩空气，应达到无油无水和洁净的要求，参考标准见表 12–8。

表12-8　压缩空气检查项建议

监测／检测项目	参考标准			参考指标
油含量	GB/T 13277.1 压缩空气 ISO 8573-1（Part1）*Contaminants and Purity Classes* 杂质和纯度等级	1	≤ 0.01mg/m³	≤ 0.1mg/m³
		2	≤ 0.1mg/m³	
		3	≤ 1mg/m³	
		4	≤ 5mg/m³	
水含量	EP 医用空气	≤ 0.1mg/m³		≤ 500mg/m³
		≤ 67ppm V/V		
	呼吸空气标准 DIN3188（EN12021）	≤ 500mg/m³		
悬浮粒子数	药品生产质量管理规范（2010年修订）无菌药品附录	可接受标准根据使用点的具体要求而定，一般同环境洁净级别相同		
浮游菌				

注：压缩空气主要是用来压滤或精烘包内离心置换、压滤等过程，接触的原料药或物料都是含有溶剂的湿品，产品经过离心后还需要干燥处理，因此要求产品中水分的指标一般是要求 0.5%，而压缩空气中设定的指标 500mg/m³ 相当于 0.04%，这个指标可以满足产品要求。压缩空气必须保证无油，不得污染物料。

• 压缩空气性能确认取样策略：在性能确认方案中需明确测试的方法，各使用点的取样计划可通过风险评估来确定，表12-9示例说明压缩空气性能确认取样策略。

表12-9 压缩空气性能确认取样计划示例

测试项目	取样位置	取样频率	可接受标准
纯度	测试点1：总供气口 测试点2：特殊用点（如必要）	连续测试至少3天	确认供气单元的纯化能力能够达到设计标准，可接受标准根据 URS 而确定确认制备单元能够达到设计标准
水分含量	测试点1：总供气口 测试点2：干燥过滤器后 测试点3：各使用点	连续测试至少3天	确认制备单元能够达到设计标准，露点 ≤ -40℃ 确认分配系统管路没有引入水分 水含量 ≤ 500mg/m³
含油量	测试点1：总供气口 测试点2：除油过滤器后 测试点3：各使用点	连续测试至少3天	确认制备单元能够达到设计标准 确认分配系统管路没有引入油分 油含量 ≤ 0.1mg/m³
悬浮粒子微生物	测试点1：缓冲罐后（如必要） 测试点2：与产品直接接触的使用点	连续测试至少3天	确认制备系统输送的压缩气体的洁净度，确认储存和分配系统的材质，建造残留不会对使用点产生污染 可接受标准需要根据用点的具体要求而定，一般同环境洁净级别相同

（2）日常监控

性能确认结束后，可进入系统的日常监测阶段。日常监测的测试点需要根据性能确认的结果和各使用点的用途来制定，一般可在总供气口和系统的风险点进行日常监测。关键的使用点的过滤器需要定期完整性测试，必要时定期进行灭菌处理。

12.3 工艺验证

法规要求 ···

药品生产质量管理规范（2010 年修订）原料药附录

第二十条　应当在工艺验证前确定产品的关键质量属性、影响产品关键质量属性的关键工艺参数、常规生产和工艺控制中的关键工艺参数范围，通过验证证明工艺操作的重现性。

关键质量属性和工艺参数通常在研发阶段或根据历史资料和数据确定。

第二十一条　验证应当包括对原料药质量（尤其是纯度和杂质等）有重要影响的关键操作。

第二十二条　验证的方式：

（一）原料药生产工艺的验证方法一般应为前验证。因原料药不经常生产、批数不多或生产工艺已有变更等原因，难以从原料药的重复性生产获得现成的数据时，可进行同步验证。

第二十三条　验证计划：

（一）应当根据生产工艺的复杂性和工艺变更的类别决定工艺验证的运行次数。前验证和同步验证通常采用连续的三个合格批次，但在某些情况下，需要更多的批次才能保证工艺的一致性（如复杂的原料药生产工艺，或周期很长的原料药生产工艺）。

（二）工艺验证期间，应当对关键工艺参数进行监控。与质量无关的参数（如与节能或设备使用相关控制的参数），无需列入工艺验证中。

（三）工艺验证应当证明每种原料药中的杂质都在规定的限度内，并与工艺研发阶段确定的杂质限度或者关键的临床和毒理研究批次的杂质数据相当。

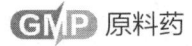

药品生产质量管理规范（2010年修订）确认与验证附录

第十九条 工艺验证应当证明一个生产工艺按照规定的工艺参数能够持续生产出符合预定用途和注册要求的产品。工艺验证应当包括首次验证、影响产品质量的重大变更后的验证、必要的再验证以及在产品生命周期中的持续工艺确认，以确保工艺始终处于验证状态。

第二十条 企业应当有书面文件确定产品的关键质量属性、关键工艺参数、常规生产和工艺控制中的关键工艺参数范围，并根据对产品和工艺知识的理解进行更新。

第二十一条 采用新的生产处方或生产工艺进行首次工艺验证应当涵盖该产品的所有规格。企业可根据风险评估的结果采用简略的方式进行后续的工艺验证，如选取有代表性的产品规格或包装规格、最差工艺条件进行验证，或适当减少验证批次。

第二十二条 工艺验证批的批量应当与预定的商业批的批量一致。

第二十三条 工艺验证前至少应当完成以下工作：

（一）厂房、设施、设备经过确认并符合要求，分析方法经过验证或确认。

（二）日常生产操作人员应当参与工艺验证批次生产，并经过适当的培训。

（三）用于工艺验证批次生产的关键物料应当由批准的供应商提供，否则需评估可能存在的风险。

第二十四条 企业应当根据质量风险管理原则确定工艺验证批次数和取样计划，以获得充分的数据来评价工艺和产品质量。

企业通常应当至少进行连续三批成功的工艺验证。对产品生命周期中后续商业生产批次获得的信息和数据，进行持续的工艺确认。

第二十五条 工艺验证方案应当至少包括以下内容：

（一）工艺的简短描述（包括批量等）；

（二）关键质量属性的概述及可接受限度；

（三）关键工艺参数的概述及其范围；

（四）应当进行验证的其他质量属性和工艺参数的概述；

（五）所要使用的主要的设备、设施清单以及它们的校准状态；

（六）成品放行的质量标准；

（七）相应的检验方法清单；

（八）中间控制参数及其范围；

（九）拟进行的额外试验，以及测试项目的可接受标准，和已验证的用于测试的分析方法；

（十）取样方法及计划；

（十一）记录和评估结果的方法（包括偏差处理）；

（十二）职能部门和职责；

（十三）建议的时间进度表。

第二十六条　如企业从生产经验和历史数据中已获得充分的产品和工艺知识并有深刻理解，工艺变更后或持续工艺确认等验证方式，经风险评估后可进行适当的调整。

第二十七条　在产品生命周期中，应当进行持续工艺确认，对商业化生产的产品质量进行监控和趋势分析，以确保工艺和产品质量始终处于受控状态。

第二十八条　在产品生命周期中，考虑到对工艺的理解和工艺性能控制水平的变化，应当对持续工艺确认的范围和频率进行周期性的审核和调整。

第二十九条　持续工艺确认应当按照批准的文件进行，并根据获得的结果形成相应的报告。必要时，应当使用统计工具进行数据分析，以确认工艺处于受控状态。

第三十条　持续工艺确认的结果可以用来支持产品质量回顾分析，确认工艺验证处于受控状态。当趋势出现渐进性变化时，应当进行评估并采取相应的措施。

第三十一条　在极个别情况下，允许进行同步验证。如因药物短缺可能增加患者健康风险、因产品的市场需求量极小而无法连续进行验证批次的生产。

第三十二条　对进行同步验证的决定必须证明其合理性，并经过质量管理负责人员的批准。

第三十三条　因同步验证批次产品的工艺和质量评价尚未全部完成产品即已上市，企业应当增加对验证批次产品的监控。

第五十条　对设施、设备和工艺，包括清洁方法应当进行定期评估，以确认它们持续保持验证状态。

第五十一条 关键的生产工艺和操作规程应当定期进行再验证，确保其能够达到预期效果。

第五十二条 应当采用质量风险管理方法评估变更对产品质量、质量管理体系、文件、验证、法规符合性、校准、维护和其他系统的潜在影响，必要时，进行再确认或再验证。

第五十三条 当验证状态未发生重大变化，可采用对设施、设备和工艺等的回顾审核，来满足再确认或再验证的要求。当趋势出现渐进性变化时，应当进行评估并采取相应的措施。

背景介绍

从广义上讲，工艺验证应贯穿产品的整个生命周期，包括：工艺设计、工艺确认、持续工艺确认三个部分。而从狭义上讲的工艺验证则更多关注于工艺确认这一部分。

工艺验证往往与注册申报密切相关。按照我国的注册申报规定，商业规模生产工艺验证应在申报前完成。

一个完整的药品工艺开发的流程通常是：实验室小试→中试→试生产 / 工程批 / 特征批→商业化规模生产工艺验证→正式商业化生产。由于工艺复杂程度、法规要求等方面的原因，实际中并不一定完全按上述流程进行，可根据目标市场注册法规要求安排工艺验证活动。

技术要求

ICH Q7 原料药的药品生产质量管理规范指南

12.4 工艺验证的方式

工艺验证（PV）是证明生产工艺在其规定参数范围内运行时，能重复有效地生产出符合既定质量标准和质量属性的中间体或原料药的书面证据。

工艺验证有三种方式。前验证是首选方式，但在某些情况下亦可采用其他方式。这些验证方式及其适用性在下文阐述。

第 12.12 节中所述的所有原料药工艺一般都应进行前验证。原料药工艺的前验证应当在用其生产的制剂产品上市销售前完成。

由于原料药生产批次有限、原料药不经常生产或原料药生产所采用的已验证的生产工艺发生变更，无法从连续生产中获得数据，此时可采用同步验证方式。在同步验证完成之前，基于对原料药批次的充分监控和检测，这些批次可以放行并用于商业化制剂产品的生产。

12.5 工艺验证程序

工艺验证时的工艺运行次数取决于工艺的复杂性或所考虑的工艺变更的大小。对于前验证和同步验证，原则上应当采用连续三个成功批次，但有些情况下（例如复杂或耗时很长的原料药工艺），需要增加验证批数以证明工艺的一致性。

工艺验证研究期间，应对关键工艺参数进行控制和监测。与产品质量无关的工艺参数，比如某些为减少能耗或设备使用而进行调控的变量，可不列入验证对象。

工艺验证应当确认各原料药的杂质档案均在规定限度内。其杂质档案应与历史数据相似或更好；如有可能，与工艺开发阶段确定的杂质档案或供关键临床和毒理研究的批次比较，应相似或更好。

12.6 已验证系统的定期审核

应当对系统或工艺进行定期评估，以确认它们仍能有效地运作。当系统或工艺未发生显著性变化，且质量回顾表明系统或工艺在持续稳定地生产符合质量标准的物料，通常不需要进行再验证。

实施指导

A. 工艺验证的方式

工艺验证通常采用前验证或同步验证的方式。前验证是首选和通常的方法，但在下列情况下也有例外。

一般情况下，原料药生产工艺应当进行前验证（GMP 原料药附录第二十二条）。对原料药工艺所作的前验证应在用该原料药制成的制剂产品销售前完成。

有时由于原料药生产批号有限，原料药不是经常生产，或原料药是已验证过的，但已变更的工艺生产的，无法从连续生产中得到数据，可进行同步验证。同步验证完成之前批次的放行，用于制剂的商业销售时需要得到充分的评估以控制风险。

同步验证是前验证的一个特殊形式，在同步验证中生产的一批或几批产品，在广泛测试的基础上，可以在全部验证完成之前放行。同步验证应当在放行前对产品进行充分的监测和评估，必要时可以与监管机构进行沟通。

生产工艺验证的运行次数，应当由工艺的复杂性及工艺变更的大小来决定。理论上讲，工艺运行执行的次数和观察到的结果，应该足以建立变化或趋势的通常范围并提供较为充足的评估数据。作为一个指导意见，推荐前验证和同步验证采用三个连续的、成功的批号，但在某些情况下，需要更多的批次才能保证工艺的一致性（如复杂的原料药生产工艺，或周期很长的原料药工艺）。

需要强调的是，工艺验证的运行次数或样本数的选择更关注于反映质量特性的数据而不是批数本身。

B. 工艺设计

本阶段的目的在于，基于 QbD 理念和工艺开发和放大过程积累的相关知识，设计适合可以始终如一地产出符合其质量属性产品的日常商业化生产工艺。

（1）建立和获取工艺知识与理解

● 建立良好的药品文件管理规范，以助于每个工艺开发阶段的数据收集及评估。

● 对于在小型实验室中开展的大部分的病毒灭活和除杂试验不能被视为早期工艺设计试验。

● 工艺设计应具有前瞻性，下列因素的差异应在工艺设计中予以考虑。如商业化生产阶段的设备设计功能和局限性、批次间、生产操作人员、环境条件、测量系统等。

● 确定 CQA。CQA 是指某种物理、化学、生物学或微生物学的性质，应当有适当限度、范围或分布，保证预期的产品质量。原料药 CQA 通常包括那些影响鉴别、纯度、生物活性和稳定性的性质。当物理性质对制剂成品的生产或性能具有重要影响时，也规定其为关键的质量属性。

（2）建立工艺控制策略

● 工艺知识和理解是对所有单元操作和工艺总体上建立工艺控制方法的基础。工艺控制策略可以设计用来减少输入差异（如上一道工序的物料质量波动等），在生产中调整输入差异（并因此降低对下一道工序和最终产品质量的影响），或将两种方法结合。

● 工艺控制强调差异化以保证产品质量。控制可由关键工艺控制点的物料分析与设备监控组成。与工艺控制类型和范围有关的决策可以借助于早期开展的风险评估，之后可基于工艺经验的增长以加强和改进。

C. 关键工艺参数及其控制范围的确定

凡是对工艺安全及其重复性或者对产品质量直接造成影响的参数被定义为"关键工艺参数"。可能对产品质量造成影响的典型"关键工艺参数",包括如下几个方面:温度、压力(真空)、重量、质量、体积、浓度、pH值、时间(持续时间)、尺寸、数量、滴加速度、加热或冷却速率、搅拌转速或其效果(对多相体系重要)等。

在对"关键工艺参数"进行鉴别之前,有必要将整个工艺分解成不同的工艺步骤。这样做的目的是,可以通过检测每个工艺步骤的结果,分别评估每个关键参数对产品质量和收率的影响。

对于新产品而言,其"关键工艺参数"可以在其工艺开发的过程之中鉴别出来;然后通过扩试、中试以及商业化的试生产,使关键工艺参数及其控制范围和方法得到优化,并获得其对产品质量和收率方面影响的认知。如由于物料导热性、反应釜的参数等不同,8000L反应釜的反应时间和50L的反应时间会有很大的不同。如果物料对温度较为敏感,其产生的杂质情况也会有很大的不同。因此,在商业化的生产装置上或接近的规模条件下进行试生产,对新产品的工艺验证成功至关重要。

而对于老产品而言,"关键工艺参数"可以基于对其历史数据(统计分析)的回顾而加以鉴别和建立。

考虑到商业化装置与实验室小试装置的不同,为确保商业化工艺的可操作性和工艺的可控性,使商业化的生产能够很好地可重复。每一个"关键工艺参数"应明确其"可接受范围"(基于对产品质量的影响)和"操作控制范围"(基于操作的可能性或可行性),有时二者合二为一。这些有关范围边界的数据必须通过实验室小试方式或者基于理论方面的考虑。"关键工艺参数"在"可接受范围"内无论如何变化波动都不能对产品的质量(或收率)造成不利影响,是一个可靠的允许变动范围,其等同于或大于实际操作控制范围;而"操作控制范围"是指依据设备特性或控制手段,以便于实施可以实现商业化生产过程中操作允许的范围。这提供了一个用来在操作偏差状态下评估产品质量的依据。并需要知道当"关键工艺参数"超出可接受范围时,产品质量(收率)以何种形式受到影响。

关键工艺参数的"可接受范围"或"操作控制范围"的确定通常经由实验室小试来实现,并在后续逐步放大的过程中得到优化。

可接受范围:关键工艺参数的可接受范围需要在生产之中被达到或者遵循;控制在可接受范围之内的生产将确保获得符合质量指标的合格产品;当达到可接受范围的边界时,反映产品质量的某个或某些指标可能接近其可接受限度,而如果工艺参数超出其可接受范围，则可能导致产品失败。生产过程中超出关键工艺参数的可接受范围将被视为一个偏差，需要根据偏差管理的相关 SOP 进行调查。

操作控制范围：比可接受范围相对加严一些的参数范围；然而，该参数范围在实验室小试验证中已被证明，如果将生产控制在可接受范围之内仍然可以获得质量合格的产品，但是最终产品指标可能非常接近其上限或导致收率的降低。

如果实际操作数据超出"操作控制范围"而在"可接受范围"内，应采取措施，防止进一步恶化。

验证过程之中，任何关键工艺参数都应该被双重确认复核其处于预先设定的范围之内，该双重确认意味着需要第二个生产人员的签字确认。通常将关键工艺参数的"操作控制范围"作为生产操作指导的要求对"关键工艺参数"进行监控，从而确保其与已建立工艺的一致性。任何超出"可接受范围"的偏差均应被记录在"偏差报告"内，并遵循偏差管理程序的相关规定进行调查和评估。如果需要，基于"偏差报告"，为了调查偏差的根本原因或评估其对产品质量的影响，也需要进行额外的实验室小试工作。

在参数文件中应包括中间体存储时间的内容，如中间体和中间过程物料在通常的生产状态下，其存储多长时间仍然对最终产品的质量没有不利影响或其影响是可以接受的，这应当有相应的稳定性数据做支持。如中间体质量不稳定应进行相应的评估来确定适当长度的允许停留时间。

D. 试产批 / 工程批 / 特征批 / 预验证批

在工艺验证前或首次以商业化规模生产前的第一个（或前几个）批次，可以定义为试产批（或工程批、特征批、预验证批）。试产批应充分考虑到放大效应的影响，以期稳定进行首次放大生产并为工艺验证的实施做好准备。对于试产批产出的最终原料药，仅用于相关质量研究、临床试验、制剂研究等。

一般来说，不建议在工艺验证批次进行过多的额外考察。基于小试研究、中试生产的经验进行有目的性的额外取样考察等可以在试生产时进行，例如：

● 在反应液、离心母液、离心湿品中增测某杂质来考察杂质去除路径和效果；

● 增测经评估可能引入的具有警戒结构杂质；

● 考察物料和设备变化可能引入的元素杂质；

● 在中间产品或成品中增测特定杂质、可能引入的残留溶剂或其他毒性物质残留。

E. 工艺验证实施的前提

正式开始工艺验证前，所有准备工作应已经完成，包括：

- 厂房、设施、设备经过确认并符合要求；

- 分析方法经过验证或确认；

- 日常生产操作人员应当参与工艺验证批次生产，并经过适当的培训；

- 用于工艺验证批次生产的关键物料的供应商经过批准；

- 工艺验证程序和验证方案已经批准。

工艺验证的组织、需要验证的工艺参数及验证项目的定义、可接受标准范围的确定等均已经文件化。一般仅需要对关键工艺参数进行验证，其"可接受范围"应作为工艺参数范围的可接受标准。

"关键工艺参数"鉴别和参数范围的明确可以确保：

- 产品满足指标要求；

- 一个更好的工艺控制；

- 生产实施和设备的最优化利用。

为了确保验证成功，通常在新建的商业化装置正式验证开始前，在同一设备上采用相同或减量进行实验批生产，以获得优化的工艺、操作及参数范围，这也是进一步确认关键工艺参数的过程，并作为验证方案编制的基础。

对已经定义并被批准的关键工艺参数及其操作要求范围进行更改、增加或删除时，应按"变更控制程序"执行。

F. 工艺验证方案 / 报告

通常包括（但不限于）下列内容：

- 背景介绍、验证目的、验证类型、人员分工；

- 工艺简短描述（包括批量等）；

- 验证策略（批次、生产计划、额外考察项、留样、稳定性考察等）；

- 过程中控、成品质量标准、分析方法列表；

- 所使用的设备 / 设施（包括测量、监视、记录仪器）清单及校准状态；

- 人员培训；

- 取样方法和计划；

- 所考察的关键工艺步骤的总结，及相应参数的可接受范围，结论等；

- 偏差 / 变更 /OOS（若涉及）；

- 适当的必要的附加测试，包括均匀性验证及其可接受标准、结论；

- 工艺评价、工艺验证总结、建议。

如果验证结果是肯定的，则应批准工艺验证报告。如果验证结果是否定的，需对生产过程进行优化，然后重新进行验证。工艺验证结束后，需对已注册的技术性文件进行检查，如有必要，对文件进行调整。

G. 干燥验证

验证策略应基于干燥设备的原理、类型进行设计，例如：

对于静态干燥设备（如烘箱）的干燥验证，可以通过不同时间间隔的多点取样，要求每次取样都应在相同的位置，测定干燥失重来确定冷点、热点以及最佳干燥时间和工艺［如在干燥多长时间后调整冷点和热点的物料（更换烘盘）等］。

对于动态干燥设备（如双锥干燥器、螺带干燥器等）的干燥验证，可以通过不同时间间隔的多次取样，要求每次取样都应在多个位置取样组成混合样，测定干燥失重来确定最佳干燥时间，或确定最佳干燥时间后选择若干有代表性的位置取样。

通过干燥过程对产品物化性质的影响评估，选择测定干燥失重、残留溶剂和杂质等，验证通常作连续 3 批。

干燥验证应考虑其他可能影响的因素，如控制固液分离参数以尽可能得到稳定、重现的分离终点（干燥起点）。

H. 粉碎过程验证

验证应对整个粉碎过程的所有工艺参数进行验证，如进料速度、筛网孔径、粉碎速度／压力等。

应考虑粉碎不同时间阶段，如粉碎开始阶段、中间阶段和结束阶段与物料粒径分布的关系，可以通过不同时间间隔的多次取样，可以选择测定粒径分布，必要时还可基于产品性质评估增测松密度、紧密度、晶型、有关物质等，验证通常作连续3 批。

I. 均匀性验证

混合时间及混合均匀性的验证：验证应考虑混合时间和混合装量的关系，可以先通过试产批（或工程批、特征批、预验证批）确定最佳转速和混合时间等工艺参数，通常为一个时间段。在最短混粉时间和最长混粉时间进行取样，选择有代表性的点进行取样，并检测基于产品性质评估可能相对差异较大的项目，如含量（非单组分原料药）、有关物质、干燥失重 / 水分、颗粒度等，验证通常作连续 3 批。

最终产品的均匀性：无论产品是否混粉，在产品进行包装时均应验证其均匀性，除非有充分、合理且基于科学的评估表明产品的均匀性是可信的。均匀性取样件数应具有统计学意义，至少 10 个点。检测项目同混合均匀性验证。

J. 连续化反应工艺验证

连续化反应的工艺验证与批生产方式的工艺验证是类似的。除使用固定数量的验证批次的传统工艺验证方法外，还可以使用连续工艺确证方法。连续化反应工艺验证要求：

● 工艺验证文件应包含支持连续工艺验证的拟定控制策略的充分性论证以及批次的定义：批量大小或范围，以及实现预期批量大小或范围的方法；

● 分析控制策略概要，包括 PAT 数据出现潜在空缺时制定的替代计划；

● 整体控制策略，包括输入物料属性、工艺监测和控制、系统操作、物料转移和收集、实时放行检验、设备与系统集成；

● 基于对产品和工艺的理解、系统设计和整体控制策略来论证使用连续工艺确证方法的合理性；

● 应持续监测连续制造系统的性能和物料质量，以便收集到的实时数据能够证明在运行时间内受控状态的维持以及具有所需质量的产物的生产。

K. 变更控制

如果有原料、产品组成、工艺设备、加工环境（或场地）、生产方法或检测或任何其他可能对产品质量或者工艺重现性产生影响的变更时，一定要有相应的书面指导处理程序。变更控制程序应该确保足够的数据支持工艺的一致性，以显示经过修订的工艺可以保证生产出符合质量要求和规定标准的产品。

所有可能对产品质量或工艺重现性产生影响的变更应该正式提出，写成文件并被批准。应该对生产设施、系统和设备的变更中可能存在的冲突进行评估，包括风险分析。对于重新确认和重新验证范围的要求应该事先确定。

从研发到商业化验证明确了工艺参数，所涉及的相关文件，包括设备确认（方案及报告）、工艺验证（方案及报告）、商业化生产（工艺规程、操作指导）等系列文件中，要保持工艺参数的一致性，如有变化应有相应文件进行说明和评估，并履行必要的变更批准程序。特别是在经过法规注册后，必须确保后续执行的文件中涉及的内容与注册文件保持一致。

L. 分段验证

分段验证：对于工序长的原料药（API）产品，有时候会采取逐段工序或某几段工序合并进行验证的方式。在这种情况下，分段验证应就如何分段为最优解进行详细的规划，制定好验证策略并基于科学地风险评估后实施。分段的工序应单独出具工艺验证方案和报告，可在上段工序完成验证并签批工艺验证报告后开始下段工序的验证，或在工艺验证方案中事先明确上段产出中间体的放行以及下段工序工艺验证开启的条件。工艺验证批次最终产品放行前，应完成所有工序工艺的评价和工艺验证报告的签批。

分段验证的方式应保证各段工序的批次连续性和批间对应性，即确保工艺验证批次从头至尾的连贯性。

M. 持续工艺确认

持续工艺确认目的是确保商业化生产阶段工艺始终处于受控（验证）状态。要求通常包括：

- 持续收集并分析产品质量及工艺数据；
- 生产部门和质量部门应及时、准确地对工艺性能进行回顾反馈；定期评估数据、讨论非预期的工艺差异（variation），并通过生产协调相应的整改或后续活动；
- 基于合理的统计学工具，分析工艺趋势，评估工艺稳定性及工艺能力；
- 在拥有足够的监测数据后，可以进行反馈并对工艺控制进行优化，如调整日常取样 / 监测频率等。

前提：进行持续工艺确认之前，可以基于新产品质量风险评估或老产品的长期生产经验和历史数据，起草持续工艺确认方案，用以识别在持续工艺确认过程中需要监控的参数和变量（至少包括含量、杂质、收率等）并设定对应的 OOE 限度。

方案 / 计划：

- 数据收集的种类和频率；
- 确定评估工艺稳定性和工艺能力方法（如计算工艺能力指数 Cpk/Ppk）的统计学工具 / 软件；
- 报告出具的周期和方式。

报告：

- 统计回顾周期内的所有 CQA 数据，将其控制限度与 OOE 限度比对讨论；
- 回顾周期内产品相关的偏差／变更／投诉／OOS，上一周期报告内的 CAPA 回顾等；
- 基于工艺能力方法（如计算 Cpk 或 Ppk）评估工艺稳定性；
- 结论和建议。

N. 再验证

关键的生产工艺应当定期进行再验证，确保其能够达到预期效果。再验证的情况可以分为以下几种：

- 药监部门或法规要求的强制性再验证，如无菌操作的培养基灌装试验（见本分册"18 无菌原料药"）。
- 发生变更时的"改变"性再验证。生产过程中，由于各种主观及客观的原因，需要对设备、系统、材料及管理或操作规程作某种变更，变更可能对产品质量造成一定程度的影响，因此需要进行再验证。
- 周期性再验证。有些关键设备和关键工艺对产品的质量和安全性起着决定性的作用，每隔一段时间应当对系统和工艺进行周期性的评价，以确认它们仍然能有效地运作，即使是在设备及规程没有变更的情况下也应定期进行再验证。

在实施了持续工艺确认的基础上，可基于持续工艺确认的实施情况评估再验证的周期。当持续工艺确认结果出现了渐进性变化趋势时，应当进行评估并采取相应的措施，如对工艺进行微小调整后持续确认，或对工艺进行较为显著的变更后进行再验证。

实例分析

实例 3：关键工艺参数的确定

（1）关键工艺参数的定义和通过验证的依据

在某次 GMP 符合性检查过程中，检查员发现某公司的工艺验证报告中只对很少的个别参数进行了定义，并使用实验室数据来作为说明工艺通过验证的依据，对此开具了缺陷项。

分析说明：要基于实验或科学的理论定义"关键工艺参数"，通过对关键参数的验证和控制，确保产品质量持续符合预定的标准。如果关键工艺参数没有被充分鉴别出来，就会导致因工艺控制失败而发生的产品质量缺陷不能被及时发现，进而导致产品质量或安全性风险。

此外，不能仅使用实验室的数据，来证明商业化的生产工艺是经过验证的。由于设备的不同，必然导致实际工艺参数的变化，因此，必须基于商业化的设备本身进行工艺验证。即关键工艺参数应在质量风险分析（QRA）内进行定义，并基于后续工艺验证进行进一步验证。

（2）关键工艺参数

关键工艺参数见表 12 –10。

表 12–10　关键工艺参数

工艺步骤	参数	目标范围		可接受范围		关键工艺参数		备注
		最小值	最大值	最小值	最大值	是	不是	
								此处应写明超出"目标范围"，同时在"可接受范围"内时，对产品质量和收率有何影响；超出"可接受范围"时，对产品质量和收率有何影响

实例 4：持续工艺确认的实施

某产品在完成工艺验证之后，企业起草了该产品的持续工艺确认方案，方案中包含的内容有：

● 目的、范围。

● 职责。

● 工艺验证、历史生产批次、偏差、异常回顾。

● 基于工艺验证、历史批次生产数据、偏差等综合评估制定了持续工艺确认需要监测的关键质量属性。

● 持续性工艺确认分为 2 个阶段，分别为第一阶段（首次持续性工艺确认阶段）和第二阶段（常规持续性工艺确认阶段）；第一阶段旨在通过进一步收集数据后，通过统计分析为第二阶段制定日常的工艺监控警戒限（OOE 限度），包括各工序的收率、中间体 A 的某已知杂质、各中间体以及最终产品的含量、成品颗粒度和干燥失重等。

● 基于该产品的预期生产计划，设定持续工艺确认报告的出具频次和要求。

- 出具季度报告，且每季度报告需在结束后一个月内完成。

- 季度周期内最少批数 15 批，当季度生产批次 < 15 批时，则累积到下一季度。

- 季度报告应有趋势分析、总结以及明确的结论。

- 每自然年出具年度报告，如果时间允许，第四季度报告可以和年度报告结合在一起出具。

基于上述方案，企业开始实施该产品的持续工艺确认，并安排专人实时汇总分析监测数据。在此期间，统计人员发现中间体 A 收率和某已知杂质有缓慢增大的趋势。质量部门和生产部门立即展开了讨论分析，因该杂质在离心工序除去，调查发现因工艺稳定生产经验的累积，该步收率逐步提高，但超出原本正好适配的离心机装载量，影响了离心效果，进一步影响了该杂质在离心工序的除去能力。基于此，立即发起变更，将离心分成两次，以确保单次离心的效果。在实施该变更后，该已知杂质控制得到了显著改善。

要点备忘

- 在实施工艺验证之前，设备及系统确认、分析方法验证等基础工作是否完成并符合预定的要求。

- 在工艺验证中需对关键工艺参数进行监测，并以正式记录形式收集在验证文件中。审核验证批的生产批记录，检查原始数据是否与验证报告中的数据一致。

- 工艺验证阶段的相关记录（如生产批记录、涉及的原料检验放行记录、产品检验放行记录）应完整可追溯、清晰、同步、原始、准确，过程中出现的偏差和异常应妥善处理和记录，并评价其对验证结论的影响。

- 工艺验证报告应对额外考察的项目进行结果汇总、分析并小结。

- 分段验证的方式应保证各段工序的批次连续性和批间对应性，即确保工艺验证批次从头至尾的连贯性。

- 持续工艺确认需要具有统计学知识的人员负责数据分析，科学合理地使用统计学工具 / 方法。

- 持续工艺确认的实施过程中，报告出具的周期可以根据批次和生产情况事先规定。但数据的统计分析建议实时进行，这有利于非预期结果的及时发现及后续响应。

12.4 清洁验证

法规要求 ···

药品生产质量管理规范（2010 年修订）原料药附录

第二十四条 清洁验证：

（一）清洁操作规程通常应当进行验证。清洁验证一般应当针对污染物、所用物料对原料药质量有最大风险的状况及工艺步骤。

（二）清洁操作规程的验证应当反映设备实际的使用情况。如果多个原料药或中间产品共用同一设备生产，且采用同一操作规程进行清洁的，则可选择有代表性的中间产品或原料药作为清洁验证的参照物。应当根据溶解度、难以清洁的程度以及残留物的限度来选择清洁参照物，而残留物的限度则需根据活性、毒性和稳定性确定。

（三）清洁验证方案应当详细描述需清洁的对象、清洁操作规程、选用的清洗剂、可接受限度、需监控的参数以及检验方法。该方案还应当说明样品类型（化学或微生物）、取样位置、取样方法和样品标识。专用生产设备且产品质量稳定的，可采用目检法确定可接受限度。

（四）取样方法包括擦拭法、淋洗法或其他方法（如直接萃取法），以对不溶性和可溶性残留物进行检验。

（五）应当采用经验证的灵敏度高的分析方法检测残留物或污染物。每种分析方法的检测限必须足够灵敏，能检测残留物或污染物的限度标准。应当确定分析方法可达到的回收率。残留物的限度标准应当切实可行，并根据最有害的残留物来确定，可根据原料药的药理、毒理或生理活性来确定，也可根据原料药生产中最有害的组分来确定。

（六）对需控制热原或细菌内毒素污染水平的生产工艺，应当在设备清洁验证文件中有详细阐述。

（七）清洁操作规程经验证后应当按验证中设定的检验方法定期进行监测，保证日常生产中操作规程的有效性。

药品生产质量管理规范（2010年修订）确认与验证附录

第三十八条 为确认与产品直接接触设备的清洁操作规程的有效性，应当进行清洁验证。应当根据所涉及的物料，合理地确定活性物质残留、清洗剂和微生物污染的限度标准。

第三十九条 在清洁验证中，不能采用反复清洗至清洁的方法。目视检查是一个很重要的标准，但通常不能作为单一可接受标准使用。

第四十条 清洁验证的次数应当根据风险评估确定，通常应当至少进行连续三次。

清洁验证计划完成需要一定的时间，验证过程中每个批次后的清洁效果需及时进行确认。必要时，企业在清洁验证后应当对设备的清洁效果进行持续确认。

第四十一条 验证应当考虑清洁方法的自动化程度。当采用自动化清洁方法时，应当对所用清洁设备设定的正常操作范围进行验证；当使用人工清洁程序时，应当评估影响清洁效果的各种因素，如操作人员、清洁规程详细程度（如淋洗时间等），对于人工操作而言，如果明确了可变因素，在清洁验证过程中应当考虑相应的最差条件。

第四十二条 活性物质残留限度标准应当基于毒理试验数据或毒理学文献资料的评估建立。

如使用清洗剂，其去除方法及残留量应当进行确认。

可接受标准应当考虑工艺设备链中多个设备潜在的累积效应。

第四十三条 应当在清洁验证过程中对潜在的微生物污染进行评价，如需要，还应当评价细菌内毒素污染。应当考虑设备使用后至清洁前的间隔时间以及设备清洁后的保存时限对清洁验证的影响。

第四十四条 当采用阶段性生产组织方式时，应当综合考虑阶段性生产的最长时间和最大批次数量，以作为清洁验证的评价依据。

第四十五条 当采用最差条件产品的方法进行清洁验证模式时，应当对最差条件产品的选择依据进行评价，当生产线引入新产品时，需再次进行评价。如多用途设备没有单一的最差条件产品时，最差条件的确定应当考虑产品毒性、允许日接触剂量和溶解度等。每个使用的清洁方法都应当进行最差条件验证。

在同一个工艺步骤中，使用多台同型设备生产，企业可在评估后选择有代表性的设备进行清洁验证。

第四十六条 清洁验证方案应当详细描述取样的位置、所选取的取样位置的理由以及可接受标准。

第四十七条 应当采用擦拭取样和（或）对清洁最后阶段的淋洗液取样，或者根据取样位置确定的其他取样方法取样。擦拭用的材料不应当对结果有影响。如果采用淋洗的方法，应当在清洁程序的最后淋洗时进行取样。企业应当评估取样的方法有效性。

第四十八条 对于处于研发阶段的药物或不经常生产的产品，可采用每批生产后确认清洁效果的方式替代清洁验证。每批生产后的清洁确认应当根据本附录的相关要求进行。

第四十九条 如无法采用清洁验证的方式来评价设备清洁效果，则产品应当采用专用设备生产。

背景介绍

从广义上讲，清洁验证应贯穿整个生命周期，包括：清洁程序设计、清洁验证、持续清洁确认三个部分。

● 药品研发阶段引入基于生命周期的清洁验证理念，收集用于清洁验证的药理、毒理研究数据，为开发清洁程序提供科学依据；

● 在技术转移阶段制定清洁验证方案并着手实施清洁验证；

● 在药品商业化生产阶段继续完善清洁验证后开展清洁程序的持续确认。

而从狭义上讲的清洁验证则更多关注于第二阶段（清洁验证）这一部分。

一般而言，不建议将对制剂生产企业的清洁验证限度直接应用于原料药中，而忽略了两者的生产工艺、目标物活性情况、设备类型、复杂管路等方面的差异。原料药清洁验证的实施范围、深度等应基于生产工艺、目标物活性情况、设备类型等方面进行科学、合理的风险评估后确定。

原料药生产设备的清洁一般采用清洁验证和清洁确认两种管理方式。

清洁确认要求，每次清洁时，按批准的清洁程序进行清洁并取样，并使用经验证的分析方法进行检测，检测结果应满足可接受标准。若不满足可继续清洗直到达到预期的结果为止。

对于能保证一定生产批次的商业化产品，完整的清洁验证建议还应包括设备使用后至清洁前的间隔时间、设备清洁后的保存时限，以及阶段性生产的最长时间和最大批次数量等。

对于多功能设备、生产批次数量、切换的品种不固定的情况，每次切换品种时可采用清洁确认的方法。经评估属于最差情况的产品的清洁程序，也应采用清洁验证的方式。

对于专用设备或生产批次数量较固定、品种单一或为同一系列，发生交叉污染的风险较小，清洁验证建议侧重于设备使用后至清洁前的间隔时间、设备清洁后的保存时限以及阶段性生产的最长时间和最大批次数量。

一个完整的清洁验证包括以下六个方面的内容。

- 建立清洁的可接受标准；
- 建立清洁程序，包括：鉴别设备的最难清洁处、鉴别被清洗物质的特性（活性、毒性、批量、清洗物、溶解能力等）、确定清洗剂或试剂、设计清洁程序；
- 取样程序及验证；
- 分析方法及验证；
- 验证方案；
- 验证报告。

📋 技术要求

ICH Q7　原料药的药品生产质量管理规范指南

12.7 清洁验证

清洁规程通常应当经过验证。一般而言，清洁验证应当针对那些物料污染或残留对原料药质量有最大风险的情况或工艺步骤。例如，生产的前期阶段，可能不必对设备的清洁规程进行验证，因其残留物可在后续纯化步骤中除去。

清洁规程的验证应当反映设备实际使用情况。如果同一设备用于多个中间体或原料药的生产，且采用相同的方法清洗，则可选择某个有代表性的中间体或原料药进行清洁验证。此时，应当根据其溶解性、清洁难度以及基于效价、毒性或稳定性计算的残留限度来做出选择。

清洁验证方案应当写明需要清洁的设备、程序、物料、可接受的清洁水平、需要监测和控制的参数以及分析方法。同时应当指明所需取样的样品类型以及如何取样和标识。

取样的方法应当包括擦拭、淋洗或其他适用方法（如直接萃取），同时检测可溶性和不溶性的残留物。所用的取样方法应当能对清洁后设备表面残留物水平进行定量检测。由于设备设计和（或）工艺限制（如，软管、输送管路、开口小或处理有毒物质的反应釜、微粉机和微型流化床等小型复杂设备的内表面）使得产品接触表面不易触及，此时擦拭取样的方法可能不可行。

应当采用经验证的有足够灵敏度的分析方法来检测残留物或污染物。各分析方法的检测限应当足以检测到可接受水平的残留物或污染物。应当确定分析方法可达到的回收率。残留限度应当切实可行、可达到、可证实，并基于危害程度最高的残留物来制定。可以根据原料药或其最有害组分的已知最低药理、毒理或生理活性浓度来制定限度。

对于那些需降低原料药中微生物总数和内毒素的工艺，或需关注此类污染的工艺（如用于生产无菌产品的非无菌原料药），其设备清洁/消毒研究应当考虑解决微生物和内毒素污染问题。

验证后的清洁规程应当适时监控，以确保这些规程在日常生产中的有效性。切实可行的是，设备的清洁程度可通过分析测试和目视检查来监控。目视检查能够发现那些用取样和（或）分析检测发现不了的、集中在小面积上的严重污染。

一般来说，清洁程序的验证应当针对那些如果受到污染或偶然带入异物就会对原料药的质量带来极大危险的情况或工序。

清洁验证方案应当描述要清洁的设备、程序、物料、可接受的清洗程度、要监测和控制的参数及取样方法和分析方法。方案还应当指出要得到的样品的种类和如何取样及标记。

检查方式应当包括目视检查、擦拭取样法、淋洗取样法或可供选择的方法（如直接萃取），如果合适的话，应检测不溶性和可溶性的残留物。所用的取样方法应当能定量地检测出清洗之后留在设备表面的残留物质。当与产品接触的表面，由于设备的设计和（或）工艺限制（如软管的内表面、运输管道、反应釜的开口很小或装卸有毒物质，以及一些小的复杂的设备，如微粉粉碎机、流化床式微粉机），很难触及时，擦拭取样就无法实施。

应当采用验证过的、具有检测残留物或污染物的灵敏度分析方法。每一个分析方法的检测限度必须足够灵敏，来检测到残留物或污染物的规定的可接受水平。应当规定方法可达到的回收率。残留物的限度应当是切实可行的、可检测的，并由最有害的残留物来确定。可以根据原料药或其最有害组分的已知最小药理、毒理或生理活性浓度来制定限度。可接受限度应基于残留物在整个工艺过程设备中总的累积量，并基于下一个生产产品的单批产量而计算，而不是就单一设备的计算。

对于需要降低原料药中的总微生物数或内毒素的工艺，或担心此类污染的其他工艺（如用于生产无菌产品的非无菌原料药），设备清洗／消毒的研究应当考虑消除微生物和内毒素污染。

验证后，清洁程序应当在适当的时间间隔进行监测，以确保这些程序用在日常生产中是有效的。设备的清洁程度可以根据可行性通过测试或目测来监测，目测能检测到用取样和（或）分析方法测不到的集中在小面积上的严重的污染。

实施指导

A. 清洁程序设计

本阶段的目的在于，在产品研发阶段，通过收集积累药品毒理学数据，基于科学和质量风险管理，开发出可以始终如一地达到清洁目的的日常清洁程序。

（1）小试研究

小试研究可以为清洁程序的知识和理解提供有用的信息资源。研究可以使用设计来模拟实际生产设备的小型仪器；研究可通过将工艺残留物加标在设备上，根据工艺将设备置于不同的清洁条件下进行。

小试研究速度快、经济，并能提供相关信息，例如：产品清洁困难程度、使用哪种清洗剂有最佳清洗效果，关键清洁变量，是否有必要对设备使用后至清洁前的间隔时间进行研究等。实验室研究中得到的清洁程序知识和理解可以直接应用于实际清洁，但应考虑实际清洁与实验室模拟情况的差异。

应评估影响清洁的输入变量，并优化、设计清洁参数：与清洁程序相关的时间、温度、清洗剂化学特性、作用机制、产品清洁度、工艺残留量。

（2）工艺残留特性

应基于工艺残留物的化学特性来设计一个有效和高效的清洁程序，例如，工艺残留洁净度（如不溶或强黏附性残留）以及工艺残留物与设备之间可能出现的反应（如染色、腐蚀）。

还应了解工艺残留物和清洁过程中可能出现的化学和潜在相互作用，例如，应考虑工艺残留物在清洗剂或漂洗剂中的溶解度，以避免出现这种情况：工艺残留物未被去除或形成比原工艺残留更难清洁或毒性更大的降解产物。

（3）设备清洁性设计

与设备设计相关的变量和属性应加以识别，并使用适当的风险评估工具与关键的清洁属性相关联。设备设计考虑因素可包括：设备材质、清洁死角或目标清洗物可能被截留的区域，或排水能力等。

由于设备设计的限制，无法达到满意的清洗效果时，可能需要对设备进行改造、更换，必要时固定使用专用设备或一次性设备。

在清洁程序设计过程中需要考虑清洁程序的可行性、合理性等。

B. 清洁程序

基于清洁程序设计，生产企业应建立清洁管理程序，对生产设备在使用前、连续生产过程中、生产后的清洁程序、可接受标准和清洁周期等进行规定。

（1）清洁程序的内容

清洁程序应包括：产品名称、清洁类别、清洁要求、清洁程序及可接受标准、清洁周期、验证周期、残留物限度指标的确认过程描述等。

产品名称：写明将要生产的产品名称（如为生产后的清洗且不能确定下一产品时，写本次产品名称）。

清洁类别：写明是生产前清洗、生产过程中清洗还是生产结束后清洗。清洁开始前对设备必要的拆卸要求和清洁后的装配要求，以及安全防护等方面的要求。

清洁程序要包括：

- 清洁的方式；
- 使用清洗剂的名称、成分和规格；
- 清洗剂的浓度和数量，配制；
- 清洁时间、温度、流速等关键参数；
- 淋洗的要求。

清洁可接受标准包括：

- 检查方法（检查方式、取样点、取样量）及特殊要求；
- 残留物限度指标；
- 检测方法及要求；
- 目测标准要求。

（2）清洁的周期

不同品种转换时，根据下一产品对微生物的要求制订微生物污染水平限度及清洗后到下次生产的清洁有效期，无微生物要求的清洁有效期可根据两个产品的性质特点进行质量风险评估，制定清洁有效期。

在同一品种的连续生产过程中也要制定清洁周期，可以依据对本产品的物料在反应釜中的残留情况、残留物料的稳定性情况、微生物生长情况等方面进行质量风险评估，从而确定清洁周期的长短。

（3）验证的周期

基于可预见的生产计划确定下一周期验证的时间。

C. 清洁目标物及可接受标准

当进行清洁验证时，对于清除残留物、清洗剂和微生物污染的限度选择，理论上应该以生产设备中前次生产的残留物为基础。这些限度应该是可以达到并且是可以被证实的。

（1）目标化合物选择

一般原料药合成中的残留物为反应目标物、试剂及溶剂等组成成分。通常，相对于试剂及溶剂，人们更关注反应目标物或活性成分的残留，因为它可能直接影响下批产品的质量、疗效和安全性。主要因素如下：

● 毒性；

● 在清洗剂中的溶解度；

● 已知难于清洗，如对设备表面材质有一定附着力；

● 包含特殊颜色、芳香剂或矫味剂的产品；

● 设备的生产量（生产频率高的产品相应的清洗频率也高）；

● 清洗过程中如果使用清洗剂，则其残留物也应视为标记物。

对于具有潜在基因毒性的起始物料、杂质，其清洗可残留限度可以考虑基于质量标准中的控制限度设定，并在清洁验证中加以考虑。

一般来说，对于主目标残留物（即本步产物）生产过程中的非基因毒性杂质等，一般会在本工序或下游工序中控制，即工艺本身已能将其除去到较低的程度。在此残留比例下经清洁后残留的该特定杂质极其微量，可以不在清洁验证中考虑。

此外，对于易挥发、易溶于水、低毒性的清洗剂（如乙醇、丙酮等3类溶剂），其特性决定了其易通过水和自身强挥发性除去，且可允许残留量大，经评估后可不对其残留进行检测。需要说明的是，对于因使用清洗剂引发的后续风险，也应考虑在内（如生产存在甲磺酸，对于乙醇这一清洗剂的残留就显得尤为关键，需要进行更严格的控制并检测其残留，因为有引入甲磺酸酯类等基因毒性杂质的风险）。

（2）限度和接受标准

目测洁净、干燥与无臭限度：

• 在每个清洁验证的方案中都必须包括该接受限度；

• 在每次清洗完成后都必须进行检查并对检查结果进行记录；

• 目测检查时应包括生产设备的死角，如反应釜的上部与搅拌的结合处、压滤机的出料口与主体的缝隙或垫片区域等；

• 应该作为清洁验证接受限度的第一个接受标准。

注意：在进行无臭检查时，要考虑到人员的安全问题。

值得说明的是，有研究表明：目视检查能辨别相当量的残留情况。基于此，在进行了相关的研究、目视的客观条件良好，并基于同时采取的其他检查方式（如擦拭取样、淋洗取样）的检测结果加持下，固定参数（如照度、检查距离、检查人视力、检查角度等）的目视检查可以被认为是一种可信的检查方式。

基于风险评估的原则，对于不具有活性的目标残留物，可以合理利用目视检查这一方式，并在目视检查通过后适当实施擦拭取样和（或）淋洗取样。

（3）化学残留可接受限度

目标残留物是否已经具有活性，决定了可允许残留量的风险大小。

对于前端工序、尚未产生活性的原料药中间体，有时难以获得健康基础数据。在此情况下，公司可选择制订内部程序要求确定最大允许残留（MACO）上限，可用通用限度方法进行计算。

对于具有活性的目标残留物（如潜在基因毒性化合物、API 粗品、API 游离碱、API），在可以获得足够数据时，应采用基于健康的暴露限（HBEL）（可以是 ADE 或 PDE 值）计算 MACO。或者也可采用十万分之一（10ppm）或更低的固定值同步计算，然后取更低者。

对于具有遗传毒性、高毒性、高致敏性的物质要求更加严格，最好不作为多功能设备使用。

基于健康基础数据的限度：见本丛书《质量管理体系》分册验证部分相关内容。

浓度限度：十万分之一（10ppm）。

一般情况下，在下一产品中的残留物累计数量级别应不超过十万分之一（10ppm），最高允许十万分之一残留源于食品法规，食品法规允许某一有害物质作为食物链存在于动物和家禽中存在的水平。

实验室通常配备的仪器如 HPLC、紫外 – 可见分光光度计、TLC 等的灵敏度一般都能达到 10×10^{-6} 以上，因此该限度标准不难被检验。

（4）微生物残留监测

● 清洗的微生物验证应该和清洗的化学验证同步进行。

● 棉签擦拭法：采用将棉签擦拭法或平皿接触法采样。

● 淋洗液法：取定量的淋洗液过滤后，取滤膜培养。

需要说明的是：淋洗液法测微生物残留不建议作为单独的微生物残留监测方法，且在制定淋洗液法的微生物残留限度时应当考虑淋洗液本身的微生物限度水平及其对检测结果的干扰。

D. 清洗剂

原料药生产商可采用水或水与清洗剂的手工清洗和采用溶剂或水冲洗相结合的方法来清洗工艺设备。某些设备如反应器，可实行清洗剂回流。有时清洗剂也重复循环。

清洗剂的选择标准：

● 清洗剂应能有效溶解残留物，不腐蚀设备，且本身易被清除。

● 随着环境保护标准的提高，还应要求清洗剂对环境尽量无害或可被无害化处理。

通常推荐的溶剂为：水、乙醇、异丙醇、丙酮、乙酸乙酯、甲醇、甲苯、其他工艺中使用的溶剂。

根据这些标准，对于水溶性残留物，水是首选的清洗剂。不同批号的清洗剂应当有足够的质量稳定性。因此不宜采用一般家用清洗剂，因其成分复杂、质量波动较大且供应商不公布详细组分。使用这类清洗剂后，还会引起新的问题，即如何证明清洗剂的残留达到了标准。因此，应尽量选择组分简单、成分确切的清洗剂。根据残留物和设备的性质，企业还可自行配制成分简单效果确切的清洗剂，如一定浓度的酸、碱溶液等。企业应有足够灵敏的方法检测清洗剂的残留情况，并有能力回收或对废液进行无害化处理。

E. 取样

一般情况下，淋洗取样应该确保淋洗液尽可能接触更大的设备内表面积。如对于能实施回流等操作的反应单元、能旋转清洗的设备（如双锥干燥器）等，淋洗取样时进行回流、旋转等操作。在此情形下，淋洗液的检测结果能充分代表设备整体的残留情况。基于此，产品接触表面的直接擦拭取样应基于科学、风险评估实施。因此，采用与接触表面相同的材料来进行回收研究（玻璃、不锈钢等）。当然，直观检查也必须要包括在清洗核查中。对于和产品接触的设备表面需要进行清洁验证，同时也要考虑到非接触部分。要对清洁间隔以及清洁再使用间隔进行验证。清洁间隔和方法应该是确定的。

（1）淋洗取样

淋洗取样为大面积取样方法，优点是取样面积大，对不便拆卸或不宜经常拆卸的设备也能取样。适于擦拭取样不宜接触到的表面，尤其适于设备表面平坦、管道多且长的液体产品生产设备。

设备清洁在能够进行回流操作时要使用清洁液进行回流清洁，以确保所有设备表面都被浸湿，任何残留的脏污都被洗掉，使其在系统内充分循环一定时间后在相应位置取样作为检测样品。在没有回流条件的情况下，要使用溶剂充分浸泡（用量必须保证覆盖到上次生产所达到的最高液位），在洗涤完成后，可按取样规程在洗涤路线相通下游的一个或几个排液口收集最后一步洗涤即将结束的洗涤液作为检测样品。

（2）擦拭取样

优点是能对最难清洁部位直接取样，通过考察有代表性的最难清洁部位的残留水平评价整套生产设备的清洁状况。通过选择适当的擦拭溶剂、擦拭工具和擦拭方法，可将清洁过程中未溶解的、已干结在设备表面或溶解度很小的物质擦拭下来，能有效弥补淋洗取样的缺点。

常用的擦拭工具为棉签（使用前应用溶剂预先清洗，以免脱落纤维，同时去除其他可溶性物质），进行微生物取样时应使用无菌的擦拭棒。

溶剂用于擦拭时溶解残留物，并用来将棉签上的残留物萃取出来以便检测。擦拭和萃取的溶剂可以不同。一般为水、有机溶剂或两者的混合物。要求不得在设备上遗留有毒物质、使擦拭有较高的回收率、不得对随后的检测产生干扰。

采用擦拭取样时要根据残留物限度和检测方法的线性范围计算擦拭面积。

擦拭取样的残留限度应基于接触物料的设备总内表面积进行计算。对于设备内表面积，可以基于设备图纸上的尺寸、管路长度和管径等信息计算，在无法精准计算的情况下，可以适当考虑从宽（偏大）计算。

擦拭取样验证：通过回收率试验验证取样过程的回收率和重现性。将回收率编写入计算公式中，计算结果的单位为：mg/每个擦拭点面积（100cm^2）。需要说明的是，100cm^2 并不是固定的要求，可以根据设备/部件的构造、实际可擦拭的面积等适当调整。

擦拭回收率的可接受标准推荐为不小于 50%，通常情况下若小于 50% 时，可考虑更换溶剂。一般情况下要求样品擦拭回收率的 RSD ≤ 20%，然后以其中最低擦拭回收率报告数据。

（3）取样点的确认

通常不可能擦拭设备的全部表面，取样点尤其是擦拭取样点的选择应基于科学、合理的风险评估进行确定。例如：

● 清洗和淋洗过程均能实施回流、旋转操作的，淋洗液本身能代表整体残留情况，这样的反应单元或可旋转设备可以考虑减少擦拭取样；

● 投料用手套箱、快开式过滤器等非主体反应、结构简单的设备，容易打开拆卸清洗并实施目视检查，或可以完全被淋洗液浸泡，淋洗液能代表整体残留情况，可以考虑减少擦拭取样；

● 平行设备（如并行的离心机等），可以考虑选择其中一台设备执行取样；

● 基于工艺进行评估选取较差情况的设备进行取样，如反应釜、结晶釜较分层釜属于更差情况，更应被选择为擦拭取样点。

选择擦拭样品还是淋洗样品通常取决于设备的类型。擦拭取样点应提前识别和确定（难以清洁点），最好还要易于操作，如人孔处。如果要取样的地方很难采用擦拭取样，可以采用淋洗取样。淋洗取样的优点是设备的整个表面都能被取样测试污染程度。鉴于此，用于粉碎、混合、过滤等的设备一般采用擦拭取样，而反应釜系统一般采用淋洗取样。

如果进行微生物取样，取样计划应包括微生物的可能最差区域，例如较难靠近的地方以及可收集水的排水区域。微生物和化学取样应在不同区域进行，测试方案中应包括设备及其取样点的描述或图表。

为了预先测试回收率，有时会制备一定浓度的被清洁物样品，涂在与被清洁设备相同或相近材质的空白板的表面，模拟进行淋洗或擦拭，并进行测试，计算回收率。

F. 检测

应该使用经过验证的分析方法检测清洁后残留物的量。常见方法包括：HPLC、TLC、TOC、紫外 – 可见分光光度（UV）等。对于将目标产物作为清洁标的物的情况，采用前次生产的产品作为检测时的标准物是容易获得的。

当将反应中间产物作为清洁标的物的情况下，检测时需要的标准物往往是不容易获得的。这种情况下，也可以采用具有结构相近的可获得的中间体、起始原料或目标产物作为检测时的标准物，在进行分析方法验证时，应考虑校正因子以及检测目标物的相对保留时间。

最低限度的验证要求是明确方法对目标检测物的检出限度。并且这一限度应能够满足可接受标准的要求。

清洁验证使用的检验方法，应进行方法验证。即使引用药典的方法，由于清洁检测的含量水平较低，其响应值、精密度等指标可能会与药典方法的测试对象不同，因此，应进行适当项目的验证。

G. 其他事项

对于相似产品和工艺的清洁程序，选择相似产品和工艺具有代表性的范围是可以接受的。应当考虑到关键结果时，可以利用"最差情况"来进行单独的验证研究。

应该使用典型的连续三次清洁程序并保证结果成功，以证明该方法是经过验证的。

"一直清洗直到干净为止"这种做法不是经验证的清洁，它适用于不确定使用目的和周期的多功能设备。

当要被清除的物质不是有毒或者存在危险性，并且产品同该物质具有相似的物理化学特性时，可以使用产品而非该物质本身作为被清洗的标的物质。

"最差情况"指的是一个或一组围绕工艺限度和环境标准上下限波动的范围，包括标准操作程序，并包括相对理想条件下的产品或工艺失败的最大机会。这样的条件不一定会引起产品或工艺的失败，但却是潜在的风险。

清洁验证方案应包括：确定清洁目标，即，在哪些生产设备中，残留物是什么，残留物的水平。清洁程序、清洗需要达到的结果即清洁标准、取样方法、分析方法都需要在本部分详细给出。

清洁验证报告中要有清洗样品测试结果和这些结果的分析与汇集，图形和表格必要时应包括在内。清洁过程中发生的任何关于清洗执行或分析检测的偏差都需要解释并说明原因。书面报告清洁验证研究满足或不满足方案中规定的接受标准。

H. 阶段性生产时长（campaign length）

阶段性生产（campaign）是指在同一设备上连续生产多个批次的同一产品，需要关注：

（1）应考虑批间是否需要进行设备清洁，以及清洁的程度。根据产品特性，批间可能不需要清洁，或者只需要简单的清洁，如对于反应步骤，可以使用水或溶剂进行冲洗。这种清洁一般称为"小清洁"，这种"小清洁"通常不需要单独的验证。

但是，需要考虑这种"小清洁"是否会影响其后的"大清洁"（在阶段性生产结束后进行的清洁）的效果。如果只对"大清洁"进行验证，还应考虑可连续生产的批数／可连续生产的天数。

（2）阶段性生产可能会增加清洁难度，微生物也可能富集，活性物质也可能降解，从而改变要去除残留物的性质，因此，合理的连续生产时长则非常关键。

（3）阶段性生产验证通常需要进行3轮，可以考虑如下的验证策略：

策略1：直接在阶段性生产后进行清洁验证，批次之间不进行清洁或者仅进行"小清洁"（如反应生产的水／溶剂冲洗）。

需要注意的是，如果在验证过程中出现残留结果失败，则需要考虑验证失败的原因是否与阶段性生产有关，并评估对该阶段生产产品质量的影响。

策略2：安排具有相同批次的三个连续阶段性生产轮次可能并不可行，且耗时非常长，解决办法是首先对单批生产进行清洁验证，即1批生产后进行清洁验证，共执行3轮。然后当下次生产相同产品时，则采用阶段性生产模式，假设连续生产5批（其中批间采用"小清洁"，5批结束后按单批验证的清洁程序清洁）。在阶段性生产（5批）完成后，取样检测，然后该数据与之前3轮单批数据进行比较。

策略3：在设计和开发阶段对阶段性生产批次进行研究。如果有实验数据和原理能够证明阶段性生产批次不影响清洁难易程度，清洁验证过程中就可以任意选择阶段性生产批次进行验证。

（4）验证后应期对清洁程序进行监控，以确保清洁程序持续有效。在清洁验证后，阶段性生产每一次清洁后，尤其对于大的密闭设备，不容易进行目视检查，且每批API的污染会影响很多的制剂批次，通常应采用目视检查和取样检测，对API设备清洁状况进行日常监控。

I. 变更控制

如果有清洗剂、清洁参数、设备类型等可能对清洁程序重现性产生影响的变更时，一定要有相应的书面指导处理程序。变更控制程序应该确保足够的数据支持清洁程序的一致性，以显示经过变更的清洁程序持续有效。

例如，对于多功能车间的某种清洗剂A变更为B，需评估使用清洗剂A进行清洁的分组产品，是否均能完全适用于清洗剂B的清洁程序，且原先的最差情况是否成立。基于此，需对使用清洗剂B的清洁程序进行验证，并基于不同清洗剂的清洁程序评估整个车间的清洁验证情况。

J. 持续清洁确认

持续清洁确认一般适用于能稳定、长期进行商业化生产的产品，本阶段的目的是确保商业化生产阶段清洁程序始终处于受控（验证）状态。要求通常包括：

- 持续收集并分析清洁结果和数据；
- 生产部门和质量部门应及时、准确地对清洁程序进行回顾反馈；定期评估数据、讨论非预期的清洁差异，并通过生产协调响应的整改或后续活动；
- 基于合理的统计学工具，分析清洁数据趋势，评估清洁程序稳定性及清洁能力；
- 在拥有足够的监测数据后，可以进行反馈并对清洁控制策略进行优化，如调整日常取样 / 监测频率等。

前提：进行持续清洁确认之前，应当已成功实施三个周期的清洁验证。可以基于清洁验证的数据分析、偏差、异常等综合评估，起草持续清洁确认方案，用以识别在持续清洁确认过程中需要监控的参数和变量（例如在线清洁系统的某关键参数，清洁取样检测结果等）。

方案 / 计划：

- 数据收集的种类和频率；
- 确定评估工艺稳定性和工艺能力方法（如计算工艺能力指数 Cpk/Ppk）的统计学工具 / 软件；
- 报告出具的周期和方式。

报告：

- 统计回顾周期内的所有 CQA 数据，将其控制限度与 OOE 限度比对讨论；
- 回顾周期内产品相关的偏差 / 变更 /OOS，并评估其是否与清洁程序有关；
- 上一周期报告内的 CAPA 回顾等；
- 基于工艺能力方法（如计算 Cpk 或 Ppk）评估清洁程序稳定性；
- 结论和建议。

K. 再验证

清洁程序应当定期进行再验证，确保其能够达到预期效果。再验证的情况可以分为以下两种：

- 发生变更时的"改变"性再验证：生产过程中，由于各种主观及客观的原因，需要对清洗剂、设备类型、设备材质等作某种变更，变更可能对清洁程序造成一定程度的影响，因此需要进行再验证。

• 周期性再验证：由于有些关键的清洁程序，每隔一段时间应当对其进行系统地、周期性的评价，以确认它们仍然能有效地运作，即使是在设备和清洁程序没有变更的情况下也应定期进行再验证。

在实施了持续清洁确认的基础上，可基于持续清洁确认的实施情况评估再验证的周期。当持续清洁确认结果出现了渐进性变化趋势时，应当进行评估并采取相应的措施，如对清洁控制策略进行微小调整后持续确认，或对清洁程序进行较为显著的变更后进行再验证。

实例分析

实例 5：化学残留可接受限度计算

（1）通用限度计算

设下批产品的生产批量为 B（kg），因残留物浓度最高为 10×10^{-6}，即 10mg/kg，则残留物总量最大为：$B \times 10 \times 10^{-6} = 10B$（mg）；单位面积残留物的限度为残留物总量除以测量的与产品接触的内表面积，设备总内表面积为 SA（cm^2），则设备内表面残留物允许限度：$L \leqslant 10B/SA$（mg/cm^2）。

基于健康基础数据计算：

$$MACO = HBEL_{上一产品} \times MBS_{下一产品} \times PF / （TDD_{下一产品} \times SF）$$

式中：

MACO 为最大允许残留总量（maximum allowable carryover, mg）

HBEL 为基于健康暴露限（health-based exposure limit, mg/d）

MBS 为后续产品最小批量（minimum batch size, g）

TDD 为后续产品日治疗剂量（treatment daily dose, mg/d）

PF 为清除因子，反映一个工艺在下一产品的下游合成路线（如果下一产品并非最终 API）中降低上一残留物料水平的能力。默认值为"1"，R&D 可提供各案特有清除能力证据者除外（例如，在控制 LOD 局限性的情况下）。

SF 为安全因子，反映之前产品与下一物料之间相互作用的影响。如果存在患者安全风险，则应使用该因子。可能的风险有例如禁忌证、可能的过敏反应、儿童风险、前一产品不能每日给药、下一物料仅使用一次，但活性物质每日受控释放等（各案具体讨论）。由毒理学家进行评估。如果未发现前一产品与后一物料相互作用有影响，则默认值为 1。

假设上一产品基于健康暴露限度为 1mg/d，下一产品最小批量 20kg，下一产品日治疗剂量 400mg/d：

$$MACO = HBEL_{上一产品} \times MBS_{下一产品} \times PF/（TDD_{下一产品} \times SF）$$

$$= 1mg/d \times 20 \times 10^3 g \times 1/（400mg/d \times 1）$$

$$= 50g$$

实例 6：多功能车间 / 设备分类法 + 最差情况分组法

某公司对于多功能车间 / 设备，采用了最差情形方法对清洁程序进行验证，清洁程序可分为：

- 一类清洁程序：水溶性物质；
- 二类清洁程序：醇类可溶性物质；
- 三类清洁程序：其他三类溶剂（优先选择以上两种）。

当一种清洁程序被验证后，增加其他产品时优先选择一类与二类清洁程序，按产品在溶剂中的溶解性进行评估得出所使用的清洁程序。该程序一旦经验证后，除非评估为最差情况下需要重新启动清洁验证程序，反之不需要再进行清洁验证，但需要在清洁后进行清洁确认。

（1）设备和最差情况的风险评估

进行最差情形分类风险评估时，应考虑以下几点进行综合评估并在产品的防交叉污染风险评估文件中描述，以确定清洁级别以及清洁验证的范围：

- 已经过清洁验证的所有产品的溶解性；
- 设备共用情况；
- 上一产品及下一产品反应步骤切换；
- 产品所处的工艺步骤；
- 所有产品基于健康基础数据；
- 按工序设备链。

（2）最差情形验证次数评估示例

- 多功能车间产品 A，早期为最差情况，在此情况下，对清洁程序实施了验证；
- 新进产品 B 的溶解性小于 A，属于引入后的最差情形，原最差情形（A）不再成立，在此情况下，应在 B 生产结束后对清洁程序重新实施三个周期的验证。

结论：对于最差情况的应用，清洁验证针对的是清洁程序，而非产品。且清洁程序需在最差情形下验证至少 3 次；若新进产品属于最差情况，原最差情形不再成立且原清洁程序下的验证不再具有代表性，需在最新的最差情形下，对清洁程序重新实施三个周期的清洁验证。

值得一提的是：多功能车间每引入一个产品，建议对所有可能的切换情况进行计算并更新最大允许残留量（MACO）矩阵，并与现行清洁程序所能达到的清洁水平进行比对。若存在前者小于后者的情况（即当前清洁程序无法满足该切换情况下所允许的残留限度量），需明确禁止该情况下的产品切换。

下一产品 上一产品	A	B	C
A	N/A	MACO	MACO*
B	MACO	N/A	MACO
C	MACO	MACO*	N/A

注：若表中＊标注的两处 MACO 小于现行清洁程序所能达到的残留量，则需要明确规定：A 切换 C、C 切换 B 是明令禁止的。

实例 7：清洁验证不充分

某公司在进行清洁验证时，清洁方案中对选用的清洗剂及使用顺序未作说明；同时对清洁的操作要求（溶剂使用时间、温度；取样方法和擦拭面积）不清晰。在清洁报告中部分设备清洁结果记录为："0ppm"。

分析说明：按清洁验证要求，清洁方案中对清洗剂的选择依据（溶解能力等）及使用顺序应有明确的说明；操作要求（转速、时间、温度、溶剂量、取样量、取样方法、擦拭面积）应清晰明了。在清洁报告中清洁结果记录为："0ppm"不适当，较好的做法是："小于确定的最小检测限"，即分析方法验证中确定的检出限度。

实例 8：擦拭取样点示例

擦拭取样点见图 12-2，图 12-3。

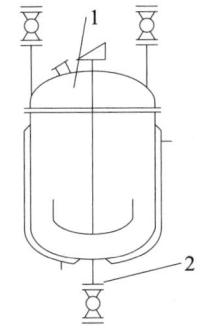

图 12-2　擦拭取样点示意 1

1.人孔口内侧；2.出料口（底阀附近）

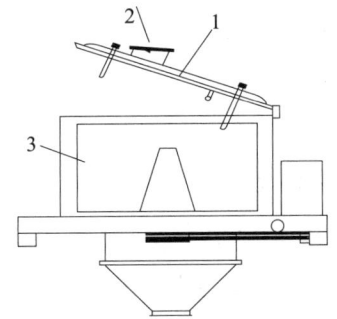

图 12-3　擦拭取样点示意 2

1.翻盖内侧；2.进料管道；3.转鼓内壁

📋 要点备忘

如果多个产品使用某些共用设备，且用同一程序进行清洁，需选择有代表性的中间体或原料药做清洁验证。根据溶解性、清洁难度，以及由活性、毒性和稳定性计算出的残留量作为清洁验证的合格标准。

新产品引入前应当评估最差分组情况是否依然成立，且新产品的清洁程序应当与被验证的清洁程序一致，如清洗剂、清洁参数、覆盖的设备类型等。如已验证的清洁程序尚未实施于新产品使用的某些设备类型，那无论新产品是否被评估为最差情况，清洁程序对这些设备的适用性都应当进行验证。

少量有机物及水分残留仍能促进微生物生长，可能经一段时间才产生有害的降解产物，因此，应在适当时间间隔监测清洁的效果，以确定清洁后的清洁状态可以保持的最长时间。

设备的清洁程度可用化学或仪器分析方法测试。目测能检测到用取样和（或）分析方法测不到的集中在小面积上的严重污染，清洁验证的合格标准应包括"目测合格"。

清洁验证合格标准的制订原则。

为清洁验证设立一个通用方法或限度标准，那是不切实际的。因为药品生产企业使用的设备和生产的产品千差万别，确立残留物限度不仅必须对所有有关物质有足够的了解，而且所定的限度必须是现实的、能达到和能被验证的。

企业应当根据产品的性质和生产设备实际情况，制定科学合理的，能实现并通过适当的方法检验的限度标准。合格标准由企业自己确定。

新生产线的清洁验证一般可在试生产（产品验证）阶段进行，应检查：

- 选择的清洁参照物及理由；
- 取样点位置；
- 清洁达到的标准；
- 取样的方法，及是否进行了验证；
- 是否只取最终淋洗样品（直接简单淋洗样品的代表性比较差，通常需要将用最终清洁的溶剂循环一段时间，或采用搅拌方法使样品有较好的代表性），进行检验，证明达到清洁标准。

清洁验证规程中是否规定清洁程序（使用溶剂或清洗剂、温度、压力、时间、经清洁后设备可贮存的最长时间），同品种不同批之间的清洁、品种变更时的清洁是否有明确规定和记录。

　　清洁验证采用的检验方法，应进行方法验证。即使采用药典规定的法定方法，也应考虑往往清洁检测的含量水平较低，其响应值、精密度等指标可能会与药典方法不同，因此，应评估是否需要进行方法验证。

13 变更控制

本章主要内容：

 变更控制的流程

 变更的分类方式与评估内容

 变更的其他考虑

 变更实例分析

法规要求 ························

药品生产质量管理规范（2010 年修订）

　　第二百四十条　企业应当建立变更控制系统，对所有影响产品质量的变更进行评估和管理。需要经药品监督管理部门批准的变更应当在得到批准后方可实施。

　　第二百四十一条　应当建立操作规程，规定原辅料、包装材料、质量标准、检验方法、操作规程、厂房、设施、设备、仪器、生产工艺和计算机软件变更的申请、评估、审核、批准和实施。质量管理部门应当指定专人负责变更控制。

　　第二百四十二条　变更都应当评估其对产品质量的潜在影响。企业可以根据变更的性质、范围、对产品质量潜在影响的程度将变更分类（如主要、次要变更）。判断变更所需的验证、额外的检验以及稳定性考察应当有科学依据。

　　第二百四十三条　与产品质量有关的变更由申请部门提出后，应当经评估、制定实施计划并明确实施职责，最终由质量管理部门审核批准。变更实施应当有相应的完整记录。

第二百四十四条 改变原辅料、与药品直接接触的包装材料、生产工艺、主要生产设备以及其他影响药品质量的主要因素时，还应当对变更实施后最初至少三个批次的药品质量进行评估。如果变更可能影响药品的有效期，则质量评估还应当包括对变更实施后生产的药品进行稳定性考察。

第二百四十五条 变更实施时，应当确保与变更相关的文件均已修订。

第二百四十六条 质量管理部门应当保存所有变更的文件和记录。

背景介绍

对企业来说，持续改进、与时俱进是生存和发展过程中不可避免的，因此药品生产企业在日常工作中会常常进行各种各样的变更，变更计划常由以下原因驱动：

● 质量和法规符合性改善：改进产品的工艺能力、降低杂质水平、改善药品稳定性、停用高毒的溶剂或用低毒溶剂替代高毒溶剂（如停用苯等一类溶剂）、改变催化剂和试剂、生产偏差引出的纠正预防措施、产品质量缺陷（如投诉）改进、GMP 缺陷整改、其他质量和 GMP 持续改进项等。

● 外部因素的变化：上游原材料供应商的变更（工艺、质量标准、产地来源等）、药典和法规质量标准更新、法规环境（药品生产质量相关法规、安全及环保法规等）的变化、进入不同市场的法规要求、不同客户的要求等。

● 经营业务需要：厂房设施设备的新建和改建、新产品的引入、原材料备用供应商开发、批产量变更、原材料、中间产品、产品和过程控制质量标准的变化。

● 经济和社会效益：采用新的或改进的技术、工艺和设备，期望实现提高收率、缩短生产时间和提高生产效率、减少人工和设备成本、使用成本更低的原材料、安全生产和环保减排；也包括采用更专属和快捷方便的分析方法降低检验成本，和某些非关键检验项目（原材料、中间产品、产品和过程控制检验）进行免检和降低检测频率等。

由于变更的多样性和复杂性，需要对变更进行专业和系统的评估并制定实施方案和计划；原则上，变更后产品的质量情况不得低于变更前的质量情况；在变更实施过程中，应关注变更带来的质量影响和风险，防止因变更评估不完全而引起产品质量事故、召回、患者严重不良反应甚至死亡。

正是担心考虑不周的变更可能导致质量风险（通常指影响质量标准符合性、用药安全和疗效）以及法规不符合，企业必须建立健全的变更控制系统，对变更从开始发起到实施直至关闭进行全程管控，以控制经营和业务风险。同样的原因，世界各国药品法规和 GMP 都对变更控制有非常严格的要求，法规检查中变更控制也被列为重点检查的项目。

📋 技术要求

A. 概述

国家发布的《药品注册管理办法》和《已上市化学药品药学变更研究技术指导原则（试行）》详尽地阐述了原料药生产过程中可能产生的各类变更，并给出了详细的指导意见，与欧盟、美国等法规要求原则上基本一致。

我国 2020 年 7 月 1 日起施行的《药品注册管理办法》第五章"药品上市后变更和再注册"第七十七条将药品上市后的变更，按照其对药品安全性、有效性和质量可控性的风险和产生影响的程度，实行分类管理，分为审批类变更、备案类变更和报告类变更。

持有人应当以补充申请方式申报，批准后实施的变更有：药品生产过程中的重大变更；持有人转让药品上市许可；国家药品监督管理局规定需要审批的其他变更。

应当在变更实施前，报所在地省、自治区、直辖市药品监督管理部门备案的变更：药品生产过程中的中等变更；药品包装标签内容的变更；国家药品监督管理局规定需要备案的其他变更。而境外生产药品发生上述变更的，应当在变更实施前报药品审评中心备案。

持有人应当在年度报告中报告的变更有：药品生产过程中的微小变更；国家药品监督管理局规定需要报告的其他变更。

上述相关变更的具体细节要求，则需要遵照国家药品监督管理局药品审评中心于 2021 年 2 月发布的《已上市化学药品变更研究的技术指导原则（试行）》，进行充分的研究和必要的验证，保留相关支持文件备查。该指导原则中包括的关于原料药的变更有：生产工艺变更、生产场地变更、生产批量变更、注册标准变更、包装材料和容器变更、有效期和贮存条件变更等，并列举了每种变更情形下的重大变更、中等变更和微小变更，以及需要进行的研究验证工作等。

从注册申报角度看，变更一般分为三类，各国变更分类基本情况见表 13-1，本指南对注册分类工作不做详细阐述。

表 13-1　各国变更分类基本情况

机构	年度报告型	备案类（立即报告型）	审批类
NMPA	微小变更	中等变更（备案后实施）	重大变更（补充申请）
美国 FDA	AR	CBE-0，CBE-30	PAS
EMA	Type Ⅰ A	Type Ⅰ B	Type Ⅱ
EDQM	AN	IN	MIN、MAJ

变更管理系统应涵盖药品生命周期的不同阶段，变更管理内容应与生命周期阶段相适应，具体如下：

在产品开发阶段：变更是研发过程固有部分，应有文件记录；变更管理程序、形式和文档要求应与产品所处的研发阶段相一致。

在技术转移阶段：变更管理系统应提供技术转移活动中工艺调整的管理和文件。

在商业化生产阶段：应有正式的变更管理系统。质量部门的监督应为适当的基于科学和风险的评估提供保证。

产品终止：产品终止后的相关变更都应经过相应的变更管理系统。

药品上市后变更管理属于药品全生命周期管理的一部分。变更及变更研究工作应以既往药品注册阶段以及实际生产过程中的研究和数据积累为基础。注册阶段的研究工作越系统、深入，生产过程中积累的数据越充分，对上市后的变更研究越有帮助。持有人可以参考《已上市化学药品药学变更研究技术指导原则（试行）》对变更进行研究和分类，也可以在对药品及其工艺、质量控制等不断深入理解的基础上，采用 ICH 指导原则（如 ICH Q12 药品生命周期管理）中的各种变更管理工具，对变更进行研究和分类，这将更有利于主动对已上市药品进行持续改进和创新。

B. 变更分类

根据变更对药品安全性、有效性和质量可控性产生影响的风险以及相应的注册法规要求，企业可对所涉及的变更分为 3 类：重大变更、中等变更（主要变更）和微小变更。对药品的安全性、有效性或质量可控性产生影响的可能性为重大的变更属于重大变更；对药品安全性、有效性或质量可控性产生影响的可能性为中等的变更属于中等变更（主要变更）；对药品的安全性、有效性或质量可控性产生影响的可能性为微小或者不影响的变更属于微小变更。

（1）重大变更

需要将计划准备变更的文件报告相关客户和销售国药品监督管理部门批准，经客户和销售国药品监督管理部门批准后方可实施的。这类变更影响产品的质量风险较大，需要严格控制，也会对客户造成比较大的影响，通常在提交变更前可以与客户进行充分沟通，在后续执行时往往需要进行全面和详细的研究和验证，并提供充分的合理性文件和科学数据做支持。

（2）中等变更（主要变更）

需要报告药监部门备案的，变更实施后，以补充文件（如我国可能要采用补充申请、欧洲采用即时通知等）的方式通知客户和销售国药品监督管理部门进行备案。这类变更影响产品的质量风险较小，但仍然可能会对客户造成一定的影响，因此需要及时与客户进行沟通，充分评估后可能需要进行相关研究和验证，并需要提供充分的合理性文件和科学数据做支持。

（3）微小变更

变更影响产品的质量风险较小的，变更结束后，按照各国法规要求以年度报告或其他方式通知药品监督管理部门进行备案或者无需备案。还有一类变更不涉及需要报告客户和相关的各国注册文件，如 DMF 等，并且经评估对产品质量没有影响的前提下，可以作为企业内部控制管理。这类变更通常不太可能影响产品的质量，法规和客户通常也没有要求申报和通知，不一定需要进行相关研究和验证，只要能提供充分的合理性文件和科学数据做支持并记录在案即可。

C. 常见重大变更和中等变更分类示例

以下变更分类部分参考我国《已上市化学药品药学变更研究技术指导原则》、EDQM 变更指南 *Guideline on Requirements for Revision/Renewal of Certificates of Suitability to the European Pharmacopoeia Monographs* 等，各类变更包括但不限于以下内容，并且分类不完全与注册变更分级一致，可能有些会比注册变更分级要高，类别仅供参考。企业评估变更分级可以根据内部规定、注册要求以及各国指南要求进行，只要不低估变更、不少做评估和研究或验证即可，在申报时需要依据各国变更指南或者法规要求确定申报类别。

（1）重大变更示例

序号	内容
1	放宽原料药注册标准中控制限度或删除原料药注册标准检测项目
2	放宽减免中间体、成品单批和回收溶剂等质量标准检验项目且可能影响原料药产品质量
3	放宽或减免原辅料质量标准

序号	内容
4	变更可能影响原料药关键质量属性的工艺参数
5	原料药合成路线变更（包括一般原辅料的改变）（新增不同的或变更注册工艺的起始物料、溶试剂、反应原理或生产步骤）
6	原料药在注册工艺中增加重新加工工艺
7	变更原料药起始物料的合成路线，起始物料的质量发生变化
8	原料来源变化，例如，原料的来源为化学合成变更为生物发酵
9	变更原料要的灭菌/无菌工艺（如从除菌过滤、干热灭菌、辐射灭菌中的一种工艺变更为另一种工艺）
10	变更无菌生产工艺中使用的除菌过滤器孔径

（2）中等（主要）变更示例

序号	内容
1	在原料药原标准规定范围内收紧限度（由于工艺等重大变更引起的不在此类变更范畴）
2	新增检测项目（不包括因安全性或质量可控性原因导致的曾建检测项目，因工艺改变而增加检验项目不在此范畴）
3	变更起始原料或中间体的质量标准（非提高标准，变更后质量控制水平不得降低）
4	延长原料药的复验期或有效期（EDQM 为 min）
5	变更原料药起始物料的合成路线，起始物料的质量不降低
6	将返工工艺作为固定生产步骤纳入注册生产工艺中
7	非关键工艺参数变更
8	原料药的生产批量变更在原批准批量的 10 倍以上（EDQM 为 min）
9	原料药起始物料前移，延长的工艺路线与原起始物料一致
10	改变出售原料药的储存条件
11	变更最后一步反应及之后工艺步骤中使用的生产设备，材质、设计和工作原理发生变化，原料药杂质谱或关键理化性质
12	关键起始物料供应商变更（生产厂商变更）

另外，对于变更分类，如境内持有人无法确定变更管理类别的，可在充分研究和验证基础上与省级药品监管部门进行沟通并达成一致后按规定实施；对比变更类别无法达成一致的，建议按照高级别的进行申报和管理，即就高不就低。

用于支持变更而进行的各种研究试验的物料，需要根据变更控制要求对物料的用途进行控制和管理防止这些试验性物料失控流失，或未经批准就用于其他用途。

企业新增产品、厂房变更用途、设施设备变更，均需要进入变更控制系统，实施变更的风险评估。比较典型的实例是新增品种和其他品种共线生产，忽视变更控制将可能导致换品种清洗验证未做或不能及时完成，造成产品的交叉污染风险。再有的实例是新建的 β- 内酰胺抗生素厂房和普通化学原料药在同一厂区生产，虽已采用独立厂房和空气净化装置，但没有充分考虑物料贮存、运输（车辆、托盘等）、文件记录、样品和人员（生产、QA/QC）可能的交叉流动，带来严重的交叉污染风险。

A. 变更控制流程

（1）流程

当企业计划对 GMP 相关的产品、材料、系统、工艺和批量、设施设备、方法、标准等进行变更前，则应该严格履行变更控制手续，通常有以下四个阶段：

- 申请提出阶段；
- 审核评估阶段；
- 批准实施阶段；
- 关闭阶段。

（2）申请提出阶段

申请部门提交变更计划的书面详细描述，要求变更内容描述清晰准确，容易理解。

变更计划也可以列表说明变更计划和之前的差别以方便理解，并分析预期的收益（如法规符合性改善、质量改进、成本节约等）。然后提交给企业变更控制机构（由质量部门专人负责），并给定唯一编号和登记台账方便追踪。

变更应有一定计划性，企业可在年末结合产品市场需求情况以及产品工艺改进要求、设备设施情况考虑制定下一年度的变更计划，包括可预期的环保原因或者安全等因素，通过计划性的变更可更加全面地进行风险评估，促进变更全面的实施。对于不在计划内，且临时需要变更的一些案例，也均需要进行充分的评估后经批准实施。

如变更可能对制剂客户造成比较大的影响，建议提前与客户进行沟通，了解客户的需求，可以促进后期变更的顺利实施。

（3）审核评估阶段

企业变更控制部门通常为质量部门，应组织相关的专业职能部门，对变更进行评估和分级，比如通常会根据变更内容要求相关部门如研发、技术、采购、质量（QA、QC）、法规注册、生产、工程、EHS、销售、仓储物流、人事、IT 等部门相关专家参与，必要时需要召开专题会议进行讨论，讨论和评估基于现有数据、风险分析和科学原理等作出全面和科学的判断，分析是否影响产品质量、用药安全和疗效、遵从法律法规，明确是否需要进行进一步的研究和沟通工作，以确保变更在技术上的合理性。这些工作重点可包括但不限于如下内容：

- 影响因素风险评估；
- 程序文件、记录表格的修改和人员培训；
- 技术转移（包括分析方法转移）；
- 过程控制标准和频次的修改；
- 校验和预防维修计划；
- 小规模和（或）试验批生产；
- 验证（工艺、设备、分析方法、清洁、厂房设施、计算机化系统等）；
- 供应商管理（审计、资质评估）；
- 相关质量标准的修订（新的杂质、溶剂残留、标准范围、方法等）；
- 稳定性研究（新的杂质和降解产物）和有效期、复验期的变更；
- 升级元素杂质的评估，升级亚硝胺杂质的评估等；
- 图纸修订；
- 进行官方申报（审批、备案或年报）；
- 通知相关客户。

应制定预期可接受的评估标准，并建议制订书面的风险控制和实施计划。

常常有这样的疑问：是所有的变更都需要评估，还是只是重大的变更需要评估？正确的做法是应有系统的方法来归类管理，然后才能对每类变更需要进行什么级别的审核进行规定。如对批记录中的文字进行编辑性修订，如果不涉及工艺参数的调整，只是为了更清晰说明操作步骤，通常不需要进行评估（这时应被归类于文件变更）；但如果涉及工艺参数的修改，则必须经过系统科学的评估。

关于生产工艺变更、生产场地变更、生产批量变更、注册标准变更、包装材料和容器变更、有效期和贮存条件变更，除了企业内部的变更控制手续外，还需考虑各国药监部门对变更的意见以及客户的接受程度。

变更是否需要通知下游客户（主要指制剂生产企业），以及在何时通知和沟通到何种详细的问题，则应根据企业和客户签署的质量协议以及行业要求来确定，通常中等变更（可能影响产品质量属性如理化性质）应主动通知关键制剂客户，通常在变更前尽可能早地通知客户，以方便他们能及时评估相关的影响。

（4）批准实施阶段

经过审核评估阶段，汇总相关的实施追踪计划后，综合考虑风险和收益后，由企业质量部门决定批准或不批准变更计划。批准变更至少要提供以下内容：研究和沟通工作所产生的所有支持文件、数据和信息、变更批准后应采取的行动计划和责任分工。

相关职能部门落实实施计划方案，并汇总实施结果和提供书面证据，如提交验证报告、稳定性数据、变更后的图纸、照片、数据对比、升级后的文件等。如在实施过程中发现需进一步的变更或原定的实施计划方案需改变，也需要履行类似的审批流程，不能由实施部门随意改变。变更涉及的产品的放行：应综合评估相关产品的风险，包括检验结果、稳定性试验结果，各种验证完成结果，外加是否需要法规批准等因素，再决定是否放行和在什么时间放行（可能需要等稳定性试验或法规批准）。变更涉及的厂房设施、设备、仪器、质量标准、检验方法、原辅料、包装材料、操作规程、生产或清洁工艺和计算机软件或硬件等，需要在何种重要条件（如完成验证、注册批准、客户同意等）满足后，方可在何时正式投入实施，也推荐在变更表格中详细记载。在变更执行后，收集到相关数据后，可对变更进行类别再确认，以确认初次变更类别判定是否正确，是否需要进行调整并补充内容。

（5）关闭阶段

一般情况下由质量部门负责追踪实施计划的完成情况，并督促实施责任部门按时完成任务。在所有计划的相关行动、文件和支持材料都已经完成的情况下，为了确认变更是否达到预期效果，可根据需要对其进行有效性评估，评估后再行关闭变更。变更也有可能在实施期间发现重大问题经讨论审批决定停止实施或者进行调整，停止实施需要给出原因和结论并记录在案，必要时评估其停止实施的风险。若已依据原变更执行并有相应的产品产出，需要给出恰当的物料控制和处理措施。而调整则根据新的变更需要，重新评估审核批准。

注意：在评估审批阶段，为了避免企业在变更时因为系统过于复杂和人员缺乏经验忽略错漏了关键控制项，各企业可根据实际情况采用和表 13-2 类似的检查单来帮助进行比较细致的评估。

表 13-2　变更评估项目表

项目号	评估项目
A	标准方法（起始物料、API 和包材）

项目号	评估项目
A.1	**人员**
A.1.1	实施培训
A.2	**文件**
A.2.1	对 SOP/ 内控标准的影响
A.2.2	新质量标准的合理性说明
A.2.3	微生物评估
A.2.4	文件的传递 / 接收的影响
A.2.5	取样原则和方案的影响
A.2.6	需供应商批准和签字确认
A.3	**实验室设备**
A.3.1	需要新设备
A.3.2	（新）设备验证 / 校验
A.4	**分析**
A.4.1	销售国的方法开发 / 验证 / 确认的影响
A.4.2	销售国的方法等同性的影响（相对于法规 / 供户方法）
A.4.3	批次整体的影响
A.4.4	方法转移的影响
A.4.5	免检和抽检的影响
A.4.6	对照品的影响
A.5	**体系**
A.5.1	需要新的或更新稳定性研究
A.5.2	商检标签的影响
A.6	**物流**
A.6.1	当地相关产品的影响
A.6.2	需告知购买 / 配送
A.6.3	需提供质量标准给供应商
A.6.4	需要新的或升级质量协议
A.6.5	需要更改已处理的订单

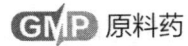

项目号	评估项目
A.6.6	库存的影响
A.6.7	限制产品的配送
A.7	**法规**
A.7.1	销售国法规的影响
A.7.2	需要在销售国政府机关备案
A.7.3	等待批准后才实施
B	**合同方／供应商／物料（原料、包材、成品）**
B.1	**人员**
B.1.1	实施培训
B.2	**文件**
B.2.1	当地的内部标准文件的影响
B.2.2	需要批准供应商所签署的标准文件
B.2.3	变更包装形式
B.2.4	贮存条件的影响
B.2.5	取样的影响
B.2.6	需更新（通常的）交货条件
B.2.7	合格供应商清单的影响
B.2.8	包装工艺的影响
B.2.9	当地法规中所描述的制造方法的影响
B.3	**实验室设备**
B.3.1	需要新设备
B.3.2	（新）设备需确认／校验
B.4	**分析**
B.4.1	检验方法的影响
B.4.2	与供应商的方法进行比较
B.4.3	提供质量标准给供应商
B.4.4	免检的影响
B.4.5	需送小样进行检验

项目号	评估项目
B.4.6	需合同实验室来检验
B.5	**体系 / 质量**
B.5.1	稳定性研究 加速稳定性考察 长期稳定性考察
B.5.2	供应商情况调研 营业执照，生产许可证，危险化学品生产（经营、运输）许可证；药包材注册证
B.5.3	产品有效期 / 复验期的影响
B.5.4	试机
B.5.5	工艺验证 验证方案 验证报告 验证次数
B.5.6	包材设计的影响
B.5.7	供应商审计
B.5.8	特殊放行
B.5.9	试验（特征）批
B.5.10	供应商的产品质量：证书的影响
B.6	**市场**
B.6.1	需要通知销售部
B.6.2	需要销售部批准
B.7	**物流**
B.7.1	涉及其他的生产场所 / 承包商
B.7.2	进程中的订单的影响
B.7.3	库存的影响
B.8	**法规**
B.8.1	销售国法规的影响
B.8.2	需要在销售国政府机关备案
B.8.3	需审批后执行
B.8.6	残留溶剂 / 挥发性有机杂质 / 元素杂质 / 基因毒性杂质的影响

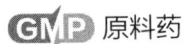
项目号	评估项目
C	**生产工艺**
C.1	**概述**
C.1.1	进行培训
C.1.2	文件（工艺风险分析，工艺流程图） 管理 / 操作程序 工艺路线数据表 工艺风险分析 工艺流程图 工艺规程 批记录
C.2	**GMP**
C.2.1	工艺验证 验证方案 验证报告 再验证
C.2.2	清洁验证 验证方案 验证报告 再验证
C.2.3	稳定性研究 加速稳定性考察 长期稳定性考察
C.2.4	微生物评估
C.2.5	影响批量
C.2.6	物料编码清单
C.2.7	设备清单
C.3	**物流**
C.3.1	影响到相关产品
C.3.2	涉及其他的生产地或合同方
C.3.3	对质量协议的影响
C.3.4	限制产品配送
C.3.5	创建或改变物料 / 产品编码
C.3.6	影响到供应商
C.4	**法规**

项目号	评估项目
C.4.1	相关信息 / 支持文件在销售国政府机关备案
C.4.2	审批后执行
D	**设备 / 设施（含计算机化系统）**
D.1	**概述**
D.1.1	实施培训
D.1.2	文件影响 • 工艺规程 • 操作程序 • 清洁程序 • 维修 / 校验程序 • 批记录 • 设备备件标准 • 系统描述 • 平面图 • 房间的洁净级别（环境监控） • 相关材质证明 • 相关电机或气动原理图 • P&ID 图纸
D.2	**GMP**
D.2.1	影响相关确认 • 验证主计划 • 用户需求标准（URS） • 风险评估（RA） • 项目验证计划（P&QP） • 厂方接收测试（FAT） • 现场接收测试（SAT） • 设计确认（DQ） • 安装确认（IQ） • 运行确认（OQ） • 性能确认（PQ） • 确认总结报告（QSR）
D.2.2	更新预防维修计划 更新预防维修指南 / 清单 更新校验计划 更新校验记录 进行校验
D.2.3	进行功能测试（方案 / 报告）
D.2.4	需要提供材料证明 / 精确度 / 完工证明
D.2.5	设备标识

项目号	评估项目
D.2.6	计算机化系统（自动化系统） • 软件权限分级 • 软件账户和权限清单 • 数据备份和读取 • 软件灾难修复或应急预案 • 数据可靠性测试或删除挑战测试 • 已保存数据的读取 • 数据转移和读取
D.2.7	环境监测（微生物、物理及化学）
D.2.8	设备台账日志
D.3	**物流**
D.3.1	相关设备的影响
D.3.2	需要购买 / 供户 / 发货确认
D.3.3	需要签署新的或更新质量协议
D.4	**法规**
D.4.1	需要在销售国政府机关审批或备案
D.4.2	等待批准后才实施

B. 其他考虑

（1）变更是否上报和变更涉及批次的放行评估

如果评估生产中的技术变更最后发现，产率和（或）质量都没有提高甚至没有影响，怎么处理相关批次？是否可以出售？正确的做法是：首先考虑这样的变更是否需要在目标销售国进行药监部门备案注册，如果需要备案注册的话，因为变更没有在产率和（或）质量有所改进，变更也就没有存在的价值，通常不太可能得到药监部门的支持，所以不建议申报，这样的产品不经批准也自然不能在目标国家销售。如果不需要备案注册的话，考虑到变更的时候很难说对质量没有影响，特别是那些平时不测的理化指标，建议做一些额外的研究或验证，确认变更没有带来影响，才能放行销售。

（2）变更还应考虑到的其他的法规、宗教、伦理风险

• 出口时不了解销售国 GMP 和注册法规风险。例如：没有设计防窃、防篡改封签，或药品标签不能充分满足销售国法规。

● 注册文件不能充分展示相关细节造成药品评审时遗漏要点的风险，比如：起始物料厂家因为保密原因在申报时刻意忽略的一些细节（工艺助剂、添加剂等）。

● 所用配方、物料不符合销售国药品或原材料标准（药典和其他法规标准差异等）。其他添加剂各国标准不同也可能导致问题。

● 稳定性研究不能充分满足销售国要求（如东盟国家要求不同于 ICH）。

● 动物源物料的风险（如疯牛病、口蹄疫）和法规影响。

● 植物源物料的风险（如产地差异、转基因农作物、农药残留）。

● 世界各国已有法规的热点问题（如三聚氰胺、二噁英等、元素杂质、亚硝胺杂质等）。

● 宗教伦理风险（如伊斯兰教国家的清真要求）。

● 其他国相关产品停售、召回对我国法规决定的影响风险（典型案例：PPA事件）。

● 不同销售国法规和客户的质量要求差异风险（如日本法规机构会因为一起毛发投诉强制召回整批产品，我国客户对产品外观的要求期望也比欧美严格）。

● 战争、动乱等政治风险。

● 专利侵权风险。

企业其他非 GMP 相关的变更，是否也采用变更控制的问题，药品法规没有强制要求和规定，建议企业根据自身实际情况决定。

（3）EHS 变更的考虑

企业在日常变更控制中，会对 EHS（环境、健康、职业安全）变更进行管理。关于质量变更与 EHS 变更的衔接，如内容涉及质量变更，则需要质量相关人员参与变更评估。

从 EHS 角度考虑，变更可以参考表 13-3 典型的检查单内容进行评估。

表 13-3　变更评估 EHS 相关项目表

项目号	评估项目
E	**环境、健康及安全**
E.1	**安全**
E.1.1	人员的安全 工业的风险：爆沸、坠落 移动的部件或热的表面 噪声、高热、压力、放射性的电离辐射、非电离辐射（如激光）、生物制品及振动 危险或高活性物料（致癌物质、激素、OEL） 电击 静电

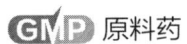

项目号	评估项目
E.1.2	设备的安全 超过 / 低于压力 过量灌装 报警、互锁、控制及监视系统 设备是否有零进入的安全防护装置 设备具有一定机械强度（对设备、管道、建筑、地面等的使用过程） 设备耐腐蚀（工艺设备、管道等） 兼容物料和生产设备
E.1.3	引入新的风险（对于操作和维修）
E.1.4	是否影响风险的识别和评估（危险源的识别，暴露区域的识别，剩余风险的评估，方法的描述，安置的顺序） 关键的安全系统 / 设备 / 元器件 爆炸的风险
E.1.5	需要被下列部门 / 人员控制、检查或评估 安全部 工业卫生人员（测量噪声、光照、温度、化学物质） 职业健康医师 独立的权威的检查机构
E.1.6	是否影响安全验证或测试程序
E.1.7	是否影响设备的安全证明
E.1.8	是否影响安全指令 / 程序 / 公司政策（运行 / 维修 / 紧急情况 / 启动）
E.1.9	是否带来人机工程学风险
E.1.10	是否会引入新的限制区 在限制区上方是否需要锚定点
E.1.11	生产流程中碎玻璃的污染是否被排除或减少到最低程度
E.1.12	对厂区安全设施布置图的影响
E.1.13	消防（洒水车、便携式灭火器）及紧急响应系统（火警、烟雾检测、应急照明）的影响
E.1.14	当地的泄漏程序及设备的影响
E.1.15	设备的标识的影响
E.2	**环境**
E.2.1	环境许可的影响（控制物质、放射能、电离 – 非电离试剂、麻醉……）
E.2.2	建筑物的许可证的影响
E.2.3	地区规划的影响（植树、绿地）

项目号	评估项目
E.2.4	对大气排放的影响 排放有机物 排放无机物 排放 CO_2 排放较低 / 较高的臭味 使用对臭氧层造成危害的物质（如氟利昂）
E.2.5	水消耗的影响
E.2.6	对废水的影响（收集和处理）
E.2.7	引入前是否需要合适的清洁方法
E.2.8	废物的影响 产生危险废物（液体、固体、气体、石棉） 产生无害废物（液体、固体、气体） 废物（液体、固体、气体）的处置和运输
E.2.9	外部噪声的影响（对周围环境的噪声水平）
E.2.10	对土壤的影响
E.2.11	危险物质的贮存及使用的影响
E.2.12	常评估以确保有效的能源设计
E.2.15	需要来自一个独立的 / 权威的检查机构的控制或检查
E.2.16	对当前的环境监测程序的影响
E.3	**健康**
E.3.1	需采取控制措施减少个人健康和安全风险
E.3.2	对 MSDS 的影响
E.3.3	使用不合法的化学品
E.3.4	个人防护设备（PPE）的影响 建立相关 PPE 贮存、清洗和净化规定 需要供给呼吸用的空气

实例分析

实例 1：原料药生产工艺变更

某原料药工艺合成路线没有变更，但使用了新的溶剂丙酮、助剂有机铑盐，但反应釜容量和批量不变，产品最终精制工艺不变，质量标准不变，包装不变。

这种变更属于典型的主要变更，各国法规通常认为可能影响产品质量和稳定性，因此基本上都要求注册报批。

根据检查单进行质量风险评估，通常应该进行以下研究、分析、验证和行动：

- 中间产品、原料药杂质分布和数量的变化，和原工艺比较结果应不得变差，不应该出现新的杂质。

- 可能影响产品结构，对结构进行确证。

- 新的溶剂是否避免使用一类溶剂？其他新溶剂中是否因为工艺原因携带一类溶剂？像苯作为一类溶剂除了反应必须不能避免以外，通常是不允许采用；丙酮因为生产工艺原因通常被认为会携带痕量的苯，如果不进行控制将会导致最终产品超标，所以丙酮质量标准必须有合理的痕量苯检验方法和限度。最终产品中也应该检测苯的残留。

- 新引入的丙酮残留量。

- 丙酮是否回收套用，回收质量标准和回收套用产品质量验证。

- 新的助剂引入重金属铑，需要研究验证在最终产品中的残留量。

- 考虑开发针对丙酮和苯残留溶剂的分析方法，考虑铑残留量的分析方法，必要时还要完成分析方法验证。

- 新的丙酮和铑盐供应商管理（问卷调查、样品检测结果、小试、供应商审计批准、合格供应商目录更新等）。

- 工艺规程、批生产记录修订和人员培训（注：工艺变更后可能影响收率，应统计分析一定数量的正常批次收率，制订新的收率控制限度）。

- 稳定性研究（长期和加速试验），申报时需要提供 3 个月或者 3~6 个月的稳定性数据，与变更前稳定性研究情况进行比较，变更后样品的稳定性应不低于变更前。

- 法规注册报批，国内可能会进行 GMP 现场符合性检查。

- 通知下游客户。

实例 2：原料药生产设备变更

某原料药最终精制工艺的设备改变：为了减少结晶罐后设备，由离心机甩料、双锥真空干燥机组合，改成过滤洗涤干燥机（俗称三合一），但结晶溶剂和工艺不变，质量标准不变，包装不变。

这种变更也属于典型的关键设备变更，未改变工艺目的，根据产品特性，可能会影响也可能不会影响产品质量和稳定性，需要考虑的是可能的干燥温度和时间是否会对产品有影响，和原工艺比较结果应该不得变差，不应该出现新的杂质。基本上都要求企业自行完成设备确认和工艺验证后进行备案。

根据检查单进行质量风险评估，通常应该进行以下研究、分析、验证和行动：

- 原料药杂质分布和数量的变化；
- 产品的晶型和其他物料特性（颗粒细度、流动性、比表面积等）的变化；
- 工艺规程、批生产记录的修订（举例：三合一通常干燥效率好于双锥干燥机，因此干燥时间可以相应优化缩短）和人员培训，设备和工艺参数变更后可能影响收率，应统计分析一定数量的正常批次收率，制订新的收率控制限度；
- 新的三合一设备验证（含设备 SOP、校验和预防维护规程和计划）和清洁验证（含配套清洁 SOP 和清洁周期）；
- 厂房设备图纸更新；
- 稳定性研究（长期试验和加速试验）和可能发生的有效期或复验期变更；
- 法规备案，国内可能会进行 GMP 现场符合性检查；
- 通知下游客户。

实例 3：变更原料药注册标准

某公司为了统一各国标准，变更了某原料药注册标准中的检验方法。

变更原料药注册标准中的检验方法也属于重大变更。需要对新方法进行方法学研究验证并应与变更前方法进行比较，确保方法变更不引起原料药质量控制水平的降低。另外，需对一定批次样品（建议含近效期样品）的批分析结果进行汇总，以考察在原定的有效期内，原料药是否符合修订后质量标准的要求。

检验方法变更的评估可参考如下：

- 新、旧方法对比，变更原因和起草说明；
- 新方法的方法验证；
- 三批次新旧方法检验数据对比；
- 提供标准变更前后的检验报告及图谱；
- 分析方法变更后，新旧分析方法测得的杂质档案的比较；
- 各国法规要求的报批、备案；
- 可能需要通知下游客户。

实例 4：厂房设施设备和公用系统变更

某企业因为产能原因扩建新厂房，安装新的合成车间和洁净厂房以及相关设备，需要在新厂房中增加几个纯化水使用点。

这种变更较为复杂，因为涉及大量的设备、公用系统的变更验证以及工艺验证，通常需要针对这一扩建项目制订单独的验证主计划来追踪协调。

根据检查单进行质量风险评估，通常应该进行以下研究、分析、验证和行动。

- 验证主计划；
- 厂房设备图纸更新、纯化水管网图更新；
- 所有相关的设备设施验证或确认（包括生产设备、HVAC 系统）；
- 纯化水系统的验证；
- 相关的校验和预防维修计划；
- 相关的 SOP、工艺规程、批生产记录修订和人员培训；
- 工艺验证和清洁验证；
- 稳定性研究（长期试验和加速试验）和可能发生的有效期或复验期变更；
- 法规备案；
- 通知下游客户。

实例 5：变更起始物料供应商

某企业的某一起始原料因为上游供应商产能不足或其他原因新增起始物料供应商。

这种变更涉及几种情况：

- 第一种为新增供应商的起始物料合成路线与原有供应商完全一致；
- 第二种引入了新的溶剂或者物料（引入的溶剂或物料在后续的原料药工艺中已经使用）；
- 第三种为合成路线不一致，引入了新的溶剂或者其他物料（这些溶剂或物料在后续的原料药工艺中也未使用）。

上述第一种和第二种情况通常为微小变更，第三种情况为中等（即主要）变更。各国法规对于这一类的申报要求略有不同，需要根据法规要求进行相应的申报和审批。

根据表 13-2 变更评估项目表进行质量风险评估，通常应该考虑以下研究、验证和行动：

- 供应商用户需求手册；
- 供应商情况调研；
- 物料来源确认（根据物料来源重新进行元素杂质或者亚硝胺杂质的相关评估，并且考虑 TSE、BSE、农药残留等）；
- 新供应商物料的质量确认；

- 供应商审计；

- 通知下游客户；

- 升级相关的 SOP、工艺规程、批生产记录修订和人员培训；

- 更新验证主计划；

- 进行工艺验证（对比与之前供应商生产的产品质量情况，应不差于原供应商生产的产品质量情况或者相关情况有合理的说明并非新供应商物料引起的）；

- 更新合格供应商名录；

- 进行稳定性研究（微小变更首批长期稳定性考察，中等变更一批加速和长期稳定性考察）；

- 法规申报（比如我国为年报或者备案通知）。

实例 6：计算机化系统变更

某车间因安全需要由原来的部分参数进行 DCS 系统控制变更为所有生产参数采用 DCS 系统控制。

由于该变更不涉及生产工艺的变更，因此一般不会被评为较大的变更。但因为属于控制系统的变更，因此需要对计算机化系统进行比较详细的测试。

通常需要进行的工作有：

- 起草或升级验证主计划；

- 计算机化系统的 URS、DQ、RA、IQ、OQ 和 PQ；

- 相关设备的 OQ 和 PQ；

- 升级相关批生产记录、清洗记录、工艺规程和相关 SOP 等；

- 人员培训；

- 系统放行报告。

📋 要点备忘

- 产品的生产、检验、贮运等是否和注册文件一致；

- 有没有遵守法规中需要报批、备案的相关规定；

- 是否存在失控、漏报的变更；

- 药典等法定标准升版后，有没有及时改版相关质量标准；

- 变更评估出的风险是否已经得到控制；

- 变更合理性支持文件（可能是现有数据、技术研究报告、科学文献等）和各种验证是否充分；

- 相关的程序文件、记录表格、图纸等的及时修改和人员培训；

- 新增或改建项目对其他品种的影响（预防交叉污染、混淆等）；

- 变更对杂质档案（包含元素杂质与亚硝胺杂质）和残留溶剂的影响；

- 变更对稳定性和有效期 / 复验期的影响；

- 新增或改变供应商时的评估、审计和质量确认情况；

- 变更相关行动计划是否得到追踪和落实；

- 变更的最终结果是否达到预期目标，不能达到预期目标时是否停止变更，或进一步引发其他改进变更；

- 变更涉及的产品是否经过充分科学的评估满意后方才放行；

- 必要的变更是否通知客户（范围根据双方签订的质量协议）；

- 需要报批备案的变更，是否已经得到相关药监部门批准。

14 不合格品与物料再利用

本章主要内容：

☞ 企业购进的物料不符合预设的质量标准，物料在使用中发现其他不符合问题；生产和贮运过程中，各种原因导致中间产品和产品不合格；这些不合格物料如何处理

☞ 返工和重新加工的区别

☞ 如何合规地返工和重新加工不合格的物料

☞ 如何合规地回收利用物料和溶剂

以上问题的多样性和复杂性决定了如果缺乏专业和系统的管控，生产和产品放行过程中则极易发生问题，也会带来药品安全的风险。

另外，世界各国药品监督管理部门和 GMP 对返工、重新加工、物料与溶剂的回收都有着严格的法规，生产企业稍有疏漏，就可能导致违规放行产品。当然法规检查时这类问题也常常被列为重点检查项。

14.1 不合格品

法规要求 ·

药品生产质量管理规范（2010 年修订）

第五十七条 仓储区应当有足够的空间，确保有序存放待验、合格、不合格、退货或召回的原辅料、包装材料、中间产品、待包装产品和成品等各类物料和产品。

第六十一条 如采用单独的隔离区域贮存待验物料，待验区应当有醒

目的标识，且只限于经批准的人员出入。

不合格、退货或召回的物料或产品应当隔离存放。

如果采用其他方法替代物理隔离，则该方法应当具有同等的安全性。

第一百三十一条 不合格的物料、中间产品、待包装产品和成品的每个包装容器上均应当有清晰醒目的标志，并在隔离区内妥善保存。

第一百三十二条 不合格的物料、中间产品、待包装产品和成品的处理应当经质量管理负责人批准，并有记录。

背景介绍

原料药生产企业，各种不合格物料、中间体和原料药应如何处理？什么时候该退货？什么情况下应该销毁？什么情况下可以通过返工或重新加工进行再利用？又应该怎样防止不合格物料、中间体和原料药的失控和误用？这些问题都需要进行针对性管控。

技术要求

ICH Q7 原料药的药品生产质量管理规范指南

6.53 应当制定重大偏差、不合格中间体或原料药调查的书面规程并遵照执行。调查应当包括所有可能与该不合格或偏差相关的批次。

7.44 不合格物料应当有标识，处理之前应当有效隔离，以防止其未经许可用于生产。

14.10 不符合既定质量标准的中间体和原料药应进行标识并隔离。这些中间体或原料药可按以下要求进行返工或重新加工，不合格物料的最终处置应有记录。

本节适用于有"建立了质量标准"的物料、中间体及原料药成品，但"监控"中间体以保证其符合下一工序的使用标准（如 pH 值达到 6.0~6.5，或某起始物料小于 0.5% 等）的情况，不在本节讨论范围（因为这种情况下，可以继续延长生产工序时间直至达到使用标准）。同样也适用于那些即使是中间体未分离的情况下，其稳定期也足以保证能完成检测的中间体。

首先要注意的是：发现物料、中间体和原料药确实不符合质量标准后，仅仅将其保持待验状态是不够的（处于检验结果超标调查期间的除外）。该物料、中间体和原料药需要明确标识为"不合格"（如用物理的方式或在计算机化的仓储系统里标注），并且应很好地隔离受控，防止该不合格物料、中间体和原料药未经过评估和恰当的处置就被使用。

其次要注意的是：物料、中间体和原料药的隔离处理，可以在计算机化的物料管理系统中使用特殊的符号来标识其并非待验物料，而是已完成检验却发现缺陷。如果没有这样的计算机化系统，也可以通过简单的管理工具实现，如专门的库房、库位状态卡，甚至可以是存放容器上的标记，注明物料不合格，处于"冻结"状态（有些企业用这个词来表示这种待验状态）。

对不合格的中间体和原料药而言，可以通过进一步的返工和重新加工来处理。但无论如何，最终必须符合预设的质量标准。

实施指导

物料和产品（包括中间体）不符合预设的质量标准，通常需要进行偏差处理，这就要求进行调查，得出调查结论后再给出处置意见，并采取必要的纠正和预防措施防止重复发生。

但需要注意的是：中间控制检测是为了监控工艺和对工艺进行必要调整，中间控制某次取样检验不符合中间控制质量标准并不被认为是不合格，只需要遵照工艺规程调整到合格就可以了。例如，可能取样测 pH 值并和中间控制标准进行比较，如没有达到中间控制 pH 值标准，就应继续进行调整到 pH 值达标为止。这不是返工，只是进行正常的工艺操作来满足质量标准的要求。

不合格物料、中间体和原料药在处置意见得出前要求隔离存放，并进行标识，以防止被误用。确定为不合格的物料、中间体和原料药通常还会要求专库加锁和仅限经授权的人员进出。不合格中间体和原料药进行返工或重新加工的，应当有不合格品处置方案并记录不合格产品的最终处置情况。

如果作出销毁的决定，通常物料、中间体和原料药的销毁行为都需要监督并记录，以防止物料、中间体和原料药未被真实销毁而失控流入其他渠道而带来风险。

一个特例是将不合格的中间体经过偏差调查和风险评估后，决定不经过重新加工或返工而风险放行，用于后续工序生产，而质量偏差是否影响到成品则可以放在生产结束后进行。例如，某原料药的某批中间体的一个已知杂质超过预设质量标准，基于公司对产品工艺杂质来源去向的认识、小试研究数据和风险评估，证明后续的成盐萃取工艺可以将其去除，不会影响最终产品的质量，因此该批中间体没有必要执行返工，而是风险放行，在风险放行后生产的时候同步进行工艺验证，跟踪使用该批中间体生产后的产品质量，证明规模生产过程中这种超标水平的杂质不会影响产品质量。累积至少三批的生产数据，证明原预设中间控制标准存在过严不合理状况，可考虑按变更控制流程，适当放宽该中间体的质量标准，具体的变更管理可以参考本分册"13 变更控制"。如果该原料药是在目标市场已注册的，中间体放宽标准的变更在注册获批后，方可放行采用这种风险放行的中间体生产的原料药。

外购的物料，由于不适用（不符合预设标准或使用中出现其他异常情况）而退回给供应商的，要求供应商调查原因，采取控制措施避免重复出现类似问题，同时还应与供应商约定：供应商不得简单将"退回"的不适用物料用合格批次稀释混匀后再次供货。

实例分析

实例 1：物料偏差

某批外购的起始物料进厂检验符合预设质量标准，但使用中出现异常（产品质量包括杂质档案未受影响但收率较低），调查发现问题根源是预设质量标准以及检验方法中未控制的某杂质与之前进货批次相比明显偏高，导致催化剂中毒、收率降低。

这种物料偏差，常见的处理方案如下：

方案 1：投诉供应商，要求调查未控制的杂质偏高的原因并改进，与供应商协商变更质量标准和供货协议，添加控制该杂质的标准和分析方法。必要时重新审视公司质量标准制订的流程以及免检、跳检项目制定是否合理，加强对供应商的审计和监督。

方案 2：投诉供应商，但供应商不愿意整改（声称符合供货协议中的预设质量标准）。这时应研究其他合格供应商生产的该物料是否同样存在此未控制的某杂质及其含量水平，或者是否配合变更质量标准和供货协议，添加控制该杂质的标准和分析方法。如配合整改，则可考虑向配合的其他供应商采购该物料，即防止供货风险。

方案 3：如果这种物料只有唯一的供应商，而且供应商还不愿意改进的话，这时需要评估甚至验证适当的让步接受是否会对产品带来质量风险，在不影响产品质量的情况下可以让步接受，必要时修订收率范围，另外可考虑进行工艺的优化或调整来解决催化剂中毒的问题，或者修订接收质量标准和方法，对经过评估或验证确立的该杂质限度进行监测。

这些变更也需要考虑是否注册申报。详细内容参考本分册"13 变更控制"。

实例 2：物料不合格

某批外购的物料进厂检验发现水分超过预设质量标准，检验结果超标（OOS）调查发现问题根源是包装袋阻隔性不好受潮所致，而且以往时有发生，但评估发现使用它的工艺对物料水分没有要求（有水工艺）。

这种属于典型的进厂检验不合格，常见的处理方案如下：

方案 1：投诉供应商，退货并要求改进。供应商可能需要返工后重新发货。

方案 2：急用时应参照偏差管理程序启动偏差，根据企业内部允许物料特殊使用的规程进行特许放行，记录在案，追踪产品质量，收集质量不受影响的支持文件和证据，同时应考虑注册的影响，按要求进行必要的注册申报。但还是需要投诉供应商并要求改进。

方案 3：由于时有发生，供应商无力或不愿改进，工艺也对水分没有要求，也没有其他备用供应商可选择，则意味着该物料质量标准设置可能不尽合理。可能需要考虑履行变更控制手续，适当放宽质量标准，考虑注册的影响，按要求进行必要的注册申报。详细内容参考本分册"13 变更控制"。

实例 3：产品杂质不合格

某段时间某产品生产时因为未知的原因，连续出现产品杂质不符合质量标准问题，OOS 调查证实不是检验偏差，也不是因为物料不符合质量标准，但生产和技术部门不能查出具体原因。

这种属于典型的偏差导致不合格，应该暂时扣留所有 OOS 批号以及同时生产的相关批次进行更深入调查（人、机、料、法、环、测），有条件时停产调查以免问题不断重复，最终设法找到问题根源并采取适当的纠正预防措施。调查结束对不合格批次常见的处理方式如下：

假设 1：产品可以通过返工（如重复最后的重结晶工艺），返工检验合格后放行。如果造成杂质不合格问题根源很快被找到并可以得到解决，不会重复产生杂质不合格的情况，之后类似的返工可以避免。但如果问题始终存在需要频繁返工，建议更新工艺规程和批记录，把这种返工包括在日常工作中，作为正常工艺包含到工艺中去重新进行必要的研究和验证，也当然要考虑注册申报。

假设 2：产品不能通过返工合格，小试发现只能通过更换溶剂重新加工方可合格，这时安排重新加工的同步验证并申报批准，批准前这些重新加工批次产品不能放行。

假设 3：返工和重新加工都不能改进产品质量，也不能通过降级达到其他标准销售或用于其他用途，这时只能决定销毁。

📋 要点备忘

- 不合格物料、中间体和原料药的标识和隔离存放；
- 决定将不合格中间体和原料药进行返工或重新加工，有没有履行相关的评估批准手续。

14.2 返工

法规要求 ···

药品生产质量管理规范（2010 年修订）

第一百三十五条 对返工或重新加工或回收合并后生产的成品，质量管理部门应当考虑需要进行额外相关项目的检验和稳定性考察。

药品生产质量管理规范（2010 年修订）原料药附录

第三十五条 不合格的中间产品和原料药可按第三十六条、第三十七条的要求进行返工或重新加工。不合格物料的最终处理情况应当有记录。

第三十六条 返工：

（一）不符合质量标准的中间产品或原料药可重复既定生产工艺中的步骤，进行重结晶等其他物理、化学处理，如蒸馏、过滤、层析、粉碎方法。

（二）多数批次都要进行的返工，应当作为一个工艺步骤列入常规的生产工艺中。

（三）除已列入常规生产工艺的返工外，应当对将未反应的物料返回至某一工艺步骤并重复进行化学反应的返工进行评估，确保中间产品或原料药的质量未受到生成副产物和过度反应物的不利影响。

（四）经中间控制检测表明某一工艺步骤尚未完成，仍可按正常工艺继续操作，不属于返工。

背景介绍

GMP 返工的定义：将某一生产工序生产的不符合质量标准的一批中间产品或待包装产品的一部分或全部返回到之前的工序，采用同样的常规生产工艺进行再加工，以符合预定的质量标准。

ICH Q7 关于返工的定义：中间体或原料药（包括不符合质量标准的）重复既定生产工艺中的步骤，进行重结晶等其他物理、化学处理步骤（如蒸馏、过滤、层析、粉碎）的过程，这种做法通常是可以接受的。

GMP 和 ICH Q7 对于"返工"都是针对不合格品的，但在 ICH Q7 Q&A 中有专门的释义中讲到返工不仅仅是针对不合格品，也是包含合格品的，因此本文我们讲的返工也不仅仅是指不合格品的返工。

技术要求

ICH Q7　原料药的药品生产质量管理规范指南

8.17 应当对返工或重新加工的物料进行适当的控制，以防止其未经许可用于生产。

14.20 通常可以将中间体或原料药（包括不符合质量标准的）重复既定生产工艺中的步骤进行返工，例如重结晶或其他物理、化学处理，如蒸馏、过滤、层析、粉碎。但是，多数批次都要进行的返工，应当作为一个工艺步骤列入常规的生产工艺中。

14.21 经中间控制检测表明某一工艺步骤尚未完成，仍可按正常工艺继续操作的，不属于返工。

14.22 将未反应的物料重新引入生产工艺并重新进行化学反应的操作属于返工，除非该操作是既定工艺的一部分。进行此类返工前应仔细评估，以确保不会由于可能形成的副产物和过度反应产物而对中间体或原料药的质量产生不良影响。

返工的关键点是：它不会偏离原来规定的工艺，仅仅是重复原工艺中的一步或几步的操作（它们是已批准的工艺的一部分），但是需要特别注意的是，若将已经成盐的中间体或原料药游离成碱，这种情况不是返工，是重新加工。

返工通常讨论中间体和原料药不符合质量标准的情况，可是本章扩展了这个概念，符合质量标准的中间体和原料药也允许返工。这种情况可能发生在一个批次的剩余部分（通常被称为"零头"或"尾料"），这部分不完成包装入桶，而是返回到工序中，可能是和下一批次或后续批次混合，或者甚至是重新溶解和重结晶。

注意：不能通过将不合格中间体、原料药简单稀释混合在合格中间体、原料药中达到符合质量标准的目的，这通常会被各国法规检查认为是"掺假"行为。

很重要的是：如果物料经常性的需要返工往往表明工艺不在"受控状态"下运行。当然，当一定时间段内生产的大部分批次都需要返工时，就清楚地显示原工艺是不合适的。

通常情况下应在注册申报文件中包含返工，这样不合格的产品可以进行返工处理。返工已得到各国法规的认可，并被界业广泛采用。

返工都必须有足够的记录、控制和监控。记录归档就意味着应该能追溯返工前物料的记录，完整的信息必须包括该批号发生的所有信息。这也同时意味着在返工批记录的保存期限内，用于返工的物料原始批记录也必须同时完整保存。返工批号的定义，企业可以有自己的编号系统，但必须保持唯一性，并能完整追溯返工前后的所有信息。

企业应当建立返工规程，明确规定哪些产品可以返工，由相关部门（生产车间、研发、QC、QA 等）共同制定返工方案，且小试研究返工方案可行，最后经质量保证部门批准后实施，在实施返工的过程中，必要时增加有针对性的控制措施和额外检验项目，额外关注杂质和稳定性情况。

原料药的返工，是指将一批符合要求或是不符合要求的产品回到原工艺中去，重新进行已确立工艺的部分操作。虽然已确立的工艺先前已被验证过了，但是返工有可能导致产品杂质的升高，因此企业应基于风险评估以及对产品工艺、产品特性的了解决定是否进行返工工艺验证和必要的稳定性考察。

实施指导

返工应用示例如下：

- 结晶：例如，用同样的溶剂重结晶。

- 纯化：除了重结晶，还可能有重新蒸馏取相同馏分。
- 干燥：例如，重新用同型号干燥机干燥。
- 粉碎：例如，用同样类型的粉碎机粉碎。
- 其他：例如，用同样的滤器过滤；在工艺中引入合格的零头；重新脱色等。

返工的总结和推荐做法（具体比例的建议由企业根据自己工艺状况、生产批数等情况自行制订），比如：

- 较少的批次（如不超过 10%）重复该操作：继续执行返工；
- 多数的批次（如超过 50%）重复该操作：应考虑将返工固定为常规工艺步骤；
- 较多的批次（如 10%~50% 之间）重复该操作：应评估原工艺适当性（常被认为是工艺处于非验证状态），再做决定。

在目标市场注册允许的前提下，中间体和原料药可以在复验期到期时或产品质量不合格时进行返工处理。允许在工艺规程中设立可供选择的返工操作步骤，例如某种工艺设计的打浆步骤用于除去某种杂质，首次打浆后如果杂质超标，就可以自动引发工艺规程中预设的返工（指再次打浆）以达到符合预设的中间控制标准，应明确规定打浆的次数，不得通过无限次的打浆达到符合预设的中间控制标准；但如果首次打浆后合格，就应该自动跳过没有必要的再次打浆过程。

生产过程中异物掉入物料是一种时有发生的偏差，如：搪瓷釜碎裂掉入产品，密封垫圈掉入产品等，如果确认异物没可能被溶解或提取，通常偏差调查后会采用溶解滤除的方式进行处理。如果使用的是经过注册申报的工艺也没有对这个工艺进行任何的变更，那就是返工。但如果使用新的工艺没有经过注册申报，则应定义成重新加工了。

对于需要返工的产品可以使用相应的有颜色和编码的标签标识，同时对其状态进行合适的标识。

需要返工的产品应进行合适的隔离。隔离方式可采用物理隔离（如单独的房间/区域、封存设备等），或电子化系统隔离（如电脑控制、电子系统锁定等），以及其他合适的控制措施。

企业基于风险评估规定允许返工的次数，如果出现反复返工，证明原先的工艺有问题，需要重新评估工艺的设计和控制，必要时优化工艺，重新进行验证。

返工后产品质量与返工前没有明显的差别，但是在稳定性试验发现不合格时，需要进行原因调查，若证实稳定性试验不合格确实是因为返工造成的，那么需要评估一下该产品到底适不适合返工或者重新定义返工批次的复验期是否合理，必要时对已发货的返工批次进行召回处理。

返工产品的审核放行不仅要符合正常产品放行的原则要求，还需要确认返工的整个过程是受控的，返工的工艺是经过注册批准的，同时返工的产品在放行前还需要根据双方签订的质量协议的要求确认是否已通知客户。

实例分析

实例 4：残留溶剂不符合质量标准

某批产品放行检验发现残留溶剂不符合预设质量标准，调查发现问题根源是操作工未严格执行工艺规程中离心甩料时间，导致后续工艺干燥不充分。

这种属于比较常见的工艺偏差，可以进行返工，常见的处理行动：

- 做偏差调查和记录。物料返回干燥工艺重新干燥，做详细返工记录。

- 这种简单的物理返工后的产品重新检验，原则上应进行全检，但基于科学的判断、验证等研究数据和知识进行风险评估，认为那些不会因返工而变化的项目如炽灼残渣、重金属等可以不用重复检验。

- 根据物料的特性和历史数据，基于风险评估，针对简单的物理返工，不一定需要考虑额外的稳定性试验。

- 基于风险评估如果决定减免检验项目或稳定性试验，应提供合理性说明以及支持数据。

- 重新培训相关的操作工并记录，强调遵守工艺规程的重要性。

- 必要时考虑设置强制的定时装置来保证离心时间充分。

实例 5：残留溶剂不符合质量标准

某几批产品放行检验发现残留溶剂不符合预设质量标准，调查发现问题根源是原定工艺规程中干燥时间和参数未经充分优化和验证，导致后续工艺干燥不充分，如果不改进还可能继续频繁发生返工。

这种事后发现原工艺参数研究不充分的问题也比较常见，虽然可以进行返工，但操作起来不胜其烦，最好履行变更控制一次性解决问题，常见的处理行动为：

- 做偏差调查和记录。物料返回干燥工艺重新干燥，作详细返工记录。

- 返工后检验要求同实例 4 相同。

- 重新安排干燥工艺参数的优化，履行优化工艺参数的变更控制手续。

- 重新对新工艺进行验证。

- 基于风险评估，根据物料的特性和历史数据情况决定是否重新进行稳定性试验。

- 基于风险评估判断是否对新干燥工艺进行注册报批。

📋要点备忘

- 不合格产品的返工有没有履行相关的评估批准手续；
- 相关的返工记录是否完整，批号是否唯一，应包括和能追溯返工前的原始批记录，返工记录等；
- 返工是否需要通知客户（范围根据双方签订的质量协议）。

14.3 重新加工

法规要求 ···

药品生产质量管理规范（2010 年修订）

第一百三十五条　对返工或重新加工或回收合并后生产的成品，质量管理部门应当考虑需要进行额外相关项目的检验和稳定性考察。

药品生产质量管理规范（2010 年修订）原料药附录

第三十五条　不合格的中间产品和原料药可按第三十六条、第三十七条的要求进行返工或重新加工。不合格物料的最终处理情况应当有记录。

第三十七条　重新加工：

（一）应当对重新加工的批次进行评估、检验及必要的稳定性考察，并有完整的文件和记录，证明重新加工后的产品与原工艺生产的产品质量相同。可采用同步验证的方式确定重新加工的操作规程和预期结果。

（二）应当按照经验证的操作规程进行重新加工，将重新加工的每个批次的杂质分布与正常工艺生产的批次进行比较。常规检验方法不足以说明重新加工批次特性的，还应当采用其他的方法。

背景介绍

GMP 重新加工的定义：将某一生产工序生产的不符合质量标准的一批中间产品或待包装产品的一部分或全部，采用不同的生产工艺进行再加工，以符合预定的质量标准。

📋 技术要求

ICH Q7 原料药的药品生产质量管理规范指南

8.17 应当对返工或重新加工的物料进行适当的控制，以防止其未经许可用于生产。

14.30 在决定对不符合既定质量标准的批次进行重新加工之前，应当对其不合格的原因进行调查。

14.31 经过重新加工的批次应当进行适当的评估、检测，必要时还需进行稳定性试验，并予以记录，以表明重新加工产品的质量与原工艺生产产品的质量相同。对于重新加工工艺，通常采用同步验证的方式进行验证。这样可在方案中规定重新加工的程序、工艺如何实施以及预期结果。如果仅有一个批次进行重新加工，则可形成书面报告，如确认可接受，可放行该批产品。

14.32 应当有操作规程规定对每批重新加工的产品与常规工艺生产的产品进行杂质档案比较。当常规分析方法不足以评估重新加工批次的特性时，应当采用其他方法。

决定对某一批次产品实施"重新加工"前应该对"重新加工"的定义有透彻的理解，因为重新加工会涉及使用在原工艺中可能没有描述的其他工艺。所以世界众多国家包括我国规定没有得到药监部门的批准前不得将"重新加工产品"用于商业用途。本原则的唯一例外是如果"替代工艺"已得到批准，并且原工艺生产的产品已明确可以用经过批准的替代工艺"重新加工"。

ICH Q7 相关内容的重点是在不合格原因未查明前不能启动重新加工（即重新加工前必须完成"调查"）。

本节提到的细节再次表明：如果实施"重新加工"，应该对得到的产品进行更深入的评估。基于事实：重新加工的产品可能含新的杂质或具有不同的物理性质如晶体结构，仅仅对其按原有质量标准检验是不够的，重新加工的工艺应进行验证，同步验证是处理"重新加工"的一种恰当的方式，同时应对重新加工后的产品进行稳定性考察。

重新加工因为采用了和注册不同的工艺，在原有质量标准和分析方法不再适用的情况下，应考虑开发和验证新的分析方法。比如：采用新的溶剂重结晶进行重新加工，往往需要开发和验证新的分析方法。

重新加工必须有足够的记录、控制和监控。记录归档就意味着应能追溯重新加工前产品的记录，完整的信息必须包括该批号发生的所有信息。这也同时意味着在重新加工批记录的保存期限内，用于重新加工的产品原始批记录也必须同时完整保存。重新加工批号的定义，企业可以有自己的编号系统，但必须保持唯一性，并能完整追溯重新加工前后的所有信息。

企业应建立重新加工的规程，在实施重新加工前应进行必要的风险评估和小试研究确认重新加工是可行的，重新加工方案需要研发部门、质量管理部门等部门共同参与审核和批准。

对于需要重新加工的产品可以使用相应的有颜色和编码的标签标识，同时对其状态进行合适的标识。

需要重新加工的产品应进行合适的隔离。隔离方式可采用物理隔离（如单独的房间/区域、封存设备等），或电子化系统隔离（如电脑控制、电子系统锁定等），以及其他合适的控制措施。

重新加工在业界较少采用，各国法规通常要求必须得到批准后才能销售，鉴于注册批准的漫长周期和可能面对的支持材料不充分等技术难题，企业因此一般都不愿意采用重新加工，甚至不少企业明确规定不能进行重新加工。

为了能销售重新加工的批次，生产企业除了申报问题之外，还应该依靠对重新加工批号的扩大取样和检验来确保重新加工批号的质量具有等效性。重新加工可以按照 ICH Q7 的要求进行同步验证。例如：制订验证方案进行验证，提交补充申请等。

不同于制剂，原料药的返工或重新加工一般都会改善产品的质量，因此事实上是可以多次返工或是重新加工相同的产品。ICH Q7 并没有对产品可以进行返工或是重新加工的次数进行限制。关键是应对要重复重新加工或是返工的原因进行足够的调查，了解为什么第一次返工或是重新加工不起作用。因为这可能涉及企业中的其他 GMP 问题，比如是不是进行了适当的控制。

当重新加工行为可能超出注册申报文件时，放行前必须对重新加工工艺进行补充申请。这样就有可能出现在单批重新加工处理时不能完成验证的问题，事实上很难验证重新加工工艺，因为在大多数情况下，没有足够多的批次来证明重新加工工艺的重现性。ICH Q7 14.31 规定："经过重新加工的批次应当进行适当的评估、检测，必要时还需进行稳定性试验，并予以记录，以表明重新加工产品的质量与原工艺生产产品的质量相同。"使用同步验证是一个很好的做法。需做什么样的检验应该一开始就得到销售国药品审评部门的认可同意，并以书面方案的形式记录下来。还应该根据重新加工工艺执行一个批号的操作，然后记录下来作为中期报告保留。一旦企业和药审部门达成一致，就可以放行重新加工的物料，这批物料的同步验证报告必须永远保留。如类似的问题再次发生，企业想使用相同的重新加工工艺，就可以添加到原来的方案中，产生第二份报告。鉴于重新加工的批数可能很少，不太可能完成重新加工重现性的记载，而且通常不希望看到反复出现的重新加工，企业必须保留所有相关的额外检验和控制结果。

实施指导

返工和重新加工的区别见表 14-1。

表 14-1　返工和重新加工的区别

返工	重新加工
中间产品和原料药	中间产品和原料药
合格或不合格批次	仅限不合格批次
用的是现有生产工艺中的一个或多个工序	采用不同于现有生产工艺的一个或多个工序

重新加工示例：

- 用不同的溶剂重结晶；

- 将成盐的产品再解离后重新成盐（不在注册工艺中）进行精制；

- 重新蒸馏，但取其他馏分；

- 增加原注册工艺中没有的水洗工艺除去无机盐残留；

- 增加原注册工艺中没有的活性炭进行精制脱色。

实例分析

实例6：产品含量不符合质量标准

某批产品放行检验发现含量测定不符合预设质量标准，用同种溶剂返工也不能解决问题，再进一步调查发现问题根源是工艺规程中萃取水洗分层步骤很难清晰分层，水层中的无机盐随后进入后续重结晶工艺，但由于重结晶的溶剂为乙醇含水不能除去无机盐导致超标。

这种属于比较常见的工艺偏差，用普通含水的乙醇返工无效，可考虑的重新加工方案是更换其他无机盐不溶的溶剂（如无水甲醇）溶解，滤除不溶无机盐后重结晶并干燥，应关注：

- 做偏差调查和记录，做详细重新加工记录；
- 这种重新加工后的产品检验，一般都需要重新全检；
- 产品杂质档案和历史产品的比较，不得更差；
- 新溶剂（甲醇）的残留控制，必要时开发和验证新的分析方法；
- 产品的其他物理特性（如晶型、颗粒细度、松密度、流动性等）是否变化，在重新加工过程中同步验证；
- 安排进行重新加工后样品的稳定性实验；
- 如果不能解决萃取水洗分层步骤很难清晰分层的问题，考虑工艺优化变更以杜绝后续产品无机盐超标风险；
- 注册申报重新加工工艺，或者索性申报改进后工艺变更的补充申请。

📋 要点备忘

- 决定将不合格物料的重新加工有没有履行相关的评估批准手续；
- 重新加工的产品是不是得到法规批准后才放行销售；
- 重新加工前是否进行了必要的调查，只有原因调查清楚了才可进行重新加工；
- 重新加工的产品的其他物理特性（如晶型、颗粒细度等）是否变化，在重新加工过程中是否得到同步验证；
- 相关的重新加工记录是否完整，批号是否唯一，应包括和能追溯重新加工前的原始批记录，重新加工记录，额外的检验和稳定性监测等；
- 是否允许重新加工（很多客户通常基于风险考虑不接受重新加工产品）；

● 重新加工是否通知客户（范围根据双方签订的质量协议）及客户所注册国家的药监部门官方批准。

14.4 物料与溶剂的回收

法规要求 ···

药品生产质量管理规范（2010 年修订）

第一百三十三条 产品回收需经预先批准，并对相关的质量风险进行充分评估，根据评估结论决定是否回收。回收应当按照预定的操作规程进行，并有相应记录。回收处理后的产品应当按照回收处理中最早批次产品的生产日期确定有效期。

药品生产质量管理规范（2010 年修订）原料药附录

第三十八条 物料和溶剂的回收：

（一）回收反应物、中间产品或原料药（如从母液或滤液中回收），应当有经批准的回收操作规程，且回收的物料或产品符合与预定用途相适应的质量标准。

（二）溶剂可以回收。回收的溶剂在同品种相同或不同的工艺步骤中重新使用的，应当对回收过程进行控制和监测，确保回收的溶剂符合适当的质量标准。回收的溶剂用于其他品种的，应当证明不会对产品质量有不利影响。

（三）未使用过和回收的溶剂混合时，应当有足够的数据表明其对生产工艺的适用性。

（四）回收的母液和溶剂以及其他回收物料的回收与使用，应当有完整、可追溯的记录，并定期检测杂质。

背景介绍

原料药生产企业出于环保安全和成本节约的原因，常常需要回收利用或套用工艺中的各种物料——如原料、溶剂、助剂、母液、中间体等，因此，怎样管控才能避免药品质量风险至关重要。

物料回收通常是多个或一个批次的母液经过一系列处理，回收获得的产物或过量的原料；前者可作为产物使用至下个步骤或作为成品出售，后者可作为原料投入该工序或前工序使用。所以本节中的回收物料，如果没有特殊说明，即指包括回收原料（起始原料、一般物料、溶剂、助剂）、回收中间体、回收产品。

原料药生产还存在着不经过处理而直接套用的母液，或反应剩余的过量原料在生产过程直接分离后套用，这种情况在下述称为直接套用母液和直接套用原料。

技术要求

ICH Q7 原料药的药品生产质量管理规范指南

14.4 物料与溶剂的回收

14.40 只要有核准的回收方法，并且回收的物料符合其使用标准，反应物、中间体或原料药的回收（例如，从母液或滤液中）是可以接受的。

14.41 溶剂可以回收，并在同一工序或不同工序重新使用，只要回收过程得到了控制和监测，确保在重新使用或与其他核准的物料混合前，这种溶剂符合一定的标准。

14.42 新鲜的和回收溶剂和试剂可以混合，如果有足够的测试表明它们适用于所参与的生产工序。

14.43 回收溶剂、母液和其他回收的物料的使用应当有足够的文件作证。

A. 回收物料

回收物料的回收使用应通过注册申报并批准后才能实施。

回收物料的变更也应按相关法规要求申报，包括回收工艺，质量标准及设备等。

回收物料应考虑防止出现在生产工艺中杂质的富集，难以去除的情况。因此回收物料的使用需要考虑回收套用次数，除非有足够的数据证明，原则上不推荐无限次的使用。回收物料套用的最大套用次数应在质量风险评估的基础上进行规定。

对回收物料的监控，应根据回收物料的质量研究结果及使用情况，进行必要的风险评估，制订回收物料的质量标准或监测指标。

回收物料质量标准的制订需依据产品的生产工艺及物料回收工艺，从原料带入、反应生成、物料降解等途径分析回收物料的组分，列出所有潜在杂质情况，包括挥发性杂质和非挥发性杂质、基因毒性杂质（包括亚硝基杂质）等；根据杂质的性质，逐一阐述回收物料中各杂质在回收工艺中如何除去，列出回收工艺不能完全除去，可能存在于回收物料中的杂质，作为重点考察的指标列入质量标准；回收物料质量，可采用加标试验等方式确认标准的合理性。

回收物料可以根据足够的数据分析及风险评估的结果，减少监测频次或监测项目。

回收物料在本品种的不同工序或在不同品种间使用的，应基于严格的风险评估，评估应包括不同工序或不同品种间的交叉污染，还要对基因毒性杂质的产生以及可能的结构做出分析判断。直接套用的母液通常用于本工序生产。

使用回收物料，应验证对产品质量的影响，重点考察杂质档案和套用周期、回收数量的关系，保证产品满足质量标准的工艺能力和一致性。需对使用回收物料和新鲜物料生产的产品进行质量对比（包括杂质谱），使用回收物料生产的产品质量应不低于使用新鲜物料生产的产品质量，并且确保使用回收物料应能持续稳定生产出符合标准要求的中间产品和成品。

回收物料的使用通常需要验证，验证时应考虑最差条件（如回收物料最大使用量），回收物料本身的回收工艺也需要考虑进行验证。如不进行验证的话，则需进行充分的评估来证实。

回收物料的生产和使用均应有记录。

物料回收的生产设施设备及其清洁管理等应符合药品对防止污染与交叉污染管理的要求，强调的是，回收物料的设备清洁方法应根据风险评估来确定是否进行确认或验证，确认或验证的范围和程度也可根据风险评估来确定，并应综合考虑残留物限度和残留物检验方法。

有机溶剂作为清洁设备的清洗剂，如果回收用于原料药及其中间体生产的话，应对所回收溶剂的质量进行监测，并证明其对原料药质量没有负面影响，如交叉污染的风险和（或）影响原料药的杂质档案。

特殊药品生产中使用回收物料的，用于回收工艺的厂房设施设备应符合特殊药品管理要求。

B. 直接套用母液和原料

直接套用的母液和原料，在注册，变更，质量控制、使用及记录和设备的清洁等方面的基本要求与回收物料一致，但需要注意以下四点：

- 直接套用的母液和原料，必须规定套用次数，并对套用次数进行验证；
- 直接套用的母液和原料，质量控制指标的建立需要更加谨慎，需充分评估可能性的杂质带入的影响；
- 直接套用的母液和原料使用，需考虑带入的主要杂质经过再次反应可能产生的副作用而导致产生的新杂质；
- 使用直接套用的母液或原料的工艺验证，需充分评估验证的最差条件。

实施指导

A. 回收物料

物料的回收使用，在工艺中直接套用的母液和原料，均应基于杂质的带入和富集的基础上进行讨论研究，包括质量控制标准的建立，套用次数的规定等等。

不管是回收溶剂，回收原料、中间体，还是母液的套用等，除非明确不产生杂质富集或母液中杂质量在反复套用时达到了动态平衡的情况，一般情况都是有次数限制的，在产品的生产工艺验证时必须考虑套用次数达到极限时的最差情况。

通常世界上许多国家的法规都要求物料的回收使用应该在注册申报文件中体现，并附上不影响最终产品质量的支持数据和文件，否则会被法规检查质疑违规。

回收的物料业界常见的做法是使用在相同的工艺/工序中，将回收的物料用在不同的工艺中，ICH Q7 并没有反对这种行为，但这种情况显然存在交叉污染风险，则需要格外慎重。使用在不同产品及工艺中，需证实这种使用方式不会对产品质量产生不利影响。

回收溶剂质量标准的建立可以参考残留溶剂的法规以及基因毒性杂质管理指南等，对回收溶剂中可能携带的其他品种物料和溶剂进行针对性控制。

回收溶剂，理论上可以通过良好的精馏设计和足够的塔板数，将回收溶剂标准达到类同新鲜溶剂的水平，以避免可能的污染。但是即使这样，也需要考虑杂质累积问题，可能只是痕量的杂质（如基因毒性杂质）所带来的负面影响。因此，回收溶剂的质量控制应基于严格的风险评估。如评估回收溶剂中不挥发物的考察项目时，可以通过考察回收工艺评估不挥发物带入回收溶剂中的可能性；在使用蒸馏塔蒸馏回收时，则需考虑蒸馏塔是否专用，非专用设备带入的交叉污染的风险。同时需关注一些反应过程或者工艺中后处理过程中，或者是回收的溶剂在重复使用的过程中，产生的可能性杂质，这些情况均可能导致溶剂在一定条件下产生的微量物质（如基因毒性杂质等）。

回收物料质量控制标准的建立，通常使用加标试验用于确认标准的合理性。

其他回收物料（如回收原料、回收中间体、回收产品等）的质量控制指标的建立可参考回收溶剂的模式，进行质量研究及风险评估后确定。

由于原料药采用阶段性生产模式非常普遍，还往往涉及母液、回收料、溶剂甚至是助剂（如活性炭、干燥剂等）的套用，除了正常的验证批次外，这类回收生产模式需要考虑增加最差情况下的验证。例如，阶段性生产套用母液，一般情况下需要增加对阶段性生产最后的批次（被认为套用最多杂质累积最高）进行最少三次验证；回收物料的套用也应该进行类似的验证来证实不会给产品带来负面影响；类似的，使用回收物料的数量也应该通过验证来确定，一般应考虑规定添加限量最大值，阶段性生产最多批为最差情况。除了确定不产生杂质富集或母液中杂质量在反复套用时达到了动态平衡的情况，一般情况都是有次数限制的，工艺验证时必须考虑套用次数达到极限时的最差情况。

回收物料本身回收工艺的验证：回收物料的工艺作为原料药生产工艺的一部分，通常需要通过验证证明能持续稳定地生产出符合原料药工艺要求的回收物料；验证需要符合 GMP 确认与验证附录的要求，验证方案根据回收物料的工艺及使用方式来评估确定。

溶剂回收如果不是使用专用设备，在更换回收对象时，应充分清洁，并评估交叉污染风险，用科学的数据进行合理性支持。例如：溶剂回收蒸馏塔不专用，轮换用于回收甲醇或丙酮，如果换品种回收时清洁不充分，则会存在夹带前次回收溶剂造成的交叉污染风险，在使用这种可能有交叉残留的回收溶剂时，应控制异种溶剂残留的限度，并开发和验证分析方法同时控制产品中的甲醇和丙酮残留，还要经过工艺验证或确认证明这种限度内的异种溶剂残留确实不影响产品质量，在完成注册审批后，才有可能得到认可。

回收物料在生产上的具体使用实施指导，见本分册"8.1 生产操作"的管理要求。

生产使用回收物料的生产工艺，建立工艺规程时，除符合 GMP 的要求外，一般还应当包括：

- 物料回收套用的次数（除非有足够研究证明，否则物料不得无限制次数的使用）；
- 使用回收物料与新鲜物料的比例范围；
- 和新鲜物料混合后应符合的质量标准（如有）；
- 未经处理直接用于原料药生产的回收溶剂一般情况下仅限用于原工序。

回收物料的回收工艺，需建立工艺规程，内容至少应包括回收工艺、工艺控制参数、待回收母液的数量、可接受质量标准等。并且应建立回收物料的生产和使用的记录，记录除符合 GMP 要求外，还应关注以下几点：

- 回收物料的生产和使用记录可包含在产品批生产记录中；
- 回收物料的生产记录应包括回收物料的来源、操作过程、过程控制参数等；
- 回收物料的使用记录应包括所使用溶剂的名称、物料代码、批号、使用量等。

同时应建立待回收物料及回收物料的物料代码及批号的管理文件，确保待回收物料和回收物料的唯一性及可追溯性。回收物料生产批次划分原则：

- 待回收物料在一定时间间隔内采用相同回收工艺连续生产的均质回收物料为一批；
- 未经处理直接用于原料药生产的回收物料，其从同一批原料药生产过程中产生的同一溶剂为一批。

企业应建立待回收物料和回收物料管理台账，并将其纳入企业物料管理体系。

回收物料的使用情况应进行统计分析，可采用年度质量回顾方式进行，内容至少包括回收物料的质量指标及其趋势分析；应对使用回收物料生产的产品进行稳定性考察，对产品质量指标及其趋势进行动态分析。

B. 直接套用的母液和原料

在具体实施上，直接套用的母液和原料实施的基本原则与其他物料的回收使用基本一致，但是需要注意的是：

（1）直接套用的母液或原料，因为不存在后续处理的工艺，所蕴含的杂质会被不断累积，因此必须有套用次数的要求，套用次数的确定应更加严谨；

（2）工艺验证按最差条件的三次进行，稳定性研究也应考虑最差条件批次；

（3）直接套用的母液或原料，也应该有追溯方式来追溯来源；

（4）母液存放的设备 / 储罐，也应进行清洗确认。

实例分析

实例 7：新增回收溶剂使用的关注重点

实验发现，原先不能利用的某产品母液回收料，可以通过引入新的溶剂采用不同于正常生产的精制工艺达到合适纯度，这样就可以定量加回产品最终精制工艺（溶解和重结晶）中，以提高最终产品收率并减少废物。

这种意图属于需要履行变更控制的管理范畴，详细内容参考本分册"13 变更控制"，并着重关注以下内容：

- 将回收料的工艺规程、记录标准化，制订合适的回收料质量标准；
- 回收料添加量的限制和验证；
- 产品杂质档案和历史产品的比较，不得更差；
- 新溶剂的残留控制和必要时开发和验证新的分析方法；
- 新增回收的变更注册申报。

实例 8：回收的混合溶剂使用的关注重点

某工艺步骤中回收的甲苯 – 吡啶混合溶剂，实测配比常常不能达到相同步骤工艺预定的配比要求（关键因素），如何回收利用？

应该根据每批回收溶剂的实测检验结果，计算应该添加甲苯或吡啶的量使达到预定的配比就可以套用了，并着重关注以下内容：

- 回收混合溶剂的质量标准，要求每批检验；
- 根据实测结果如何计算添加量的指导说明和计算公式，计算结果的复核；
- 使用回收混合溶剂产品的工艺验证；
- 产品杂质档案和历史产品的比较，不得更差；
- 检查是否注册申报。

实例 9：最终精制步骤使用回收溶剂的关注重点

某产品最终精制工艺步骤中意图使用蒸馏回收乙醇（三类溶剂）进行重结晶，但前面合成工艺中有使用甲醇和氯苯（二类溶剂），这时如何制订回收乙醇的质量标准，又应该如何进行回收溶剂的适用性研究和验证？

以下推荐一些关键研究的思路，企业应根据自己工艺的特点进行针对性分析。首先建议着重关注以下内容。

● 确定乙醇的蒸馏回收工艺，刚开始要求逐批检验，直到连续收集够具有统计意义批数（一般应不少于 25 批），通过溶剂回收工艺的能力分析和风险分析来决定是否可以免除逐批检验＋周期性检验进行监控。

● 确立合适的监测检验方法，监控回收乙醇中可能存在的产品、挥发性和非挥发性杂质的残留水平。如采用气相色谱监控乙醇含量，以及挥发性杂质，考察源自乙醇的杂质（如苯、醛类等）和源自前面合成工艺的杂质（如甲醇、氯苯等）有没有富集增加等；检测不挥发物控制非挥发性杂质水平；用产品杂质分析相同的液相色谱方法检测回收溶剂中产品和杂质的残留水平；用卡氏水分测定回收乙醇的含水量；检测酸碱度；观察外观等。

● 统计回收溶剂的检测结果，针对性制订回收乙醇的质量标准和检验方法，对于那些经过研究不会产生累积增加的杂质（如苯的残留水平经证实不会因为回收累积增加），可以不制订在回收溶剂的标准中；但那些可能富集增加的杂质，比如氯苯会随着不断的回收逐渐增加到一定水平（也可能达到动态平衡不再增加），以及可能影响工艺质量的参数（如水分），则需要在回收溶剂的质量标准中加以控制。

接下来是使用回收乙醇进行的产品工艺验证，考察回收乙醇的适用性，具体如下。

● 考察使用回收乙醇的产品收率，以及产品质量如外观、理化特性（如粒度、松密度、熔点等）和历史产品比较有无差异。

● 考察连续使用回收乙醇的产品杂质档案和历史产品的比较，不应变差，且杂质谱一致。

● 考察连续使用回收乙醇的产品残留溶剂和历史产品进行比较，尤其关注那些会随着回收逐渐增加的杂质（如氯苯等）带来的影响，要求必须符合法规和注册对残留溶剂的要求，以及可能更加严格的内控标准。

● 如果研究发现使用回收溶剂有次数限制，意味着使用一定次数后必须换新溶剂，次数需要在生产工艺规程和批记录中加以规定；如果研究证实回收溶剂质量没有随回收次数的增加而持续变差（回收达到了动态平衡），使用时也没有发现负面影响的，也就不需要规定使用次数了。

● 考察使用回收乙醇生产的产品稳定性。

● 考虑回收乙醇的使用需要在销售国进行注册备案。

实例 10：回收溶剂质量标准建立的关注案例

某原料药生产工艺中，使用的主原料 A、B；使用的溶剂有水、四氢呋喃、CDI、冰醋酸、药用乙醇；该工艺属于缩合反应，对溶剂药用乙醇进行回收使用（上塔蒸馏）。

因此建立回收药用乙醇的质量标准时，需考虑以下几个方面：

（1）降解及副作用产物

乙醇和冰醋酸反应：乙酸乙酯和水

反应产生的相关物质：C、D……

降解产物：E……

（2）原辅料带入

主原料 A、B 中可能带入的杂质：相关物质及溶剂

溶剂药用乙醇带入：甲醇、乙醛、苯、水

因此建立质量标准时，需要评估所有溶剂：水、四氢呋喃、CDI、冰醋酸、甲醇、乙醛、苯、主原料 A、B 的相关物质和引入的溶剂、反应产生的相关物质及降解产物。

结合蒸馏工艺，确定控制哪些杂质来确定标准；按上述的情况，回收乙醇的质量标准建立必须考察水、四氢呋喃、CDI、冰醋酸、甲醇、乙醛、苯的残留情况，主原料 A、B 的相关物质根据蒸馏工艺是否可以去除来确定是否加入标准，如高沸物（不挥发物）则可以不考虑在回收乙醇中控制；而主原料引入的溶剂，如果没有在原料本身的质量标准中控制，则需要在回收乙醇中考虑控制；反应的相关物质和降解产物也需要结合蒸馏的工艺确定。所有副产物或者降解产物中考察是否有基因毒性结构。

根据工艺需求及加标试验最终确定指标的合理性。

📋 要点备忘

- 物料的回收和使用及直接套用母液或原料的使用是否已经得到法规批准；

- 回收的记录、控制和监测是否符合规范；

- 回收物料及直接套用母液或原料使用到同产品不同工序或者不同产品的影响（预防交叉污染、混淆等）；

- 回收或直接套用物料是否有关于对最终产品杂质档案和残留溶剂的影响研究和验证数据；

- 回收工艺是否经验证确认能持续稳定地获得符合要求的物料。

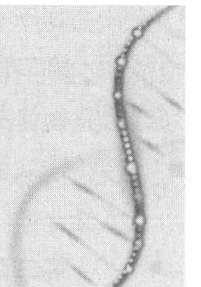

15 投诉、退货与召回

本章主要内容：

☞ 原料药投诉的原因分析

☞ 如何对各种原因的退货进行评估和处理

☞ 退货与召回的区别

☞ 召回的原因分析及调查

本丛书《质量管理体系》分册已经对如何建立药品投诉、召回管理系统提供了充分的指导，请参见"4.5 投诉"和"4.6 召回"，同时在《质量控制实验室与物料系统》分册也对退货管理系统进行了详细说明，请参见"10 退货"。

本章仅就原料药投诉、退货和召回管理活动的特点进行阐述。

15.1 投诉

法规要求 ···

药品生产质量管理规范（2010 年修订）

第二百七十一条 应当建立操作规程，规定投诉登记、评价、调查和处理的程序，并规定因可能的产品缺陷发生投诉时所采取的措施，包括考虑是否有必要从市场召回药品。

第二百七十二条 应当有专人及足够的辅助人员负责进行质量投诉的调查和处理，所有投诉、调查的信息应当向质量受权人通报。

第二百七十三条 所有投诉都应当登记与审核，与产品质量缺陷有关的投诉，应当详细记录投诉的各个细节，并进行调查。

第二百七十四条 发现或怀疑某批药品存在缺陷，应当考虑检查其他批次的药品，查明其是否受到影响。

第二百七十五条 投诉调查和处理应当有记录，并注明所查相关批次产品的信息。

第二百七十六条 应当定期回顾分析投诉记录，以便发现需要警觉、重复出现以及可能需要从市场召回药品的问题，并采取相应措施。

第二百七十七条 企业出现生产失误、药品变质或其他重大质量问题，应当及时采取相应措施，必要时还应当向当地药品监督管理部门报告。

背景介绍

原料药在接触患者之前，必然要经过制剂企业生产成合适的制剂产品，因此原料药企业一般不会直接收到患者关于药品不良反应（ADR，adverse drug reaction）的投诉。特殊情况下，制剂企业在调查其收到的药品不良事件投诉时，可能会要求原料药企业配合其调查，另外在制剂企业来料验收、使用或储存过程中发现异常时，也会要求原料药企业配合其调查。这时原料药企业应结合其生产工艺过程、产品杂质状况、分析方法以及其他可能的因素，如必要时，粒径分布和（或）多晶型现象，进行相应的调查。

技术要求

ICH Q7 原料药的药品生产质量管理规范指南

15.10 应当按照书面规程对所有与质量相关的口头或书面投诉进行记录和调查。

15.11 投诉记录应当包括以下内容：

- 投诉者的名称和地址；

- 投诉提交人的姓名（必要时包括职务）和电话；

- 被投诉事件的描述（包括原料药的名称和批号）；

- 收到投诉的日期；

- 最初采取的措施（包括日期和实施者的身份）；

- 后续采取的措施；

- 对初始投诉者的回复（包括回复发送的日期）；及对中间体或原料药批次的最

终处理意见。

15.12 应当保存投诉记录，以评估其趋势、与产品相关的发生频率和严重性，以便采取进一步的纠正措施，必要时应当立即采取纠正措施。

原料药企业应建立投诉处理程序，不论是从书面还是口头收到的投诉，均需进行调查。

需配备合适资质的人员或部门对投诉进行管理，并在公司内部明确各个协助调查部门的职责。

投诉方与被投诉方针对投诉所进行的调查及评估，需基于双方对各自产品、工艺、方法、法规要求等方面的不同程度的理解，本着解决问题的原则来进行。基于调查的结果，制定并记录需采取的措施，并跟踪措施的执行情况；同时企业要对可能受影响的其他批次和产品进行延伸调查。

实施指导

投诉的管理流程如图 15-1 所示，其流程已在本丛书《质量管理体系》分册中进行描述，后续内容仅针对制剂企业对原料药企业的投诉处理过程进行具体分析。

原料药的客户往往根据其自身的产品和工艺特点，与制剂企业签订具有特殊要求的质量协议（内容包括质量标准等）。在执行质量协议的过程中，常常会因双方所用方法仪器的差异、对工艺的理解水平不同等，而产生投诉。

可从以下几个方面对投诉的原因进行调查：

（1）分析方法和仪器的差异

即使针对同一个检验项目，双方所采用的具体分析方法可能有差异（因原料药会在不同国家市场销售，参考的药典不同，或者采用自己内部经过验证的分析方法，所以以上涉及方法需关注不同仪器、色谱柱和不同规格的试剂等）；如果存在这一情况，应在质量协议中明确仲裁时使用的分析方法（通常使用经过验证的分析方法）。

● 所用试剂和标准品是否一致，试剂是否满足实验要求（有些试剂需要优级纯或色谱纯）；

● 检测方法是否一致，不同的稀释方式（如稀释浓度、梯度）可能也会影响检测结果。

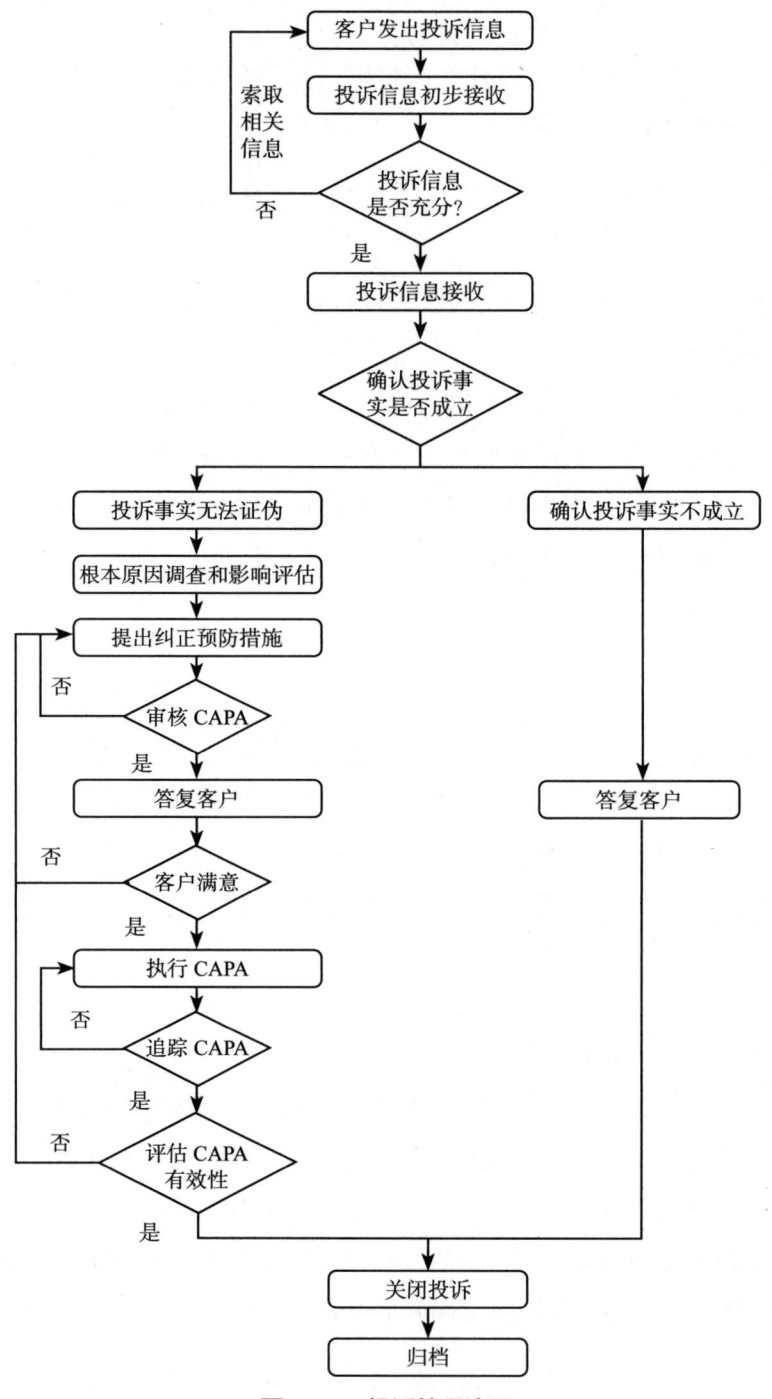

图 15-1　投诉管理流程

（2）经验和技能差异

某些情况下，客户的检验人员可能并不熟悉原料药的特定检验项目和方法，往往需要原料药企业给予相应的技术支持，才能正确地进行相关项目的检验。至少应从人员，设备，检测环境等方面考虑：

● 项目相对复杂，需要相应的检测技能和熟练度，检测人员是否有足够的经验和技能需要考虑；

● 设备设施是否满足实验对精密度和准确度等方面的要求；

● 检测环境也需要考虑，温湿度是否满足要求。

（3）产品理解

● 对原料药特性的理解（性状、溶解度等）；

● 原料药生产工艺的特点，包括工艺原理、引入的物料、溶剂回收（参见本分册"14.4 物料与溶剂的回收"）等。

（4）其他可能的方面

● 运输过程和其他过程（如进出口抽查检验）的影响；

● 不同贮运条件（苛刻和可能失控的温湿度、野蛮装卸等）的影响；

● 称量衡器的精度影响。

原料药企业的投诉处理人员通常需要具备更专业的分析或技术方面的知识，必要时能与客户就相关技术问题进行沟通并达成一致。因此被投诉的产品并不一定是不合格的产品，可能是在方法等方面的差异导致的不一致，双方需深入分析，确认不一致的原因，并进行记录。

在进行产品投诉调查时，应特别注意原料药生产方式特点的影响。原料药企业通常采用连续生产、半连续生产和阶段性生产的方式，同时存在母液套用、有机溶剂回收使用、物料回收/混合等现象，因此在执行 GMP 第二百七十四条时，应充分结合原料药生产工艺的特点，确定合理的相关批次调查评估范围，例如基于调查批次的物料追溯性、共线品种及批次等方面，调查可能受影响的批次情况。

对于企业内部不同工厂/生产地址之间产生的投诉，也要按照制定的投诉处理程序进行相关的沟通、调查和最终关闭。

另外要注意的是，出于对放行产品质量风险的全面控制，GMP 要求：所有投诉、调查的信息应向质量受权人通报，方便质量受权人决定相关批次的调查和处理。因此向质量受权人通报的内容和时间也需要提供书面的证据，这就要求企业内部操作规程和记录设计时需要考虑周全。

实例分析

实例 1：原料药投诉处理过程中技术沟通的重要性

投诉内容：原料药企业 A 接到制剂企业 B 关于原料药产品 C 某批次的投诉：×× 项目（使用氨基酸分析仪进行检验）不合格。处理过程如下所示。

- 原料药企业内部沟通
  - 原料药企业投诉管理人员迅速召集销售、技术、质量人员内部讨论投诉内容，从生产、检验等方面调查，确认初步原因；
  - 确认需要跟客户沟通的问题，包括可能引发不合格的原因。
- 与客户进行沟通
  - 原料药企业的技术、质量等相关人员与客户的质量及技术等人员进行沟通，包括对初步原因的沟通，以及对可能引发不合格原因的排查；
  - 与客户沟通能否在第三方实验室对投诉批次进行检验。

经上述沟通，原料药企业 A 进行调查时发现，该项目的氨基酸分析仪检验方法是某国药典收载的方法，该方法只适用于某个特定品牌的氨基酸分析仪。

原料药企业 A 使用的是该国药典方法相对应的品牌 I 氨基酸分析仪，而制剂企业 B 使用的氨基酸分析仪是另一个品牌 II。

由于仪器不同，制剂企业 B 在使用氨基酸分析仪 II 执行该药典方法检验时，无法完全采用药典专论所规定的参数和程序，调整参数和程序以适合仪器后，导致 OOS 结果。

由于制剂企业 B 没有该国药典方法相对应品牌 I 的氨基酸分析仪，并且针对原料药产品 C 的检验并非该企业熟悉的领域，也很难在短期内开发出一个适用于品牌 II 的分析方法。

原料药企业 A 经过与制剂企业 B 进行技术沟通后，双方合作开发了适用于品牌 II 仪器的分析方法，并帮助企业 B 按照某些预先确定的标准重新进行方法验证，包括确认原料药企业 A 与制剂企业 B 之间针对该项目的允许误差范围，最终解决这一问题。

在这一投诉处理过程中，有效的技术沟通至关重要，包括以下方面。

- 原料药企业 A 与制剂企业 B 的技术团队之间的沟通
  - 对检验方法和仪器参数等细节的详细讨论，是确认根本原因的前提；
  - 对不同技术解决方案之间的讨论，最终双方互谅更新质量协议达成双赢。

- 原料药企业 A 的投诉管理部门与跨职能技术支持团队之间的沟通

  ○ 投诉管理人员作为对内对外沟通的渠道，为跨职能技术支持团队全面掌握技术细节，向制剂企业 B 提供技术解决方案提供了基础平台。

- 原料药企业 A 的投诉管理部门、销售部门与公司管理层之间沟通

  ○ 保证企业内部各部门对该事件的优先级别始终保持一致，获得充足资源的支持；

  ○ 获得授权，及时引入第三方委托检验实验室对争议数据进行独立检验，对说服制剂企业 B 接受企业 A 的解释起到了关键作用。

实例 2：连续生产和溶剂套用工艺原料药品种的投诉调查实例

投诉内容：原料药企业 A 接到品种 D 某批号的客户投诉——产品中检出大于 0.10% 的新未知杂质。

工艺背景：品种 D 采用连续生产工艺，母液在该品种不同生产阶段之间套用，同时从该工艺中回收的有机溶剂甲醇也可用于品种 E 和 F 的生产。

调查时应考虑的基本因素如下所示。

- 核实投诉批次中新未知杂质的存在

  ○ 包括检验该批留样；

  ○ 必要时，检验该批剩余库存或客户退回的样品等；

  ○ 如果客户和本企业的杂质状况检验方法有差异，必要时对不同方法进行对比；

  ○ 必要时，请第三方检验机构协助调查。

- 必要时，调查该批的放行检验为何没有发现该未知杂质

  ○ 例如，查看批检验记录、图谱，是否有该未知杂质峰出现，未引起重视？

  ○ 例如，产品的放行检验方法是否恰当，方法是否能灵敏地检出这个未知杂质？

  ○ 取样是否具有代表性？样品是否混合均匀？

  ○ 是否可能由产品的后续稳定性变差引起？——调查产品自身、内外包装材料等是否出现问题或交互影响。

- 如果该未知杂质投诉成立，该投诉的调查范围（相关批次）可能涉及

  ○ 该生产阶段的所有批次；

  ○ 母液套用所涉及的该产品其他生产阶段；

  ○ 共用回收的有机溶剂甲醇可能携带其他品种物质的交叉污染风险；

○ 其他可能的因素；

○ 对每个因素都需要从根本原因和影响两方面进行评估。

- 必要时，分离和鉴别该未知杂质。
- 必要时，结合相关毒理数据/研究确定该杂质的控制标准和检验方法。
- 必要时，需考虑召回相关批次。
- 必要时，改进生产工艺以去除该杂质（注意变更控制）。
- 必要时，更新相关注册文件。

📋 要点备忘

- 原料药企业要和客户签订质量保证协议，如有特殊质量要求，需在协议中明确。
- 发生投诉时，有效的沟通是解决问题的关键。
- 在投诉调查过程中，延伸调查的启动及调查程度需要考虑。

15.2 退货

法规要求

药品生产质量管理规范（2010 年修订）

第一百三十六条 企业应当建立药品退货的操作规程，并有相应的记录，内容至少应当包括：产品名称、批号、规格、数量、退货单位及地址、退货原因及日期、最终处理意见。

同一产品同一批号不同渠道的退货应当分别记录、存放和处理。

第一百三十七条 只有经检查、检验和调查，有证据证明退货质量未受影响，且经质量管理部门根据操作规程评价后，方可考虑将退货重新包装、重新发运销售。评价考虑的因素至少应当包括药品的性质、所需的贮存条件、药品的现状、历史，以及发运与退货之间的间隔时间等因素。不符合贮存和运输要求的退货，应当在质量管理部门监督下予以销毁。对退货质量存有怀疑时，不得重新发运。

对退货进行回收处理的，回收后的产品应当符合预定的质量标准和第一百三十三条的要求。

退货处理的过程和结果应当有相应记录。

第二百九十四条 因质量原因退货和召回的产品，均应当按照规定监督销毁，有证据证明退货产品质量未受影响的除外。

背景介绍

企业常常需要面对各种各样的退货，有贮运过程破损的，有质量问题退货的，也有因为客户库存原因退货的，每一个案例的情况都有所不同，处理方式一刀切显然不现实。这就要求企业针对每个退货案例进行充分、科学和审慎的评估，决定合适的处置方式。

📋 技术要求

ICH Q7 原料药的药品生产质量管理规范指南

14.50 应当对退回的中间体或原料药进行标识并隔离。

14.51 退回的中间体或原料药在其退回之前，或者运输途中的贮存条件或其包装状况使其质量值得怀疑时，应当视情形对退回的中间体或原料药进行返工、重新加工或销毁。

14.52 应当保存中间体或原料药退货记录。每次退货记录应当包括：

– 收货方的名称和地址；

– 退回中间体或原料药的批号、数量；

– 退货原因

– 退回中间体或原料药的使用或处置。

原料药的退货一般由投诉引起，是一种被动行为。企业在收到退货应隔离存放，作退回和待检标识，或者计算机化的标识。

对退回产品进行适当的验收和科学审慎的质量风险评估，评估这些退货产品是否适合再销售。退回产品在做出处置决定前，应对退货原因调查清楚。退回产品的处置，包括原包装再销售、重新包装、返工、重加工、报废等。

经评估，不适合再销售的退货产品，应参考 GMP 第一百三十三条"产品回收需经预先批准，并对相关的质量风险进行充分评估，根据评估结论决定是否回收。回收应当按照预定的操作规程进行，并有相应记录。回收处理后的产品应当按照回收处理中最早批次产品的生产日期确定有效期"进行处理。

用必要的返工或重新加工处理过的退货产品，检验合格，并且确认符合目标市场的注册情况、符合与客户的质量协议等约定后才能再次销售。

对于污染严重、不再适合返工和重新加工处理的退货产品，则应该进行监督销毁。

因质量原因或贮运过程破损的退货，应参考客户投诉的处理办法，调查问题根源并采取必要的纠正预防措施，防止再次出现。

企业应该有明确的规程，说明各种常见退货的不同处理方式，并能合理地解释这些处理方式可以充分控制质量风险。

需注意 GMP 第二百九十四条主要适用于制剂企业。不同于制剂的要求，GMP 第一百三十三条、ICH 和各国法规都允许对不合格的原料药及其中间产品进行返工或重新加工，即便是因为质量原因导致的退货，也可能在质量评估可行的情况下进行返工或重新加工，并不意味着必须销毁。

所有处理过程均需进行记录。

实施指导

退货的管理流程如图 15-2 所示。

图 15-2 流程已在本丛书《质量控制实验室与物料系统》分册中进行描述，后续内容仅涉及原料药退货处理过程的评估和处理。

本部分同时适用于代理商、贸易商、再包装商和再贴标签商。代理商或贸易商很少会对产品进行返工或重新加工，而需要退回到原生产商实施这些步骤。因此，这些代理商、贸易商、再包装商和再贴标签商应建立良好的追踪系统，要求可以追踪到退回物料的原生产商。

原料药退货的质量风险主要来自以下方面。

● 可能受到的污染。例如：包装破损或其他外来物质的污染；虫鼠污染；雨淋；客户、海关、检疫、分销商取样时可能带入的污染，甚至包括可能在贮运过程中遭受人为的污染、篡改、投毒等。

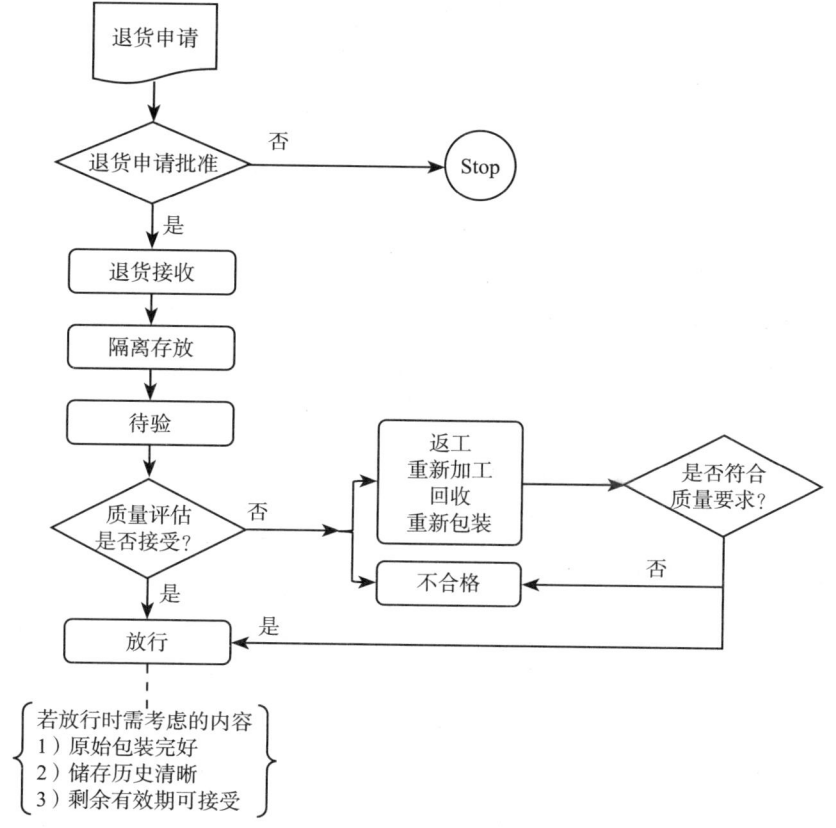

图 15-2 退货管理流程

● 恶劣失控的贮运条件导致产品降解或变质。例如：需要低温条件贮运的货物，退货时在越洋运输时没有温度控制，导致降解杂质增加；退货曾在取样时开封后没及时按要求包装或高湿条件下长期贮存导致结块。

因此对退货的评估应充分考虑这些可能的风险。

需对退货产品进行验收，验收应检查包装情况，包括包装容器和密封件是否完好清洁，标签标识完好清晰，是否被取样，数量与发货前是否一致等信息。可以由退货方说明该货物的取样、使用、储存、运输等信息，以便更好地评估退货产品的调查及处理。

产品被退回后，应存储在独立的受控区域，或用醒目的"退货""冻结"或"受控"等标识进行区分，也可以在计算机化物料管理系统中使用特殊符号来标识。储存应严格按 GMP 要求，按其原有的贮存要求做好温湿度、防虫鼠害等控制措施。除非在退回前就明确产品已受污染或超过有效期，不能再销售或返工处理的。

退回产品是否需要取样检测及如何选择检测项目、取样件数、取样个体和取样位置，应根据退回原因以及退回产品实际情况进行的风险评估结果决定，比如对包装已破坏的，受雨淋或潮湿的等质疑质量受影响的包装单元应重点取样并且独立检测以确认其质量。不能简单采用$\sqrt{N}+1$件取样和混样检测的原则。

原装封签完好的产品如果质疑贮运中可能有风险，比如贮存运输中可能存在失控的温湿度，至少应针对贮运中可能变化的项目进行检验，如色谱杂质、含量等，对不可能因贮运而变化的项目如残留溶剂、炽灼残渣、重金属等可以不用重复检验，说明情况后引用首次检验结果即可，或者遵从企业预定的减免检验项目的书面规定。

如果包装有被启封，或者贮运条件或运输条件不符合要求或受污染、受雨淋受潮等，还可能需要基于风险评估的结果采用额外的鉴定或检测项目，以研究对产品的影响情况。

只有在具备充分证据确认物料是在受控的状态下退回的（原装封签完好或外包装破损但内包装完好，又了解没有被破坏，产品贮运过程温湿度受控或没有其他负面影响因素），才可能考虑原包装重新销售，或更换外包装重新销售，该情况下可以保持原批号不变。

如果对退货有任何的质疑，如原装封签被破坏、包装破损、产品物流贮运情况不详等，需评估是否对产品造成质量影响，决定是否可以进行返工或重新加工。退货被严重污染或不再适合进行返工和重新加工时，可选择销毁处理。

销毁产品时应在质量管理部门的监督下进行，并且收集证明性材料保存。此外，还应该遵守国家和国际法规有关安全、环保等方面的相关规定。

特殊管制产品的销毁按国务院相关部门的规定执行。如要销毁麻醉药品或精神药品应按《麻醉药品和精神药品管理条例》的规定进行登记造册，并向所在地县级药品监督管理部门申请销毁，在药品监督管理部门人员到场监督下销毁。

实例分析

实例 3：投诉处理

某几批产品被客户退货，原因是取样检验粒度不符合客户的质量标准，调查发现问题根源是仓库编码系统的问题导致发货时规格发错。客户声称所退货物的取样、贮运是在 GMP 条件下控制进行的。

常见的处理行动如下所示。

- 针对问题根源采取纠正和预防措施。
- 检查退货的外观，根据检查结果，决定取样计划和检测项目。
- 其中一些产品，客户说明进行了取样，原装封签不完好，根据客户提供的涵盖取样、存储和运输的声明，公司重新取样进行检测，全项检测合格，证实产品质量未受影响。然后公司进行综合评估，评价的因素至少包括药品的性质、所需的储存条件、药品现状、历史，以及发运与退货直接的间隔时间等因素，评估后认为风险比较小，可以放行。

- 其中一些产品运输时包装破损，内层包装袋破坏，产品洒出，如果无法确定污染物和可能的危害，通常都需要销毁；但如果污染物经研究鉴定可以确定并且危害的风险可控时，则可能决定进行返工或重新加工。

- 一部分原装封签完好，又了解整个贮运过程不会造成负面影响后，才能执行重新贴签（换客户）、换桶（外包装变形，但原装封签和内包装完好）等行动后再重新销售。

- 如果质疑贮运过程中温湿度超标可能带来不利影响，如对热敏感的产品贮运过程温度可能长期超过允许的温度上限，则需要重新检验确认没有问题才能安排重新销售。

这次退货中，根据退货产品的状态不同采取不同的处理措施是必要的：

- 针对原装封签完好，而且确认整个贮运过程不会对产品造成负面影响后，可以考虑再重新销售；

- 针对原装内层袋破坏，需考虑销毁还是可以进行返工或重新加工；

- 针对客户取样的批次，需考虑在客户处的放置情况，是否可以重新销售或需要返工及重新加工。

📋 要点备忘

- 退货一般是由投诉引发的，是一种被动的行为；
- 存放退货的区域要进行有效隔离，状态标识符合规范；
- 退货产品进行适当的验收检查，包括必要的取样检测；
- 重新出售的退货经过充分的评估。

15.3 召回

法规要求 ···

药品生产质量管理规范（2010年修订）

第二百九十三条 企业应当建立产品召回系统，必要时可迅速、有效地从市场召回任何一批存在安全隐患的产品。

第二百九十四条 因质量原因退货和召回的产品，均应当按照规定监督销毁，有证据证明退货产品质量未受影响的除外。

第二百九十八条 应当制定召回操作规程，确保召回工作的有效性。

第二百九十九条 应当指定专人负责组织协调召回工作，并配备足够数量的人员。产品召回负责人应当独立于销售和市场部门；如产品召回负责人不是质量受权人，则应当向质量受权人通报召回处理情况。

第三百条 召回应当能够随时启动，并迅速实施。

第三百零一条 因产品存在安全隐患决定从市场召回的，应当立即向当地药品监督管理部门报告。

第三百零二条 产品召回负责人应当能够迅速查阅到药品发运记录。

背景介绍 ————————————————————

根据《药品召回管理办法》第一章第三条的规定，召回，是指药品上市许可持有人（以下称持有人）按照规定的程序收回已上市的存在质量问题或者其他安全隐患药品，并采取相应措施，及时控制风险、消除隐患的活动。

业界对召回的一般理解：从市场中收回那些由于缺陷导致药品安全性、疗效隐患，或违背法规和法定标准的产品。

📋 技术要求

ICH Q7　原料药的药品生产质量管理规范指南

15.13 应当有书面程序明确在何种情况下考虑召回中间体或原料药。

15.14 召回规程应当明确参与评估的人员、如何启动召回、应当通知的人员以及召回产品的处理方式。

15.15 若遇到严重的或可能危及生命的情况，必须报告当地、国家和（或）国际监管机构并寻求其建议。

企业应建立召回处理程序，配备合适资质的人员或部门组织协调召回工作，并在公司内部明确各个协助调查部门的职责。

召回不同于退货，召回是由企业在发现药品有缺陷时而采取的主动行为，主动从客户手中收回相关批次的产品；退货是由外部反馈药品缺陷需要退回企业的行为。其中在发生退货时，如果经调查该产品确实存在缺陷的，企业需进行评估，并召回同批或被影响的批次产品。

实施指导

召回的管理流程见图 15-3。

图 15-3 流程已在本丛书《质量管理体系》分册中进行描述，后续内容仅针对原料药召回处理过程进行具体分析。

药品上市许可持有人是控制与消除药品缺陷的责任主体，应当主动对缺陷药品实施召回。

原料药的召回可能受以下多种因素的影响。

● 生产企业：在稳定性研究、留样观察、偏差调查、客户投诉处理、内审自检、供应商审计中发现问题，调查后主动召回某个产品受影响的某些批次。

● 下游客户：在（投诉）制剂稳定性研究、供应商审计，上市产品不良反应等发现问题如不符合法规和法定标准，或有可能引起安全性、疗效隐患，问题根源也明确指向原料药的，生产企业接到通知证实这一结论往往也会作出主动召回的决定。（与投诉不同）

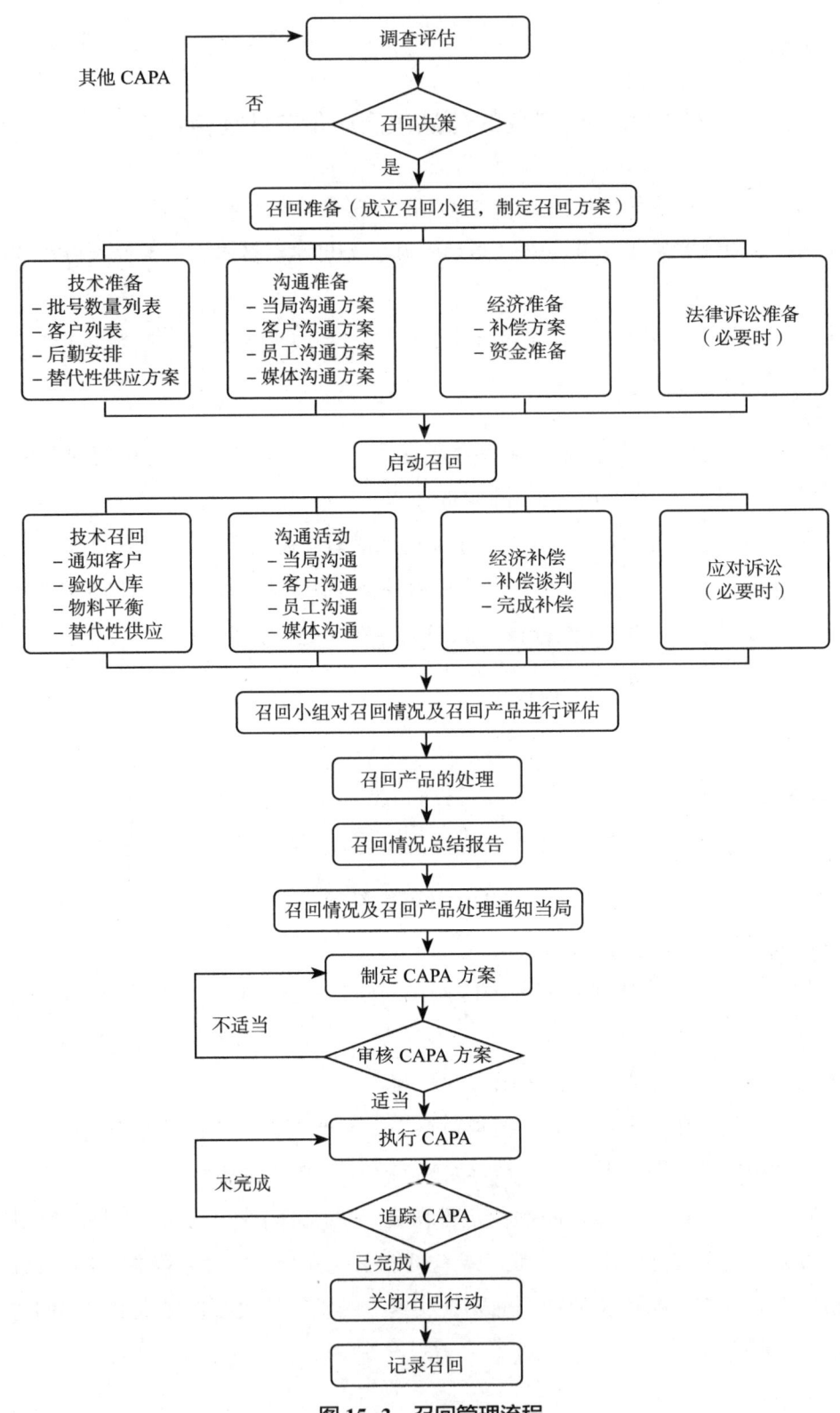

图 15-3 召回管理流程

● 药监部门：发现区域性和全球性的治疗安全性问题（如不良反应），以及法规检查中发现严重 GMP 问题，还有生产企业不按规定召回产品时，调查后决定某个（类）产品的责令召回。

对原料药召回的判定应由企业高层管理者（包括质量负责人）负责，必要时应咨询目标销售市场的相应药监部门。

不同于制剂，原料药的销售标准则相对复杂，面对的是更加专业的客户（制剂企业），一般存在下列情况：

● 按照经注册的法定标准销售；

● 按照高于法定标准的客户协议标准销售，例如，制剂企业根据其具体产品和生产工艺的要求，可能提出超出法定标准的特殊项目和要求（典型示例包括杂质限度、残留溶剂、粒径分布或微生物／内毒素标准等）。

原料药企业可能因为不符合某项客户质量协议标准，但仍符合法定标准，而发生退货或换货的情况；这种情况不属于召回。当然，如果原料药不符合法定标准主动收回，该行动应定义为召回。

原料药的召回情况多种多样，往往需要从多个国家的市场、经销商和制剂客户手中召回产品，也有可能引发下游制剂企业的连锁反应，各国法规的要求也因目标市场不同千差万别。因此生产企业作出召回决定时，应该和下游客户保持及时有效的沟通，说明调查的情况，并充分了解对方的状况、想法、立场和所在地的法规要求，做出正确的行动。可以在签订质量协议时就充分考虑和规定双方在召回时的行动。

在召回时，需及时与客户及官方进行沟通，内容至少包括所涉及批次、数量（使用量、库存量、生产的成品量等）、储存条件、验收结果、已发货上市的数量，涉及的市场等，确保信息及时准确。

对召回原因进行调查，并按照法规要求确定召回级别，并制定 CAPA。召回的原料药，经过评估适用时，可以进行返工或重新加工，合格后经过全面评估，并进行批准放行后方可进行重新销售。可以参考本分册"14 不合格品与物料再利用"。

延伸调查：需对涉及的产品、批次进行延伸调查，例如因设备原因引发的召回，需确认可能影响的批次。

当产品存在安全隐患（如检出严重超标的遗传毒性杂质、重金属，严重的致病菌污染，稳定性问题等），决定从市场召回的，需在时限范围内通知相关客户，并向当地药品监督管理部门报告。

如果企业在一定时期内没有发生过真实的召回事件，则建议进行周期性模拟召回演练，考查企业内部相关规程和表格的有效性，找出不足，持续改进，必要时更新相关规程和表格。

实例分析

实例4：退货与召回的区别分析

原料药企业 A 与制剂企业 B 就某品种 C 签署了质量协议，其中包含一项超出法定标准的特殊要求（至少95%的粒径小于400μm），该项目影响制剂企业 B 相关品种的生产效率，但与制剂药品质量或安全性无关。

在2021年4月的一次发货中，制剂企业 B 发现原料药 C 某个批号粒径分布的检验结果不符合上述标准，虽然原料药企业的调查无法证明制剂企业 B 的检验结果，制剂企业 B 仍然将该批产品退回给原料药企业 A。

为保证满足制剂企业 B 的特殊要求，原料药企业 A 将已经发出在运输途中，部分粒径分布结果接近协议标准的批次予以换货。

这一案例因为没有明显的药品安全性和疗效隐患，也不违反法定标准和法规，是比较普通的退换货行为，因此不属于药品召回。

实例5：模拟召回案例

对大多数原料企业来说，通常多年都不会发生召回事件。但为确保召回系统的有效性，企业需要进行模拟召回活动。

某公司原料药有 A、B、C 产品，均是按照 GMP 进行管理，其中 A、B 产品销往国际及国内，C 产品仅销往国内。公司多年未发生召回事件，为确保召回系统的有效性，可每3年进行一次模拟召回活动。

模拟召回产品的选择：因各产品均在同一质量管理体系下，基于国外销售路途远、时差等原因，因此选取产品 A 进行模拟召回。模拟召回的启动如下。

调查评估报告

编号：

产品名称	A	批号	ZXDC20210601	批量	50kg
发现问题人员	QC 分析员 王 ×××	具体时间		2021.11.01	
问题描述	QC 分析员 王 ××× 在 2021.11.01 进行 ZXDC20210601 第 6 个月稳定性考察检测时，发现某杂质含量为 0.22%，超过标准 0.20%。 （以上为模拟原因）				

评估	仓储	是否有在库产品	☑是 □否
		库存数量	20kg
		储存情况	当前储存在成品库合格区
	客户服务部	查阅本批产品的发运记录（发货时间、客户名称、发货数量）	共发给 2 个客户： ①客户 1：于 2021.09.16 发货 10kg ②客户 2：于 2021.07.30 发货 20kg
		运输情况	均是有资质的运输公司，空运到客户目的地
	生产部门	查阅本批次产品的生产情况	针对原因进行调查
	QC	查阅本批次产品的检验情况	针对原因进行调查
	其他部门	本批次产品涉及的工作	/
	QA	该杂质可能引起严重健康危害	需启动召回（本次为模拟召回）

评估结论	是否启动召回 ☑是 □否 召回分级：一级召回☑ 二级召回□ 三级召回□ 召回计划编号：ZH–A–20211101
编制者及日期	（QA 经理起草）	批准者及日期	（QP 批准）

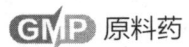

产品召回计划

产品召回□　　模拟召回☑　　　　召回计划编号：ZH-A-20211101

一）制定召回计划

召回产品名称	A	批号	ZXDC20210601
实际批量	50kg	发现问题人员、时间	QC 分析员　王××× 2021.11.01
召回原因			

<table>
<tr><td>召回产品名称</td><td colspan="1">A</td><td>批号</td><td colspan="1">ZXDC20210601</td></tr>
<tr><td>实际批量</td><td>50kg</td><td>发现问题人员、时间</td><td>QC 分析员　王×××
2021.11.01</td></tr>
<tr><td>召回原因</td><td colspan="3">QC 分析员　王××× 在 2021.11.01 进行 ZXDC20210601 第 6 个月稳定性考察检测时，发现某杂质含量为 0.22%，超过标准 0.20%。
（以上为模拟原因）</td></tr>
<tr><td>召回级别</td><td colspan="3">一级召回（24h 内通知）☑
二级召回（48h 内通知）□
三级召回（72h 内通知）□</td></tr>
<tr><td>被通知方</td><td colspan="3">客户☑　当地药监局□
其他　本次为模拟召回，不通知当地药监部门</td></tr>
<tr><td>召回小组人员</td><td colspan="3">（总经理、质量管理负责人、QA 经理、生产负责人、QC 经理、仓库主管、贸易部经理、客服部经理）</td></tr>
<tr><td>预计召回时间</td><td colspan="3">2021.11</td></tr>
<tr><td>客户名称</td><td>客户 1</td><td>客户 2</td><td rowspan="6">预计召回数量以及百分比（含同批次在库产品，目标召回百分比为 100%）</td></tr>
<tr><td>客户地址及联系方式</td><td>×××</td><td>×××</td></tr>
<tr><td>被通知人</td><td>×××</td><td>×××</td></tr>
<tr><td>通知人</td><td>×××</td><td>×××</td></tr>
<tr><td>已发货数量</td><td>10kg</td><td>20kg</td></tr>
<tr><td>库存数量</td><td colspan="2">20kg</td></tr>
<tr><td>预计召回数量及比例</td><td colspan="3">100%</td></tr>
<tr><td>召回信息的公布途径与范围</td><td colspan="3">该批产品仅发到客户，因此需邮件给客户说明具体情况，并电话告知。</td></tr>
<tr><td rowspan="2">召回产品处理措施（含同批次在库产品）</td><td>方式</td><td colspan="2">返工☑　销毁□</td></tr>
<tr><td>计划执行部门</td><td>生产车间</td><td>计划时限（2 个月内完成）　2021.11~2022.01</td></tr>
<tr><td>编制者及日期</td><td colspan="3"></td></tr>
<tr><td>审核者意见及日期</td><td colspan="3"></td></tr>
<tr><td>批准者意见及日期</td><td colspan="3"></td></tr>
</table>

续表

二）召回计划实施情况跟踪			
召回产品名称	A	批号	ZXDC20210601
召回启动的时间 *	2021.11.01　15:30		
客户名称	客户 1	客户 2	
贸易部通知客户的时间 *	2021.11.01 17:10 发邮件，打电话通知到客户 1 联系人：19:15 共用 3 小时 45 分钟	2021.11.01 17:12 发邮件，打电话通知到客户 2 联系人：19:50 共用 4 小时 20 分钟	实际召回百分比 = 99.5%（含同批次在库产品） 实际召回百分比 =（实际召回数 + 库存数）/（预计召回数 + 库存数）
客户响应的时间 *	2021.11.01 20:25 回电，并于 21:20 以邮件反馈 用时：2 小时 5 分钟	2021.11.01 21:45 以邮件反馈 用时：1 小时 55 分钟	
客户使用数量及用途	0	0.26kg 用于取样检测	
实际召回数量	10kg	19.74kg	
库存数量	20kg		
预计和实际召回百分比的差异原因	预计召回 100%，实际召回 99.5%，因客户 2 取样检测，不用于销售		
通知药监部门的时间 *	时间：　/	客户服务部确认药品发运记录的时间 *	时间：2021.11.01 15:50
QC 响应的时间 *	时间：2021.11.01 16:40 组织内部进行调查（附具体调查报告）	仓储部门响应的时间 *	时间：2021.11.01 15:50 组织内部进行调查（附具体调查报告）
生产部门响应的时间 *	时间：2021.11.01 16:45 组织内部进行调查（附具体调查报告）	其他相关部门响应的时间 *	时间：　/
召回产品生产过程调查和质量分析评估报告是否足够完善和充分以避免相同问题再次发生	（本次为模拟召回，根据偏差调查流程对模拟原因进行调查，并制定有效的纠正预防措施以避免相同的问题再次发生）		
货物退回后三方验收的时间	2022.11.20 客户 1 产品退回到公司 2021.11.30 客户 2 产品退回到公司 在预计召回时间内		
客户是否满意召回行动及处理结果（请附客户反馈信息）	通知到客户用时最长为 4 小时 20 分钟，符合一级召回 24 小时的要求；客户接到通知到反馈，最长用时 2 小时 5 分钟，并且均根据召回要求，将召回产品隔离并返回到我公司，并说明产品的使用情况，客户响应及时。		
QA 经理：	质量受权人：		总经理：

注：以上记录中，标注 * 的时间填写，需具体到时间点（时 / 分）。

召回产品验收、评审、处理记录表

产品名称	A		规格	EP	批号	ZXDC20210601
召回数量	29.74kg		验收日期		2021.11.20/2021.11.30	
召回单位	客户1/客户2	召回单位地址	×××/×××	召回原因		模拟召回
验收项目	名称是否符合	包装是否改变		是否开箱		外包装是否受潮、破损、霉变
验收结果	是	否		否		否
验收项目	标签、批号是否正确	标签是否完好		标签是否与货一致		其他
验收结果	是	是		是		无
重量验收	客户1召回：10kg 客户2召回：19.74kg					
验收人签字	贸易部签字及日期		仓储签字及日期		QA 签字及日期	
处理意见	经评估，现有返工工艺不能有效对杂质进行去除，因此需对涉及的3批进行销毁，批号为 ZXDC20210601、ZXDC20210602、ZXDC20210603				QA 经理签字及日期	
批准意见	同意				QP 签字及日期	
处理过程	于 2022.01.15 进行销毁，销毁措施：经 EHS 评估，将 3 批产品，共 149.74kg 溶解后，导入污水处理系统。					
处理人员签字	生产车间签字及日期		仓储签字及日期		QA 签字及日期	
QA 跟踪	查看仓库出入库台账及库存等，以上涉及批次已销毁 QA 签字及日期					

召回系统有效性评价表

评价时间段	2019.11~2022.01
实际召回次数及召回编号	0
模拟召回次数及召回编号	模拟召回 1 次，为本次模拟召回，编号 ZH-A-20211101
是否按时间要求及时通知客户召回安排	本次模拟召回为一级召回，通知到客户用时最长为 4 小时 20 分钟，符合一级召回 24 小时的要求； 客户接到通知到反馈，最长用时 2 小时 5 分钟，并且均根据召回要求，将召回产品隔离并返回到我公司。
是否按时间要求及时通知药监部门	本次为模拟召回，不需通知到药监部门

召回负责人是否能迅速查阅到药品发运记录（24 小时内）	20 分钟查到发运记录，查找迅速		
拟召回产品生产过程调查和质量分析评估报告是否足够完善和充分已避免相同问题再次发生	对召回原因进行调查，并制定了预防整改措施		
货物退回后三方验收是否及时（24 小时内）	及时		
实际召回百分比是否达到预期？如没有，列明原因。	预计召回 100%，实际召回 99.5%，因客户 2 取样检测，不用于销售，达到预期		
召回是否能迅速启动按时间要求进行评价	客户服务部	贸易部	QC
	√	√	√
	生产技术部	仓储	QA
	√	√	√
客户是否满意召回行动以及处理结果（请附客户反馈信息）	根据客户反馈时间及邮件内容等，客户对我们的模拟召回程序很满意		
QA 经理签字及日期	质量管理负责人签字及日期		

评估和思考：模拟召回产品的选择，需从发运复杂性考察，包括运输方式、时差、涉及的客户数量等。

🗒 要点备忘

● 定期对召回系统的有效性进行模拟；

● 关注召回的几个时限，包括召回启动时间、通知官方/客户时限、客户反馈时限、召回结束时间，整个召回过程的时限。

16 采用传统发酵工艺生产原料药的特殊要求

本章主要内容：

☞ 采用发酵工艺生产原料药对细胞库有哪些特殊要求

☞ 采用发酵工艺生产原料药对菌种培养与发酵有哪些特殊要求

☞ 采用发酵工艺生产原料药对收集、分离与纯化有哪些特殊要求

☞ 采用发酵工艺生产原料药对病毒去除和灭活有哪些特殊要求

"传统发酵"是指利用自然界存在的微生物或用传统方法（如辐照、化学或生物诱变）改良的微生物来生产原料药的工艺。通常是指小分子产品，如抗生素、氨基酸、维生素和糖类；而"生物技术"是指用重组 DNA、杂交瘤或其他技术产生或修饰的细胞或组织来生产，通常是指蛋白质和多肽这类大分子量的物质。二者发酵培养原理一样，但控制程度不同。总体而言，用于生产大分子的生物技术工艺的控制要严于传统发酵工艺，本指南仅涵盖了传统发酵工艺，不包括生产大分子的生物技术工艺。传统的发酵工艺从微生物菌种开始，到种子培养／发酵，最后经过收集分离纯化得到最终产品的全过程。

传统发酵工艺生产一般流程为：保存管（孢子或菌丝形式）→斜面或摇瓶种子培养→种子罐种子培养（一级或多级）→主发酵罐发酵→固液分离→目标产物收集分离纯化→产品精制（结晶／冻干／喷雾等）。

发酵生产所用的原料（培养基、缓冲液组分）可能为微生物污染提供可能性，因此根据物料来源、制备方法和原料药或中间体的预期用途，可能有必要在生产和工艺监测的适当阶段控制微生物负载、病毒污染和（或）内毒素。工艺控制可重点考虑以下内容：

- 主菌种库和工作菌种库的建立和维护；

- 接种和扩增培养；

- 发酵过程中关键操作步骤、关键工艺参数及质量监测点的控制，包括杂质谱的控制；

- 菌体生长过程、生产能力的监控；

- 收集和纯化过程：目的是去除菌体、菌体碎片、培养基组分，同时需保护中间产品和原料药不受污染（特别是微生物污染），避免产品质量下降；

- 在适当的生产阶段监控微生物负载，必要时可监控细菌内毒素水平；

- 必要时，可以考虑验证培养基、宿主微生物蛋白、其他与工艺及产品有关的杂质和污染物的去除效果，或采用恰当的方法进行发酵中间控制或进行产品检测。

16.1 菌种的维护和记录的保存

法规要求 ··········

药品生产质量管理规范（2010 年修订）原料药附录

第四十六条 菌种的维护和记录的保存：

（一）只有经授权的人员方能进入菌种存放的场所。

（二）菌种的贮存条件应当能够保持菌种生长能力达到要求水平，并防止污染。

（三）菌种的使用和贮存条件应当有记录。

（四）应当对菌种定期监控，以确定其适用性。

（五）必要时应当进行菌种鉴别。

背景介绍 ──────

对于传统发酵工艺生产的原料药，其关键是控制微生物菌种的质量，这里包含两个层面的控制：一是确保菌种不被污染，二是确保菌种不变异、不衰退，从而保证产品的产率以及质量稳定性。

菌种在培养或保藏过程中，由于自发突变的存在，出现某些原有优良生产性状劣化、遗传标记丢失等现象，称为菌种的变异。变异有正变异和负变异，负变异被称为衰退。常见的衰退表现：菌落和细胞形态的改变；生长速度缓慢、产孢子越来越少；抵抗力、抗不良环境能力减弱；生产代谢产物的能力或其对宿主的寄生能力下降等。在生产过程中，应建立有效的方法，包括控制菌种传代次数、选择合适的培养条件和采用有效的保藏工艺，来保持菌株的生物学特性，从而充分保证发酵产物和组分的批间一致性。

GMP 原料药附录与 ICH Q7 第十八章中对于发酵生产原料药的细胞库给出了有效的管理系统，以确保生产水平的稳定和均一性。

📋 技术要求

本章节所涉及的菌种库是指用于临床试验、商业化生产的微生物菌种，包括研究或开发的原始菌种库（PCB，preliminary cell bank）、于 GMP 条件下制备用于生产的主菌种库（MCB，master cell bank）和工作菌种库（WCB，working cell bank）。

为了预防在重复的传代培养过程中出现的表型或基因型的改变，微生物菌种应确定合适的保藏方法、保藏方式及保存条件、一定的保藏期限和允许传代次数后建立主菌种库及工作菌种库。

- 开发发酵工艺新的原料药的微生物菌种要有记录其历史的文件和记录，并能支持上市许可。
- 用于 GMP 生产的微生物菌种应建立主菌种库和工作菌种库。工作菌种库用于种子制备。若每年生产仅需几支菌种保存管时，仅建有 MCB 而没有 WCB 的单级菌种库，原则上亦是允许的。
- 主菌种库和工作菌种库（或种子批）的制备应在洁净区进行，敞口操作应在生物安全柜或超净操作台（A 级送风）中进行。每支保存管均应贴标签，注明名称编码、批号、编号等。应定期对生物安全柜或超净操作台的环境，包括沉降菌及悬浮粒子，进行动态监测。
- 应确定菌种可允许的传代次数，通常结合菌种纯度、存活率、生长特性、生产能力和发酵组分等的考察来确定。主菌种库和工作菌种库应尽量使用低代次菌种。
- 必要时，可对生产使用的末代菌种进行鉴定和特性的比较。
- 应对生产菌种的保存条件进行研究，确保在一定保藏期限内菌种的活力，保证菌种的不变异和退化，同时防止污染而保证生产菌种的纯种培养。
- 应对菌种进行定期质量检测。

实施指导

A. 菌种的来源及其信息数据的建立

微生物菌种为纯培养物，其主要来源一般有以下几种途径：

- 外来引进（如接受委托保藏、外单位赠送、项目转移等）；
- 购买；
- 自行制备（自然分离、选育、诱变育种等）。

对于外来引进或购买的菌种，接收单位应复核菌种的所有信息（包括实物和文件）并建立该菌种的信息档案。

实验室接收到微生物菌种时，应及时登记相关资料，在其来源、培养历史、检测结果及运输条件未确认前要与其他表征的细胞进行有效的物理隔离，直到其来源、培养历史、检测结果及运输条件被接收并证实。新接收到的微生物菌种应按资料提供的保藏方法及时保藏，并尽可能申请异地保藏。

对于微生物菌种，其相关文件、培养历史应被复核，检测结果应被检定证实，并应建立菌种质量检定项目，确证合格后，方可用于 GMP 生产。微生物菌种的历史通常包括以下内容。

- 微生物菌种的亲本特征，包括基因和种属的来源、鉴别；尤其是通过转基因技术得到的微生物菌种（GMO，genetically modified organisms），必要时应对基因毒性和其代谢产物指纹图谱特征进行对比分析。
- 微生物培养操作与培养基配方的实验室记录。
- 所有的检测报告。
- 从亲本细胞系和微生物菌种扩增的物理控制（如保存地点）的历史。
- 任何用于维持、扩增微生物菌种的动物来源物料信息。用于制备主菌种库和工作菌种库的原材料原则上不得使用动物来源的原材料；若使用动物来源的原材料，应进行 TSE/BSE 风险评估。

B. 菌种库的建立

为保持菌种的沿革以及产品生命周期内菌种的使用供给，应有书面程序指导菌种库的建立。

菌种库包括原始菌种库、主菌种库和工作菌种库。PCB 是供研发或建立 MCB 用，保证菌种的原始可追溯性；MCB 主要是供建立 WCB 用，保证菌种的可追溯性；

WCB 主要是供生产用，保证生产的正常供给及生产的稳定。

菌种库建立的一般流程：提交申请→菌种库制备方案→制备与建立→质量考察、报告→入库保藏→使用。

（1）原始菌种库的建立

原始菌种的来源主要有三个途径：从其他企业或机构引进的菌种；企业自行发掘（土壤、水体、岩层、生物体等）的菌种；上述两类原始菌种经诱变、分子筛选、基因工程定向筛选等手段获得的新菌种。

接收原始引进菌种时，按"菌种的来源及其信息数据的建立"对经确证的合格菌种申请入库保藏，作为原始菌。

若引进的或自行发掘的原始菌经诱变、分子筛选、基因工程定向筛选等手段获得新菌种，应形成报告并记录相关的菌种信息（菌株来源及改良方法，菌株类别、属/纲、形态及生物化学特性、制备工艺、质量检测项目及要求、保藏要求等），并进行菌种鉴定后，再作为原始菌。

（2）主菌种库的建立

主菌种库资源不应被耗尽，其制备数量原则上应能保证产品整个生命周期的使用，同时考虑产品供应可能出现突发事件，因此应制备充足数量的主菌种。如数量不足确需重新制备主菌种库，应对主菌种库的变更进行控制，并进行菌种鉴定。

建立新批次的主菌种库，一般从原始菌种 PCB 出发，应按已验证批准的工艺制备足够数量的 MCB，若因历史制备的 MCB 不够或其他特殊的原因，也可以从当前的 MCB 出发，通过一系列菌种培养来制备。若从 MCB 中制备 MCB，应根据菌种的特性来限定 MCB 的传代制备次数。

为防止主菌种因不可抗拒的外力被污染或损坏，主菌种库可存放在两个地点作异地备份，以保证主菌种在紧急状态下可以启用。备份运输过程中，主菌种库应置于适宜的已验证的条件下转运，同时可使用数据采集装置记录运输过程中的温度变化。

（3）工作菌种库的建立

工作菌种的制备数量应充足，满足产品一定年限内正常生产的供给。如数量不足时，应重新建立新一批的工作菌种库，并对工作菌种库批次的变更进行控制，必要时进行菌种鉴定。

建立新批次的工作菌种库，一般从 MCB 出发，应按已验证批准的工艺制备足够数量的 WCB。若因历史制备的 MCB 不够或其他特殊的原因，也可以从当前的 WCB 出发。若从 WCB 制备 WCB，应根据菌种的特性来限定 WCB 的传代制备次数对于生产批次较少的或只用于工艺验证的产品，可能仅建有 MCB 而没有 WCB 的单级细胞库，此时可以直接使用 MCB 用于生产。

（4）质量检测

主菌种和工作菌种制备完成后，随机抽取一定数量的菌种进行质量检测。根据菌种特性，确定检测内容，通常包括无杂菌检测（可根据工艺特点选取，如细菌、真菌、支原体的检测分析）、孢子量检测（针对有孢子的微生物）、噬菌体检查（针对大肠埃希菌菌种）、表型特征考察、遗传稳定性考察等，以及连续三批生产能力稳定性考察、发酵组分考察。此外，主菌种还应进行菌种鉴定、外源因子检查和杂质指纹分析；必要时，工作菌种还需和主菌种作遗传一致性的比较检查。

检测合格的菌种，入库保藏。

C. 微生物菌种的保藏

微生物菌种检定合格后，根据其特性选用适宜方法及时保存。所有的菌种库应保存在安全区域中，有库存记录，保存容器应该具有温度监控，并可以通过可持续报警装置保证温度的可控性。

通常，用于放置菌种保藏设备／设施的库房应恒温、恒湿；避光、暗凉、通风通气，并配备双路电源或者 UPS 等设施，保证库房条件的稳定性；用于保藏菌种的液氮罐、超低温冰柜、冰箱等设备应上锁管理，配有温度报警系统或合适的控温措施，并配备应急电源、建立应急处理（如停电）预案来保证菌种的有效性；应连续监控并记录菌种保藏条件，保证其可控性。若温度超标，应按照程序规定进行处理，必要时重新评估菌种的有效性。

菌种库房只有经过授权的人员方可进入，同时应采取措施避免菌种的混淆和错取，例如：液氮罐或超低温冰柜等保藏设备实行双人双锁制度。

菌种出入库应专账、专册。

原则上，已检定菌种和未检定菌种分开存放；生产用菌种与非生产用菌种分开存放；主菌种库（或主种子批）与工作菌种库（或工作种子批）分开存放；不同产品的菌种分别存放。

应定期（如每一年，或根据产品及菌种特性确定质量检测周期）对菌种库进行质量跟踪检测，包括无杂菌、纯度、存活率、生长特性、生产能力和发酵组分等项目，以确定其适用性；必要时进行菌种鉴别（包括表型和基因型的分析鉴别）和遗传稳定性考察。质量检测数据可作为菌种稳定和持续使用的依据，在暂定的菌种保存期限届满前，应根据同步质量考察数据及各质量指标的历史趋势，重新评估保藏期。当菌种的质量考察达不到规定的指标时，应立即停止使用并重新评估，可考虑制备新菌种库。

D. 菌种的使用

从菌种库取出的冻存管经使用后不得再放回到贮藏容器内再冻存用于生产。

不同菌种的菌株不得同时在同一或未经严格消毒的无菌室内操作，防止交叉污染。

不同的微生物菌种在培养操作过程中应物理隔离或分时段操作；为降低污染危害，应选择合适的方式处理实验室的材料和试剂的使用处理方式，并严格执行清洁和消毒程序。

当菌种的质量考察达不到规定的指标，或原生产菌种被新优势菌种替代，或菌种受污染时，该菌种应采用适当的方式处置，如经评估后在相关人员的监督下实施销毁，并做好销毁记录。

应对菌种废弃培养物、含菌废弃物在转出实验室之前进行灭活，如高压灭活、煮沸等，灭活后的物品按适当方式进行处置。

应对菌种接触过的所有器具进行清洗，采用适当方式灭活，并做好记录。

实例分析

实例 1：MCB 和 WCB 主要差异点分析

某企业在接受客户检查时，被问到 MCB 和 WCB 主要差异有哪些？企业人员回答主要在于菌种保存代次的不同和储存温度的不同，同时为了区别 MCB 和 WCB，将保存在低温条件（-80℃）的菌种库作为 MCB，相对高温（-20℃或 4℃）的菌种库作为 WCB 来管理。

MCB 是从 PCB 的菌种经过传代、增殖或者从 MCB 或 WCB 通过一系列菌种培养制备，混成均质菌悬液，根据工艺定量分装于保存容器内（如冻存管、安瓿管），于适当条件下保存；WCB 是从 MCB 的菌种经过传代、增殖或者从 WCB 出发制得，混成均质菌悬液，根据工艺定量分装于保存容器内（如冻存管、安瓿管），于适当条件下保存；因此 MCB 和 WCB 的差异不是表现在出发菌种或保存条件上，而是制备工艺和质量检测指标的差异。通常 MCB 的检测指标多于 WCB。表 16-1 为某企业 MCB 和 WCB 制备过程的比较。

表 16-1　某企业 MCB 和 WCB 制备过程的比较

制备菌种	MCB	WCB
出发菌株	MCB	MCB
制备方法	自然分离，获得单菌落，再由单菌落制备斜面（扩大培养），对斜面进行生产能力验证，挑选最优的 3~5 株菌株进行复筛；根据复筛结果挑选一株最优菌株，制备成斜面，将斜面制成均质菌悬液，分装制备成甘油冻存管	选取一支主菌种冻存管，制备成斜面（扩大培养），将斜面制成均质菌悬液，分装制备成甘油冻存管

质量检测指标	无杂菌检测	√	√
	菌种表型特征考察	√	√
	活菌计数	√	√
	发酵效价	√	√
	组分检测	√	
	杂质指纹鉴定	√	
	菌种鉴定	√	√
	外源因子检测	√	

保藏方法	甘油冻存管保存于 –80℃ 以下的超低温冰箱	甘油冻存管保存于 –80℃ 以下的超低温冰箱
质量检测周期	每 2 年检测一次	每半年检测一次，保存期暂定 3 年

实例 2：制备新 WCB 的几种情形，及制备后质量验收的检测指标要求

某企业 A 产品 WCB 的储存条件发生了偏离，由原来的 –20℃ 偏离至 4℃，偏离时间共 8 小时。经质量考察，生产能力有所下降。因此重新从 MCB 出发，制备新一批工作菌种。新一批工作菌种质量考察项目见表 16-2，各项指标均符合标准，因此启用该批工作菌种用于生产。

表 16-2　工作菌种质量考察项目

项目	质量标准
无杂菌检测	无杂菌
菌种表型特征考察	菌落、斜面外观白色略带灰色、丰厚
镜检	菌丝粗壮，网状，染色深，无杂菌
活菌计数检测	活菌计数不低于 1.8×10^8 个 /ml

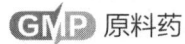

续表

项目	质量标准
发酵效价检测	不低于 40μg/ml
菌种鉴定	符合

该案例是典型的菌种制备问题。通常以下情况需要制备新工作菌种库：

● 工作菌种库发现有问题或因为保存条件的改变影响工作菌种性能时，应立即停止使用，重新制备工作菌种库。

● 当使用的工作菌种库不足量时，应重新制备工作菌种库。

● 当使用的工作菌种库保存时间即将超过保存期限时，并经质量考察不符合标准，应重新制备工作菌种库。

工作菌种制备完成后，根据工艺特点及菌种特性，建立适当的考察项目（参考本章节"菌种库的建立"），必要时还应和主菌种作遗传一致性的比较检查，通常采用保守区域的基因序列比较或基因组的限制性酶切图谱方法确认。

实例3：新菌种应用问题

某公司的研发团队采用生物诱变方法，对产品 A 的微生物菌种进行选育，得到一个具有更高产能的新菌种。新菌种经过质量检测（检测项目有表型特征确证、生产能力确定、组分检测、孢子量检测、菌种鉴定）后用于生产。

选育新菌种是提高微生物发酵产品产能的有效方式。目前一些企业采用化学、物理或生物诱变方法，或者基因改造技术对微生物菌种进行选育，得到一个更高产能效率的新菌种，那么是否可以将该选育后的新菌种应用于商业化生产？

通过复合选育获得一个优良菌株或引入一个新的高产菌株，应当经过一定的检测和验证，不仅包括污染菌检查（可根据工艺特点选取，如微生物、真菌、支原体的检测分析）、表型特征确证、生产能力确定、传代稳定性、组分检测、孢子量等检测指标，还要特别注意杂质指纹分析，确定没有问题后方可用于商业化生产。更换主菌种库，应按照变更进行控制。

同时需要注意，采用基因改造技术提高产量或降低杂质得到的 GMO 新菌株，虽然从理论上认为中断或增加某功能基因或调节基因，不会影响其他的代谢途径，但是微生物代谢往往是一个代谢网络，人为基因的修饰会导致微生物代谢紊乱，很难确定不产生其他的杂质，导致潜在的非预期风险很大。如在 1989 年一家日本公司生产色氨酸，为提高色氨酸的产量，插入 4 个基因，导致很多不同杂质的增加，其中一种杂质 1,1'-ethylidenebis（L-tryptophan）是嗜酸性红细胞过多肌痛综合征（EMS）的原因，最终导致 37 人死亡，1500 人患上伴随终生的严重痛苦的慢性疾病，成为历史上有名的色氨酸灾难事件。综上，基因技术得到的微生物菌株用于生产时要非常谨慎，需要更为全面、严谨的检测和验证，尤其是杂质指纹的比较，确定无毒风险，方可以使用。

📋 要点备忘

- 菌种的历史背景，包括来源等；
- 菌种和工作菌种库的制备记录和检测报告；
- 菌种库变更控制；
- 菌种传代代次控制；
- 菌种库的保存是否有制度并有相应的温湿度记录，是否有报警系统；
- 菌种保藏设施应确保持续正常运行，配备双路电源或者 UPS 等设施，并设专人负责管理，定期检修维护；
- 使用动物来源的物料，需评估 BSE/TSE；
- 对于使用含氮量作为鉴别或者含量指标的发酵原材料，若含氮量大于 2.5%，应进行是否存在三聚氰胺污染风险的评估；
- 微生物菌种是否为 GMO 菌种，若是则如何调控代谢产物的同一性；是否存在基因毒性问题；
- 菌种库尽可能异地备份；
- 控制菌种转移条件；
- 菌种的入库和出库应记录存档，实行双人管理；
- 菌种库的启用、保藏、使用、转移、销毁等应当有记录。

16.2 菌种培养和发酵

法规要求 ···

药品生产质量管理规范（2010 年修订）原料药附录

第四十七条 菌种培养或发酵：

（一）在无菌操作条件下添加细胞基质、培养基、缓冲液和气体，应当采用密闭或封闭系统。初始容器接种、转种或加料（培养基、缓冲液）使用敞口容器操作的，应当有控制措施避免污染。

（二）当微生物污染对原料药质量有影响时，敞口容器的操作应当在适当的控制环境下进行。

背景介绍

传统发酵产品其发酵工艺和过程控制直接关系到产品的质量，尤其是杂质组分，应对菌种培养和发酵过程中培养基的配制／工艺参数以及发酵培养时间有明确的规定；发酵通常需要较长的培养时间，并且是一个连续操作的过程，所用的原材料（培养基、缓冲成分）可能为微生物污染提供了可能性，因此在生产过程中应采取措施防止微生物污染、控制染菌事件的发生。值得注意的是，在线灭菌和发酵过程的污染控制不是为了下游工艺而实现彻底无菌，而是为了不影响下游工艺而尽量降低培养过程中的污染程度。本节针对上述内容加以阐述。

技术要求

应该固定种子和发酵培养基配方，同时依照一定的流程传递指令。培养基配制称量操作应当有复核，并且可追溯。

配制完的培养基转移到种子罐或发酵罐内应进行湿热蒸汽灭菌，然后再接种培养。某些不能进行湿热蒸汽灭菌的培养基（如氨基酸和生物素）可采用过滤等方式确保无菌后进入种子罐或发酵罐。培养基灭菌，目的是将培养基中的杂菌浓度减少到既定值，使达到预定的无杂菌程度，其设计的无杂菌程度为单个杂菌活细胞的残存或穿过概率。通常，发酵取灭菌后残存活菌浓度 $N = 10^{-3}$ 作为培养基灭菌的标准，此标准是一个概率数，即 1/1000 的失败概率。应对培养基的灭菌效果进行验证，对于大小、结构、几何形态、功能相同的一组平行发酵罐可考虑选择具有代表性的罐进行验证（验证至少包括温度曲线）；或者对灭菌后培养基每批取样进行无菌确认，并建立相应的操作程序。

由于产品质量和经济的原因，应确定发酵工艺的运行参数（如温度、pH、搅拌速度、通气量、压力、溶氧）和控制因素（如糖、氮、磷、盐浓度和某些关键元素），并对运行和控制的关键因素进行有效识别，必要时应对关键因素进行验证。发酵过程中，可对关键的运行参数和控制参数进行监测。发酵过程通常使用计算机控制和记录，应进行计算机化系统验证。应监控菌体生长情况（如菌体浓度、培养液黏度、菌体外观和生长形态）、生产能力，保证发酵培养的稳定性，从而保证下游纯化工艺的稳定性以及批次间生产的稳定性。

微生物发酵培养过程有时需要补加培养基、缓冲液、消泡剂、气体或其他添加剂。补料时，应在无菌条件下操作，应事先对补充的物料配制后补料前进行湿热灭菌或过滤除菌，然后对补料管路进行灭菌，最后采用密闭或封闭系统进行补料。发酵过程中应尽可能避免敞口操作，在接种、转种等环节应有严格的控制措施和规程将污染的风险降低到可控范围，操作应在生物安全柜或相似的控制环境下或采取相应的保护措施下进行。

微生物发酵过程出现污染，有时不仅仅是产率的降低，还会影响菌种的代谢产物，从而危及原料药的质量，因而有必要了解污染物与产品质量的相关关系，尤其是杂质谱的改变。可根据实际情况评估继续发酵还是终止发酵，具体见本节"发酵异常处理"。

实施指导

A. 培养基配制和处理时的个人防护

发酵培养基常为粉末或某些特殊的原料，必要时应对培养基成分进行安全评估，识别物料的 EHS 风险和健康危害性，并根据评估结果建立相应的防护措施，穿戴适宜的工作服和防护用品。处理操作带有细胞毒活性的培养液时应采取特殊的防护措施，如抗肿瘤细胞毒产品，在处理培养液时需佩戴防毒全面罩和防护服。

B. 发酵的接种操作

斜面和种子摇瓶接入种子罐中可通过密闭系统以压差方式接种，敞开接种操作应在 A 级层流或相似的控制环境下进行，或在采取相应的保护措施下进行，以保证操作过程的无菌。常用的接种保护方式：火焰保护下的压差法接种、移动层流车中的火焰保护下的压差法接种、蒸汽直接灭菌接种管路接种、无菌接管机对接压差法接种（接种前，先对相应管路、阀门进行灭菌）、零磅接种等。各接种方式的优缺点比较见表 16–3。

表16-3　各接种方式的优缺点比较

接种方式	优点	缺点
火焰保护下的压差法接种	接种时点燃铜/钢质接种器头部的酒精药棉，形成火焰保护下（包裹接种口，热空气向上，加上微量的无菌空气上吹，形成微粒不会落入接种口）的"无菌微环境"，在火焰保护区域实现接种皮管的快速对接，最大限度地减少暴露时间 操作简单，污染概率极低	对接种人员前期的操作训练要求高，上岗员工必须达到"稳、准、快"的娴熟操作，一旦对接失败，必须弃之
移动层流车中的火焰保护下的压差法接种	在火焰保护的基础上，增加层流保护，维持相对洁净的环境，减少周围气流干扰	由于罐体位置限制，移动层流车安装的透明垂帘不能完全保证车内洁净度，并且导致人员接种（双人配合）操作不便，使用效果不佳，且有EHS风险
蒸汽直接灭菌接种管路接种	直接用饱和蒸汽对连接后的接种管路和阀门灭菌，再通过压差法接种	需要对种子罐改造，在种子液并瓶后接种器头部与接种管路对接后用蒸汽灭菌，导致种子等待时间长，必要的无菌空气降温，对蒸汽品质要求高，系统复杂，可能增加染菌几率，国内已很少采用
无菌接管机对接压差法接种	无菌接管机是利用热高温刀片无菌切割两根热塑管并平移焊接，实现管路的无菌对接。时间短，甚至管路有液体也可以实现无菌对接	目前国内在生物制药（如细胞培养）领域有部分应用，在传统发酵的种子罐接种方面使用不多，缺少相关使用经验
零磅接种	操作方便，无需接种的附属设备，也不存在接种设备的灭菌和安装问题，由摇瓶直接倒入罐内，操作时间短，速度快，操作原因导致的污染风险少	放零磅前后要求操作人员配合默契，动作敏捷，准确使用火焰保护接种口和接种帽，防止种子外喷或零磅持续时间过长造成杂菌污染

　　采用何种方式接种，企业可基于接种操作实践（历史数据显示污染概率极低），现场种子罐的安装位置，接种管路、接种设备的操作空间，接种人员的操作配合等因素来选择，并在接种后进行无菌确认。同时应建立接种操作SOP，明确操作的具体细节和注意点，以指导接种操作规范，防止杂菌污染。

C. 发酵过程参数记录

　　应建立发酵参数记录程序。发酵岗位操作人员及技术人员负责按照程序要求完成发酵全过程各项参数的记录、发酵电子数据备份保管、复核。若使用电子装置显示发酵参数，应对电子显示装置端与计算机端显示数值的一致性进行确认，并保证发酵控制系统的正确操作。通常情况下，发酵罐在接种操作完成后，开始累积计时，根据工艺要求规定的频率记录如温度参数、罐压参数、pH值、空气流量、搅拌转速或频率、称重等参数，及中间过程的检测结果，如菌体浓度、糖、氮、磷浓度和生产效价等。

D. 发酵液的取样

应建立中间发酵液取样操作规程，明确取样的时间节点、取样方法、取样量、取样的详细操作指导等，同时应采取措施防范取样操作对发酵液的污染，如取样前后对取样口及取样管路蒸汽灭菌、罐体正压取样等措施来保证纯种发酵。

应测定发酵液的生物负荷，可建立发酵液灭菌前后的菌负荷数据库并定时跟踪监测，尽量降低灭菌前的菌负荷数，可以防止污染。如半年或一年定时做一个批号的发酵液（配制完毕，灭菌前后各取一次）菌落数测定。

E. 发酵终点控制

应对发酵终点有明确的规定。发酵时间长短对下游工程和产品质量有很大的影响。如果发酵时间太短，过早放罐，势必有尚未代谢的营养物质（如可溶性蛋白质、脂肪等）残留在发酵液中，从而影响后处理工艺（如溶媒萃取或树脂交换等工艺）；如果发酵时间过长，菌体会自溶，释放出菌体蛋白或体内的酶，会显著改变发酵液的性质，使一些不稳定的产物降解，杂质含量增加。

F. 发酵批概念

对于分批发酵培养方式，批的概念就是一次主发酵过程的结束。

半连续发酵培养方式，即发酵带放工艺（是指在分批培养的基础上，放出部分含有目标产物的发酵液，然后补入一定体积的新鲜培养基继续发酵的工艺），其批的划分不像分批发酵那么明确，需要考虑带放的标准、混批的比例、带放过程的微生物污染风险、培养基残留及杂质影响等因素来定义批概念。企业应结合产品的生产模式及实际情况明确批定义，确保批次间的质量稳定性。

连续发酵培养方式（是指发酵过程中一边连续流加新鲜的料液，一边以相近的流速输出发酵液，维持发酵系统内各状态变量相对恒定的培养方法）可以维持稳定的操作条件，具有稳态优势，从而使产率和产品质量也相应地保持稳定，便于自动化控制，同时对装备水平和人员技能也提出更高的要求。其批的概念更为"模糊化"。由于连续发酵始终面临杂菌污染、菌种的特异性和遗传不稳定性问题，以及可能存在的中间产物、终产物抑制现象，因此不可能无限制循环发酵，应对连续发酵循环次数、循环比例进行控制。另外要保证菌种长时间的生产活性，需确定相应的工艺控制参数和中间关键指标，以确保规定循环次数内的"稳态"下批的质量稳定性。因此，连续发酵批的定义，应在规定的循环次数内的"稳态"下，结合控制指标和染菌风险等因素综合评估确认。

G. 发酵异常处理

发酵异常通常是指在发酵过程染菌以及除染菌外的非正常发酵，包括糖、氮代谢紊乱、生产能力显著降低等。应建立发酵异常情况处理应急预案，设立发酵液废弃指标。

发酵染菌是指在发酵生产过程中，生产菌以外的其他微生物（杂菌）侵入发酵液，从而破坏发酵过程单一微生物生长的环境。应建立发酵染菌处理程序，以确保发酵染菌现象能得到有效的确认、调查、评估和处理。通常包括以下方面：

（1）染菌的确认

发现染菌后，应立即组织调查，进一步对发酵染菌进行确认，一般通过再次取样（两个或以上平行样品）观察料液颜色、气味、黏度、理化指标等变化情况、直接镜检和无杂菌试验、平板划线培养或斜面培养检查等手段来确定发酵过程中杂菌的侵入。

根据发酵过程的关键点，应有适当规程监测各工序是否染菌，尤其是种子接种前的无污染检定。并规定可采取的措施，包括染菌后的具体处理措施以及预防染菌的相关措施，确保消除污染使设备恢复到正常的生产条件。

（2）染菌原因的调查

染菌确认后，应对染菌原因进行调查。发酵过程的纯种培养是一个复杂的过程，杂菌进入料液的途径众多，应根据染菌的规模、染菌的时间及杂菌的类型，结合具体的情况逐一进行分析，调查染菌的原因。常见的染菌原因：

● 空气净化系统达不到要求（空气带菌），如大批发酵罐染菌；

● 蒸汽质量及灭菌操作系统不达标，如部分发酵罐（或罐组）染菌；

● 设备系统渗漏（如夹套穿孔、盘管穿孔、接种管穿孔、阀门渗漏、搅拌轴渗漏、罐盖漏、罐体腐蚀磨损或其他附件及机械密封处泄漏），如个别罐连续染菌；

● 发酵空气滤芯失效、罐内有灭菌死角、搅拌系统构件或空气分布管有积料等，如个别罐连续染菌；

● 菌种（种子带杂菌）、培养基或设备灭菌不彻底、设备或管道有死角、接种/移种操作不规范等，如发酵早期染菌；

● 消毒灭菌时逃液或顶罐、中间补料带入杂菌或补料系统发生问题、操作问题（包括倒种或带放操作不当），如发酵中后期染菌；

• 技术管理不完善，人员操作不当及其他因素。

发生染菌事故后，应由专业人员从上述几个方面查找异常，确定可能的染菌原因。由于微生物染菌现象的不可复制性，除了较明显的设备原因外，很难确定明确的染菌原因，通常只能根据分析确定可能的原因。

（3）染菌处理

应有正确的方法确认非操作误差引起的染菌现象，并由经授权的人员根据染菌时间、所染杂菌的类型及对质量的影响评估是否继续发酵生产，或重新消毒灭菌，或作倒罐处理。如继续发酵应采取措施降低污染菌的扩增风险，并增加产品质量额外的评价指标。通常，对于不同发酵培养阶段（如种子培养阶段，发酵培养的前、中、后期）发生染菌的处理方式有所不同：

• 种子罐染菌后往往不能往下道工序移种，直接作倒罐处理；

• 发酵罐前期染菌：根据所污染的杂菌对产生菌危害性大小来判定，若危害性大作倒罐处理；若危害性不大，可采用重新灭菌、重新接种的方式，并根据实际情况补加部分新鲜的培养基，但同时需密切监视菌种代谢状况及后续工序杂质情况变化，防止不合格品的产生；

• 发酵罐中、后期染菌：根据发酵液当前的质量状况、目标产物的质量要求、发酵单位、杂菌的生长情况等综合考虑应对措施，当轻微染菌（杂菌量少，对糖、氮、pH、DO 等影响不大）或中度染菌（杂菌有一定数量，会影响部分生化指标，但通过发酵补料等调整可以挽回的，特别是后期染菌，仍具有发酵继续培养价值的情况），如降低培养温度、降低通风量或控制补料量来控制杂菌的生长速度；如果发酵过程的产物代谢已达到一定水平，此时发酵单位或产物的含量达到一定水平（如接近目标水平）可以考虑提前放罐，但同时需严密监视菌种代谢状况及后续工序杂质情况变化，防止不合格品的产生。若综合评估发酵液可能会响正常发酵生产和产品质量或没有提取价值，则作倒罐处理。如果重度染菌（杂菌构成菌体总生物量的大部分时），则尽快终止发酵，做灭活倒罐处理。

通常发生染菌时，在处置被染菌的生产物料时，应对污染菌进行富集培养并进行鉴别，如鉴别到属或种，可建立本地污染源数据库，包括必要时评估污染菌对产品质量的影响，可以对发酵罐单罐污染状况进行年度回顾性总结。

发酵染菌事件的所有文件与记录均应归档保存，包括对污染菌的鉴定报告和污染源的分析报告以及处理措施的记录。发生染菌情况后所做的偏差分析报告、染菌风险评估、异常现象报告、质量检测数据（含杂质谱）、各项分析检查资料（包括污染菌的分离、鉴别、显微镜照片等）及其相关记录等。

H. 发酵设备的清洁

应建立发酵岗位生产设备清洁和灭菌操作规程，并记录清洁和灭菌过程。生产设备包括配料池、种子罐、发酵罐（含补料罐）及各罐体之间相连管线（包括补料管路）等。

通常发酵批结束后，应清洁发酵设备，检查合格后，挂上已清洁的状态标识。已清洁设备停留时间需要确认。如果超过停留时间，在使用前应重新进行清洁。必要时如发生污染或者更换产品时，可对发酵设备清洁后进行消毒或灭菌，并验证使用的消毒或灭菌措施能够消除或降低对后续发酵批的工艺影响。共用设备（包括共用管线）应按已验证的清洁程序进行清洁，确保产品质量和安全。

I. 维持发酵纯种培养的控制要素

（1）公用系统要求

发酵使用的公用系统，如蒸汽、压缩空气等对发酵有着十分重要的影响。蒸汽一般使用处理后的饱和工业蒸汽，确保满足发酵灭菌的要求；压缩空气应通过膜过滤器等方式除菌，保证无菌性。应该对空气过滤器进行完整性验证和测试。应建立发酵公用系统的检查、检修操作程序、膜过滤器管理程序；所有检查及检修均应记录；应有定期维护方案和记录，如月维护、季维护与年维护方案和记录。

好气性发酵应当有相应规模的空气过滤系统，过滤宜采用高孔隙率的疏水性膜，终端除菌过滤的膜应定期监测膜完整性。

（2）发酵培养过程的环境控制

发酵培养过程（如培养基配制及灭菌、接/移种操作、补种操作、培养控制、无菌空气保证）应当采取适当的设备和环境控制来将污染的风险降低到最低程度。环境监控虽然不必要提高到无菌环境要求，但是在房间中的操作过程和环境监控必须建立联系，实施主动监控，监控要求可根据生产步骤和生产条件（开口，闭口，或封闭系统）而定。

（3）发酵岗位的日常消毒灭菌

应建立发酵岗位消毒灭菌操作及管理规程，规定发酵岗位各种管道（如空气内外总管路、辅助管道）、过滤器（如总过滤器、精过滤器）、罐体［包括碱煮罐、空罐和实罐（单罐）］的灭菌温度、时间和压力，确保达到无菌效果的最低限度。必要时，进行灭菌效果验证。可根据产品特性（如产品本身毒性、抑菌性等）、生产情况及设备状况、染菌风险等，确定合适的灭菌/消毒条件和频率。通常，染菌罐、转产罐或长期停产罐（如 3 个月以上）需进行空罐灭菌；新罐、染菌罐、转产罐需进行碱煮消；单体罐包括一级罐、二级罐、三级罐、补料罐等在每批投料后均需进行实罐灭菌。

（4）发酵设备的维护管理

应建立发酵设备的检查、检修操作规程，包括检查及检修操作、检查及检修后的试漏（如水试漏、空气试漏和蒸汽试漏，企业应根据实际生产设备的结构特点、管路分布以及设备检修情况选择合适的试漏方法，并规定试漏的具体操作步骤）等。所有检查及检修均应记录；应有定期维护方案和记录，如日常维护、月维护、季维护与年维护方案和记录。

实例分析

实例 4：传统发酵操作中的发酵罐灭菌工艺的验证探讨

某企业的某一传统发酵产品，在商业化生产期间，多次出现发酵液染菌的情况，在经过专家团队多次全面调查后，发现可能是发酵罐灭菌不彻底导致染菌，进一步调查发现发酵罐灭菌效果未经过验证。

该案例是典型的发酵罐灭菌工艺验证的问题。ICH Q7 在这一点上没有明确的说法，传统发酵公司并不称其发酵罐是无菌的，发酵罐可能是经过消毒，降低了微生物污染水平。但是需要采取一定的手段保证不受污染。在发酵过程中，发酵罐进行实罐灭菌，真正被灭菌的是培养基。培养基配制好后转移至罐中，并在接种前湿热灭菌。配制好的培养基的灭菌方式及灭菌参数（温度、时间、压力等）需在工艺验证时验证。

实例 5：传统发酵中，验证过程需考虑的具体因素，以及非关键步骤是否验证的探讨

某企业对本公司研发成功的某一发酵产品进行了工艺验证，基于研发历史和小、中试及试生产阶段的阶段性总结报告和工艺评估分析，初步拟定该产品发酵过程所涉及的关键步骤（如培养基灭菌、发酵培养过程、接种或移种操作及指标等），也确定了实现这些步骤的灭菌参数（如灭菌温度和保温时间），发酵关键参数或重要参数（如温度、pH 值、搅拌速度、罐压、通气量、溶氧等控制参数），接种或移种指标和培养周期，以及培养基配比（包括初始 pH 值和体积，关键物料控制），并在工艺验证中对各项中控指标（如 pH 值、糖、氮、磷、黏度、菌体浓度、菌丝形态、效价

等）进行监控。

本次工艺验证按拟定的验证计划对影响产品质量的关键步骤和参数均进行了验证并得出了结论，证明过程步骤及相关参数控制是有效、可行的。

基于发酵研发数据及各原料对发酵的影响和作用，某因素确认不是关键因素，那就没有必要进行验证，如非关键步骤（如配料操作、放罐操作等）；非关键参数，如在没有氧气控制的过程中，搅拌速度可能为验证参数；而溶解氧为次级（因变量）时，而不需要验证；不同供应商的非关键合格物料，不同批次物料不必在验证中考察，如主要碳源：淀粉（不同批次含量的微小变化，一般认为引起发酵的可变性并不明显）。

总之，发酵过程验证涉及许多相互关联的参数或因素的考虑，企业应基于发酵产品的研发或历史生产数据分析，如何确认并识别出哪些步骤必须被验证，验证时应考虑哪些关键因素。对于开发的新工艺，我们要重点关注培养基配方（如比例、组分）对过程的影响，确定各成分对发酵生长代谢的作用；关注发酵培养步骤的标准发酵参数（如温度、pH 值、搅拌速度、通气量、压力等），哪些参数对产品的质量有影响，哪些没有，有影响的参数必须要被验证。对于老工艺，在当今技术水平下进行一些参数的回溯分析也是有必要的。

实例 6：实现发酵培养全过程参数监控的模式及工艺参数出现短时波动的管控

某检查机构，在企业 A 审计一发酵产品时，发现该企业对发酵培养过程中温度、pH 值、搅拌速度、通气量、压力、溶氧等参数进行在线监测并规定了这些参数的工艺控制范围。查看发酵培养曲线时，发现该产品的发酵 pH 值和通气量瞬间偏离后又自行恢复正常，但企业未记录该偏离，也未采取任何措施。

该案例是比较典型的发酵培养过程中参数监控和偏离处理的问题。对此，该企业技术人员阐述如下：

（1）鉴于发酵培养的原理和特性，发酵产品一般可采用在线监控和离线监控相结合的模式来实现发酵培养全过程的参数监控。

传统发酵工艺牵涉到生物系统，微生物的生长是受内外条件相互作用、关联调控的复杂过程。外部条件包括物理条件、化学条件及发酵液中的生物学条件；内部条件主要是细胞内部生化反应，相对于目标明确的化学反应而言，可控性差，反应温和而复杂，反应速度慢，容易受其他微生物的污染的影响。由于工业微生物一般具有可塑性极强的代谢调节系统，这些调节包括生理水平、代谢途径水平、基因调节水平等，通常发酵过程的控制操作只能对外部因素进行直接调控，由于一般在无菌条件下进行，因而只能通过取样检测或在反应器内部进行直接检测的方法来获得相关信息，发酵参数和条件的检测为了获得给定发酵过程及菌体的重要参数（物理的、化学的和生物学参数）的数据，有助于人们更好地理解发酵过程，从而对工艺过程进行控制、改进或实现发酵过程的优化、模型化和自动化控制。

通常情况，为维持微生物发酵生长的最优环境或操作条件，企业会结合产品的工艺特性、菌种特性以及菌体的自身代谢特点，来确定发酵培养过程中需要监测并控制的参数（如温度、pH 值、搅拌速度、通气量、压力、溶氧等），以保证发酵培养过程正常。常见的参数如下。

参数名称	单位	测定	作用、意义
温度	℃	温度传感器	维持生长、合成代谢产物
罐压	Pa	压力表或传感器	维持正压、增加溶氧
空气流量	m^3/h	传感器	供氧、排除废气
搅拌转速	r/min	传感器	物料混合、提高传质效果
装量	m^3，L	传感器	反映发酵液体积
浊度	（透光度）%	传感器	反映菌体生长情况
泡沫	—	传感器	反映发酵代谢情况
溶解氧	%	传感器	反映菌体生长、代谢情况
pH 值	–	传感器	反映发酵液 pH 值
补料/补前体速率	g/h，kg/h	传感器	反映基质/前体利用情况

除上述监测的参数外，发酵过程中还需周期性地检测一些化学、生物参数：如基质浓度（包括糖、氮、磷）、滤速、离线 pH 值、黏度、油含量、前体浓度、产物效价、氨氮值、甘油、菌丝形态、菌体浓度等；由于培养过程容易受其他微生物污染的影响，因此需要监控培养基灭菌后的无菌情况以及发酵培养过程中的无杂菌情况。

（2）鉴于发酵产品在不同操作步骤或受周边环境波动等因素的影响（如接种或移种时，对在线监控的发酵温度进行设置或调整；对离线监控的发酵培养搅拌转速、罐压等参数的手动调节过程的瞬时波动；外界总空气压力波动等），发酵工艺参数可能出现短期小范围偏离工艺控制范围，若这些偏离原因明确，工艺参数能自行回复到正常范围内，该偏离属于正常的生产波动。

由于与一般的化学过程控制相比，微生物发酵控制是对菌体活力的控制。微生物菌体对外部环境具有较强的适应能力，对代谢环境非长时间、大范围波动具有较高的耐受性，因此生物发酵过程不需要太严格的控制精度。除了某些温度、pH 值感受性很强的菌种的发酵过程外，大部分菌种发酵培养的各参数不需要也不可能 100% 完全准确地控制在某一水平上，其在一定范围内波动是可以接受的，培养温度、压力、空气流量、搅拌转速、溶氧、pH 值等参数，其短时间的波动一般不会对菌体生长与产物合成造成不良后果。企业可根据产品的工艺特性及菌丝代谢特点规定适应期的波动时间限，在此期间，允许培养参数的小范围偏离（偏离值根据产品自行规定），若超出允许波动时长和（或）偏离范围应启动偏差调查，并根据发酵培养各物理参数的实时监测数据和糖碳氮磷、菌体浓度、无菌等化学生物参数的检测结果，以及发酵各阶段菌体生长的典型照片比较分析，实施全方位控制。

综上所述，此次审计发现的现象属于正常现象。企业可结合产品发酵培养的原理和特性，建立相应的管理程序，详细规定各发酵工艺参数的监控模式、允许偏离的时间和范围、偏离情况的处理措施等，以确保发酵过程参数得到有效监控和合规的处置。

📋 要点备忘

- 对染菌事件的关注；
- 发酵运行参数与质量控制的相关性；
- 发酵终点的确认；
- 连续发酵培养方式批的确认；
- 更换产品生产时的清洁验证。

16.3 收获、分离和纯化

法规要求 ···

药品生产质量管理规范（2010 年修订）原料药附录

第四十八条 收获、分离和纯化：

（一）收获步骤中的破碎后除去菌体或菌体碎片、收集菌体组分的操作区和所用设备的设计，应当能够将污染风险降低到最低程度。

（二）包括菌体灭活、菌体碎片或培养基组分去除在内的收获及纯化，应当制定相应的操作规程，采取措施减少产品的降解和污染，保证所得产品具有持续稳定的质量。

（三）分离和纯化采用敞口操作的，其环境应当能够保证产品质量。

（四）设备用于多个产品的收获、分离、纯化时，应当增加相应的控制措施，如使用专用的层析介质或进行额外的检验。

背景介绍

传统发酵产品的收获、分离、纯化工艺和过程直接关系到产品的质量。无论是细胞内产物还是生物细胞外产物，是去除细胞或细胞组分还是收集破坏后的细胞组分，都要进行发酵液的预处理和（或）固液分离。其目的不仅是分离细胞、菌体和其他悬浮颗粒、培养基等残留营养物等，还希望除去部分可溶性杂质及改变滤液性质，以利于后续的分离、纯化步骤。应根据产品特性与工艺特点，对过程中设备和工艺以及操作区有一比较明确的规定，应当在按尽可能减少污染的要求而设计的设备和区域内进行尽可能快速的操作，以降低微生物大量滋生的风险，从而有效控制污染（如微生物污染），保证所得中间产品或原料药具有持续稳定的质量。收获、分离、纯化工艺过程包括但不限于以下几种：固液分离（板框过滤、中空纤维过滤、离心）、萃取、吸附、柱层析、浓缩过滤、结晶等；对于有微生物限度要求的发酵产品，后续收取步骤还需特别关注微生物的控制，可重点从水系统、物料、生产工艺步骤控制、设备/设施要求、清洁与消毒、环境、人员等方面进行管控。本节针对上述内容加以阐述。

技术要求

发酵产品的收获、分离、纯化操作是一个典型的去除杂质（包括微生物、热原）的控制过程。实施布局和使用设备应利于清洁、维修和操作。设施的设计应利于尽量减少潜在污染。在已有发酵液体的微生物限度建立的基础上，合适的布局和操作区的设计应尽量防止易受微生物的污染。

根据产品工艺特点及发酵组分构成，对收获和纯化过程中的灭活、菌体/培养基残留去除（包括基础原料发酵后残留的残糖、残无机盐、残油、残蛋白质、色素等，以及微生物代谢产生的如菌丝自溶后蛋白、代谢中间体、代谢类似物等）采取科学有效的方法，防止在去除杂质的同时，导致产品的降解或被污染，从而影响质量。必要时，进行破坏性影响因子实验，确定影响中间产品或原料药质量稳定的关键性因素，并建立相应规程。

分离和纯化过程中如果使用敞口系统操作时，应采取措施，确保生产不受环境微生物污染，从而保证产品质量。

采用制备柱进行组分分离时，需要对制备柱的填料、洗脱剂及洗脱方式进行筛选，对流速、压力、温度、pH 值等洗脱条件进行验证，并建立操作规程；应定期进行数据汇总分析，指导生产提高产品质量。

应选择适当的方法对设备进行清洁。共用设备应按已验证的清洁程序进行清洁，确保产品质量和安全。

实施指导

根据产品特性建立收获、分离及纯化操作规程，使用特定的分离、纯化设备系统，保证中间产品或原料药具有持续稳定的质量。

通常下，收获、分离及纯化的批应与发酵批相对应，可以追溯每批发酵液的质量与最终产品质量的相关性，从而保证最终产品质量的稳定性。

收获、分离及纯化工艺中可通过隔离措施，来避免一系列操作单元中产品的污染。成功的隔离措施包括物理、程序、时间次序上与其他产品的隔离。通常情况下，发酵产品在收获、分离、纯化工艺中除了上述隔离措施外，也常应用二级隔离，如用密闭系统的支持组件，对设备或产品进行保护以免周围环境影响。

根据产品的设计工艺，可建立每一操作单元的岗位标准操作规程，涵盖人员防护、设备/设施/仪表等检查操作和维护、关键工艺参数控制、中间过程取样、中间体质量标准及分析方法、中间体贮藏等。

若工艺中使用填料，在工艺开发时，应对填料是否适应工艺条件、是否会与填料处理工艺中的物料发生反应进行研究，以确保产品质量。在工艺设计时，应结合工艺实际情况对填料的性能变化趋势以及使用寿命进行研究和评估，并制定合理的检测指标、检测频率及填料更换周期，从而保证产品质量稳定。

应建立生产过程异常情况处理和报告程序：阐述生产中发生的异常现象（任一突发的意外情况或任一偏离工艺要求现象）及其具体的处理方法。方法应讲明应急处理、原因查找/分析、故障排除、物料的处置/回收方法、后续的纠正预防及改进措施等。过程的所有活动都应形成记录，留档保存。

应建立生产设备清洗操作规程，建立清洁接受标准如下。

● 应具备合适的清洁方法，规定从工艺设备中清除产品、组分和废弃物残余的操作方法，清洁程序应提供潜在污染源的检测方法。在许多情况下，运用科学原理而不是检测限度是合适的。

● 在每一操作单元或每步操作完成时，进行清洁或阶段性清洁，包括本步所使用的主体设备、周转容器、辅助设备、连接管路等。

● 每批生产后，应选择适宜的清洗剂（如水、碱液等）对设备进行清洁，必要时用消毒剂或蒸汽消毒。也可根据工艺或产品特点，不进行批间清洁，但应进行合理的评估论述。所有清洁、消毒均应记录。

● 在一个多产品操作区，产品生产可以先后（分时段生产）进行或者同时进行。某一设备用于多个产品的收获、分离、纯化时，需要增加额外的控制手段，如使用专用的层析柱或进行附加检测。

○ 对于先后进行生产的产品，共用设备重点在于清洁验证、清洁程序上的程序更换。

○ 对于同时并行的产品生产，共用设备重点在于隔离、程序控制和避免交叉污染。

○ 在所有的情况下，总的原则是确保产品的质量和安全。

● 在多产品操作中，应重点关注一些清洁困难的设备。如层析填料和过滤膜通常是专用的，因为其清洁相当的困难。垫片、O型圈、阀膜和其他用于生产建立的"软"组件经常在运行中更换。

● 对多产品或多工艺共用的设施来说，应建立风险评估，评估可能的过程／产品失败对设施其他操作的影响，并确立行动计划。

应对使用的有机溶剂进行确认，尤其在分离纯化中进行套用的有机溶剂质量指标的建立及其套用原则的制订，从而保证产品质量不受影响。回收溶剂使用原则及管理要求参见本分册"14.4 物料与溶剂的回收"。

用于无菌制剂的发酵 API，若有微生物限度标准，则应建立并满足微生物负荷数的适当行动限。尤其在其产品的收获、分离和纯化过程，很重要一点就是有效实现对微生物负荷、内毒素的控制。如何确保产品的微生物和内毒素符合标准，通常从以下环节进行控制（包括但不仅限于此）：工艺用水／工艺用气、原材料、生产过程控制与监测、膜工艺使用（如超滤、除菌膜等）、洁净区生产环境、中间体及成品的包装和储存条件、设备的清洗和消毒、干净设备及脏设备停留时间、人员方面的微生物等，并应建立产品的微生物 / 内毒素控制策略。

● 水系统：用作组分的水（或用作工艺助剂）必须像其他组分一样，具备适当的质量，适合其既定工艺和配方用途。如纯化水是公司自制，用作一种组分，纯化水系统必须设计优良，受到严格控制和维护，以及日常水质量检测对于确保微生物水平低于既定限度，并且水中没有致病微生物是至关重要的。水纯化系统的维护和控制应包括主动更换部件以预防老化，进行常规监测以确保系统可持续产出满足既定质量标准的水。监测程序应结合适当的行动限和警戒限，包括在关键水处理步骤之后、水处理设备和传送系统后及时取样，包括所有使用点；用作清洁剂的水，根据其使用条件和具体设备，应予以监测从而确保其符合既定用途的适当质量。

● 物料：确保所有批次的进厂原材料符合既定的质量标准，适合于既定的生产用途，包括可接受微生物质量（如适用）；必要时，中间体 / 半成品、成品等建立适当的微生物限度。中间体和成品的取样和测试，要求（在适当的情况下）中间体生物负载测试和建立有效的中控标准以确保最终成品符合其微生物标准。中控测试应在产品工艺过程中进行，例如，在重要阶段的开始或完成时，或在长期储存后。对于分离柱、膜系统、吸附剂等再利用和（或）再生所使用的物料及工艺过程的微生物控制，如膜清洗剂使用步骤及清洗循环控制、分离柱再生所使用的物料与再生过程控制以及再生柱长时间停留时维护等应在产品对应的工艺步骤中明确条件，并且作为系统组件一并考虑，例如，为有效防止微生物对树脂的污染，对树脂的再生条件、贮存条件、贮存时间、再生树脂停产期周期性清洗、保护剂、使用前彻底清洗和再次再生等作明确规定。

● 生产工艺步骤：某些工艺步骤可能比其他步骤在提高或降低生物负载方面有更大影响：

○ 中间料液存贮步骤，尤其是那些水基生产工艺，可能会创造条件让微生物繁殖，特别是在延长的中间体保存时间段内（即，不同单元操作之间的时间）。因此，不建议水基中间体长时间保存（例如，混悬液、溶液、液体混合物），如有必要，需要考虑建立保存时限以保持产品质量。

○ 设备清洁程序不充分可能导致微生物污染。例如，延长脏设备停留时间、设备清洁之后干燥不充分（尤其用水作清洁剂）。

○ 环境控制不充分可能导致微生物污染。例如，生产区域向自然环境敞开、不受控，或当产品或产品接触表面暴露时环境控制不充分。

○ 有些生产步骤可能会降低中间体生物负载。例如，涉及过滤（如超滤、除菌过滤等）、高温、极端 pH 值或使用有机溶剂的步骤。

● 在中间体、产品包装时，应使用符合质量要求的包材；容器 / 密闭器应提供足够的保护，避免可能导致微生物污染的外来因素的影响（如水或微生物侵入）。

● 设备：通过适当设计（如容器、管道）、维护、清洁和消毒来限制生物负载，维护设备的卫生条件。

● 清洁剂和消毒剂：应使用合适的清洁剂 / 消毒剂，确保以清洁和卫生的方式对建筑物和设施、设备进行清洁 / 消毒维护，以防止微生物污染组分、容器、密闭器、包材和产品。

● 环境：应确保设施、设备和生产环境受控，如防止引入可能对所生产的产品有害的微生物。应定期识别、分析生产设施 / 设备中出现的可能导致产品污染的微生物，确保控制措施能有效降低微生物对其的影响。

● 人员：应采取措施控制人员的表面微生物，确保操作人员遵守优良的卫生规范，将人员引入微生物到生产工艺的潜在风险降至最低。

实例分析

实例 7：层析工艺中填料使用寿命评估和全生命周期管控

某原料药产品在层析工艺中使用填料 A 用于去除部分杂质。在填料 A 使用两年后，发现层析步骤中间体的纯度和收率均有所下降，成品质量也有所下降。

这是典型的层析工艺中填料如何使用和管控的问题。在层析工艺中，填料在重复 / 再生使用过程中，其本身基本结构中的分子基团掉落、重度污染、中毒、再生不彻底或者原材料带入的污染，可能直接导致产品污染，或影响纯化效果而影响产品质量。因此需有效控制填料在重复使用过程中因其性能及寿命衰减对产品质量造成的影响。

应评估填料的使用寿命，分析影响寿命的各项因素与产品质量间潜在的关联，明确填料使用的生命周期内性能的监测标准 / 频率及更换要求或标准，如吸附能力、除杂能力、填料破损率或者是层析步骤中间体的纯度 / 收率（如连续多少批次出现纯度或收率下降趋势）指标等，以确保填料性能可以持续、有效地满足生产工艺要求，最大限度的降低污染及产品质量风险。因此应对填料的使用进行评估，评估内容应重点包括但不限于以下内容（各产品可根据自身工艺要求及填料实际使用情况确定）。

● 填料类型，其物理和化学稳定性，适用范围等。

● 层析步骤在纯化工艺中的位置及用途（捕获、中度纯化或者精细纯化）。

- 来料性质（各种杂质的数量和种类、性质）。

- 装填方式。

- 层析柱的系统组件及用于清洁、再生等原材料的性质。

- 填料的日常维护（清洁、再生方式和储存条件、防污染控制）。

- 填料性能日常监测（常规考虑）

    ○ 填料颗粒性质：目测检查或检测填料颗粒的完整性（破损程度）；

    ○ 填料再生控制：考虑每批使用后的普通再生及周期性的强化再生；

    ○ 层析过程的工艺控制；

    ○ 填料更换要求；

    ○ 填料的性能测试频率和接受标准；

    ○ 填料更换前质量确认（判定填料更换前产品质量是合格的或者性能测试是符合要求的）。

- 产品质量历史回顾（每批的生产数据能直观反映填料性能指标，如纯度、收率、杂质去除水平等）。

通常情况下，经过充分有效的评估，可以确认控制填料的重复使用条件在整个柱子的预期使用寿命内不会导致产品污染或对产品质量存在潜在风险。

应加强填料使用全生命周期管理，可建立填料使用日志管理，如填料的初始安装信息（包括填料批号、数量、装柱时间、更换周期）、性能测试（包括测试日期、测试值、与初始值比较、测试结果是否符合要求、下次检测时间）、使用、清洁（包括预处理、周期性、再生）、填料更换及柱维护和确认等，确保相关信息被完整记录并可追溯。

实例8：发酵原料药产品中大分子"杂质"在分离纯化中如何有效去除的探讨

某企业生产发酵原料药产品 A，在分离纯化步骤中采用树脂去除工艺中存在的大分子物质。目前某客户提出需要在标准中增加特异性检查项目，以进一步确保产品的安全性。

如何分析发酵原料药产品中是否含有大分子"杂质"；如不能排除上述"杂质"产生的可能性，如何处理？

微生物发酵产品采用微生物在天然培养基上进行培养获得。在整个工艺过程中，微生物菌体的破碎导致胞内大分子物质的释放，如蛋白质和核酸类物质；同时天然培养基中的蛋白胨、酵母粉等，也含有蛋白质和核酸类等大分子物质。在不能排除上述"杂质"产生的可能性时，应在分离纯化工艺中考虑大分子物质的去除。

通常，可以分析现有工艺可否有效去除大分子物质，并进行验证。必要时，在标准中增加特异性检查项目，以确保产品的安全性。

📋 要点备忘

- 产品是否有交叉污染风险；
- 有机溶剂是否进行回收或处理；
- 是否有质量偏差分析；
- 收获、分离纯化工艺是否经过验证。

16.4 病毒去除/灭活步骤

法规要求

药品生产质量管理规范（2010 年修订）原料药附录

第三十条 病毒的去除或灭活：

（一）应当按照经验证的操作规程进行病毒去除和灭活。

（二）应当采取必要的措施，防止病毒去除和灭活操作后可能的病毒污染。敞口操作区应当与其他操作区分开，并设独立的空调净化系统。

（三）同一设备通常不得用于不同产品或同一产品不同阶段的纯化操作。如果使用同一设备，应当采取适当的清洁和消毒措施，防止病毒通过设备或环境由前次纯化操作带入后续纯化操作。

背景介绍

传统发酵制药过程可能会使用动物来源的原材料。虽然其所含的病毒能够被广泛地鉴定，但是诊断手段的限制使其不可能完全确保病毒污染物不存在，一些病毒可能少量地藏匿或出现以至于在鉴定过程中无法检测到。所以存在病毒污染的风险，对于所有使用动物来源原材料采用发酵工艺生产的原料药是一个普遍的特点，也包括生产过程中偶然引入的病毒。然而，对于传统的微生物发酵而言，病毒去除与灭活工艺是一个非典型的工艺，但仍然期待能够确保这些产品在病毒污染方面的安全，只有通过应用病毒测试手段，生产过程中对病毒清除和灭活进行评估来保证，同时采取必要的措施来防止。ICH Q5A、ICH Q5D 和 ISPE Baseline Guide VOL（6）均对生物产品的病毒的去除和灭活有明确的指导，但是一直缺乏对传统发酵产品的病毒控制明确的规定，ICH Q7 在第 18 章对该项内容提出了系统的管理原则。

实施指导

A. 动物来源的原材料

应尽量避免使用动物来源的原材料，原材料供应商应提供文件证明其产品不含动物源成分。

如果不可避免地使用了动物来源的原材料，那么应建立其来源和过程的追溯文件，包括原产国、来源动物的生理状态、组织来源、生产批号、供应商。使用动物来源的原材料应获得质量负责人和研发负责人的许可。发酵原料中经常使用猪蛋白胨，特别应检测猪可能携带的病毒，如猪细小病毒等；在培养过程尤其种子的培养过程中经常使用牛肉浸膏，其含有牛病毒和朊病毒（BSE/TSE）等潜在污染。

动物来源的原材料本身有潜在病毒污染，需在生产工艺过程中进行有效控制。通常需要对生产工艺使用的原材料有比较详细的说明，如动物来源和非动物来源的区别。若有动物来源的原材料使用，需要对其潜在的病毒作一风险评估，全面分析、综合考虑生产中病毒污染的可能性，确定病毒去除和灭活验证工艺方案，验证可以委托第三方进行。

B. 病毒检测和病毒去除／灭活验证研究

要证实感染性病毒在终产品中不存在，在许多情况下，不仅要直接检验病毒存在，还要证实分离和纯化方案能够清除或者灭活病毒。因而生产过程中需要进行病毒去除和灭活验证，表明能够有效地去除病毒；同时需要采取必要的措施保证防止去除和灭活病毒操作后可能的病毒污染。病毒清除的程度将依赖于很多因素，包括生产过程中使用的某些原材料的类型和数量、产品的类型、剂量、潜在的患者数量等；取决于生产者要建立，判断和证实基于以上因素的病毒清除的合适水平，作为整个风险管理项目的一部分。

终产品需要根据潜在的病毒种类作为阳性指示病毒，利用 PCR、ELISA、RT 等方法或病变实验或电镜进行三批正常批的检测，同时需要病毒去除和灭活验证。

病毒去除和灭活验证的验证方案应与实际生产工艺关联，模拟的生产工艺，尤其是特定的步骤在试验参数及控制条件方面应与实际工艺基本一致。病毒去除和灭活工艺验证通常在纯化阶段进行，使用可以代表大生产的缩小规模生产的方式进行。如，病毒去除和灭活验证使用线性缩小工艺（1/10 或 1/100：以设定的生产规模按 1/10 或 1/100 的比例缩小），该工艺尽可能地接近生产工艺，如在工艺过程中使用柱层析，设备、柱高、线性流速、流速和柱体积比例（接触时间）、病毒清除缓冲液、温度、pH 值、浓度、无机盐、目标产物均需要和商业化生产一致。在病毒去除和灭活中，通常要求单步病毒去除率大于 4log 以上，在病毒的选择上，需要从病毒来源分析，选择合适的指示菌病毒，包括不同的大小，抗性和基因型病毒（如逆转录病毒），通常选择 3~4 种病毒。常见的指示病毒分类见表 16-4。

表 16-4 常见的指示病毒分类

病毒名称	天然宿主	大小（nm）	有无囊膜	基因类型	形状	抗性
MVM	小鼠	18~26	无	SS–DNA	多面体	高
PPV	猪	15~20	无	SS–DNA	二十面体	高
REO–3	人等	60~80	无	DS–RNA	球形	中等
XmuLV（逆转录病毒）	小鼠	80~110	有	SS–RNA	球形	低
PRV	猪	120~200	有	DS–DNA	球形	中等

C. 病毒去除和灭活的方法和注意事项

病毒去除和灭活有许多方法，一个特殊方法的适宜性依赖于潜在病毒污染物的特性和产品的性质，并需要得到验证。

在某些情况下，病毒可以通过常规的工艺和纯化操作来去除和灭活。纯化过程中典型的方法（如沉淀、层析和过滤）加上使用特定试剂（如溶媒）或者处理条件（如 pH 值、温度）通常能够有效地从物理上去除和灭活病毒。

病毒方面的安全通过组合有效的、特异的病毒去除和灭活方法，如热灭活、溶媒/变性剂处理、极端 pH、病毒过滤或者病毒特异性吸附方法来保证。

通常推荐两种从机制上能够互补的可联合使用的病毒清除方法，如特异性病毒减少方法（典型的是用两种不同的方法，如溶媒/变性剂和低 pH，或者低 pH 和纳滤）是在工艺方案中通常使用的方法，以达到强有力病毒去除和灭活的要求。

对于朊病毒而言，目前没有去除、破坏或者灭活朊病毒（BSE/TSE）的有效方法，关键在于预防，如保证使用的材料其来源是没有 BSE 的区域。

当使用了一个特异的、有效的病毒减少方法作为工艺方案的一部分后，在对应的工艺步骤中，匹配的设施/设备如何设计和有效运行是重要的因素。

可以将设计工艺方案中未完成所有病毒减少方法前的工艺过程称作"病毒前"，已完成所有病毒减少方法后的工艺过程称作"病毒后"。为了避免下游"病毒后"工艺材料和没有进行病毒减少处理"病毒前"的潜在污染工艺材料之间发生交叉污染，应需要病毒前、病毒后的物理和操作分离，尤其是敞口操作区应与其他操作区分开，同时包括人员入口和衣着控制的过程隔离装置，HVAC 系统隔离，CIP 系统隔离等。

此外，系统封闭的程度在这种类型的设计方法中发挥了重要的作用。如果处理系统是封闭的，工艺和公用系统被设计成适宜的能够避免交叉污染，就没有必要在病毒清除步骤之间的单元操作间设计物理空间分离。

不同的纯化操作通常使用不同的设备，包括柱子、容器等和产品直接接触的设备。如果必须使用同一设备，应采取适当的清洁和消毒等必要的措施来防止病毒通过设备或环境由前次纯化操作带入后续纯化操作，该适当的清洁和消毒措施需要验证有效方可使用。

实例分析

实例 9：如整个培养过程不含动物来源的物料，进行病毒去除和灭活工艺验证必要性探讨

不管使用的是否是动物来源的培养基，必须考虑潜在的危害因素。病毒灭活必须通过两种以上方法，部分原因是需要更加保证病毒被去除，可参考 ICH Q5A。

实例 10：分析原料药产品是否有病毒污染的举措

首先，分析原材料和操作是否有病毒污染的风险，并评估是何种病毒污染；然后，评估现有纯化分离工艺是否能够去除/灭活病毒，并进行相应的验证。必要时，应在标准中增加病毒检查项目，以确保产品的安全性。

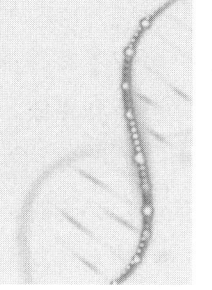

17 技术转移和临床用原料药的管控

本章主要内容：

☞ 技术转移的应用范围

☞ 研发向生产转移的基本流程

☞ 生产向生产转移的基本流程

☞ 如何开展转移过程中的风险评估

17.1 技术转移

本章节结合 ICH Q10 制药质量体系、WHO 药物生产技术转移指南、ISPE 和 PDA 中技术转移的部分相关要求，对原料药技术转移进行讨论。对于技术转移的一般性要求，请参见本丛书《质量管理体系》分册。

背景介绍

目前 WHO、ISPE、PDA 相关《技术转移》指南中均是以项目管理和知识管理的方式对技术转移进行阐述和梳理。

近年来，由于新版 GMP 实施、药品专利到期、环保政策出台等客观因素，导致生产企业的经营策略改变，不同公司间或公司内部进行技术转移的项目日益增加，技术转移已然成为制药行业的一个热点话题。

技术要求

ICH Q10 3.1.2 中要求：技术转移活动的目标是将产品和工艺知识在生产厂区内或之间从开发转移到生产以达到产品实现。这种知识是生产工艺，控制战略，方法和持续改进的基础。

技术转移应基于质量风险来实施。必要时，应对转出方与接收方进行全面的差距分析和评估，包括并不限于技术风险评估。

接收方在执行转移前应配备足够数量、经过充分培训且具有适当资质和经验的人员。必要时，转出方可进行现场培训和指导。

技术转移中相关偏差和变更应得到调查和评估，并被有效记录。

实施指导

技术转移是指将药品（包括 API、中间体等）的知识、技术以及相关联的产品和工艺过程从研发方或持有方转移到接收方的过程。以下内容将围绕 API 技术转移过程中的主要关注点来进行描述。

A. 技术转移的应用范围

根据转移所处阶段（药品上市申请之前或药品获批上市之后），技术转移可分为研发向生产转移和生产向生产转移两个类型。

根据转移对象不同，技术转移可分为公司内转移和公司外转移。公司内转移是指在同一集团公司内不同工厂间或同一集团公司同一工厂内不同部门之间进行的技术转移。公司外转移是指在不同集团公司间（不同质量管理体系）进行的技术转移。

一般的，同一质量管理体系下，技术转移操作方式应相同，如同一集团的不同工厂之间的技术转移和同一集团同一工厂的不同部门之间的技术转移，其技术转移方式应相同。同时，基于相同的质量管理体系，公司内转移可以根据风险评估进行适当的简化，如审核程序的简化（技术能力、开发和优化能力的审核等）、技术转移协议的减免（同一个法人实体）、标准品的共享、供应商资料的共享等。

本章节主要讨论技术转移操作的基本流程和风险控制。

B. 研发向生产转移的基本流程

本章节中研发向生产转移是指转出方完成中试生产后向生产接收方转移的过程。一般技术转移采用项目管理的模式运行，主要包括项目启动、项目规划、项目转移、项目审查四个主要阶段。

（1）项目启动阶段

该阶段通常以启动转移会议等方式，对转移项目进行可行性评估，评估要点包括工艺适用性（如产品专利、产品类型和毒性、市场需求、二次开发或工艺优化能力等方面）、设备设施适用性（如设备设施原理和性能、清洁、交叉污染控制方面等）、技术可行性（如物料、方法、设备的类似性等）、EHS符合性（如设施改造、许可生产的可行性等）等方面。

（2）项目规划阶段

在项目初步可行性评估通过后，开始组建转移团队，签订技术转移协议，制定项目转移计划等。

①组建转移团队

组建由转移双方领导和相关职能领域主题专家构成的正式的技术转移团队，以明确团队架构、角色、职责和项目负责人。该专家团队一般涵盖双方的研发部、生产部、QA、物料部、工程部、EHS、QC、计划部、法务部、注册部等。项目负责人一般由接收方担任，负责技术转移的交付，协调技术转移期间的各种活动。

②签订技术转移协议

转移双方在组织转移前签订技术转移协议以确定双方之间可以共享知识。协议内容通常是根据公司和产品的具体情况制定，一般包括范围、双方的权利和职责，技术转移的注意事项、数据管理、文件管理和验证、转移成功的条件等。若涉及专利权和拥有权时，协议中还应包括知识产权的内容。

③制定项目计划

该阶段应结合前期获得的沟通和文件信息，制定转移项目计划和时间进度表，以明确转移的预期阶段顺序和相关活动，并协调和跟踪项目的进程。项目计划中包括技术转移范围、转移成功的可接受标准、明确各部门在技术转移中的职责、时限要求等。

（3）项目转移阶段

该阶段主要是根据技术转移计划，准备和组织实施技术转移。

①文件转移

转出方应提供一个全面且详细的技术文件包给接收方，以便接收方能方便地获得必要信息并能进行生产和检测分析。研发向生产转移的技术文件包可参考本章节实例1。

②风险评估

技术转移团队根据技术文件包内容，基于产品药物活性和产品相关的毒理学性质，组织相关部门对生产线可清洗能力、多产品共线交叉污染风险及新引入产品人、机、料、法、环、测的适用性等方面进行全面的差距分析和风险评估。

③产品引入变更

待完成产品风险评估后，接收方可启动产品引入变更，后续按变更体系管理转移工作。

④制定转移方案

双方应结合风险评估结果，确定详细的转移方案。转移方案一般由人员培训、设备设施、物料、分析方法、产品工艺、清洁程序等子项目组成。转移方案内容可能包括：

- 目的
- 范围
- 关键人员及其职责
- 转移计划时间表和里程碑、子项目的转移步骤
- 接收方需要准备和完成的工作（如厂房设施设备的安装与确认、物料采购、仪表校验、分析方法转移、文件起草和培训等）
- 技术转移中的注意事项
- 各类文件清单
- 试生产批次信息、工艺验证、清洁验证
- 偏差处理
- 变更控制
- 技术转移的可接受标准（参考转移协议内容）
- 最终转移评价和结论

⑤实施转移

转移方案制定完成后，项目按转移方案开始进行转移。

在研发向生产的转移过程中，需要特别注意以下方面。

- 可能需要对工艺进行二次开发。在二次开发过程中需详细记录相关的参数变化对产品质量的影响。
- 试生产：为了进一步找出设施设备和场地差异对产品工艺的影响，确定工艺的适用性，试生产批是必须且非常重要的。试生产期间需要注意：
  ○ 批量尽可能需与商业化生产批量一致；
  ○ 详细记录失败/偏差情况和原因分析；
  ○ 详细记录试生产工艺规程、检验方法和标准的任何变更情况，包括变更原因和变更后对产品质量的影响；
  ○ 详细记录纠正预防措施及效果；
  ○ 分析操作参数、工艺参数与关键质量属性之间的关联性；
  ○ 试生产批成功后，确定最终的 CQA 和 CPP 等信息，确定最终工艺；

　　○ 设备设施确认、人员培训、物料确认一般应在试生产前完成；

　　○ 基于分析方法对试生产批工艺性能评估的重要意义，分析方法转移确认通常应在试生产前完成，但至少应在工艺验证前完成。若在分析方法转移确认完成后调整分析方法或增加检测项目等，应对调整后或新增的分析方法进行分析方法确认的必要性评估，并根据新确认方法评估试生产批或验证批样品。

　● 工艺验证：工艺验证是确保技术转移完成的重要步骤。确保所有影响产品质量的设施设备、工艺、方法、系统、均处于稳定可靠且受控的状态，是实施工艺验证的必备条件。此时需注意：

　　○ 批量与商业化生产一致；

　　○ 不能在验证过程中继续摸索工艺；

　　○ 详细记录失败/偏差情况和原因分析；

　　○ 不应在验证中进行工艺变更；

　转移产品的清洁验证可以与工艺验证同步进行。

　（4）项目审查阶段

　转移工作完成后，根据项目实施进展和公司转移策略，评估产品是否转移成功，并完成技术转移报告。评价内容可能包括：

　①总结各子项目的转移结果。

　②对比转移前后工艺和产品质量情况。

　③对比结果与可接受标准的符合性。

　④偏差和变更情况。

　⑤转移是否成功的结论。

　通常，在接收方成功完成工艺验证并符合转移可接受标准后，可视为技术转移成功。若转移协议中包含注册申报、改进计划和持续技术支持的内容，可根据实际情况，阶段性完成技术转移报告。

C. 生产向生产转移的基本流程

　生产向生产转移的流程与研发向生产转移基本一致，但基于两者之间的工艺成熟度和对知识的认知程度不同，部分内容可能略有差异，包括：

　（1）文件转移

　文件比较成熟全面，如清洁方面，转出方已完成清洁验证并有清洁验证报告。具体技术转移包内容可参考本章节实例1。

　（2）风险评估

风险评估的侧重点稍有不同，如物料供应商评审。

（3）转移方案

在确定转移策略时，二次工艺开发和试生产批可视具体情况评估是否需要。设备设施确认、人员培训、物料供应商确认、分析方法转移一般应在工艺转移前完成。特殊情况下，分析方法确认可与工艺验证同步进行，但必须确认风险可控且被记录。

D. 风险评估

技术转移应基于风险因素，对人员配备、人员培训、设备和设施、物料转移、生产操作、清洁、分析方法、文件等方面，开展一系列的差距分析和风险评估，对高风险的影响因素采取相应级别的控制措施，从而确保完成一个成功的技术转移项目，最终保证产品的质量。下面就八个主要风险因素进行讨论。

（1）人员方面

根据产品特性、工艺要求、检验要求等方面对现有人员的数量、知识水平、技能水平、培训情况进行评估，以制定人员培训计划。必要时，转出方专家应到现场指导培训。这里需要强调的是，对于研发向生产的转移，考虑到中试到生产的放大效应，可能需要对工艺进行二次研究摸索，在评估时需特别注意技能人员的配备。

（2）设备设施方面

根据转出方提供的厂房、设施及设备信息，评估产品布局（如产品类型、配伍禁忌、产品 HBEL 等）、厂房（如人流、物流、压差梯度、排风处理等）、设施设备（如工艺用水、工艺用气、设备结构、设备参数/大小等）的匹配性、设备的生产能力和负荷程度与工艺的匹配度、设备状态符合性等。此时需注意，研发向生产转移时，还需要充分评估放大效应带来的风险，如仪表精度匹配性不够。

（3）物料方面

通常包括起始物料、辅料和包装材料。根据转出方提供的物料清单及其质量标准、供应商情况，评估接收方的相应物料供应商的管理是否充分，评估不同供应商是否需要新增供应商。特别是研发向生产的转移，在研发阶段可能仅有第一供应商，此时应评估该供应商的供应能力、接受审计的能力，必要时新增供应商。

（4）生产方面

根据转出方提供的工艺信息，评估批量差异对工艺参数的影响、设备差异对工艺参数的影响、物料供应商变化对产品质量的影响、中间体储存条件的充分性、API 成品质量与预期注册市场药典标准的符合性等。需注意，研发向生产的转移，应结合研发小试到中试的放大效应，充分评估批量差异带来的风险，如反应条件、产品稳定性研究、中间体储存条件研究、微生物水平研究等。此时，为了提高技术转移的成功率，可以在试生产批次进行充分的挑战实验，必要时考虑进行二次工艺开发。

（5）清洁方面

对于生产向生产的转移，转出方已完成清洁验证，对清洁效果有比较深入的了解，此时接收方应基于转出方提供的清洁信息，评估共线产品之间的交叉污染风险、清洁残留水平及限度选择的合理性等，建立清洁程序（包括清洁剂、清洁参数、清洁方式等）。

对于研发向生产的转移，转出方对清洁效果的了解可能有限，此时接收方应基于转出方提供的清洁信息，除了评估多产品之间的交叉污染风险、清洁残留水平及限度选择的合理性外，还应评估清洁方法的适用性，包括批量差异带来的残留水平差异、清洁剂的去除能力、微生物水平等。

（6）分析方法方面

分析方法通常包括起始物料、原辅料、中间体、API 成品、包装材料、清洁残留的分析方法。根据转出方提供的分析方法，评估现有实验室的设备、检测能力、仪器精密度、检测场所、对照品的储存和管理等方面的匹配性。此时需要注意，研发向生产的转移，分析方法可能未进行验证，在评估时还应考虑分析方法的适用性，需进行相应的分析方法验证。若转出方已完成分析方法验证，接收方可对分析方法进行转移确认。

工艺验证样品可以在接收方进行检测，也可以在转出方或第三方检测。在方法转移时，对药典收载的方法进行方法确认，对非药典方法采用对比试验、共同验证或再验证方式，具体可参考《中国药典》指导原则 9100 分析方法转移指导原则。

（7）文件方面

为了确保文件转移的完整性，转出方应提供文件转移目录，该目录应包括技术转移产品全生命周期内所有方面的信息。这里需要注意的是文件转移不仅仅是实物的移动，还应对文件内容进行核对，如相关文件、图纸是否齐全，有无缺页、漏项，有无明显不符合法规要求的内容。另外，文件上还应考虑转移双方在法规、监管要求不同的情况下的可行性，确保整个技术转移期间的法规符合性。

（8）其他方面

技术转移过程中还涉及 EHS、注册等其他方面的转移，如 EHS 方面的工艺安全分析、人员的安全防护、三废处理，注册方面的确定目标市场、注册要求、注册时限对项目进度的影响等。

实例分析

实例 1：技术转移过程中的文件转移

某公司在进行生产向生产的技术转移过程中，原计划 2022.03.10~2022.03.15 完成文件包的转移工作。在文件转移期间，转出方按研发向生产转移的文件包清单进行提供，接收方在收到文件包后，2022.03.11 发现清单中未包括清洁验证报告，2022.03.13 发现未包括中间体微生物和内毒素研究方面的文件，就这样反复与转出方沟通索要相关文件，导致文件转移工作延迟至 2022.04.26 完成。

这在技术转移过程中是比较常见的问题，主要原因是对研发向生产转移和生产向生产转移的文件差异理解不够。为了避免类似情况发生，在文件转移前，接收方应根据技术转移类型（如生产向生产转移还是研发向生产转移），提供一份文件清单给转出方，要求提供相应的文件，此时，该文件清单涵盖的典型信息通常包括：

文件类型	转出方提供典型信息	生产向生产转移	研发向生产转移
生产工艺及产品基本信息	• 产品研发报告及开发数据	√	√
	• 工艺描述、工艺流程图、批生产记录，包括投料顺序、加入方法、CPP	√	√（特别是中试批记录）
	• 质量标准和分析方法	√	√
	• 历史产品数据 / 放行数据	√	√（特别是中试报告 / 中试批产品数据）
	• CQA、溶解度数据、毒性数据、兼容性数据、潜在和已知杂质水平（包括基因毒和亚硝胺杂质水平）、潜在和已知降解物水平、晶型	√	√
	• 稳定性研究数据、储存条件（如对光、热和湿的敏感性）	√	√
	• 中控取样、中间体储存条件 / 时间	√	√
	• 效期及制定依据	√	×
	• 趋势分析或基于统计学的工艺控制	√	×
	• 中间体和成品的微生物和内毒素水平	√	×
	• 降解实验数据	√	√
	• 包装条件	√	√
	• 回收物料的使用	√	√

文件类型	转出方提供典型信息	生产向生产转移	研发向生产转移
生产工艺及产品基本信息	• 产品安全信息等	√	√
	• 包装规格及标签要求	√	×
物料信息	• 物料清单，包括物料级别、生产商和供应商信息（含第二供应商）	√	√（可能未有物料级别或第二供应商信息）
	• 起始物料及相应的合成路线	√	√
	• 物料的质量标准和分析方法	√	√
	• 物料检验报告／放行数据	√	√
	• 物料储存要求，包括储存条件和期限	√	√
	• 物料试用报告	√	√
	• 物料安全信息等	√	√
清洁信息	• 活性成分的溶解性信息	√	√
	• 活性成分的最小剂量	√	√
	• 治疗类别和毒性评估	√	√
	• 清洁检测方法等	√	√
	• 清洁验证报告（如清洁方式、关键清洁参数、清洁剂、残留水平及合理性证据、取样策略、回收率试验验证信息等）	√	×（应提供清洁方法，如清洁方式、清洁参数、清洁剂等）
	• 清洁剂去除能力	√	×
设施设备信息	• 用于生产、包装、工艺控制等所用的设施设备清单，包括设备的功能、品牌、型号、大小、材质等	√	√（特别是用于中试批生产、工艺控制等所用的设施设备清单）
	• 公用工程需求	√	√
	• 自动化设施、测量仪表等	√	√
	• 确认和验证文件	√	×
	• 管道仪表流程图	√	×
	• 用户需求标准或设计标准	√	×
分析方法信息	• 包括原辅料、起始物料、中间体和成品、清洁残留的检测方法（包括薄层色谱法）	√	√
	• 对照样品的详细信息	√	√

续表

文件类型	转出方提供典型信息	生产向生产转移	研发向生产转移
EHS	• 最低暴露限度	√	√
	• 物料安全数据表	√	√
	• 工艺危害分析	√	√
	• 个人防护用品要求	√	√
	• 各类证书情况	√	×
质量及注册	• 供应商审计	√	√
	• 历史变更控制、偏差、OOS	√	√ （特别是中试过程中工艺调整和偏离）
	• 工艺验证报告	√	×
	• 年度质量回顾报告	√	×
	• 质量协议	√	×
	• 药政注册资料	√	×
	• 自查报告	√	×

备注：以上主要是强调生产向生产转移和研发向生产转移过程中文件接收时应重点确认的内容，不包括研发向研发转移方面的相关文件内容。

实例 2：技术转移的基本流程

某公司在进行研发向生产转移的过程中，接收方基于前期收到的部分文件，对项目进行可行性评估后，就按公司内部变更流程启动了新产品引入变更，后续在实施转移过程中，发现部分设备不适用，需要采购新的设备，需启动增补变更。

这是原料药技术转移过程中比较常见的问题，主要是对技术转移的基本流程和项目节点理解不到位，在未进行充分评估风险的条件下，启动新产品引入变更。一般来说，在技术转移过程中，在收到全部技术文件包后，组织项目组进行包括技术层面的差距分析、多产品共线间交叉污染等方面的风险评估，充分评估风险后，再按公司内部变更流程启动新产品引入变更。不管是研发向生产的转移还是生产向生产的转移，其转移流程基本一致，可参考图 17-1。

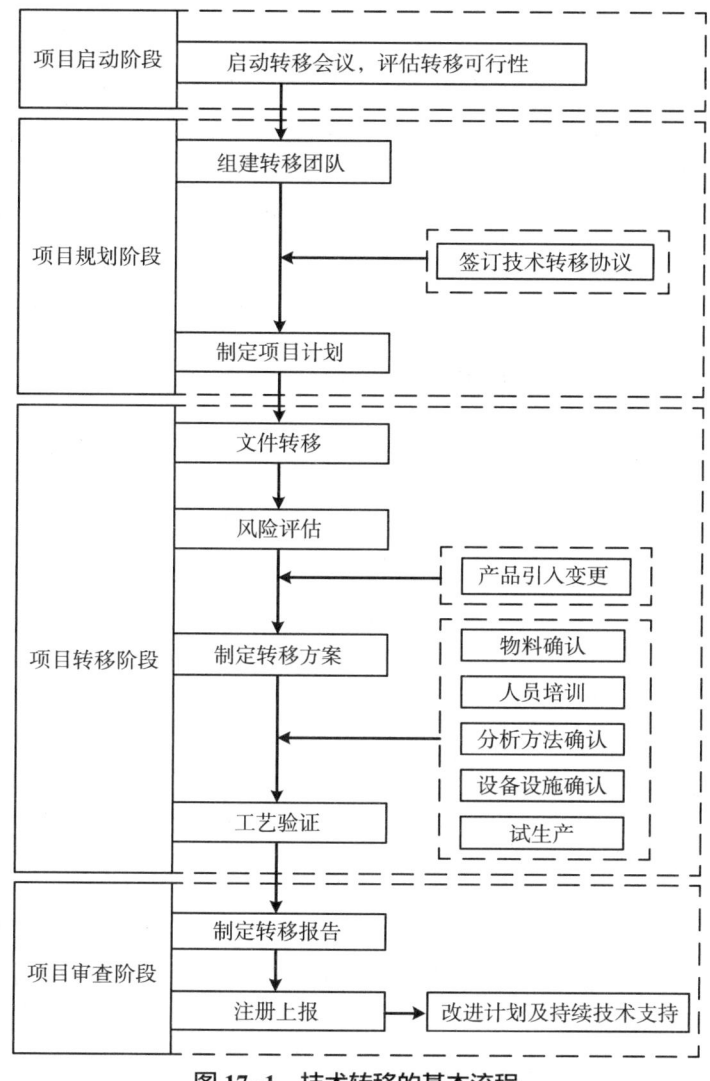

图 17-1 技术转移的基本流程

📋 要点备忘

- 技术文件转移不仅仅是一个过程，同时也是一个关键节点。对于转移的文件，不仅要保证完整性，更要对其内容进行充分的掌握，并进行有效的对比、评估和确认。特别是研发对生产的转移，转出方对研发早期的工艺开发可能尚不充分，可供转移的文件资料等比较有限。接收方应对工艺进行充分的复核，必要时进一步开发和优化。

- 试生产在不同公司之间叫法不一，有演示批，工程批，大试批等。试生产能够有效地确认技术转移过程中双方差异带来的影响，并为工艺验证的成功提供充分的数据，应该根据工艺的复杂程度以及转出/接收方的差异制定合理的试生产批次。

● 在技术转移过程中，通常会在项目一开始就采用变更的方式引入产品，以确保整个过程纳入 GMP 体系进行管理。这对技术转移过程中通常会发生的工艺、设备、供应商等变更能够起到很好的管理作用和追溯跟踪。

● 应提前规划技术转移的策略，尽量减少技术转移的次数以尽可能确保不同阶段药品质量一致。

17.2 临床用原料药的管控

本章节根据 GMP（2010 年修订）临床试验用药品（试行）附录、ICH Q7 临床试验用原料药、Q8 药物研发、Q10 制药质量体系、欧盟 GMP 附录 13 临床试验用药生产、21 CFR 第 211 部分相关要求，对制剂临床阶段所用原料药的管控进行讨论。

背景介绍

随着一致性评价、上市许可持有人制度、数据可靠性等新法规的相继出台，各制药企业对药品研发质量管理需要进行重新思考与定位，将制定完善的药品研发质量体系作为药品研发的一个新课题。本章节将对以下内容进行阐述：

（1）区分 API 研发不同阶段，技术转移及商业化的界限；

（2）阐述 API 研发阶段质量体系的基本要求，各阶段合适有效的质量管理方法/产品控制策略/文件的一般要求；

（3）阐述仿制药研发用 API 的管控。

本丛书《质量管理体系》分册对临床用药品的管控进行了详细的描述，相应的原料药的要求也应符合其要求。本章节仅对临床药品使用原料药的一些特点进行阐述。

技术要求

在整个临床试验用药周期内应以知识管理和风险管理为基础，加强对产品知识的积累和评估，为商业化生产提供有效支持。

临床试验用药期间，规程应具备灵活性，以适应产品开发的不同阶段随着工艺知识的增加而发生的变化，并注意在必要时对所作的任何变更都有文件记录和充分理由。

临床用原料药是指用于临床试验药物制剂生产的活性物质，本章节适用于未上市药品制剂中使用的原料药的生产。临床用原料药的生产质量管理应当与使用该原料药的临床试验药物的研发阶段相适应。其生产工艺和质量控制可随着对工艺的深入理解及临床试验的进展而作必要的调整。

A. API 研发不同阶段，技术转移及商业化的界限

药品从研发到上市需要经历一个漫长且复杂的过程，包括产品工艺开发（包括调研和设计→合成→筛选化合物→候选化合物→临床前安全有效性研究→药物制剂）、Ⅰ期临床、Ⅱ期临床、Ⅲ期临床、申报生产注册、上市和持续监控。在不同阶段，其目的和对原料药的要求也各不相同，下面就一些重点内容列举如下：

阶段	主要目的	临床药品使用的原料药注意点
产品工艺开发阶段	快速制备少量的原料药，以便快速地开展毒理研究，收集安全数据、药物代谢及生物活性等数据	• 该阶段产品的制备不需要在 GMP 要求的环境下完成，但应保持良好的数据可靠性要求，以收集和积累产品相关知识 • 对于产品的质量属性没有明确的要求，通常选择较宽松的质量标准 • 用于毒理研究的批次，应尽可能收集关于原料药和关键原料中的杂质、产品属性、质量控制等信息
Ⅰ期临床阶段	首次在健康人群中使用，观察人体给药剂量增加而出现副作用的情况和收集早期证据，用以评价人体耐受性、药物动力学和药效学	• 该阶段产品的制备需遵循 GMP 原则，同时应保持良好的数据可靠性要求，运用知识管理和项目管理方法 • 建立比较宽松的原料药质量标准，包括纯度、晶型、杂质等关键项目的指标 • 该阶段一般包括合成路线的选择、质量标准的建立、GMP 起始物料的选择及初步标准、实验条件的优化及优化计划、分析方法的开发及确认、产品的结构表征及确认、生产计划的制定和稳定性方案的起草等 • 生产收率不确定，产量波动大，在确保产品质量均一稳定的情况下，可以不要求对产量的变化进行调查
Ⅱ期临床阶段	首次在患者中使用，初步研究新药对于目标适应证的作用，探索其有效性，为Ⅲ期临床设计、终点和方法学提供依据	• 该阶段产品的制备需遵循 GMP 原则，同时应保持良好的数据可靠性要求，运用知识管理和风险管理方法 • 此时，原料药需求一般会增加至十至几十公斤级，基于对原料药理化性质的理解和关键质量指标的合理化，对原料药工艺提出更高的要求，包括持续工艺改进，此时，需要保持良好的频繁的沟通 • 该阶段需要进行杂质鉴定，确定中间体指标，建立合适的成品指标，如杂质、含量、溶剂、晶型、颗粒度、微生物、内毒素，对关键质量属性、关键工艺参数进行识别和评估等

阶段	主要目的	临床药品使用的原料药注意点
Ⅲ 期临床阶段	在志愿者中使用，用以验证新药对目标适应证患者是安全有效的，其受益/风险比是可以接受的，为药物申报注册提供充分的依据，同时还为药品说明书和医生处方提供充分的数据	• 该阶段产品生产需在完全符合 GMP 的环境下完成，同时应保持良好的数据可靠性要求，运用知识管理、项目管理和风险管理方法 • 该阶段通常需要几十公斤至上百公斤的原料药，该阶段原料药的重点是对质量的控制，强调质量是源于工艺的设计，而不是产品的检测 • 此时，在设备、设施和分析方法都已验证的基础上，可根据企业自身的管理策略，评估此时进行工艺验证和清洁验证的必要性，若进行工艺验证和清洁验证，一般验证批的规模需要和将来上市时的生产规模相同，同样生产地点及设备需要相同，同时应注意产品交叉污染风险的管控
技术转移	是产品生命周期管理的一个组成部分，控制任何工艺及其文件和专业知识转移的逻辑性规程。技术转移可能涉及开发、生产和（或）检测场所	• 该阶段产品生产需在完全符合 GMP 的环境下完成，同时应保持良好的数据可靠性要求，运用知识管理、项目管理和风险管理方法 • 技术转移可能发生在产品生命周期的不同阶段，应有涵盖开发、生产和质量控制（QC）的所有方面（如适用）的适当文件、数据和信息，并结合产品生命周期的不同阶段设定合适的要求
商业化阶段	在广大人群中使用，确保药物疗效和对不良反应进行处理，该过程也称为临床监测期	• 该阶段产品生产需在完全符合 GMP 的环境下完成，同时应保持良好的数据可靠性要求，运用知识管理、风险管理和持续改进的方法 • 此阶段，原料药应通过产品质量回顾分析来持续提升产品质量，必要时，推动优化产品工艺

B. 产品开发和临床前或毒性研究阶段的 API 质量管控要素

在任何情况下，药品设计都应符合患者的需求，以达到预期的产品性能。通常，应基于对药品及其生产工艺的深入了解，整合整个产品生命周期内的已有知识以及实验设计研究结果等历史经验，运用质量风险管理以及知识管理，系统、灵活地进行药品研发，以便确定合适的药品研发策略。

药品研发采用 QbD 的理念，在研发过程和临床前研究阶段中需要考虑很多方面，具体如下。

• 关键质量属性：根据制剂目标产品质量概况和已有知识，初步确定待研发药品的 CQA。在制订对应 API 的 CQA 时，不仅要考虑药品的 CQA 项目，还要考虑影响制剂 CQA 的属性（如固体制剂的粒径分布、堆密度等）。制订的 API CQA 可以指导 API 的工艺研发，从而选择合适的生产工艺。当然，制订的 CQA 不是一成不变的，随着对产品知识和工艺的不断了解，这些初步确立的 CQA 是可以调整的，可以根据参数变化对药品质量影响程度的实验和质量风险管理工具，对 CQA 进行优选排序，从而确定最终的 CQA。

• 风险评估：风险评估贯穿研发全过程，有助于识别出对 CQA 有影响的物料特性和工艺参数等，一般在研发的早期就开始使用，当然随着所获得的信息和知识的增加，可以被反复使用，直至最终确定可能会影响产品质量的参数（如工艺、设备和物料）。

• 设计空间：设计空间的意义是只要在设计范围内变化，都能使产品达到预定的质量要求，而且不视作注册变更。设计空间可以是一组物料属性和工艺参数范围，也可以是复杂的数学关系式。设计空间的应用包括：变量选择（根据工艺参数和物料属性与产品 CQA 的关系，输出各个变量及其范围）；界定生产规模与设备的关系（论证不同生产规模工艺间的相关性，及在扩大规模过程中的潜在风险）；确定与失败边缘的关系（确定工艺参数和物料属性的失败边缘）。设计应基于风险评估和研发实验，在了解工艺参数和物料属性与产品 CQA 直接的关系及影响程度的基础上，确定各个变量及其范围空间，以确保获得稳定的质量。在申报资料中，应详细介绍被纳入设计空间的理由以及从未改变的工艺参数和物料属性等研究知识。

• 基因毒性：杂质控制是药物开发整体控制策略的一部分，而与安全相关的杂质，如基因毒杂质通常被认为是药物的 CQA。在临床试验阶段，对药物进行药理（如药效学、药动学）和毒理（如急毒、长毒、生殖毒性，致癌、致畸、致突变情况）研究是临床前实验评估的主要内容之一。在实际管控中，最重要的杂质控制大多数在 API 研发/生产部分进行管控，因此，基因毒杂质在 API 的研发阶段需要被重点关注。

• 控制策略：控制策略是根据工艺设计阶段的输出（CPPs/CQAs 等）和设计选择手册、现有设备知识及其控制/程序，建立 API 及相关物料的参数和属性、设施和设备的运行条件、过程控制、成品质量标准以及相关的监测/控制方法和频率策略，确保能持续生产出符合质量要求的产品。产品的控制策略基于对产品和工艺的理解为基础，比如已了解 API 某工艺步骤的 pH 值是关键控制指标，那么可能无需过于严格限制物料的变化（如物料供应商、投料数量等），在该工艺步骤中将 pH 值作为过程控制进行控制，就能确保持续稳定的中间体质量。

C. I 期临床使用的 API 质量管控要素

I 期临床试验用 API 样品的生产、包装、检测和贮存过程都应该遵守 GMP 原则，以确保 API 符合药品安全性和质量特征的要求，I 期临床试验用 API 样品应遵循 GMP 原则至少包括以下方面。

● 明确的书面程序，如制定满足相应临床阶段的质量标准、生产操作规范等，规定 QC 的相关职责和检验流程；制定书面操作规程以描述药品生产中所用原辅料的接收、检验、使用控制等。

● 配备适当的生产条件，如使设备和生产环境处于适当受控的状态，对生产条件（包括人、机、料、法、环、测等）开展全面系统的评估，以识别潜在的危害，在生产前和生产过程中采取适当的行动消除或减少潜在的危害，以保证药品的质量。如采用一次性使用的生产设备和工艺耗材，减少清洁负担和污染机会；采用密闭生产设备，降低对生产操作间洁净级别的要求等。

● 准确地记录生产（包括检测）相关的活动，如生产数据的记录应详细说明物料、设备、使用的规程以及生产过程中遇到的任何问题。

D. Ⅱ期临床使用的 API 质量管控要素

基于Ⅱ期临床不同目的和试验设计，整个过程不再是仅遵循 GMP 原则，而应逐步迈向完全符合 GMP 相关要求实施。下面将重点介绍各系统主要控制点。

● 质量管理方面：由独立于生产部门的质量管理部门进行每一批临床试验用原料药的放行；建立原料、包装材料、中间体和原料药的系统检测；对出现的工艺和质量问题进行调查和评估；临床试验用原料药的标签应适当控制，如标签上标明物料仅供研究使用的说明等。

● 设备和设施方面：建立设备确认、清洁的相关程序，以确保用于临床研究的设备设施经过校准、清洁并适用于其预定用途；建立设施的使用程序，以确保物料的操作和转移能减少污染和交叉污染风险。

● 原料控制方面：建立相关程序以确保物料的接收、储存、发放均处于受控状态且能被有效追溯，包括对临床试验用的原料药生产所需的原料进行检测，以确保物料的适用性。

● 生产方面：临床试验用原料药的生产过程应符合数据可靠性要求，以收集和知识管理为基础，记录方式可以多样化，如采用实验记录本、批记录或其他合适的方法叠加使用，这些记录应当包括所用生产物料、设备、工艺和科学观察数据等。与商业化生产相比，预期产量可能不确定，有较大的变化，因而不必对产量变化进行相关调查。

● 验证方面：由于原料药开发阶段的工艺变化较大，使得批次间重现困难。或者由于批次限制，如只生产一批，导致临床试验前期用原料药的生产通常不适合做工艺验证，一般采用控制、校准和必要的设备确认等联合手段来保证开发阶段的原料药质量。

● 变更控制方面：随着知识的积累和生产规模的扩大，开发过程会有变更。生产、质量标准或检验规程的任何变更均应当充分记录。

● 实验室控制方面：建立分析方法、留样、效期管理等一系列程序，确保临床试验用原料药获得有效评估。需要注意的是，分析方法验证应在Ⅱ期临床后期或Ⅲ期临床完成。虽然在Ⅱ期临床前期时，分析方法可能尚未验证，但所用分析方法应科学合理。

● 文件方面：临床试验用原料药的开发和生产过程中所获得的信息资料均应有记录，并可随时查阅，并应建立一套系统以确保生产和检测等相关文件/记录得到良好保存。

E. Ⅲ期临床使用的 API 质量管控要素

该阶段 API 生产需在符合 GMP 的环境下完成，同时应保持良好的数据可靠性要求，运用知识管理、项目管理和风险管理方法。

F. 仿制药 API 的质量管控要素

仿制药一般不进行Ⅰ、Ⅱ、Ⅲ期临床研究，但是要进行生物等效性（BE）试验或确证性临床。基于风险，相应使用的 API 在不同的阶段根据风险 GMP 要求也会有所差异。一般地，用于 BE 批或确证性临床批之前的 API，可以根据研究进度参考Ⅰ期或Ⅱ期临床的 GMP 要求进行质量管控，BE 批或确证性临床批应参考临床Ⅲ期，完全按照 GMP 的要求进行质量管控。

实例分析

实例 3：API 企业研发过程中合格供应商的评定

一般来说，对供应商的管理策略应基于所处的阶段及物料的属性而定。通常基于风险评估，从物料来源及供应稳定性、安全性等方面考虑，用于研发不同阶段的供应商可以实施不同的管理策略。以下为某公司实施的关键物料（如起始物料）供应商管理策略。

● 实验室研究阶段：做好供应商的筛选工作。对供应商的供应能力做好调查，包括但不限于供应商资质、供货能力、EHS 合规性、检验能力、提供注册支持的能力及意愿等，并对不同供应商进行对比。

- Ⅰ期临床到Ⅱ期临床：对供应商进行现场审计，并签订质量协议，以确保供应商的供货能力。

- Ⅲ期临床：完成对供应商的评估并建立相应的合格供应商清单，将供应商正式纳入 GMP 管理，以识别和降低供应的风险。

不管处于哪个阶段，所有供应商变化均应被有效控制和记录，以便了解和收集供应商相关信息，及时地识别风险并做好风险管控，确保供应商能够持续稳定地提供符合要求的物料。

📋 要点备忘

API 供应方和制剂生产方的沟通协调机制在临床用原料药管控中非常重要。很多时候 API 提供方并不知道制剂生产方 / 药品上市许可持有人（MAH）到底处于什么状态，尤其是当 API 和制剂不是同一家公司的时候，信息不对称很容易造成双方在项目上的脱节，这需要各方有固定的项目机制进行管控。不仅是制剂生产方 /MAH 要对 API 的质量管理提出要求，API 生产方也应该主动对产品的研发进度进行了解，并根据药物研发所处阶段适时完善相应的质量体系。

18 无菌原料药

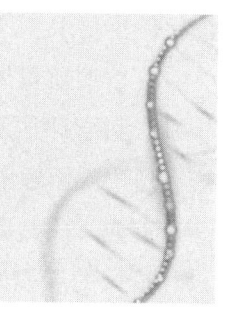

本章主要内容：

☞ 厂房设备设施设计

☞ 生产过程及实验室控制

☞ 产品灭菌工艺

☞ 生产环境控制

☞ 生产验证管理

我国《药品生产质量管理规范（2010 年修订）》无菌药品附录第一条对无菌药品进行了定义：无菌药品是指法定药品标准中列有无菌检查项目的制剂和原料药，包括无菌制剂和无菌原料药。

无菌药品附录既适用于无菌制剂，又适用于无菌原料药。尽管无菌制剂和无菌原料药在生产过程控制及质量管理方面存在诸多不同，但其在无菌保证的基本原则、洁净度级别与监测、人员、厂房基本设施、设备基本要求、清洁消毒、生产管理及验证的基本要求、灭菌工艺与灭菌方法、质量控制基本要求等方面是相同的。

为将微生物、微粒和内毒素 / 热原污染的风险降至最低，无菌原料药的生产应重点考虑以下关键方面。

• 应按照 GMP 的相关章节对设施、设备和工艺进行适当的设计、确认和（或）验证，并在适用的情况下进行持续确认。应考虑使用适当的技术，例如，限制进入隔离系统（RABS）、隔离器、自动系统、快速 / 替代方法和连续监测系统，以增强对产品的保护，防止潜在的外来内毒素 / 热原、微粒和微生物污染源（如人员、物料和周围环境），并帮助快速检测环境和产品中的潜在污染物。

• 人员应具备与所生产无菌原料药合适的资质和经验，培训和行为，尤其是生产、包装和发运过程中无菌产品保护所涉及的原则。应由具备适当工艺、工程和微生物知识的人员设计、调试、确认、监测和定期回顾无菌产品生产工艺和监测系统。

• 应充分控制和检测原料和包装材料，以确保其微生物负荷水平和内毒素 / 热原满足使用要求。

应按照质量风险管理原则管理工艺、设备、设施和生产活动，以提供一种主动识别、科学评估及控制质量潜在风险的方法。在使用替代方法的情况下，这些方法应有适当的原理依据、风险评估和缓解措施的支持。

首先，质量风险管理的优先事项应包括设施、设备和工艺的适当设计，然后是设计良好的规程的执行，最后证明设计和规程已正确执行并持续按照预期执行。仅靠监测或检测不能保证无菌性。

应在整个设施内实施污染控制策略（CCS），以界定所有关键控制点，并评估管理药品质量和安全风险所用的所有控制措施（设计，程序、技术和组织措施）和监测措施的有效性。CCS 的综合策略应建立污染预防的有力保证。应积极回顾 CCS，在适当情况下进行更新，并应推动生产和控制方法的持续改进。其有效性应成为定期管理层评审的一部分。如果现有的控制系统的管理得当，则这些系统可能不需要更换，但应在 CCS 中被提及，并应明确系统之间的相互作用。

为尽可能降低微生物、内毒素/热原和微粒的污染风险所采取的污染控制和步骤包括一系列相互关联的事件和措施。通常分开评估、控制和监测这些事件和措施，但应整体考虑它们的共同有效性。

CCS 的开发需要详细的技术和工艺知识。潜在的污染源可归为微生物和细胞碎片（如热原/内毒素）以及颗粒物（如可见异物和不溶性微粒）。

污染污染控制策略中需考虑的要素应包括（但不限于）以下方面。

- 工厂和工艺的设计，包括相关的文件记录。
- 厂房和设备。
- 人员。
- 公用设施。
- 物料控制，包括中间控制。
- 产品容器和密封件。
- 供应商审批：例如，关键组件供应商、组件和一次性系统（SUS）灭菌以及关键服务供应商。
- 对外包活动以及关键信息在各方之间的可用性/转移的管理，如委托灭菌服务。
- 工艺风险管理。
- 工艺验证。
- 灭菌工艺验证。
- 预防性维护：按照确保没有额外污染风险的标准维护设备、公用设施和厂房

（计划内和计划外维护）。

- 清洁和消毒。

- 监测系统：包括对引入科学合理的替代方法以优化环境污染检出的可行性的评估。

- 预防机制：趋势分析、详细调查、根本原因确定、CAPA 以及对综合调查工具的需求。

- 基于上述信息的持续改进。

污染控制策略应考虑污染控制的所有方面，并持续及定期回顾，据此酌情在药品质量体系内进行更新。对现有系统的变更应在实施前后评估变更对污染控制策略的影响。生产商应采取所有必要的步骤和预防措施，以保证在其设施内生产的产品的无菌性。无菌性或其他质量要素不应仅依靠任何最终工艺或成品检验。

无菌原料药的生产是一项复杂的活动，需要采取特定的控制和措施来确保所生产产品的质量。因此，生产企业的药品质量体系（PQS）应涵盖并满足无菌原料药生产的特定要求，并确保所有活动都得到有效控制，以便将无菌产品中微生物、微粒和热原／内毒素的污染风险尽可能降至最低水平。除 GMP 基本要求外，针对无菌原料药生产的药品质量体系应确保以下方面。

- 将有效的质量风险管理体系集成到产品生命周期的所有方面，以尽量减少微生物污染并确保生产的无菌原料药的质量。

- 生产企业对所生产的产品以及对产品质量有影响的设备、工程和生产方法具备足够的知识和专长。

- 对程序、过程或设备故障等偏差发生的根本原因进行调查分析，以正确识别和理解产品风险，并实施适当的 CAPA。

- 质量风险管理应用于污染控制策略的制定和维护，以识别、评估、减少／消除（视情况而定）并控制污染风险。风险管理应进行记录，且应包括做出和风险减低及接受剩余风险有关的决策的理由。

- 高层管理人员应有效地监督整个设施和产品生命周期中的受控状态。在变更期间、出现重大问题时以及定期产品质量回顾中，应定期回顾风险管理结果，作为持续质量管理的一部分。

- 与无菌产品的最终处理和运输相关的过程不应损害无菌产品质量。应考虑容器密封性、污染风险及通过确保产品按照注册贮存条件贮存和维护来避免降解。

- 负责无菌产品签发合格证明／质量放行的人员应能获取足够的生产和质量信息，并且应在无菌产品的生产及其关键质量属性方面具备足够的知识和经验，以便其能够确认无菌原料药是否是按照已注册标准和获批工艺进行生产的，以及产品质量是否符合要求。

在签发合格证明/放行产品前，应调查所有不符合项，如无菌测试失败、环境监测超标或对既定程序的偏差。调查应确定对工艺和产品质量的潜在影响，以及是否有任何其他工艺或批次受到潜在影响。应当明确论证并记录将某一产品或批次纳入调查范围或排除在调查范围之外的原因。

关于无菌原料药的无菌保证的基本原则及污染控制策略，请参见本丛书《无菌制剂》分册。本章仅就无菌原料药在厂房设施与设备的设计选择方面的特殊性，结合无菌原料药不同工艺特点在生产过程控制、验证实施及质量控制方面提供参考。

18.1 无菌原料药生产工艺特点

因大部分原料药不耐热，实际通常以无菌生产工艺生产的无菌原料药最为常见。无菌原料药根据生产工艺不同通常可包括溶媒结晶无菌原料药、冷冻干燥无菌原料药和喷雾干燥无菌原料药等。对于最终灭菌工艺生产的无菌原料药灭菌工艺要求可参见本丛书《无菌制剂》分册最终灭菌相关章节。本节仅以无菌生产工艺生产的无菌原料药为例，阐述无菌原料药的特殊要求。

溶媒结晶、冷冻干燥、喷雾干燥三种生产工艺生产的无菌原料药均主要以除菌过滤的方式使料液从非无菌状态转化成无菌状态，并在转化后至整个的转移、干燥和后续的粉碎、混合、分装过程中保持无菌状态。除菌过滤后的设备及管路均应保持无菌状态，设备和工艺条件许可时，系统和管路相对于外界环境宜保持微正压状态。下面分别对三种工艺的各相关生产工序关键控制点识别如下。

18.1.1 溶媒结晶的无菌原料药

该类无菌原料药工艺是整个无菌原料药生产工艺中最为常见的，其典型的工艺流程如图18-1。

该典型工艺共包括9个工艺步骤，因无菌相关的污染控制项是无菌原料药生产相对其他原料药而言特殊的地方，其他关键控制项如温度、转速等影响原料药工艺的参数控制详见原料药章节的规定。本章节内容主要针对无菌原料药污染控制的特殊要求，每个步骤需要控制的关键控制项目见表18-1。设备尾料的处理，可根据生产方式在阶段性生产后处理，也可按批处理。应视处理方式制定相应的控制策略，若尾料收集作为正常产品，也需关注无菌控制措施。

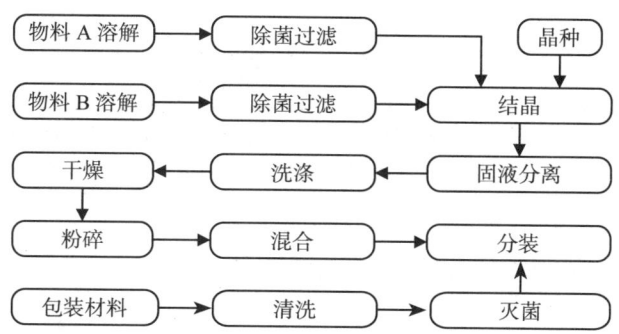

图 18-1 溶媒结晶的无菌原料药生产典型工艺流程

表 18-1 溶媒结晶的无菌原料药生产工艺关键控制项

工序步骤	关键控制项目
物料溶解	物料、直接接触物料设备的微生物污染水平、细菌内毒素负荷量 生产设备及工具应定期清洗，干燥后放置 物料的传递应按批准的程序执行，以防止外界污染 环境级别，一般应达到 C 级的洁净级别（若溶剂经密闭计量装置且通过密闭管线传输，溶剂的储罐存放的环境级别可不做此限制，但溶剂过滤器的安装、更换需在洁净区进行） 溶剂质量，如使用注射用水配制的料液或者达到相应的微生物控制级别的其他有机溶剂 直接接触物料的设备微生物污染水平、使用的料液输送动力源（如空气或者氮气）微生物污染水平
除菌过滤	料液过滤器、直接接触物料的工艺用气的过滤器或溶剂过滤系统本身无菌性、除菌滤芯本身及装配后的完整性、过滤器的清洗及灭菌周期 过滤前后的压差、除菌滤芯的使用次数及依据、除菌过滤最长时限 过滤器的型号、材料、孔径 除菌滤器前料液的微生物污染水平，除菌过滤后的完整性测试
结晶	设备无菌性、密封性能及密封装置的可靠性、清洗及灭菌周期、可清洗及可灭菌性、设备的微正压状态保持、呼吸器的完整性及无菌性 晶种加入的无菌保证（如使用 A 级层流保护或 αβ 阀）、晶种本身应符合无菌要求
过滤或离心	设备无菌性、密封性能及密封装置的可靠性、清洗及灭菌周期、可清洗及可灭菌性、设备的微正压状态保持、呼吸器的完整性及无菌性 真空系统的防倒吸装置（如使用真空，可采取在管路上安装除菌级别的过滤器或在线高效过滤器，或采用真空泵停机连锁，或缓冲装置与连锁装置配合使用等措施）
洗涤	洗涤液的无菌保证，如使用除菌过滤法，过滤器本身无菌性、除菌滤芯本身及装配后的完整性、过滤器的清洗及灭菌周期 过滤前后的压力、除菌滤芯的使用频次及依据
干燥	设备无菌性、密封性能及密封装置的可靠性、清洗及灭菌周期、可清洗及可灭菌性、呼吸器的完整性及无菌性 取样环节的无菌保证，如干燥终点判断的取样等 真空系统的防倒吸装置（如使用真空，可采取在管路上安装除菌级别的过滤器或在线高效过滤器，或采用真空泵停机连锁，或缓冲装置与连锁装置配合使用等措施）

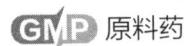

工序步骤	关键控制项目
粉碎	设备无菌性（如存在设备连接/断开，可采用在位 SIP 灭菌或单独灭菌后在 A 级层流保护下进行无菌连接）、密封性能及密封装置的可靠性、清洗及灭菌周期、可清洗及可灭菌性 粉碎用气体的无菌保证（如使用气流粉碎机） 排气装置的防倒吸设置（如使用气流粉碎机） 给料方式的无菌保证
混合	设备无菌性（包括混合设备与分装设备之间的管路及连接/断开过程）、密封性能及密封装置的可靠性、清洗及灭菌周期、可清洗及可灭菌性 第二种物料的加入方式无菌保证（如混合步骤中需要引入第二种及以上的无菌物料）、取样环节的无菌保证
分装（含包装）	分装设备本身的无菌性，产品暴露洁净级别应达到 A 级区标准、清洗及灭菌方式（可采用在位 SIP 灭菌，以避免无菌连接/断开引入二次污染） 分装装量的控制 捕尘装置的防倒吸设置（如采用连锁或增加过滤器） 内包装材料的无菌性、内包装材料的递入方式，内包装材料清洗、灭菌、出箱、转移、组装等过程应保证其不受微生物等污染 内包装容器的密封性，应对内包装容器的密封性进行确认 取样环节的无菌保证

18.1.2 冻干无菌原料药

冻干无菌原料药典型的工艺流程如图 18-2。

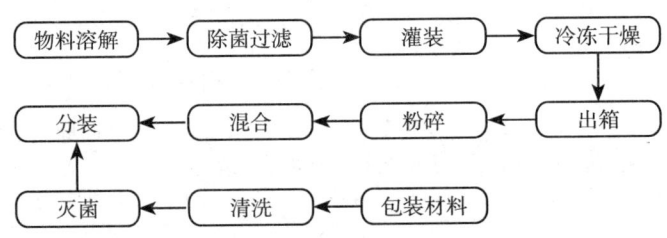

图 18-2 冻干无菌原料药生产典型工艺流程

该典型工艺共包括 8 个工艺步骤，因无菌产品相关的污染控制项是无菌原料药生产相对其他原料药而言特殊的地方，其他关键控制项如温度、转速等影响原料药工艺的参数控制详见本分册第八章的规定。本章节内容主要针对无菌原料药污染控制的特殊要求，每个步骤的关键控制项目见表 18-2。

表 18-2 冻干无菌原料药生产工艺关键控制项

工序步骤	关键控制项目
物料溶解	同溶媒结晶

工序步骤	关键控制项目
除菌过滤	同溶媒结晶
灌装	灌装设备和管线、缓冲罐（如有）的无菌性、密封性、清洗及灭菌周期、可清洗及可灭菌性 灌装装量的控制（可采用质量或体积等计算的方式控制） 灌装区域设计：确保灌装过程产品暴露区域始终处于层流或隔离器的首过空气的保护下 灌装过程的无菌保证，如采用手动灌装，应尽量减少人员干预，避免对设备和料液产生二次污染
冷冻干燥	冻干机应定期进行清洗灭菌，清洗灭菌周期应经过验证 冻干机本身及附属装置的无菌性、密封性能及密封装置的可靠性（如对冻干机进行灭菌后使用前的泄漏测试）、清洗及灭菌周期、可清洗及可灭菌性 真空系统的保证及干燥后的压力平衡，补气的无菌保证（宜补充无菌气体或者在冻干机上安装除菌呼吸过滤器） 冻干最后压力升的判断，确保冻干机的密封性 物料进出设备时的无菌保证 冻干盘的清洗及灭菌周期、可清洗及可灭菌性
出箱	出箱使用工具的无菌性、密封性、清洗灭菌周期、无菌的组装 物品转移的无菌保证
粉碎	同溶媒结晶
混合	同溶媒结晶
分装（含包装）	同溶媒结晶

18.1.3 喷雾干燥无菌原料药

喷雾干燥无菌原料药典型的工艺流程如图 18-3。

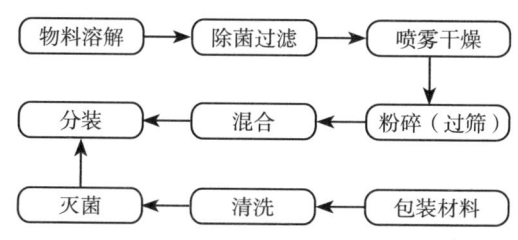

图 18-3 喷雾干燥无菌原料药生产典型工艺流程

该典型工艺共包括 6 个工艺步骤，因无菌产品相关的污染控制项是无菌原料药生产相对其他原料药而言特殊的地方，其他关键控制项如温度、转速等影响原料药工艺的参数控制详见原料药章节的规定。本章节内容主要针对无菌原料药污染控制的特殊要求，每个步骤的关键控制项目见表 18-3。

表 18-3　喷雾干燥无菌原料药生产工艺关键控制项

工序步骤	关键控制项目
物料溶解	同溶媒结晶
除菌过滤	同溶媒结晶
喷雾干燥	干燥塔本身及附属装置的无菌性、密封性能及密封装置的可靠性、清洗及灭菌周期、可清洗及可灭菌性 喷干用气体的无菌保证 排气的防倒吸和气流流向控制 物料进出设备时的无菌保证
粉碎	同溶媒结晶
混合	同溶媒结晶
分装（含包装）	同溶媒结晶

上述 3 种工艺流程中在除菌过滤步骤后均涉及相应的管路连接及药品从相应设备中的进出料，这些操作应在无菌的状态下完成，应该考虑适当的控制措施防止在进行管路连接和药品进出料仓时受到污染。

18.2　无菌原料药厂房设施设备的设计

法规要求 ··

药品生产质量管理规范（2010 年修订）无菌药品附录

第二十七条　洁净厂房的设计，应当尽可能避免管理或监控人员不必要的进入。B 级洁净区的设计应当能够使管理或监控人员从外部观察到内部的操作。

第二十八条　为减少尘埃积聚并便于清洁，洁净区内货架、柜子、设备等不得有难清洁的部位。门的设计应当便于清洁。

第二十九条　无菌生产的 A/B 级洁净区内禁止设置水池和地漏。在其他洁净区内，水池或地漏应当有适当的设计、布局和维护，并安装易于清洁且带有空气阻断功能的装置以防倒灌。同外部排水系统的连接方式应当能够防止微生物的侵入。

第三十条　应当按照气锁方式设计更衣室，使更衣的不同阶段分开，尽可能避免工作服被微生物和微粒污染。更衣室应当有足够的换气次数。

更衣室后段的静态级别应当与其相应洁净区的级别相同。必要时，可将进入和离开洁净区的更衣间分开设置。一般情况下，洗手设施只能安装在更衣的第一阶段。

第三十一条 气锁间两侧的门不得同时打开。可采用连锁系统或光学或（和）声学的报警系统防止两侧的门同时打开。

第三十二条 在任何运行状态下，洁净区通过适当的送风应当能够确保对周围低级别区域的正压，维持良好的气流方向，保证有效的净化能力。

应当特别保护已清洁的与产品直接接触的包装材料和器具及产品直接暴露的操作区域。

当使用或生产某些致病性、剧毒、放射性或活病毒、活细菌的物料与产品时，空气净化系统的送风和压差应当适当调整，防止有害物质外溢。必要时，生产操作的设备及该区域的排风应当作去污染处理（如排风口安装过滤器）。

第三十三条 应当能够证明所用气流方式不会导致污染风险并有记录（如烟雾试验的录像）。

第三十九条 在洁净区内进行设备维修时，如洁净度或无菌状态遭到破坏，应当对该区域进行必要的清洁、消毒或灭菌，待监测合格方可重新开始生产操作。

第四十条 关键设备，如灭菌柜、空气净化系统和工艺用水系统等，应当经过确认，并进行计划性维护，经批准方可使用。

第四十一条 过滤器应当尽可能不脱落纤维。严禁使用含石棉的过滤器。过滤器不得因与产品发生反应、释放物质或吸附作用而对产品质量造成不利影响。

背景介绍

GMP无菌药品附录中对无菌药品的厂房及设备设计和管理提出了明确的要求，该要求针对无菌原料药和无菌制剂的基本原则是相同的。但相比无菌制剂，无菌原料药因其工艺复杂、设备结构复杂等因素，在厂房及设备设计方面又有着其特殊性，主要体现在以下方面。

- 原料药从非无菌转化成无菌状态通常是通过除菌过滤来实现的，该过程受料液本身的性质影响很大，需要根据料液的特性选择过滤器及滤芯的材质种类。

• 物料、内包装材料、设备（含阀门、管道等相关部件）的灭菌，以及无菌传递、对接、组装的实现并进而实现整个工艺的无菌保证相比无菌制剂要复杂得多。

• 设备体积庞大且内部结构复杂，选择放置位置时应考虑如何保证洁净区内的气流流型符合要求，如何匹配好高效过滤器的位置与设备本体之间的位置分布。

• 洁净区内通常会用到大量的容器，这些容器在使用后通常会被恢复成常压状态，此时的排气或者外界气体的进入都应考虑到对洁净区内气流和压差带来的影响。

传统的 B 级背景下 A 级层流保护进行无菌关键操作如果进行严格的管理和人员控制，是可以提供足够的无菌保证的。本节中讨论的厂房设施及设备选型要求为目前先进技术和最佳实践设计方式，生产企业可以根据 GMP 的要求进行合理的设计来防止生产过程中的污染、交叉污染、混淆及差错。

📋 技术要求

无菌原料药的洁净区内设备经过多年的发展，从起初的 B 级背景下的 A 级层流逐渐发展到目前的以隔离技术装置为主，从部分设备无菌操作及连接在 A 级保护下进行发展到全程密闭系统的普遍使用。相比 B 级背景下的 A 级层流，使用隔离技术可有效防止来自外界，特别是人员的污染。由于无菌检测的局限性，国际上对无菌药品的生产设备更倾向隔离技术，但并不能因此而否定 B 级背景下 A 级层流装置对无菌的保证水平，关于隔离技术更多详细内容参见本丛书《无菌制剂》分册无菌制剂部分"17 隔离技术"。

在进行设备设施设计时，应考虑如下几个方面的问题。

• 物品如何进行传递，如外界的大件物品如何传递到洁净区；灭菌后的铝瓶如何传递到分装区域；已处于无菌状态的包装材料如何通过无菌传递技术进入分装区域等。

• 无菌设备不仅需要满足基础的生产工艺要求，也应当充分考虑其清洗效果，尤其是微粒和微生物负荷的影响。清洗应尽可能采用在线清洗方式，降低转移过程中污染的可能性。对于需要离线清洗的复杂部件，应使用经验证的设备及程序进行清洁，以保证清洗效果的有效监控和重现性。无菌设备的设计和制造需要充分考虑影响清洗的四个因素：物理冲洗力度（如冲洗水压力）、时间、温度、清洗剂。物理冲洗力是清洗设计的基础，对清洗时流体流动状态的充分认知是清洗设计的有效保障。尤其是带有复杂内件的设备，内件的形式设计，动作部件的动作设计和清洗球的流道设计需要相互配合才能达到良好的重现性。对时间的控制需要充分分析有效清洗时间，以保证清洗效果的重现。此外在线清洗（CIP）设备还要着重考虑管线设计是否便于清洗水的排放，避免因排水不畅影响清洗效果以及后续的干燥过程。

● 设备及设施表面对消毒/灭菌剂是否具有相应的耐受能力。设备如何进行灭菌，是采用在线灭菌技术还是将设备拆卸灭菌后再进行无菌的组装；与设备相连接的管道和阀门如何进行连接；在线灭菌管道相应的倾斜角度是否符合自排净要求，末端支路是否过长；跟随主设备灭菌时灭菌界限是否清晰合理、无死区；灭菌后是如何干燥的；灭菌频率是如何规定的；灭菌后是否进行密封性测试等。

● 设备的内表面光洁度控制；设备及其部件（尤其是密封部件）对生产产品、辅料、所使用溶剂等应有着较好的耐受性，设计上能够有效减少磨损、破损等异常状况带来的异物、不溶性微粒等影响。

对于 A 级单向气流下的手动无菌操作，通常需要定期进行层流设备确认，确保性能良好；使用前后层流高效上下游进行压差确认；定期进行高效过滤器完整性测试；应定期进行评估或验证确认流型是否保持在验证状态；进行必要的微粒和微生物监测；操作人员经过培训并规范熟练操作；操作经模拟验证确认无菌保证能力。往往也需要考虑以下设计：

● 要有足够的空间。

● 应对 A 级气流流型进行评估，避免乱流或涡流引起的空气聚集或倒灌造成的污染（如从邻近的低级别区域进入的空气），对关键操作区域的气流流型应进行动态流型测试，要求关键区域的气流流型为单向流，在动态条件下气流应优先扫过产品。应对无菌操作影响和设备设计影响的气流流向进行动态评估和测试，即在模拟操作的状态下进行气流的可视化研究（如发烟测试并拍摄视频或照片，即烟雾试验）。

● 一般情况下，单向流应该从洁净环境流向操作人员和其他潜在的污染源。所有暴露的产品及产品相关组件应持续存在于首过空气（first air）中，也就是说，工作区域要首选在经高效空气过滤器（HEPA）过滤的空气路径中。

● 操作员要定期消毒或更换手套。

● 只要有可能，在无菌操作过程中要用无菌工具和器具来处理无菌物料，而不是操作员直接用手套接触，特殊情况下（如灭菌后铝瓶转移）不能实现无菌工具转移的，需要确保操作员手套不能接触到包材的内表面。在 A 级环境中要有用于悬挂工具的支撑或挂钩，以使工具与工作区域表面的接触降至最低。

● 通过使用灭菌的、预组装的物品可避免在 A 级环境中进行装配，以减少额外的手动装配操作。房间压差控制方式可采用调节送回风量的差值，来保持系统各房间的压差要求。高洁净级别相对于低洁净级别的区域，维持一定的压差非常重要，即 GMP 要求压差从洁净级别最高到最低，房间的压差逐级递减。要求在相邻的不同洁净级别的房间之间需维持最低 10~15Pa 的压差。如使用 B 级背景下的 A 级层流装置，则 A 级区应相对于背景区域保持正向的气流状态。无菌生产的空调系统必须配备空调系统送风机组停机报警装置。通常 B 级区和相邻低级别区之间可配备连续压差监测和报警装置，C/D 级区和相邻低级别区之间的压差数据至少应定期记录 / 归档。在设计高致敏性（如青霉素类）、β- 内酰胺结构类、性激素类、其他激素类、细胞毒性类、高活性类等特殊药品厂房时，除了考虑减少外界污染的进入，应同时遵循产品销售国 GMP 法规可能要求的独立厂房或专用生产区、专用设施（如独立的空气净化系统）、专用设备的相关规定，并考虑防止药品粉尘暴露外泄污染外界的问题，如采用尽可能封闭的生产系统、设置压差梯度、气闸间、在空调系统和工艺排风终端设置 HEPA 等防外泄设计，以及避免这些特殊生产区域的人员、物料、样品、文件等和其他普通类药品生产区域产生交叉污染的措施，必要时还应考虑适当的清洗灭活处理。生产操作人员可以佩戴充足的个人防护用品（HEPA 呼吸全面罩、橡胶手套、一次性使用全封闭的工衣、鞋套等），尽量避免采用敞开式的生产设计导致药品粉尘暴露，企业应根据无菌原料药的活性等级进行针对性设计，以尽力减少对操作人员的影响和对周围环境的污染。清洁、更换排风过滤器时，可考虑采用减少粉尘污染的措施和设计，如预喷淋减少粉尘、溶解灭活、封闭出料或过滤器使用袋进袋出（bag-in-bag-out）设计等。

实施指导

A. 洁净 HVAC 系统设计相关考虑

在设计 HVAC 和其他服务设施前，要充分考虑并深刻理解人流、产品流、物料流。这是非常关键的。应用设施分配图来检查设计方案是否合理。为生产出合格的无菌产品，人流 / 物流设计应达到以下要求：控制污染物侵入；防止污染物扩散；管好人员的移动和更衣；管好物流，防止错误和混淆，更多内容可参考本丛书《厂房设施与设备》分册空调净化系统部分。

无菌保证往往需要能源和公用系统的不间断供应，因此建议应用风险评估，设计时对无菌工艺中关键的能源和公用系统供应考虑备用方案，如能源采用双路供电、备用发电机等，以及设立必要的应急处理方案。

无菌原料药精制使用有机溶剂的，除设备选用相应的防爆设计外，厂房设计也应考虑防爆抗爆的措施，主要有以下几个方面：

- 合理的布置和疏散通道；
- 耐爆的框架结构；
- 要有泄压设施；
- 要有隔爆设施。

洁净室温度过高和过低都会导致操作人员的不适，过高的温度还可能导致贮存和生产过程中物料的稳定性问题。相对湿度的控制也很重要，低相对湿度下存在静电、太干燥引起操作人员的不适、对无菌产品产生影响等问题。而高相对湿度下可能对无菌生产过程造成影响，如容易造成环境中霉菌和细菌的生长、引起人员的不适、导致对水分敏感的产品易吸潮发生降解等。所以要制定与产品工艺要求相适应的温度和相对湿度控制范围。

大型干燥设备的发热和保温以及蒸汽在线灭菌（SIP）的放热和保温问题也应在厂房、设备的设计安装时充分考虑，减少对操作人员的烫伤风险和对洁净室温度产生影响。

低于室温使用的设备和管道也应进行保温设计安装，以节约能源及防止冷凝水产生。

洁净室的消毒设计考虑：可按照一定的周期对洁净区进行消毒处理。可以采用汽化过氧化氢（VHP）进行空间净化处理，或者杀孢子剂如过氧化氢和过氧乙酸混合物进行喷雾消毒。空间消毒剂的选用应充分评估厂房内设备材质及厂房彩钢板本身对该消毒剂的耐受性。

隔离器和 RABS 系统的生物净化方法通常推荐使用 VHP。由于过氧化氢仍具有一定的危害性，通常消毒完成后自净和排空需要设计排风，防止泄漏对操作人员造成的伤害。

B. 公用系统

在无菌原料药生产过程中，为防止物料传送过程中的污染，通常使用压缩空气、氮气或者真空系统进行物料的无菌输送。使用纯蒸汽进行设备的灭菌。这些影响产品质量的公用系统（如洁净蒸汽 / 纯蒸汽、压缩气体、加热、制冷、真空、水系统等）都应经过验证或确认。公用系统是生产得以正常运行的保证之一，其中任何一个出现故障，将可能导致产品的质量受到严重的污染。所以公用系统应制定预防维修计划并按期执行，参见本丛书《厂房设施与设备》分册公用系统相关内容。

采用湿热在线灭菌时，必须使用洁净蒸汽/纯蒸汽（即冷凝水可以达到注射用水标准的蒸汽）。在靠近使用点处推荐安装不锈钢烧结精密过滤器防止管道内的异物进入无菌生产设备。应考虑管道保温节能防烫伤，以及在合适位置安装疏水阀及时放空冷凝水。

在上述系统的设计时应考虑如下问题。

● 无菌原料药生产过程中的真空系统通常用来抽取物料至无菌的容器中或者在进行产品干燥时使用。应考虑真空系统及管路的无菌保障，防止在真空系统出现停机时，生产系统的无菌性受到破坏。同时应考虑真空管路的无菌部分的定期清洗和灭菌。

● 用于物料输送的无菌氮气和压缩空气应经过除菌过滤器过滤后使用。同时考虑包括除菌过滤器在内的无菌管路的灭菌。

● 用于输送无菌液体管路连接的阀门应采用隔膜阀。管路灭菌应考虑阀门的灭菌方法。

C. 无菌传递和输送

无菌原料药的生产过程往往涉及粉体物料的生产、传递、混合和分装，其最大难题便是粉尘的处理及所延伸出的问题。

● 粉尘暴露带来的问题：污染场地、设备、空气净化系统、操作人员，以及潜在的交叉污染风险等。同时，生产场所及生产设备也不易清洁，净化系统过滤装置极易堵塞或损坏造成过滤效果不良，净化级别降低。

● 物料搬运带来的问题：由于料桶多，运输量大和运输路线复杂导致劳动强度大、生产效率低。同时，所需清洗的场地大，清洗过程复杂，且劳动强度大，料桶内水滴不易擦净，如干燥不彻底会造成药物吸潮，影响药品质量。

粉体类物料在输送时的特殊性和难题具体如下。

● 粉体物料的架桥，即物料呈机械状态颗粒紧密连接或呈压缩状态，存储时互相黏着在一起，常出现在反应/干燥、制粒、浓缩、分装等过程进料时，以及湿/干的中间体或固体的混合时。

● 粉体物料溢出，即产品不受控制的流动很容易发生溢出，常出现在筛分、粉碎、定量等过程进料时，尤其发生在颗粒和干燥充气的粉末生产时。

● 粉体物料分离（分层），外形、粗糙度、颗粒细度和松密度不同的粉末物料流动时，通过中心时流速不同造成已混合物料的物理分离，常出现在混合、传输和分装等过程中。

● 输送装置的清洗、灭菌和干燥的困难，由于设备、阀门、管道的多样性和复杂度，难以有效可靠地清洗、灭菌和干燥。

以下几种做法（也可以是多种组合）常用于解决以上难题。

● 在目前常见的 A 级区操作中，通常将无菌的物料放置在可以完全密闭的容器中，然后在 A 级区保护下打开容器，将无菌物料加入到无菌的容器中。这是一种最为典型的且成本较低的做法，但需要注意容器的密封性。其密封性应经过确认。

● 设备依据工艺设计高度差，物料靠重力自流，配合大斜度的料仓壁、尽可能垂直的管道连接，辅以手动（橡皮锤）或自动振动装置（气动震动器）解决物料流动问题。

● 气流输送：使用无菌压缩气体或真空，以及两种结合利用管道对粉末物料进行传送，这种方式运用最多最广。设计和运用的输送系统时要结合粉体特性，选择合适的气料比及流速进行输送，防止堵塞，同时设计和材质选择上要避免快速输送过程中摩擦产生微粒、结块等问题。

● 使用密闭的无菌料仓，配合无菌蝶阀等无菌对接措施，将物料转移对接到其他无菌设备或容器。

● 单向流的 RABS 或隔离器系统辅以 αβ 阀设计，做到管路的无菌连接，防止物料暴露。这种方式为当前较先进的处置方式，可以最大程度上避免物料转移及传递过程中的污染。

● 精心设计和配备的 CIP/SIP 系统，对设备、阀门、管道等完成清洗、灭菌和干燥。

D. 基于无菌要求的设备特点

无菌原料药的生产工艺具有自己的特点：设备种类多、复杂、管路长，且不同的生产工艺有不同的特点，要求尽量减少设备的内部暴露和减少物料产品的暴露，但是不可避免地会有一些设备与外界环境相通（抽真空、放空呼吸等），这些通向外界的端口处应有充足的无菌保障，如阀门的安全互锁保护、安装除菌滤器等；条件允许时宜在设备上通无菌气体保持对外恒定微正压，以确保即使有轻微泄漏也能实现无菌保证；如不能排除物料暴露，则操作应置于在 B 级背景下的 A 级层流中进行保护，更推荐使用 RABS 系统或隔离器。

直接接触物料的设备材质主体应采用 316L 不锈钢或其他适宜材料（如钛合金等），推荐直接接触物料的金属设备内表面抛光度 $Ra \leqslant 0.4\mu m$，密封件（隔膜、垫圈等）采用 EP-DM/PTFE，以及其他适用材料如 Viton 等，要求提供材质报告。不与物料接触部分可采用 304 不锈钢或其他适宜材料制造，金属外表面和其他部位表面抛光度一般推荐 $Ra \leq 0.8\mu m$ 以方便清洁。

接触无菌产品的设备内表面的拐角必须有合适的弧度以方便清洗，系统设计表面及内部应便于清洁，不能有清洁死角。焊接须采用高纯氩气保护焊接，然后经处理后达到光滑平整，难以直接目视检查的部分还应考虑必要时进行内窥镜检查或 X 线检查保证焊接质量。所有角焊缝、外部对接焊缝及接管端部打磨圆滑，内部焊缝应打磨平齐，焊缝不得有夹渣和裂缝。

物料固定管道连接从安装成本和减少死角的风险考虑都首推自动氩弧焊，必须拆卸的管道和软管连接推荐使用卡盘（tri-clamp）形式或卫生级法兰。直接接触液体物料的阀门通常使用无死角、可蒸汽灭菌的卫生级隔膜阀或活塞阀。管道和隔膜阀的安装应注意角度，以最大限度地减少 SIP 灭菌时冷凝水的积聚和液体的滞留。

无菌原料药的生产、清洁、消毒或灭菌，应尽可能采用密闭系统和隔离化操作，合理的布置和安装。关键参数控制和记录仪表的校准，设备的确认、维护和维修，及清洁、消毒或灭菌，都应规范操作。要求多品种共用设备应有能方便清洗及防止交叉污染的设计和完备的清洁验证支持，设备应在确认的范围内使用。计算机化和 PLC 控制的关键设备往往还要能够显示工艺流程和故障以及其他控制参数、设备状态、报警及警示等；如当外部公用系统发生故障或达不到要求时，设备不能启动或自动停机；设备具有状态提示灯或蜂鸣报警器。

灭菌工艺（包括设备灭菌、包装材料灭菌、除菌过滤器和呼吸器的灭菌等），因其重要性和被检查的关注程度，不管使用怎样的技术，都推荐使用自动记录或打印装置对每次灭菌的关键参数进行记录和追溯，防止人员失误、疏漏和确保可追溯性。设备上也应预设验证接口方便进行周期性灭菌验证，如预留标准卡盘接口，平时用盲板封堵，验证时则打开安装适合湿热、干热灭菌温度分布和压力测试的多探头接入卡盘接口和引线器（图 18-4）。

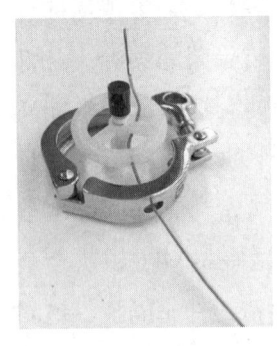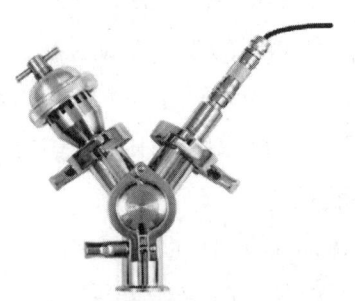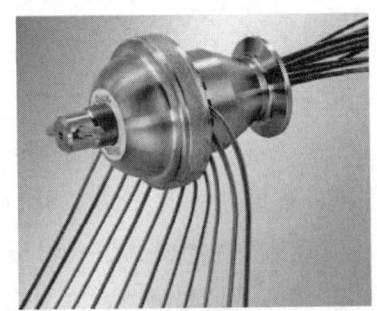

图 18-4　多探头接入卡盘接口和引线器

无菌生产使用的制药装备往往具有一些特殊的要求：要能方便、可靠地清洗与灭菌。所有设备均应易清洗和灭菌，推荐使用 CIP 和 SIP，如结晶罐、干燥机、混粉机、隔离器等，这些都需要验证，确保系统具有可控的无菌保证水平。如果设备被拆卸后进行离线灭菌时，则灭菌后的组装应在 B 级背景下 A 级层流保护下进行。

设备的清洗方法主要是机械清洁法：通过压力或机械力的作用去除污染物，配合可能的清洗剂，可在加热的条件下利用水压或汽压的作用去除污染物；常用擦洗帮助去除污染物，因此如何避免这些擦洗用的材料和脱落物滞留在设备中对于保证无菌原料药最终的微粒符合要求非常重要。

设备用前的首次深度清洁，可以采用合适的碱性清洗剂去除污染物如油脂，然后进行酸洗钝化，最后用纯化水和注射用水洗净。最终的清洗用水应使用注射用水。

清洗和吹干设备使用压缩气体可能引入水、润滑油和其他机械杂质的污染，因此应采用无油空压机或氮气发生器、采用露点仪监测气体含水量、采用不锈钢管道防止锈蚀，并在临近使用点的位置安装除菌气体过滤器，并对除菌过滤器定期灭菌和进行完整性测试。

使用的在线清洗装置通常在设备内部会布置喷淋装置，首选针对性设计的固定式喷淋装置，以保证清洗效果，同时应考虑该喷淋装置是否本身存在死角。在进行之后的灭菌时，应评估本身的喷淋装置如何进行灭菌。需要灭菌的设备应在设计时考虑如何对其进行验证，通常设备应具备放入灭菌验证时温度探头的条件。且该温度探头的布置不应影响到设备内的温度分布效果。

设备和管道需要干燥但吹干有困难的部位，建议设计安装适当的辅助加热装置协助（如夹套加热、电伴热等）无菌气体吹干或真空干燥，可加快干燥速度、保证干燥效果。

由于在线灭菌在无菌生产中的重要性，可能需要较高的设备自动化程度来保证操作的可重复性，记录数据的可追溯性。对设备湿热灭菌来说，与物料直接接触部件必须得到彻底有效的灭菌。这要求无菌原料药设备、阀门及所连接的管道不能积存料液和冷凝水，能保证灭菌蒸汽的通过，从而保证灭菌温度和过度杀灭。并且需要干燥时能够通无菌气体吹干设备、阀门和管道内部。

使用纯蒸汽进行单个设备灭菌或者对无菌过滤后的设备进行联线灭菌时，应评估纯蒸汽的供应量是否足够，是否可以稳定输出纯蒸汽来保证灭菌的效果可以具有重现性。如果采用分阶段灭菌方式，应考虑设备连接用的管道上的阀门如何进行灭菌。通常在设计时采用双联阀的设计来保证阀门处没有死角。

对于大型且结构复杂设备链，应充分认识到灭菌工艺的复杂程度来进行合理的灭菌工艺的开发和设计，保证灭菌有效性的同时，保证所有与产品接触的设备表面、阀门、管道得到充分灭菌。有以下几个方面需要考虑。

- 与设备相连接的管道倾斜角和阀门安装倾斜角要利于灭菌过程冷凝水的排出。

- 跟随主设备灭菌的附属管线的灭菌界限点，并考虑重叠灭菌。

- 适当安装疏水装置，以有效排出冷凝水，避免灭菌冷点的产生。

- 灭菌后设备应干燥并密闭，必要时充除菌过滤后的无菌气体来实现微正压保护。

- 对于不具备自动控制灭菌程序，采取人工在线灭菌的设备，需要对在线灭菌工艺进行详实的规定和记录，要求对阀门开关前后顺序进行逐项检查和确认。

- 使用纯蒸汽灭菌的，应安装监测蒸汽压力的装置，检查灭菌阶段蒸汽压力和温度的对应性，以确认日常灭菌的有效性和可重复性。

通常情况下，对单个设备及其附属系统进行灭菌后，在 A 级层流保护下，对上下游设备进行无菌管线连接，以实现无菌物料在设备间转移。亦可以对上下游设备间物料管线先进行相关连接再进行在线灭菌，此时应考虑对部分管线和阀门的重叠（over-lap）灭菌来保证无灭菌盲点。该灭菌方式的实现也可解决密闭转料的工艺难点，避免多次无菌组装或无菌连接带来的无菌风险。图 18-5 为过滤洗涤设备（二合一）与干燥器的在线 SIP 示意图，中间部分的管线和阀门需要进行重叠灭菌。

无菌工艺使用设备至关重要的要求就是清洗后的灭菌，通常设备、工具以及耗材灭菌的方法有湿热、干热、辐射及环氧乙烷灭菌法等，其中最有效和直接的方法是湿热和干热灭菌。

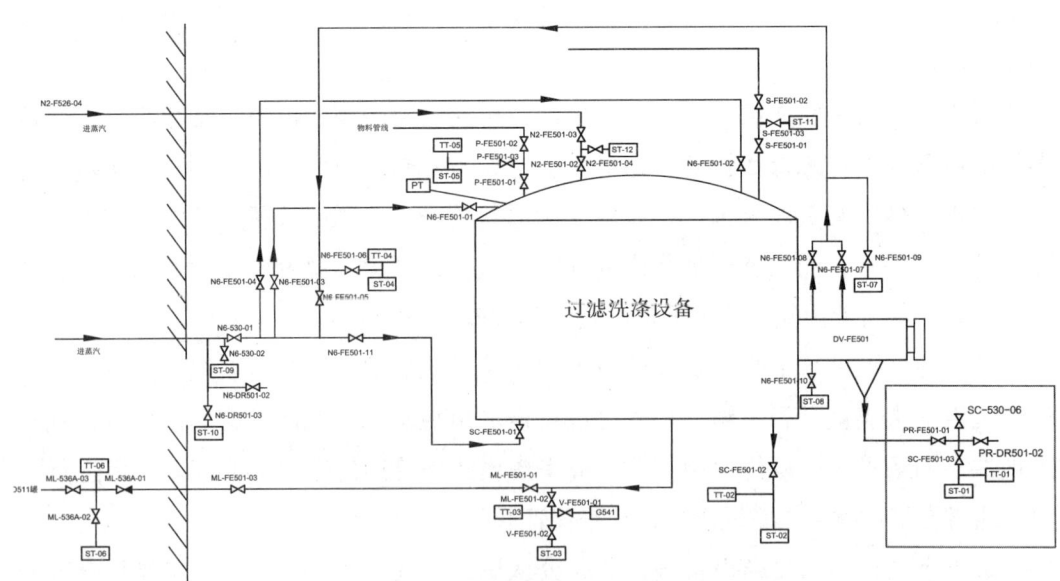

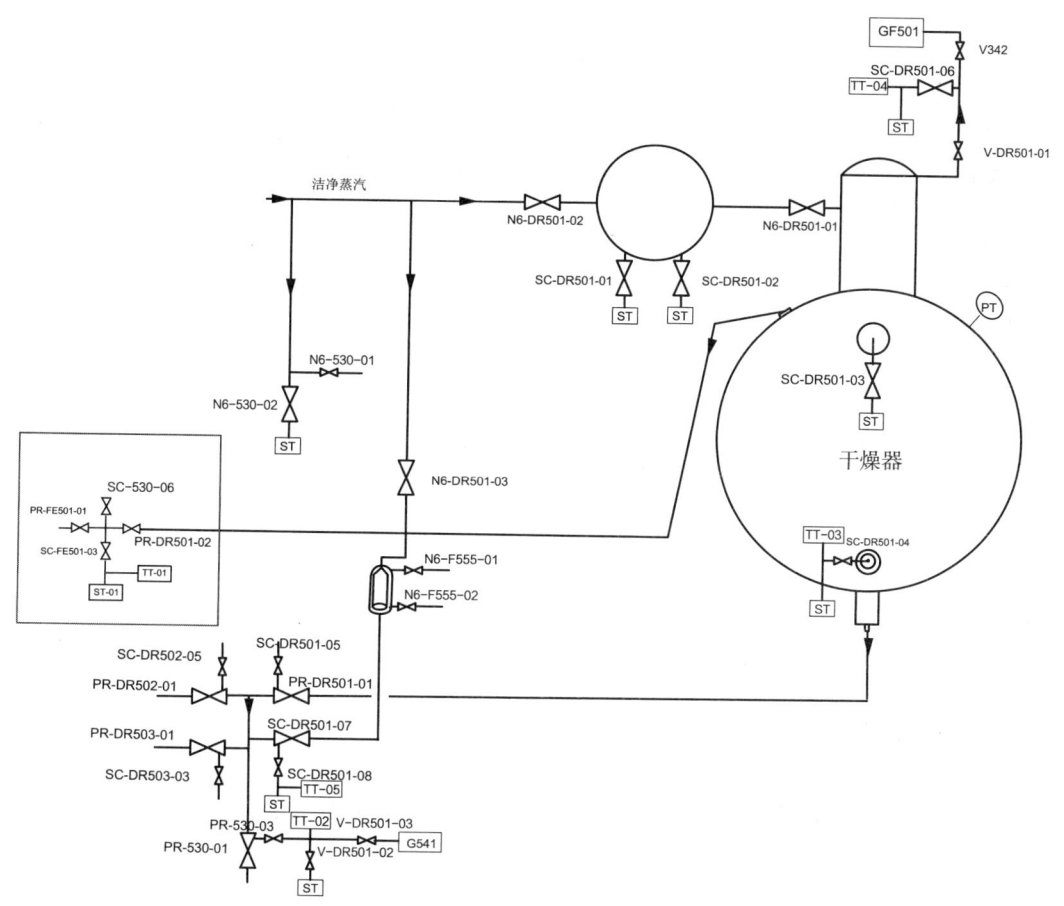

图 18-5　过滤洗涤设备（二合一）与干燥器的在线 SIP 示意图

E. 结晶罐、固液分离设备、粉碎机、混粉机等常用设备的选型设计

考虑到无菌原料药的特殊性，设备和附属设施选型时通常要密切关注防污染的设计。

（1）无菌设备的机械密封的选择

机封按密封环接触带压流体分类可分为：干式密封、湿式密封、干气密封（图18-6）。按结构形式分为单端面和双端面密封。下面是无菌设备常用的机封形式。

每种机封都有各自的特点。双端面干式密封：干式运转，无介质泄露，可多种形式组合，低运行成本，低物料污染；湿式密封：采用隔离液降温，密封面宽，无脱落物，噪音低；干气密封：不需要冷却，密封面不接触无磨损，能耗低，但成本较高。机封选型应根据工作介质特性、工作压力、工作温度、转速等条件综合选取，每种机封都有自身特有的安装、使用及检维修标准，使用时应严格遵守。

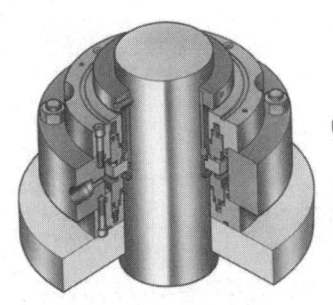
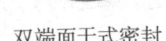
双端面干式密封

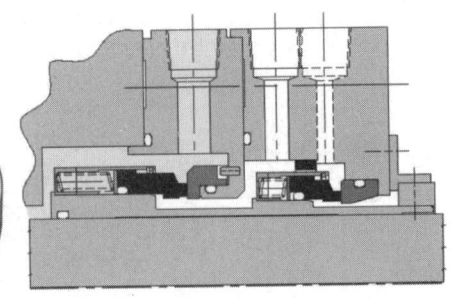
湿式密封

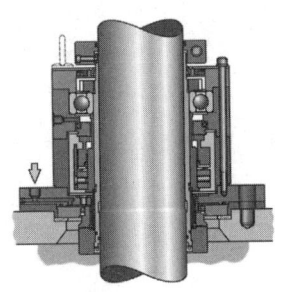
干气密封

图 18-6　不同形式机械密封示意图

无菌生产工艺常用的设备结晶罐、螺带干燥机、三合一等设备都安装有搅拌机械密封，选用不合适的机械密封往往带来两种风险：①可能的磨损掉屑形成不溶性微粒、黑点等污染产品；②螺带干燥机、三合一干燥机等设备在真空干燥时，负压状态下机械密封漏气还可能吸进无菌容器外的非无菌空气和颗粒破坏无菌状态。所以对于无菌原料药生产用的无菌设备机械密封需要考虑其泄露和密封完整性。无菌设备的机械密封的动静环宜采用碳化硅或碳化钨，不宜使用石墨，以减少异物风险。

（2）无菌呼吸器

为了防止外界非受控气体倒吸破坏无菌状态，连接无菌工艺使用封闭设备的所有放空、真空管道可采用安装在线高效过滤器或除菌过滤的呼吸器，必要时考虑止回装置等防污染/倒灌的措施。无菌容器抽真空后，放气平衡时由于无菌呼吸器的气阻，有时不能通过呼吸达到和外界的气压平衡导致容器内呈微负压状态，造成打开困难或无菌对接倒吸外界非受控气体的风险，常常需要通过除菌气体过滤器向容器充入少量压缩气体保持微正压的方式解决，这种情况下应设计与之相适应的阀门和管路。

（3）溶解、脱色工艺和设备的设计

如果将针用普通颗粒或粉末状活性炭应用在无菌精制中，根据 GMP 要求，不可避免将在 C 级区中处理、装卸活性炭，如果使用开放式投料和过滤器卸料，势必存在粉末飞扬影响洁净环境的问题，常见解决办法有：

● 在非无菌原料或粗品的工艺中预先完成脱色，以避免在除菌过滤前使用活性炭；

● 工艺中不可避免脱色时，可采用封闭对接投活性炭，及封闭式过滤器卸活性炭滤渣；

● 直接应用在线活性炭过滤器（图 18-7），这样方便更换和清洁也不会污染洁净区环境。

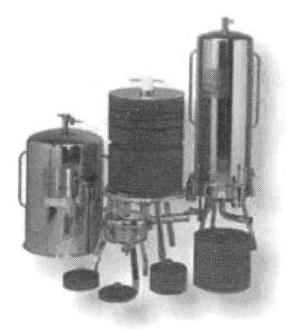
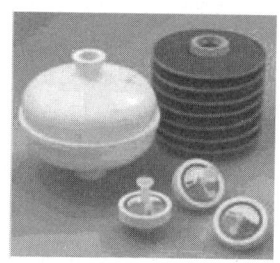

图 18-7 在线活性炭过滤器

（4）结晶罐

除正常的无菌结晶工艺，生产中还可能涉及加无菌晶种的过程，这时也应充分考虑如何防止晶种加入过程中对结晶罐无菌状态的破坏。结晶罐一般情况下应通无菌气体（氮气或空气）保持对操作间的微正压防止无菌状态的破坏。结晶罐的设计要保证所有的接触物料的表面都无死角，罐体的形状要能够使冷凝水完全排净。底阀通常（排空点）要求焊接安装卫生级底阀（隔膜阀、活塞阀等），阀门及安装要避免出现死角，以防止由此引起的物料或冷凝水滞留的现象出现。通常采用气动阀结构方便操作，一般可使用纯蒸汽进行 SIP。

（5）无菌固液分离设备

为了避免在分离过程中引入外界的颗粒及防止无菌受到破坏，常用过滤、洗涤、干燥机（俗称三合一）和封闭的自卸料离心机（图 18-8）。

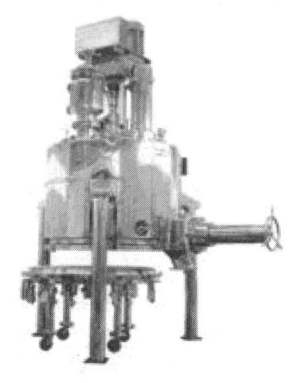
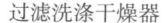
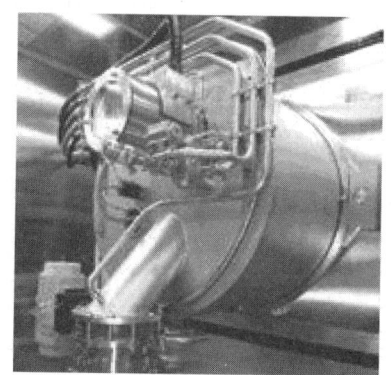

过滤洗涤干燥器　　　　　　离心机

图 18-8 固液分离设备示意

①过滤、洗涤、干燥机

这种设备适用于结晶药品的过滤、洗涤和干燥。过滤、洗涤和干燥是在被称作为过滤干燥设备的同一台设备内完成的。其工作原理是悬浮液进料，通过抽滤或压滤使母液通过过滤介质达到固液分离然后喷洒洗液实现滤饼的洗涤，再次分离母液后，用搅拌桨逐层刮起滤饼，通过设备运转和搅拌桨对物料加热，并在升降搅拌下实现动态常压或真空干燥，最后干燥物料由出料阀进入下一步操作。过滤板大多为多层 316L 不锈钢网烧结制成，顶部真空除尘器的烧结过滤板也是 316L 不锈钢材质。

②干燥机

常用的无菌干燥的设备，除了上面提到的过滤、洗涤、干燥机（三合一）外，还有螺带干燥机、双锥干燥机、球形干燥机、箱式真空干燥机、单锥干燥机、卧式干燥机和冻干机等。干燥过程中通常会用到真空系统，应符合前述的要求。采用螺带干燥机时，干燥器内部通常具有搅拌装置，应充分考虑搅拌装置的效果及搅拌叶距离设备内壁间隙，防止搅拌叶蹭到设备内壁产生金属等异物。采用箱式真空干燥机及冷冻干燥机时应考虑无菌物料的进出操作过程如何防止外界的污染。采用双锥干燥机时应充分考虑设备内部的真空管道如何进行清洗和灭菌，以及管线等连接的无菌保障问题。

（6）粉碎设备

常见有锤式粉碎机、锥式筛磨机以及气流粉碎机等。应选择合适的设计防止旋转部件磨损掉屑，例如，锥式筛磨机如采用下驱动就因为驱动部分和磨损被封闭在下部，因此比采用上驱动掉屑风险小得多；再如使用预打孔筛板因为基本没有断裂问题就明显比用筛网的掉屑风险要小得多。另外，应尽量选择封闭式的粉碎方式和方便拆洗、灭菌的接口、连接方式。如采用气流粉碎机时应考虑如何在将物料吸入粉碎机时避免外界的非无菌气体进入无菌的粉碎设备。无论采用哪种类型的粉碎设备，在对其设计／选型时都应该考虑优化物料进入粉碎机的方式以便避免污染，且要有适当的控制进出料速度的措施，如增加旋转给料阀，一定的无菌气流辅助等，防止堵塞、产品色点色块等问题的出现。如采用机械式的锤式粉碎机或者锥式筛磨机应考虑如何避免产生金属屑，确保设备动静件之间的间隙是安全合理的，既能保证粉碎效果，又可避免摩擦产生金属屑及产品色点色块，应定期检查设备的磨损情况。

（7）混合机

混合机常见有螺带混合机、单双锥混合机、V 型混合机、多向混合机和 IBC 混合机等，这些混合设备在非无菌原料药生产时也经常用到。小产量的混合机如 V 型混合机、多向混合机可以直接安装在 RABS 系统和隔离器内，大规模的混合往往采用螺带混合机；也可采用单锥形 IBC 料仓（图 18-9）配合无菌对接进料，再使用 IBC 料仓混合机混匀后，再次以无菌对接方式出料分装。使用的 IBC 可以使用在线蒸汽灭菌（要求压力容器设计）后吹干。混合机的设计和选用应充分考虑无菌物料的特性（流动性、松密度、颗粒细度等），以及装量系数选择合适的容积和批量。在将另一种物料加入到混合机内进行混合时，应考虑如何防止加料过程中引入来自外界的污染。应考虑混合机的出料方式是否会带来污染。

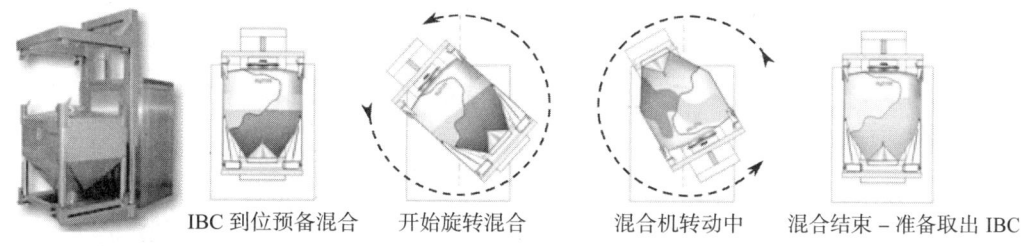

IBC 到位预备混合　　开始旋转混合　　混合机转动中　　混合结束 – 准备取出 IBC

图 18-9　单锥形 IBC 料仓及混合过程

F. 先进无菌装备在无菌原料药生产上的应用

随着各国 GMP 法规对于无菌保证水平要求的不断提高，无菌原料药生产设备发展日新月异。近年来无菌原料药设备发展迅速，新概念新理念不断得到实践和应用。下面介绍一些较先进的无菌装备在无菌原料药生产上的应用。

（1）无菌传递和对接用分离蝶阀

业界存在多种相似原理的无菌分离蝶阀设计，由于常见的快速传递接口（参见本丛书《无菌制剂》分册无菌制剂部分"17 屏障技术"）并不适用于粉末物料的无菌传递，下面介绍另一类适宜用在粉末物料无菌传递上的分离蝶阀，这类阀结构上通常由主动阀座（有蝶阀手柄）和被动阀体两部分组成，如图 18-10，在 B 级洁净区使用。在装有被动阀容器中的无菌物料，先和装有主动阀座的另外一个无菌容器对接，这时互锁的蝶阀打开，物料就可以无菌传递到另一个容器中。

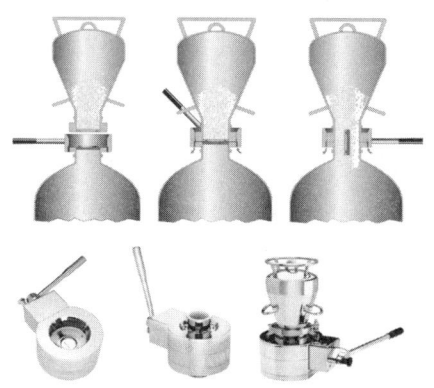

图 18-10　分离蝶阀示意图

（2）冻干机自动进出料系统

该系统采用移动式自动进出料小车，适用于使用板层冻干的产品自动进出箱操作（图18-11）。

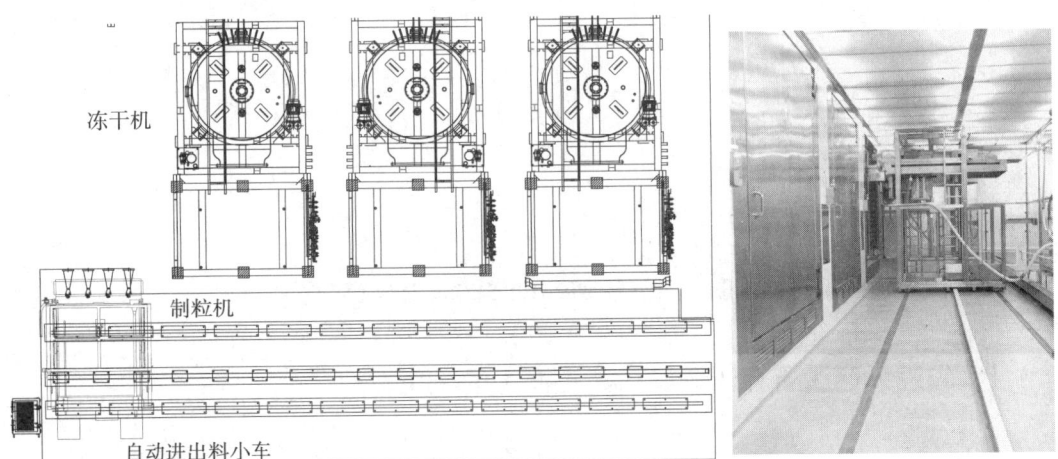

图 18-11　冻干机移动式自动进出料系统示意图

在A级洁净区的冻干机箱前区铺设转运轨道，自动导向小车（AGV）被束缚于转运轨道而往返运行于多台冻干机之间，以完成冻干机的进料、出料工作。自动进出料装置包括自动进出料小车系统、定量罐装系统，其中自动进出料小车系统包括移动轨道、层流罩、自动控制系统、自动升降平台组成，定量灌装系统包括料液储罐、灌装管道、灌装枪组成。灌装枪和出料刮板跟随自动升降平台，通过自动进出拉杆进出冻干机板层，实现自动进料、出料工作。动力装置设置到小车底部并用不锈钢板保护起来，防止影响环境；另外，轨道系统带有限位开关，激光测距仪；激光测距仪与伺服电机配合使用，精确控制及显示车子所处位置。该装置实现了灌装和出箱时冻干容器的自动出入冻干机，降低产品暴露的风险。

需要注意的是，进料枪材质的选择需要考虑跟产品料液的相容性。出料枪／出料刮板材质的选择应充分考虑操作过程可能产生的摩擦，所选材质不应存在引入异物风险。

（3）铝瓶清洗灭菌联动线

铝瓶清洗灭菌联动线（图18-12）包括：用于对铝瓶进行自动清洗的清洗机；用于转运清洗后铝瓶的装置，如AGV、机器人等；用于对铝瓶进行灭菌的脉动真空灭菌器；用于转运灭菌后铝瓶的装置，如AGV、机器人。灭菌完成的铝瓶，可以通过对接升降平台转移至铝瓶暂存段，与下面即将介绍的密闭分装系统实现全程A级对接。该设备的清洗部分通常背景环境为C级洁净区，灭菌前装箱区设置层流保护，灭菌后出箱区为 A 级洁净区。

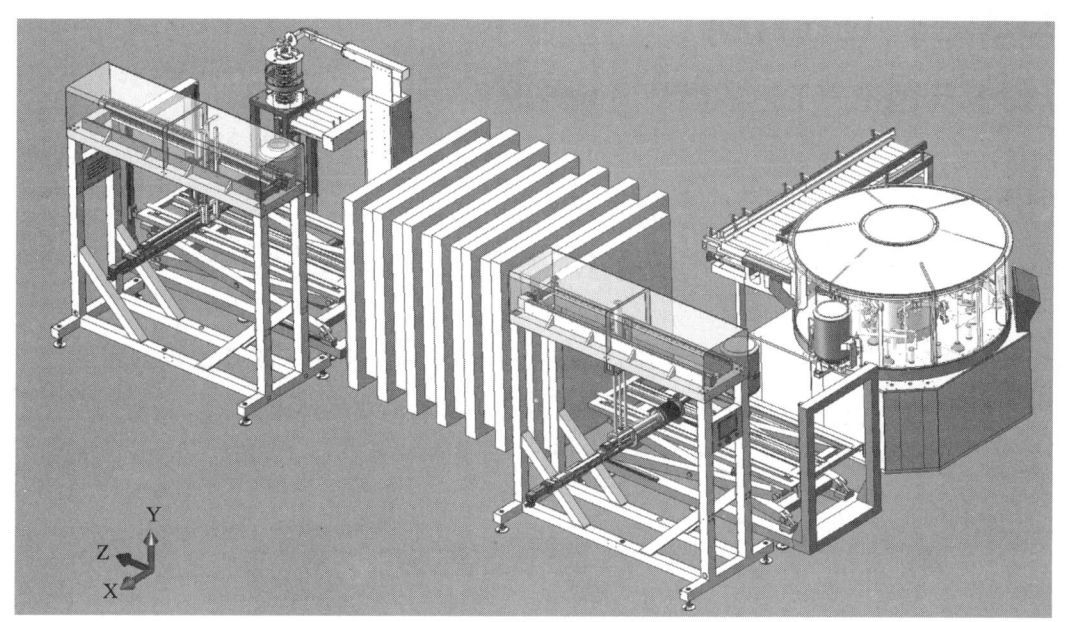

图 18-12　铝瓶清洗灭菌联动线示意图

（4）密闭分装系统

密闭分装系统（图 18-13）用于无菌原料药的最终混粉和分装，无菌操作在 A 级层流的保护下，一般分为铝瓶暂存段、分装段、扣盖段、压盖包装段，包装结束后，经传递窗传出洁净区。铝瓶暂存段可与清洗灭菌联动线联合设计，实现全程 A 级对接，避免人员干预。

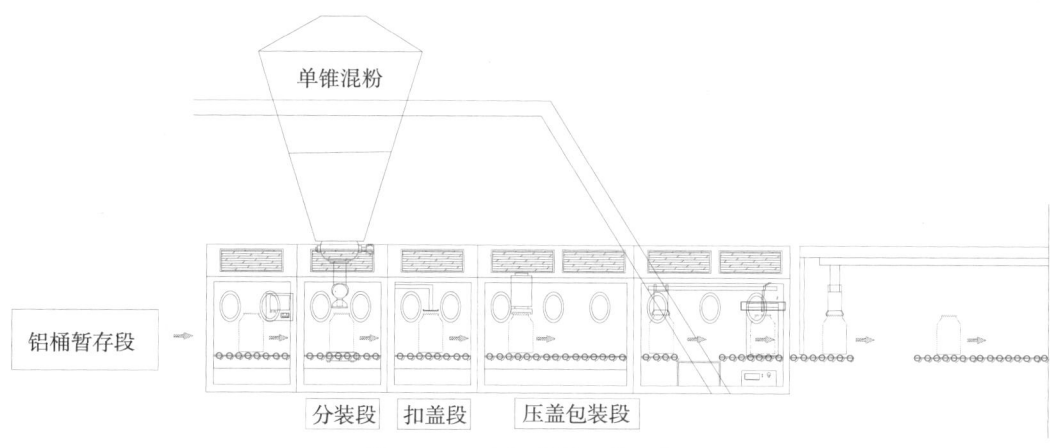

图 18-13　密闭分装系统示意图

18.3 生产过程管理

18.3.1 无菌生产工艺的质量风险管理

法规要求 ··

药品生产质量管理规范（2010 年修订）

第十三条 质量风险管理是在整个产品生命周期中采用前瞻或回顾的方式，对质量风险进行评估、控制、沟通、审核的系统过程。

第十四条 应当根据科学知识及经验对质量风险进行评估，以保证产品质量。

第十五条 质量风险管理过程所采用的方法、措施、形式及形成的文件应当与存在风险的级别相适应。

药品生产质量管理规范（2010 年修订）无菌药品附录

第三条 无菌药品的生产须满足其质量和预定用途的要求，应当最大限度降低微生物、各种微粒和热原的污染。

第四十六条 生产的每个阶段（包括灭菌前的各阶段）应当采取措施降低污染。

背景介绍 ────────

GMP 对于药品质量风险管理提出了明确的要求，风险评估工具作为一个质量管理工具，为企业分析问题和解决问题提供了参考。

本丛书《质量管理体系》分册关于药品质量风险管理也有相关介绍，无菌原料药生产工艺的质量风险管理也可参照。

国际人用药品注册技术协调会 ICH Q9 *Quality Risk Management* 和欧盟 GMP 附录 20 *Quality Risk Management* 也有类似规定；PDA 第 44 号报告：无菌工艺的质量风险管理对于无菌工艺生产的药品的质量风险管理给出了具体的分析实例。

📋 技术要求

有很多潜在的因素会影响无菌原料药的无菌保证水平、内毒素污染水平、微粒污染水平，无菌工艺的风险管理从人员、工艺、设备、包材、灭菌/除热原和设施/设备等方面全面分析可能影响无菌原料药上述质量属性的方方面面，做到对于工艺的充分认知和理解，并识别污染风险的来源和对无菌产品质量潜在的影响，并对各种污染风险用风险评估工具进行充分评估，根据评估结果采取措施对风险加以控制和降低风险。更多内容参见本丛书《质量管理体系》分册"5 质量风险管理"。

实施指导

无菌生产过程中会存在各种污染风险，所以在工艺确定前应该将充分考虑到风险类型，最大限度地确保产品不受污染。可采取的措施一般包括但不限于以下方面：

- 在分隔的区域内生产不同品种的药品；
- 采用阶段性生产方式；
- 设置必要的气锁间和排风，空气洁净级别不同的区域应当有压差控制；
- 应当降低未经处理的空气再次进入生产区导致污染的风险；
- 在易产生交叉污染的生产区，操作人员应穿戴专门的防护服；
- 采用经过验证或已知有效的清洁和去污染操作规程进行设备清洁，必要时，应当对与物料直接接触的设备表面的残留物进行检测；
- 采用密闭系统生产；
- 干燥设备的进风应当有空气过滤器，排风应当有防止空气倒流装置；
- 生产和清洁过程中应当避免使用易碎、易脱屑、易发霉器具，使用筛网时，应当有防止因筛网断裂而造成污染的措施。

针对无菌原料药生产过程中可能出现产品内毒素、微生物和微粒污染风险的常见来源和控制措施分述如下：

A. 内毒素污染风险

一般情况下，产品内毒素超标除来自原材料、工艺用水和直接接触产品的内包材可能带入的内毒素污染外，往往还和料液的微生物污染水平过高有关。料液微生物污染水平过高的原因通常来自原材料、注射用水、配料设备和管线、环境以及人员污染。控制措施一般包括但不限于以下方面。

- 对主要物料进行微生物限度和内毒素检测并加以控制。

- 定期检测料液的微生物污染水平。一般来说，在最后一级除菌过滤前，料液的微生物污染水平应控制在 10cfu/100ml。

- 除了控制配制料液的微生物污染水平外，也可通过在最终除菌过滤前增加预过滤以达到最终除菌过滤前要求的微生物污染水平（初步减菌过滤），并可初步去除颗粒物质，减小最终除菌过滤的压力，如可在孔径 0.2μm 的除菌过滤器前加装孔径 0.65μm 或 0.45μm 的预过滤器。

- 对注射用水系统进行验证并定期监测。

- 配料设备和管线进行定期清洗，清洗方法经过验证。

- 对产品使用包材进行清洗灭菌，内包材灭菌可选用能够除内毒素的干热灭菌。如果不能满足条件，需要进行内毒素清洗挑战验证，证明清洗过程能够去除内毒素。

- 一定注意接触产品的设备清洗灭菌后防倒流措施，需要采取物理控制或者是流程控制。

- 对人员进行定期培训、考核、监督，同时对洁净区环境进行确认，定期清洁、消毒、监测。

B. 微生物污染风险

非最终灭菌的无菌原料药微生物污染的原因一般源自除菌过滤失败，设备、管线、物品、环境和人员的污染。预防措施一般包括但不限于以下方面。

- 滤芯的选择，应符合工艺条件。滤芯使用前需要进行充分的验证。料液除菌滤芯应每批进行更换（可根据生产工艺，如果一天连续过滤多批产品，可规定全部过滤后更换），如重复性使用，需进行风险评估。对于重复性使用的滤芯，需要进行能支持最多允许重复使用次数的细菌截留试验。滤芯在使用结束后，注意应吹干放置，防止微生物污染。

- 灭菌柜经过了充分的验证，定期进行泄露测试。呼吸滤器定期检测完整性。灭菌温度、压力、时间均有自动记录。

- 灭菌用热风循环烘箱经过了充分的验证，定期对烘箱的高效过滤器检漏，灭菌温度、时间和过压均有自动记录。

- 能够耐受热力灭菌的物品均采用热力灭菌并按照验证过的装载模式和灭菌工艺进行灭菌，灭菌有在线记录并在放行前检查。不能耐受热力灭菌的物品有其他经过验证的灭菌或消毒方式，且有记录支持。

- 灭菌用的纯蒸汽经过了验证，定期检测。

● 洁净区环境进行了验证并定期监测：如悬浮粒子和浮游菌、沉降菌、表面取样等。

● A 级区高效过滤器检漏测试和动态流型测试 / 烟雾试验应根据风险评估的结果定期进行，在高效发生变化、关键操作发生变化后需要重新进行动态流行型的拍摄。

● 可能进入无菌区的人员有定期的更衣资质确认，监测人员的无菌服和手套，规定并控制日常生产时最多允许进入无菌室的人数。

● 应尽可能采取自动化系统，最大限度减少人员操作对层流的干预。如半自动设备自动进出料装置实现灌装和出箱自动化；采用机械手装置实现全自动出箱操作；采用自动系统装置，实现铝瓶传递、清洗、灭菌、转移全自动化操作。对于不能实现自动化操作，需要建立详细的操作流程指导员工操作，并良好地设计干预的动作，经过烟雾实验和模拟验证充分进行干预的研究。

● 最大限度减少人员操作对层流的干预。

● 按照 GMP 无菌药品附录和《无菌工艺模拟试验指南（无菌原料药）》进行培养基模拟灌装，应通过风险评估并结合无菌生产工艺、设备装备水平、人员数量和干预等因素来设计模拟试验的最差条件。在产品放行前批记录审核时，QA 人员应确认无菌生产区人员和环境监测结果，并审核各种灭菌记录、完整性测试记录等。

● 无菌区使用的消毒剂，应经除菌过滤或采用其他适当方法除菌，除菌方式应经过确认。

● 尽可能使用密闭系统进行操作。RABS 的手套应定期进行检漏。不能使用密闭系统的操作，需要进行局部 A 级保护，确保产品不被污染。

● 无菌区使用的设备和工器具应在灭菌时限内使用，且在使用前的存放过程中应有保护措施以降低被污染的风险。

● 厂房应进行密封性检查，包括和相邻的低级别区域连接处。

C. 微粒或异物污染风险

无菌原料药外来微粒污染的来源比较复杂，除上述除菌过滤失败、灭菌器泄漏、气体滤器或高效泄漏、人员、环境可能引入的外来微粒污染外，还包括但不限于以下方面：

● 接触无菌原料药的设备、管线、阀门、垫片、连接、滤器、物品清洗不彻底存在产品残留和清洗不当产生的异物；

● 设备运转过程中各种摩擦或碰撞产生的微粒或异物：如 CIP 清洗喷淋球摩擦产生的金属屑、设备运转尤其是运转不正常时磨损产生的金属屑、设备内部各种垫片、垫圈、软连接的脱落物、机械密封磨损脱落物、滤器释放 / 脱落物、包材脱落物，取样器具、容器碰撞产生的脱落物等；

● 无菌设备泄漏引入微粒或异物；

● 纯蒸汽系统出现问题带入的微粒。

另外，和生产工艺有关的内源性的微粒包括但不限于以下方面：

● 产品析出：往往因工艺问题，如因配料工艺、冻干或溶媒结晶工艺改变造成的产品溶解度降低或产品 pH 稳定性问题出现的部分产品不溶或酸碱转化析出；

● 设备过热后造成的产品变性：如过筛或粉碎时设备过热可能造成产品碳化出现色点；

● 清洗不彻底工艺系统内有产品残留再经灭菌后形成的产品变性物，通常也以色点的形式出现；

● 直接接触无菌原料药干燥后粉末的无菌设备、内包材或取样容器具灭菌后干燥不彻底导致的产品受潮结块变性后产生的不溶物；

● 在明确识别了上述可能引入或产生微粒或异物污染的来源后，才能有针对性地采取特定的控制措施防止污染。

实例分析

实例 1：针对特定问题的无菌质量风险评估实例

（1）基于风险的无菌产品风险评估——产品内毒素水平超标的风险评估进行风险评估前，首先要对风险进行预先分级或定义风险分级，见表 18-4，表 18-5。

表 18-4　风险系数表

风险分级	风险因子		
	严重性	发生概率	发现概率
高	不希望的事件的影响是严重的	总是 / 经常发生	出了问题时总是检测不到 / 发现不了
中	不希望的事件的影响是中等的	偶尔 / 定期发生	出了问题时控制能够检测到 / 发现
低	不希望的事件的影响是轻微的	很少发生	出了问题很显然能被检测到 / 发现

表 18-5　风险优先系数 RPN

当严重性风险均为高风险时的 RPR 风险优先级		发现概率风险		
		低（发现概率高）	中	高（发现概率低）
发生概率风险	高	问题很可能发生，但发生时会被发现／检测到。如果我们确信肯定会被检测到，则是低风险，如果我们不确信一定会被检测到，则为中风险	问题很可能会发生，但不能肯定总能检测到／发现。属于高风险	问题很可能会发生，但不太可能被检测到／发现。属于高风险
	中	问题可／偶尔发生，发生时会被检测到或发现。根据发生的频率和检测／发现的概率，可为低或中风险	问题可／偶尔发生，可能被检测到／发现。根据发现的概率，可以是低风险或高风险	问题可能会发生，但不会被检测到，属于高风险
	低	问题很少发生，发生时就会被检测到或发现，是低风险	问题很少发生，发生时可以被检测到／发现，根据发生的频率和检测到的概率可以是低风险或中风险	问题很少发生，发生时可能不会被检测到或发现属于中风险

产品内毒素水平超标的风险评估见表 18-6。

表 18-6　产品内毒素水平超标的风险评估

编号	1	2	3
工艺步骤（人、工艺、设备故障，内包材问题，配料问题，厂房设施／公用工程）	物料出现问题	物料出现问题	物料出现问题
不希望的事件	内毒素污染	内毒素污染	内毒素污染
严重性风险 SEV	高	高	高
原因／工艺失误	外购固体原料被内毒素污染	外购容器密封系统被内毒素污染	因工艺是人工的密封系统去除内毒素不充分
发生概率风险 OCC	中（内毒素在生产中没有控制，外购物料内毒素水平批与批之间不一致）	中（密封系统的橡胶材料是在高温下生产的，但之后的处理和贮存条件不清楚）	中（历史上人工工艺很少发生过内毒素问题）
当前的控制	原料进厂取样和检验内毒素有接收标准	密封系统进厂取样和检测内毒素有接收标准	验证过的程序和保存时间。操作人员培训过。WFI 检测过并符合标准。外购密封系统检测内毒素，产品放行前检测内毒素

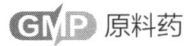

续表

编号	1	2	3
发现概率风险 DET	高（内毒素污染的不均一性，样品量的代表性）	高（内毒素不容易被检测到且分布不均一）	中（内毒素在液体产品中的分布更均匀，但检验仅仅是对一小部分样品进行的）
风险优先级 RPR	高	高	高
风险可否接受	不能	不能	不能
建议的措施	进行供应商审计。要求供应商加上去除内毒素的工艺步骤，并验证工艺确保批间一致性	通过对供应商审计确保生产厂有充分的生产、贮存和处理控制来降低外购密封系统的内毒素污染的可能性。对于进厂检验方法重新确认来提高内毒素检测能力和增加样品量	密封系统的除内毒素程序自动化并验证替代人工工艺。从有资质的合格供应商处买无菌和除内毒素的密封系统。增加放行检验的样品数

采取措施后的风险	严重性风险 SEV	高	高	高
	发生概率风险 OCC	低（验证后的工艺除内毒素步骤降低了原粉内毒素超标的可能性）	低（密封系统生产厂的控制内毒素污染的措施会降低进厂密封系统的污染的可能性）	低（验证过的自动化除内毒素工艺会降低密封系统的污染概率）
	发现概率风险 DET	高（增加样品量不会增加发现概率因内毒素分布不均一）	中（对于检测方法中样品准备的重新确认会提高内毒素检出水平）	低（增加的样品数会提高内毒素的检出水平）
	风险优先级 RPR	中	中	低
	风险可否接受	可接受	可接受	可接受

（2）基于风险优先量的无菌生产风险评估实例——无菌分装的风险评估实际在进行风险评估的过程中，也可以根据实际情况，对于一些风险进行如下评分、计算的方式进行，例如：

RPN（风险优先量）	RPN（风险优先量）范围
严重性风险因子 × 发生概率风险因子 × 发现概率风险因子	＜ 70 低风险
	70~99 中风险
	＞ 100 高风险

所有风险因子均为 1~10。

严重性：无菌问题严重性的风险因子为 10。

发生概率风险因子：

- 8~10 关键区域的人工干预频繁，次数为每小时超过一次；
- 4~7 关键区域的人工干预不太频繁，每小时不到一次；
- 1~3 关键区域的人工干预不频繁，每班次不到一次。

发现概率风险因子：

- 8~10：关键区域的间断人工监测；
- 4~7：关键区域的间歇探头自动监测（近距离）；
- 1~3：有独立探头在关键区域（近距离）连续自动监测。

无菌分装的风险评估见表 18-7。

表 18-7 无菌分装的风险评估

编号	1	1a	1b	2
不希望的事件	出现无菌保证水平的问题			
工艺步骤（人、工艺、设备故障，内包材问题，配料问题，厂房设施/公用工程）	人员、工艺			设备：用如 1b 中描述的自动定量灌装系统可能引入新的风险。第二步评估该残留风险
原因/工艺失误	人工测量冻干料液在冻干盘中的液位会导致接触产品的物品或产品受到微生物污染			用如 1b 中描述的自动定量灌装系统可能因设备灭菌不彻底导致的微生物污染
当前的控制	无菌操作的培训，环境监测和模拟灌装			设备灭菌程序验证和无菌记录检查
严重性风险 SEV	10			10
发生概率风险 OCC	7			1（新设备用经过验证的工艺灭菌）
发现概率风险 DET	8			4
风险优先级 RPR	560			40
风险可否接受	不可接受			可接受
风险降低措施（新控制、新设计、程序）	更好的无菌技术培训	加强的环境监测（间歇自动监测）	加上料液自动定量灌装系统，消除人工测量无菌液位的可能性	

续表

	编号	1	1a	1b	2
采取措施后的风险	严重性风险 SEV	10	10	10	
	发生概率风险 OCC	5	7	1	
	发现概率风险 DET	8	4	4	
	风险优先级 RPR	400	200	40	
	风险可否接受	不可接受	不可接受	可接受	

📋 **要点备忘**

- 无菌原料药生产工艺过程中存在的常见污染风险和控制措施；
- 无菌原料药的质量风险评估和管理。

18.3.2 清洗灭菌周期／时间间隔及无菌生产周期管理

法规要求 ···

药品生产质量管理规范（2010 年修订）无菌药品附录

第五十六条 应当尽可能缩短包装材料、容器和设备的清洗、干燥和灭菌的间隔时间以及灭菌至使用的间隔时间。应当建立规定贮存条件下的间隔时间控制标准。

第五十七条 应当尽可能缩短药液从开始配制到灭菌（或除菌过滤）的间隔时间。应当根据产品的特性及贮存条件建立相应的间隔时间控制标准。

背景介绍 ————————————————

各国 GMP 对于药品生产的清洗、灭菌周期都有明确的要求，企业应建立和生产产品、工艺、贮存条件相适应的清洗、灭菌周期或清洗灭菌后可使用的最长时间间隔。

无菌原料药的生产因设备复杂、清场时间长，通常采用阶段性生产，因此涉及无菌生产周期的管理。

📋 技术要求

无菌原料药生产过程中各种时间间隔的规定应充分考虑每个产品工艺的特点。

无菌生产用设备和容器具清洗灭菌后的最长使用时间的设定要与其预期用途、贮存条件相适应。

企业应根据产品工艺和设备的设计和实际使用情况制订相应的无菌生产周期。

实施指导

从无菌原料药料液的配制开始到其除菌过滤的最长时间间隔的规定要考虑产品特点、料液成分和除菌过滤前的贮存条件，充分考虑料液稳定性和微生物 / 内毒素污染的风险以及实际生产的可操作性。

企业应制定合理的设备或容器具等的清洗周期与灭菌周期。根据产品生产工艺特点制定相应的清洁程序，结合每个产品的特点和实际贮存条件来确定不同的清洗、灭菌周期。

制定设备或容器具清洗灭菌周期时，应充分考虑企业自身设备情况、工艺特性、产品特性、微生物、内毒素污染风险等。以下情况应考虑制定更短的清洗周期：

- 存在潜在的外来污染风险的设备；
- 因产品自身特性阶段性生产不清洗存在影响设备性能风险的；
- 溶配罐、料液过滤器、管线、物料泵。

需要定义设备及工器具的生产后脏污保持时间（DHT，dirty hold time）和清洁后保持时间（CHT，clean hold time）时间。DHT 为使用后到清洗的时间；CHT 为清洗后到灭菌的时间。DHT 和 CHT 时间间隔应有规定并在清洗验证中进行验证，其中 CHT 可以单独验证，验证方法通常采用检测微生物的方式进行，灭菌前（CHT 末期）的微生物负荷（微生物污染水平）应符合要求。清洗后、灭菌前应采取适当的手段来避免环境对已清洁物品的污染。

制定设备或容器具灭菌后最长使用时间或灭菌周期时应重点考虑灭菌后的贮存条件 / 暴露环境和实际使用情况。灭菌后应制定适当的使用有效期限，超出有效期限的应进行再次清洗、灭菌。灭菌后使用有效期限应经过验证。灭菌后物品的贮存、转移、连接等操作应采取适当的保护措施，贮存和转移可选择密闭的保护措施，所有灭菌后物品的处理应最大限度地减少人员干预，防止使用前污染。

设备或者容器具应定期进行清洗和灭菌，如果延长清洗和灭菌周期，应通过风险评估，并进行相应的确认。

另外，需要规定灭菌至设备使用的时间间隔，以及设备无菌保持的时间，任何超出规定时间的产品都应进行调查。

无菌阶段性生产的产品相关的无菌区内的设备或容器具等的清洗灭菌周期和灭菌后的最长效期应有验证数据支持，常常在培养基模拟灌装时进行最长灭菌周期和灭菌后最长效期的挑战验证。

另外，企业应根据自身工艺特点制定合理的无菌阶段性生产周期，确定无菌阶段性生产周期还应考虑周期内潜在的产品的降解对产品质量的影响，还应考虑产品降解对现有的清洗程序的挑战，以及对无菌保证的影响。无菌生产周期的制定需要包含时间和最大生产批次。生产过程中按先到期者执行清洗灭菌。

无菌生产周期应与设备清洗灭菌周期相对应，无菌生产到期后，设备容器具必须重新清洗灭菌，厂房进行彻底清洁消毒。

📋 要点备忘

- 无菌原料药料液配制到除菌过滤的时间间隔制定依据；
- 设备、容器具清洗灭菌周期的制定依据；
- 无菌原料药阶段性生产周期的制定。

18.4 产品灭菌

法规要求 ···

药品生产质量管理规范（2010年修订）无菌药品附录

第四条 无菌药品按生产工艺可分为两类：采用最终灭菌工艺的为最终灭菌产品；部分或全部工序采用无菌生产工艺的为非最终灭菌产品。

第六十一条 无菌药品应当尽可能采用加热方式进行最终灭菌，最终灭菌产品中的微生物存活概率（即无菌保证水平，SAL）不得高于10⁻⁶。采用湿热灭菌方法进行最终灭菌的，通常标准灭菌时间F0值应当大于8分钟，流通蒸汽处理不属于最终灭菌。

对热不稳定的产品，可采用无菌生产操作或过滤除菌的替代方法。

第六十二条 可采用湿热、干热、离子辐射、环氧乙烷或过滤除菌的方式进行灭菌。每一种灭菌方式都有其特定的适用范围，灭菌工艺必须与注册批准的要求相一致，且应当经过验证。

第六十三条 任何灭菌工艺在投入使用前，必须采用物理检测手段和生物指示剂，验证其对产品或物品的适用性及所有部位达到了灭菌效果。

第六十四条 应当定期对灭菌工艺的有效性进行再验证（每年至少一次）。设备重大变更后，须进行再验证。应当保存再验证记录。

第六十五条 所有的待灭菌物品均须按规定的要求处理，以获得良好的灭菌效果，灭菌工艺的设计应当保证符合灭菌要求。

第六十六条 应当通过验证确认灭菌设备腔室内待灭菌产品和物品的装载方式。

第六十七条 应当按照供应商的要求保存和使用生物指示剂，并通过阳性对照试验确认其质量。

使用生物指示剂时，应当采取严格管理措施，防止由此所致的微生物污染。

第六十八条 应当有明确区分已灭菌产品和待灭菌产品的方法。每一车（盘或其他装载设备）产品或物料均应贴签，清晰地注明品名、批号并标明是否已经灭菌。必要时，可用湿热灭菌指示带加以区分。

第六十九条 每一次灭菌操作应当有灭菌记录，并作为产品放行的依据之一。

第七十条 热力灭菌通常有湿热灭菌和干热灭菌，应当符合以下要求：

（一）在验证和生产过程中，用于监测或记录的温度探头与用于控制的温度探头应当分别设置，设置的位置应当通过验证确定。每次灭菌均应记录灭菌过程的时间－温度曲线。

采用自控和监测系统的，应当经过验证，保证符合关键工艺的要求。自控和监测系统应当能够记录系统以及工艺运行过程中出现的故障，并有操作人员监控。应当定期将独立的温度显示器的读数与灭菌过程中记录获得的图谱进行对照。

（二）可使用化学或生物指示剂监控灭菌工艺，但不得替代物理测试。

（三）应当监测每种装载方式所需升温时间，且从所有被灭菌产品或物品达到设定的灭菌温度后开始计算灭菌时间。

（四）应当有措施防止已灭菌产品或物品在冷却过程中被污染。除非能证明生产过程中可剔除任何渗漏的产品或物品，任何与产品或物品相接触的冷却用介质（液体或气体）应当经过灭菌或除菌处理。

第七十一条 湿热灭菌应当符合以下要求：

（一）湿热灭菌工艺监测的参数应当包括灭菌时间、温度或压力。

腔室底部装有排水口的灭菌柜，必要时应当测定并记录该点在灭菌全过程中的温度数据。灭菌工艺中包括抽真空操作的，应当定期对腔室作检漏测试。

（二）除已密封的产品外，被灭菌物品应当用合适的材料适当包扎，所用材料及包扎方式应当有利于空气排放、蒸汽穿透并在灭菌后能防止污染。在规定的温度和时间内，被灭菌物品所有部位均应与灭菌介质充分接触。

第七十二条 干热灭菌符合以下要求：

（一）干热灭菌时，灭菌柜腔室内的空气应当循环并保持正压，阻止非无菌空气进入。进入腔室的空气应当经过高效过滤器过滤，高效过滤器应当经过完整性测试。

（二）干热灭菌用于去除热原时，验证应当包括细菌内毒素挑战试验。

（三）干热灭菌过程中的温度、时间和腔室内、外压差应当有记录。

第七十三条 辐射灭菌应当符合以下要求：

（一）经证明对产品质量没有不利影响的，方可采用辐射灭菌。辐射灭菌应当符合《中华人民共和国药典》和注册批准的相关要求。

（二）辐射灭菌工艺应当经过验证。验证方案应当包括辐射剂量、辐射时间、包装材质、装载方式，并考察包装密度变化对灭菌效果的影响。

（三）辐射灭菌过程中，应当采用剂量指示剂测定辐射剂量。

（四）生物指示剂可作为一种附加的监控手段。

（五）应当有措施防止已辐射物品与未辐射物品的混淆。在每个包装上均应有辐射后能产生颜色变化的辐射指示片。

（六）应当在规定的时间内达到总辐射剂量标准。

（七）辐射灭菌应当有记录。

第七十五条 非最终灭菌产品的过滤除菌应当符合以下要求：

（一）可最终灭菌的产品不得以过滤除菌工艺替代最终灭菌工艺。如果药品不能在其最终包装容器中灭菌，可用 0.22μm（更小或相同过滤效力）的除菌过滤器将药液滤入预先灭菌的容器内。由于除菌过滤器不能将病毒或支原体全部滤除，可采用热处理方法来弥补除菌过滤的不足。

（二）应当采取措施降低过滤除菌的风险。宜安装第二只已灭菌的除菌过滤器再次过滤药液，最终的除菌过滤滤器应当尽可能接近灌装点。

（三）除菌过滤器使用后，必须采用适当的方法立即对其完整性进行检查并记录。常用的方法有起泡点试验、扩散流试验或压力保持试验。

（四）过滤除菌工艺应当经过验证，验证中应当确定过滤一定量药液所需时间及过滤器二侧的压力。任何明显偏离正常时间或压力的情况应当有记录并进行调查，调查结果应当归入批记录。

（五）同一规格和型号的除菌过滤器使用时限应当经过验证，一般不得超过一个工作日。

18.4.1 采用最终灭菌工艺生产的无菌原料药

📋技术要求

对于可最终灭菌的无菌原料药，必须要控制微生物污染水平、内毒素和微粒的污染。灭菌工艺前的最终处理步骤至少要在 C 级背景下进行，如果操作环境存在对产品污染的风险，比如长时间的产品暴露，则产品最终处理步骤至少在 C 级背景下的 A 级环境进行。最终灭菌可采用干热、湿热和辐射灭菌。所用灭菌工艺应能达到不高于 10^{-6} 的无菌保证水平。

● 干热灭菌：如果原料药可耐受干热灭菌所需要的温度和时间，干热灭菌是首选的最终灭菌方法。在干热灭菌工艺验证中，应特别关注热穿透和热分布、温度、时间，并使用干热灭菌的生物指示剂进行验证。应充分考察干热灭菌周期对于产品的稳定性和其他性质的影响，更多内容可参见本丛书《无菌制剂》分册无菌制剂部分"10.3 干热灭菌"。

● 湿热灭菌：产品以水溶液状态存在的无菌原料药，如果可以耐受湿热灭菌的温度和时间，则可采用蒸汽灭菌的方法进行灭菌。其灭菌工艺的验证应包括原料药水溶液内的热穿透和热分布，并采用湿热灭菌的生物指示剂进行验证。应充分考察湿热灭菌周期对于产品的稳定性和其他性质的影响，更多内容可参见本丛书《无菌制剂》分册无菌制剂部分"10.2 湿热灭菌"。

● 辐射灭菌：一些热敏感的原料药可耐受伽马射线辐射。辐射灭菌控制的参数主要是辐射剂量（指灭菌物品的吸收剂量），灭菌剂量的建立应确保物品灭菌后的非无菌概率 ≤ 10^{-6}。照射过程中原料药受到的辐射应有适当的监测方法。一般不采用生物指示剂进行微生物挑战试验，生物指示剂可作为一种附加的监控手段。辐射灭菌验证的关键在于剂量分布测试，以确定灭菌过程的最大和最小剂量值及其位置，在开展剂量分布测试前，应规定灭菌物品的包装形式、密度以及装载模式等。应充分考察辐射灭菌可能对产品的稳定性和其他性质的影响，更多内容可参见本丛书《无菌制剂》分册无菌制剂部分"10.4 辐射灭菌"。

过去有一些生产企业采用环氧乙烷或甲醛等其他化学试剂进行原料药的最终灭菌，需要注意的是使用这些气体对原料药灭菌是不合适的，不能被认为是最终灭菌的方式，因为气体仅仅能对原料药的表面进行处理，对原料药晶体内部的灭菌效果也很难验证。另外气体在产品中会有残留，还会有发生化学反应的风险，因此不宜采用气体灭菌的方法生产无菌原料药。

18.4.2 采用除菌过滤工艺生产的无菌原料药

📋 技术要求

GMP 无菌药品附录中关于除菌过滤器的完整性测试的要求有详细描述，同时也提出了除菌滤器使用时间验证的指导性要求，2018 年国家药品监督管理局发布《除菌过滤技术及应用指南》，从除菌过滤系统的设计、选择、验证、使用等方面进行详细阐述。这些规定与欧盟 GMP 附录 1 中的相关内容是基本一致的，仅仅说法略有不同，更多内容可参见本丛书《无菌制剂》分册无菌制剂部分"10.6 除菌过滤"。

实施指导

通过除菌过滤生产的无菌原料药的无菌性是通过将非无菌原料药溶解于水或有机溶剂中，通过至少一个除菌滤器（孔径 ≤ 0.22μm）过滤后得到含有无菌原料药的料液。无菌料液在灭菌后的设备内进行后续工艺处理。

设计过滤系统时，应当综合考虑产品批量、管路长短以及各种操作的方便性，如安装、测试和灭菌、料液微生物检测样品、系统排气等，避免不便捷的操作带来的微生物污染风险。

选择除菌滤芯型号时应至少考虑以下因素：

- 根据过滤介质，确定合适孔径和材质的膜，并确认其相容性；
- 根据滤器的位置，确定外壳形式；
- 根据工艺特点，确定滤芯的尺寸大小和滤芯的数量（多芯或单芯）。

选用的除菌过滤器应当经过验证，验证通常包括滤器本身的性能确认和过滤工艺验证两部分。其中滤器本身的性能确认由过滤器生产商完成。过滤工艺验证需要针对过滤介质结合特定的工艺条件进行验证实施。一般验证内容包括细菌截留试验、可提取物和浸出物试验、化学兼容性试验以及吸附试验。当产品、过滤器厂家和型号发生变更时需要评估过滤器进行再验证，当工艺参数发生变更时等需要评估是否需要进行再验证。通常情况下，前期选择过滤器时，滤芯厂家应已经使用标准物如水或溶剂进行了化学兼容性（chemical compatibility）测试；料液和滤芯的化学兼容性和细菌截留验证，企业可根据实际情况决定是由内部实验室做或者委托供应商做。在采用料液存在或料液处理后的滤器进行的细菌截留验证中，应建立实际工艺可能存在的最差条件下的细菌截留能力和完整性测试的相关性。可以选用两种方法进行，一种是在实际大生产时，除菌滤器达到规定的最大使用次数后，在微生物实验室用已经达到最大使用次数的生产淘汰滤芯做细菌截留试验，以确认滤芯的细菌截留能力。另外一种是在实验室条件下，用滤膜做细菌截留试验，应能充分模拟生产最差条件，如大生产预计过滤时长的上限、料液滤过总量、过滤的流速和压力等，如委托除菌滤器供应商用滤膜做细菌截留试验，要与供应商充分沟通料液配方和实际大生产过滤条件，确保滤膜截留试验条件能充分模拟大生产的最差条件。在料液存在不影响截留实验用细菌生长的情况下，要尽可能用含有细菌的料液进行细菌截留试验；如果料液存在影响实验用细菌生长，则需要采用过滤足够量料液预处理后的滤膜进行细菌截留试验。滤芯重复性使用需要选用三个不同批号的滤芯使用大于规定的使用次数后进行细菌截留试验；使用滤膜进行细菌截留试验，应选用三个批次，且至少应有一个批次为低起泡点滤膜。

料液和除菌滤器的可提取物（extractables）和浸出物（leachables）研究，通常可以和滤器供应商沟通以得到充分的技术支持。

企业一旦注册了无菌生产工艺产品除菌滤器的型号和供应商后，不能任意更改。发生改变时，应进行变更控制，QA 部门应负责对产品除菌滤芯的厂家、型号、材质等明确规定、严格控制，并负责后续变更的内部审核和批准，必要时要进行注册变更申请。

　　同一液体除菌级过滤器一般不得使用超过1个工作日，如需重复性使用需要提供充分的验证和数据支持，并在使用过程中应持续监测（包括微生物污染水平和滤芯完整性测试结果）。重复使用的滤芯仅适用于同一液体产品，不得用于不同种类产品的过滤。重复性使用的次数应当结合产品的特性、工艺风险和验证结果综合考虑，采用风险评估的方式对能否反复使用过滤器进行评价，日常进行无菌工艺模拟试验时，应考虑选用最大使用次数除菌过滤器进行挑战。需要确认清洗方法对产品内各组分清洗的适用性，避免清洗不彻底对滤芯测试结果的影响以及产品残留经灭菌后衍生物的影响。

　　应尽可能采取措施降低过滤除菌的风险，例如，宜安装第二只已灭菌的除菌过滤器进行二次过滤，除菌过滤器的安装位置应尽可能靠近除菌过滤后料液分装的位置，以最大限度地控制对滤器下游的污染风险。

　　收到新的滤芯后，使用前应检查是否有厂家合格证并确认滤芯的规格型号的正确性，并检查外观和包装完整性。滤器的组装过程中，严禁裸手操作，应尽量避免对过滤器的污染。认真检查各密封组件的完好性，确保系统密封良好。使用时应注意：

　　●滤芯应有适当的包装方式，在进入高级别区域时脱去滤器的外包装以最大限度地降低对高洁净级别区域的污染；

　　●按照厂家说明书和企业内部的 SOP 规定正确使用滤器，防止滤器损坏，保护滤器下游的无菌性，避免产品污染。

　　无论是新安装的滤器还是生产过程中的滤器都应在安装后/使用后进行彻底冲洗，清洗方式、清洗量、清洗时间等应当有规定，清洗后按照要求对系统的密封性确认。可通过压力保持和在线完整性测试等方式确认。

　　企业应制定合适的滤芯清洗方式以对过滤料液的新滤芯进行使用前冲洗，如没有滤芯在产品料液润湿条件下的完整性测试接收标准研究数据支持的，使用后在进行完整性测试前应对滤芯进行彻底清洗后再以厂家建议的润湿液进行充分润湿后进行完整性测试，采用厂家建议的无产品存在的标准润湿条件下的完整性测试接收标准。

　　除菌过滤应在规定的工艺参数控制范围内进行，批记录中对影响除菌过滤效果的关键参数需要进行记录，记录参数应包括除菌过滤时间、压力、上下游压差等。系统的灭菌参数和过滤器完整性测试结果也需要附在记录中。过滤器进行更换时应对滤器的关键信息进行记录，如序列号、批号或其他唯一识别号，以便于追踪。

　　滤芯采用蒸汽灭菌时可采用灭菌柜高压蒸汽灭菌或在线蒸汽灭菌两种方式，一般可采用121℃、30min的灭菌周期或厂家推荐的其他灭菌程序，无论哪种方式过滤器的灭菌程序必须验证温度分布和时间，并采用湿热灭菌的生物指示剂进行挑战。

在线蒸汽灭菌是一种过滤器滤壳可经受住1~2bar蒸汽压力的灭菌方式，其设计及操作过程应重点考虑滤芯可耐受的最高压差和温度。要确保过滤系统能够自由排水和有效去除冷凝水，任何引流不畅及蒸汽流阻塞都会导致高压差的产生。考虑其对压差的严格要求，滤器上下游要安装压差计。为避免滤器的损坏，灭菌开始应以前进流的方式引入蒸汽，当非冷凝气体和冷凝水从过滤系统中完全排出后可进行升温处理。升温过程应逐渐增加蒸汽压力，避免过高的压差，通过调节压力达到设定的灭菌温度，并且要确保过滤系统内部最冷点也要达到设定的灭菌温度。在整个灭菌过程中滤芯上下游压差不能超过滤芯在特定温度下可承受的最大压差。灭菌完成后可引入洁净的空气或其他适合的气体对系统进行降温，降温过程避免反向压力，应维持一定的正向压力保持系统的无菌状态。具有聚丙烯或聚酯外壳的一次性滤器（如囊式过滤器）不能进行在线蒸汽灭菌。

进行离线高压蒸汽灭菌时，通常采用脉动真空灭菌方法。灭菌过程中应保证滤器能被蒸汽穿透，从而对过滤器进行彻底灭菌。灭菌前的准备工作尤为重要，灭菌前过滤器的进气口和排气口应完全打开确保灭菌过程中能够自由排气，过滤器的放置要避免滤器的损坏和冷凝水的排出，可以考虑垂直放置。通常为了减少对过滤器下游端以及灭菌后转移过程的污染风险，过滤器可以使用包装材料进行包裹后灭菌，需确保蒸汽能够自由穿过此包装材料。灭菌开始需要通过预抽真空等方式有效去除空气，灭菌过程中要关注灭菌压力，避免滤芯因压差过大产生形变，冷却阶段要缓慢进气避免压差变化过大造成滤器的损坏。灭菌结束后需要手动关闭进气口和排气口，过滤器在和操作部位连接时应在A级层流保护下进行。

企业应根据工艺特点考虑过滤时间、料液量、过滤批次数、使用时间、灭菌次数等因素制定产品除菌滤芯的更换周期，更换品种前应对滤芯进行更换。

通常滤芯的完整性测试时使用起泡点、扩散流方法和水浸入法/压力保持法。测试方法可以择其一，也可以选择多种方法的结合。其中水浸入法/压力保持法仅适用于疏水性材质滤器。应针对滤芯不同，选择供应厂家推荐的适当的测试润湿液，产品料液滤芯应在使用前、使用后均进行完整性测试；气体滤芯，根据实际使用情况，确定适当的完整性测试周期，对于关键的接触无菌产品的气体，应在规定批次连续生产结束后对其进行完整性测试。应对气体过滤器的使用寿命、灭菌周期和更换频率进行评估和规定。

尽可能地采用完整性测试仪进行除菌滤芯的完整性测试，通过完整性测试仪来提高测试结果的数据可靠性并可打印测试报告，附在记录中以供审核。对完整性测试结果的判定，不能简单地以打印记录上的"通过/不通过"来判定，应该对测试结果的具体数值或报告的过程数据进行记录和审核。完整性测试仪在投入使用前应进行安装、运行和性能确认。应建立完整性测试仪操作、清洁和维护 SOP，完整性测试仪的参数设定应与 SOP 规定相一致，并由指定的专人进行确认。应做好完整性测试仪的权限控制，严禁操作人员随意修改测试程序。应定期对完整性测试仪进行校验并在校验有效期内使用。

如完整性测试失败，需记录并进行调查。调查原因后应根据分析结果采取措施并再次进行测试，再测试的过程和结果都应当进行记录。相关内容可参考本丛书《无菌制剂》分册无菌制剂部分"10.6 除菌过滤"内容。

实例分析

实例 2：因润湿不充分导致的完整性测试失败调查

针对过滤器完整性失败原因的调查，可以先通过初步的检查来区分过滤器损坏和可能的测试问题/人为因素，如测试程序的选择、参数的设置、测试系统的组装、测试条件及滤芯的润湿情况等，为了证明纠正措施是有作用的，可以采取重复测试，如过滤器在失败分析中任何一点通过完整性测试，该滤芯可被视为完整的。

问题描述：某批次无菌原料药料液过滤结束后，岗位操作员工对末端除菌过滤器（0.22μm，20 英寸，亲水性滤芯）使用注射用水进行冲洗，冲洗后对过滤器进行使用后的完整性测试，操作人员确认好各部件连接无异常后点击完整性测试仪上的对应程序开始测试工作，测试结束扩散流数据显示失败（标准为：2760mbar，≤ 26.6ml/min；测试结果为：2760mbar，27.5ml/min）。

异常调查：测试失败后，操作人员对测试仪器、测试参数及过滤系统等逐一进行排查确认。

● 测试仪器确认：经确认完整性测试仪各部件组装完好，测试气源及与过滤器相关的测试接头连接正确，仪器在校验范围内，完整性测试仪自检正常。

● 测试系统泄漏确认：检查完整性测试仪和过滤器之间以及气源的各接口卡盘是否连接正常，过滤器上端及下端的气嘴不能拧动，测试系统阀门的开关状态是否和要求的一致。

● 滤芯型号确认：经确认已安装了正确型号的滤芯。

● 测试过程温度确认：经确认测试环境温度为室温，润湿用注射用水水温在室温左右，符合测试温度要求。

● 测试参数确认：经确认测试程序选择正确，测试参数与该型号滤芯相符。

● 过滤器润湿确认：经确认，该除菌过滤器使用后操作员工使用注射用水进行冲洗，冲洗后对注射用水进行降温至 20~25℃ 对过滤器继续进行冲洗润湿 5 分钟左右，冲洗压力维持在 0.5bar 左右。

经过排查，未发现明显的可指认原因。通过测试结果与标准对比，扩散流数据差异不大，此次过滤器完整性测试失败属于边缘性失败，怀疑可能是滤芯润湿不充分导致。

于是操作人员重新对过滤器进行润湿，润湿过程增加润湿的时间及压差。将注射用水降温至室温对过滤器进行冲洗润湿 10 分钟以上，冲洗压力维持在 1.0bar 左右。润湿后重新进行完整性测试，测试通过。

原因分析：经调查，此次过滤器完整性测试失败主要为滤芯润湿不充分导致。

📋 要点备忘

● 滤芯供应商的管理和变更控制。
● 除菌过滤器设计、选择、验证和使用的基本要求。
● 除菌过滤器完整性测试数据审核和失败原因调查。

18.5 生产环境控制

18.5.1 洁净级别

法规要求 ....

药品生产质量管理规范（2010 年修订）无菌药品附录

第七条 应当根据产品特性、工艺和设备等因素，确定无菌药品生产用洁净区的级别。每一步生产操作的环境都应当达到适当的动态洁净度标准，尽可能降低产品或所处理的物料被微粒或微生物污染的风险。

第九条 无菌药品生产所需的洁净区可分为以下 4 个级别：

A 级：高风险操作区，如灌装区、放置胶塞桶和与无菌制剂直接接触的敞口包装容器的区域及无菌装配或连接操作的区域，应当用单向流操作台

（罩）维持该区的环境状态。单向流系统在其工作区域必须均匀送风，风速为 0.36~0.54m/s（指导值）。应当有数据证明单向流的状态并经过验证。

在密闭的隔离操作器或手套箱内，可使用较低的风速。

B 级：指无菌配制和灌装等高风险操作 A 级洁净区所处的背景区域。

C 级和 D 级：指无菌药品生产过程中重要程度较低操作步骤的洁净区。

第十三条 无菌药品的生产操作环境可参照表格中的示例进行选择。

洁净度级别	最终灭菌产品生产操作示例
C 级背景下的局部 A 级	高污染风险[1]的产品灌装（或灌封）
C 级	1. 产品灌装（或灌封） 2. 高污染风险[2]产品的配制和过滤 3. 眼用制剂、无菌软膏剂、无菌混悬剂等的配制、灌装（或灌封） 4. 直接接触药品的包装材料和器具最终清洗后的处理
D 级	1. 轧盖 2. 灌装前物料的准备 3. 产品配制（指浓配或采用密闭系统的配制）和过滤直接接触药品的包装材料和器具的最终清洗

注：（1）此处的高污染风险是指产品容易长菌、灌装速度慢、灌装用容器为广口瓶、容器须暴露数秒后方可密封等状况；

（2）此处的高污染风险是指产品容易长菌、配制后需等待较长时间方可灭菌或不在密闭系统中配制等状况。

洁净度级别	非最终灭菌产品的无菌生产操作示例
B 级背景下 的 A 级	1. 处于未完全密封[1]状态下产品的操作和转运，如产品灌装（或灌封）、分装、压塞、轧盖[2]等 2. 灌装前无法除菌过滤的药液或产品的配制 3. 直接接触药品的包装材料、器具灭菌后的装配以及处于未完全密封状态下的转运和存放 4. 无菌原料药的粉碎、过筛、混合、分装
B 级	1. 处于未完全密封[1]状态下的产品置于完全密封容器内的转运 2. 直接接触药品的包装材料、器具灭菌后处于密闭容器内的转运和存放
C 级	1. 灌装前可除菌过滤的药液或产品的配制 2. 产品的过滤
D 级	直接接触药品的包装材料、器具的最终清洗、装配或包装、灭菌

注：（1）轧盖前产品视为处于未完全密封状态；

（2）根据已压塞产品的密封性、轧盖设备的设计、铝盖的特性等因素，轧盖操作可选择在 C 级或 D 级背景下的 A 级送风环境中进行。A 级送风环境应当至少符合 A 级区的静态要求。

📋 技术要求

GMP 无菌药品附录中指出了无菌药品生产所需的洁净级别与相应操作，为无菌原料药生产提供了依据。合理的洁净级别设计、划分，可以有效避免污染和交叉污染。应根据无菌原料药工艺、设备特点以及是采用无菌隔离器还是采用传统无菌工艺生产来确定各种不同的操作环境级别要求，无菌药品附录第十三条对于各种生产操作所需的洁净级别进行了规定，应依据其进行无菌原料药各操作区洁净级别的设计。

实施指导

采用非隔离器的传统无菌生产工艺（未采用完全密闭系统）生产的无菌原料药各种操作的生产级别划分示例（包括但不限于）。

B 级背景下的 A 级或隔离器内进行的操作：

- 无菌原料药暴露的环境，如出箱、分装、取样、压盖、加晶种、多组分混合（开桶，上料）等；

- 接触无菌原料药的内包材或其他物品灭菌后处于未完全密封状态下的暴露环境，包括其转运过程，因此常常会用到可移动的层流；

- 设备、管道等的敞口无菌连接；

- 未密封的无菌产品或灭菌后可能接触产品、内包材/接触产品的设备内表面物品的转运、贮存环境，除非在完全密闭的条件下，产品和灭菌后物品不能保存在 B 级环境下。

B 级区：采用传统无菌工艺（非隔离器/完全密闭系统工艺）生产的无菌原料药在密封系统下进行的无菌结晶、过滤、洗涤、干燥、混粉等操作的背景环境。

D/C 级下的局部层流（推荐但非必须）：无菌原料药内包材或其他需灭菌后进入无菌室的物品，如接触无菌原料药的物品灭菌前精洗后的暴露环境；B 级区下使用的无菌服清洗后的净化与整理环境。

C 级：无菌原料药配料的环境；从 D 级到 B 级区的缓冲；低风险可最终灭菌的无菌原料药的分装。

D 级：从一般区到 C 级的缓冲（非必须）；无菌服的清洗、内包材等器具、用具的清洗环境等。

以上级别示例仅用于参考，不是必须或唯一的要求。

📋 要点备忘

- 无菌原料药生产的洁净级别划分依据和示例。

18.5.2 进入不同级别前的处理

法规要求 ....

药品生产质量管理规范（2010 年修订）无菌药品附录

第二十五条 个人外衣不得带入通向 B 级或 C 级洁净区的更衣室。每位员工每次进入 A/B 级洁净区，应当更换无菌工作服；或每班至少更换一次，但应当用监测结果证明这种方法的可行性。操作期间应当经常消毒手套，并在必要时更换口罩和手套。

第三十条 应当按照气锁方式设计更衣室，使更衣的不同阶段分开，尽可能避免工作服被微生物和微粒污染。更衣室应当有足够的换气次数。更衣室后段的静态级别应当与其相应洁净区的级别相同。必要时，可将进入和离开洁净区的更衣间分开设置。一般情况下，洗手设施只能安装在更衣的第一阶段。

第三十一条 气锁间两侧的门不得同时打开。可采用连锁系统或光学或（和）声学的报警系统防止两侧的门同时打开。

背景介绍 ————

应按照气锁方式设计使人员更衣、物料的传递分开，以尽可能避免工作服和物料被微生物和微粒污染。

📋 技术要求

应严格按照 GMP 无菌药品附录中的相关规定设计和监测人流、物流通道和人员更衣、物料净化、传递、转运程序。

实施指导

从一般区进入 B 级区的人流物流通道可设有 D–C–B 的洁净级别梯度，这种情况下人流物流通道上的 D/C、C/B 级的房间之间不需要另外再设缓冲间，因较低级别本身已经是较高级别的缓冲间。

考虑到人是最大的污染源，故进入 B 级区的人流设计最好能进、出通道分开；在不可行的情况下，应通过程序控制无菌更衣室同时进出人员导致污染的风险，比如基于时间进行分隔。

进入 A/B 级洁净区的人员应该通过相应的更衣资质确认。应对无菌更衣程序的符合性进行评估和确认，包括更衣操作规范性及微生物监测的评估。首次更衣资质确认通常连续进行三次，三次均合格方可获得进入 A/B 级区的资质，后续应进行周期性再评估。

未经授权 / 资质确认的人员不得进入 A/B 级洁净区，如果这些人员因为特殊工作（如官方检查）需要进入，应遵循书面程序规定的更衣流程，并进行评估和记录。

不同物品进入无菌区的方式应当经过风险评估，确保各物品以最优的方式进入无菌区。

将物料、设备和组件等转移到无菌室应尽可能将物品通过双扉灭菌设备（如湿热灭菌柜或烘箱）进行灭菌后进入，如果物品无法通过上述灭菌设备进入时，则应采用其他不引入污染的方式进入，如 VHP 气闸熏蒸。不管采用何种方式，都应通过验证证明可达到预期的传入前去除污染的目的。

物品传入 A/B 级区的方式应有明确的 SOP 规定，通常可选用列表的方式，要有明确的装载模式且每种装载模式均通过灭菌 / 消毒效果验证。只有包含在列表中并且装载模式经过验证的物品方可按照验证过的装载模式经灭菌 / 消毒后传递进入 A/B 级区。灭菌后的设备、工具、物品，操作员戴着的无菌手套从 B 级进入 A 级前，应先用消毒剂对外表面进行消毒。

无菌原料药、接触无菌原料药的内包材或其他物品灭菌后的转运过程，不能采用密闭容器的，常常会用到可移动的层流车和灭菌器或其他层流进行对接，要注意确保层流车和灭菌器或其他层流做到无缝隙对接，以防止物品在转运过程中被污染。

18.5.3 环境／人员监测

法规要求 ··

药品生产质量管理规范（2010年修订）无菌药品附录

第十条 应当按以下要求对洁净区的悬浮粒子进行动态监测：

（一）根据洁净度级别和空气净化系统确认的结果及风险评估，确定取样点的位置并进行日常动态监控。

（二）在关键操作的全过程中，包括设备组装操作，应当对 A 级洁净区进行悬浮粒子监测。生产过程中的污染（如活生物、放射危害）可能损坏尘埃粒子计数器时，应当在设备调试操作和模拟操作期间进行测试。A 级洁净区监测的频率及取样量，应能及时发现所有人为干预、偶发事件及任何系统的损坏。灌装或分装时，由于产品本身产生粒子或液滴，允许灌装点 ≥ 5.0μm 的悬浮粒子出现不符合标准的情况。

（三）在 B 级洁净区可采用与 A 级洁净区相似的监测系统。可根据 B 级洁净区对相邻 A 级洁净区的影响程度，调整采样频率和采样量。

📋 技术要求

GMP 无菌药品附录中对于洁净区的环境监测和人员监测给出了非常具体的技术要求，由于无菌原料药的环境和人员监测和无菌制剂相似，也可参见本丛书《无菌制剂》分册无菌制剂部分 "14 环境监测"。

实施指导

因大部分无菌原料药生产过程中存在产品自产尘的操作，在自产尘过程中应关闭悬浮粒子测试仪以保护其不受破坏，但应当在设备调试操作和模拟操作期间进行测试，有数据和论证支持这样做的合理性，并在操作前／操作后进行监测。在这种情况下，并非必须要安装连续微粒监测设备。

在无菌原料药生产过程中进行微生物监测时，如产品粉尘本身会对微生物生长有影响时，应采用适当的中和措施减小或排除其干扰：如青霉素或头孢类产品微生物监测用的培养基应加青霉素酶或头孢菌素酶中和。加酶的量和方法需要有验证数据支持：应考察并测定最差条件下受粉尘影响最严重情况下的微生物采样粉尘污染量，在验证时用不低于这个污染量水平的产品进行挑战，证明加酶的量和方法能保证培养基的灵敏度不受产品污染的影响。微生物监测应涵盖暴露操作等污染风险高的操作。

悬浮粒子、微生物监测的取样点设置应基于风险评估充分进行书面论证，选点基于最差条件原则；检测频率和取样时间应基于风险评估充分进行书面论证。各种取样点的位置、编号除应在 SOP 内有明确的布点图和说明外，还应在现场明确标示，确保其清晰可见。

为评估无菌生产的微生物状况，应在动态生产的过程中进行微生物取样监测，包括浮游菌和沉降菌的监测，关键操作区域的浮游菌可采用在线监测，如无法实现在线监测的应采取合理的控制措施，避免检测仪器对生产环境的影响；关键操作过程中，如灌装、出箱、分装、设备组装、灭菌物品转移等，应全程进行沉降菌监测。对各种表面和人员的微生物监测应在关键操作结束后进行。

进入 A/B 级区的人员应至少每班在退出 A/B 级区前／关键操作完成后进行人员微生物取样监测。

微生物监测的培养皿进入无菌区的控制程序应有明确的 SOP 规定，培养皿可采用外购或自制培养皿，外购培养皿到货后应对培养皿的质量情况进行检查，并在使用前确认包装及平皿的完好性，自制培养皿的制备环境应符合要求，使用前应经过预培养和检查，采用多层无菌包装，以方便传入和降低对无菌生产区的污染风险。

微生物监测应选择合适的培养皿，能够适合环境中细菌和真菌的生长，应采用利于细菌生长的 30~35℃以及适合真菌生长的 20~25℃条件进行培养；同时，应通过培养基促生长实验来证明使用的培养皿及培养温度条件适合环境中细菌及真菌的生长。

如在生产过程中存在部分生产步骤需充入惰性气体进行保护或生产过程中存在长时间的真空状态等利于厌氧菌存活的情况，环境监测应评估定期进行厌氧菌监测（如支持厌氧菌生长的培养基，适合厌氧菌的培养条件等）的必要性。

环境监测和人员监测应设定警戒限、行动限，并明确超限时的报告、调查、通知程序。警戒限、行动限应根据实际监测的结果和趋势分析的情况确定，应明确警戒限、行动限的制定原则，并定期根据历史数据的情况对当前警戒限的适用性进行评估，必要时根据环境监测数据和趋势对警戒限进行调整。应定期对环境及人员的监测结果进行汇总，并绘制趋势图进行趋势分析，以分析当前环境控制方式的有效性，同时应对环境异常趋势进行调查并制定合适的整改预防措施。

关键无菌区环境监测和人员监测发现有菌生长尤其是超出限度后应有充分的程序进行调查、鉴别并采取必要的措施，同时评估对产品质量是否存在影响。

调查时应考虑的因素见表 18-8。

表 18-8 调查时考虑范围与项目

范围	调查项目
菌种鉴定	菌种的鉴别、来源、致病性
	菌种的历史检测情况
采样	采样人员的相关培训和考核
	采样操作的规范性及采样过程中的异常调查
	使用前平皿质量检查情况、平皿适用性检查结果
	平皿的存放条件及有效期
	平皿的传递、使用及培养过程中的污染情况、阴性对照培养结果
生产人员/用具	参与无菌操作人员参与模拟验证情况、进行的生产操作是否经过了模拟验证
	操作人员数量
	进入无菌操作区域的人员培训和考核情况
	通过监控/现场监督复核情况确认人员无菌操作的规范性
	无菌操作区域的人员更衣资质确认及更衣程序执行的规范性
	无菌服/眼罩/用具灭菌方式及灭菌结果确认、存放条件和使用效期的确认
灭菌设施	灭菌装载的摆放、灭菌温度压力参数的确认
	灭菌过程异常情况的调查
清洁/消毒	清洁消毒、消毒剂配制人员的培训和考核情况
	使用消毒剂的浓度、除菌过滤器完整性、效期确认
清洁/消毒	消毒剂效力验证及其对长菌菌种的适用性
	消毒剂的存放及使用过程中的污染风险
	洁净区清洁消毒操作的规范性

范围	调查项目
洁净区管理	洁净区熏蒸消毒确认
	洁净区厂房密封性检查确认
	空调系统运行情况确认：压差、温湿度、风机运行、初中效过滤器压差
	高效过滤器检漏测试结果
	近期环境监测结果及数据趋势
变更	近期与环境控制相关的变更情况，如采样方法、清洁消毒方法、消毒剂使用、进入物品的变化等方面
偏差	近期发生的偏差情况，可能影响环境监测结果的风险点

📋 要点备忘

- 无菌原料药生产对悬浮粒子监测的影响；
- 无菌原料药生产过程中环境和人员微生物监测的常见做法；
- 无菌原料药环境和人员监测超标的主要应对措施。

18.6 生产验证

18.6.1 无菌生产工艺验证（培养基模拟灌装）

法规要求 ·····················

药品生产质量管理规范（2010 年修订）无菌药品附录

第四十六条 生产的每个阶段（包括灭菌前的各阶段）应当采取措施降低污染。

第四十七条 无菌生产工艺的验证应当包括培养基模拟灌装试验。

应当根据产品的剂型、培养基的选择性、澄清度、浓度和灭菌的适用性选择培养基。应当尽可能模拟常规的无菌生产工艺，包括所有对无菌结果有影响的关键操作，及生产中可能出现的各种干预和最差条件。

培养基模拟灌装试验的首次验证，每班次应当连续进行 3 次合格试验。

空气净化系统、设备、生产工艺及人员重大变更后，应当重复进行培养基模拟灌装试验。培养基模拟灌装试验通常应当按照生产工艺每班次半年进行 1 次，每次至少一批。

培养基灌装容器的数量应当足以保证评价的有效性。批量较小的产品，培养基灌装的数量应当至少等于产品的批量。培养基模拟灌装试验的目标是零污染。

（四）发生任何微生物污染时，均应当进行调查。

第四十八条 应当采取措施保证验证不能对生产造成不良影响。

背景介绍

GMP 无菌药品附录对于培养基无菌模拟灌装给出了具体的指导，但对于无菌原料药的无菌工艺模拟要求不是非常明确，PIC/S、欧盟、美国的 GMP 法规也有类似情况。

2018 年国家药品监督管理局发布《无菌工艺模拟试验指南（无菌原料药）》，明确应结合无菌生产过程涉及的工艺、设备、人员和环境等要素开展无菌模拟试验，尽可能模拟实际无菌生产全过程，对于模拟灌装的数量和持续时间、容器装量、方法的选择、最差条件选择和干预设计等均给出了详细的描述。

PDA 第 28 号报告中对无菌原料药无菌工艺验证（培养基模拟灌装试验）给出了非常系统的描述，对最差条件、培养条件等均进行了指导性论述。

PIC/S 指南 PI-007-6：*Validation of Aseptic Processes* 对不同工艺产品包括无菌制剂和无菌原料药的模拟灌装进行了分述，也对最差条件、培养条件等给予了指导性描述。

📋 技术要求

非最终灭菌的无菌原料药，采用非完全密封工艺生产的，应定期进行培养基模拟灌装 / 无菌工艺模拟试验，更多内容可以参见本丛书《无菌制剂》分册无菌制剂部分 "12 无菌工艺模拟试验"。

实施指导

无菌工艺模拟是一个系统性工程，通过模拟无菌生产工艺全过程，证实生产过程中无菌保障措施的有效性。因此开展模拟灌装之前应确认与无菌工艺支持相关的设施设备以及公用系统确认已经完成，人员已接受药品 GMP、无菌更衣、无菌操作、微生物知识和模拟灌装试验方案的培训。

模拟介质的选择应考虑与无菌工艺的匹配性，结合被模拟产品的特点以及模拟介质的可过滤性、澄清度、灭菌方式等方面进行选择，以尽可能模拟无菌生产全过程。通常可以是支持微生物生长的培养基或不抑制微生物生长的惰性介质。同时需要确定合适的介质和（或）培养基的浓度。由微生物实验室使用药典规定的标准菌株和环境典型微生物实施促生长试验确认。常用的培养基如胰酪大豆胨液体培养基TSB（一般简写为 SCDM），常用的惰性介质有乳糖、甘露醇、聚乙二醇，如 PEG 8000 和羧甲基纤维素等。甚至也可以用没有抑菌作用的产品如某些辅料（产品即便不抑菌，通常也比惰性介质更昂贵，因模拟灌装需要大量培养，所以采用产品进行模拟灌装的比较少见）。因模拟灌装试验过程引入了模拟介质，存在残留促进微生物滋生的潜在风险。因此，模拟灌装试验完成后模拟介质应进行清洁和清洁有效性确认。

无菌模拟灌装试验方案的设计应基于无菌生产工艺的风险点，结合无菌生产过程所涉及的工艺（如多产品共线生产时，模拟灌装试验方案可综合各产品的工艺参数，选择最差条件进行开展）、设备、人员以及操作时限等因素针对性开展模拟试验，尽可能模拟实际无菌生产全过程，特别关注暴露操作、人工干预等高风险过程。常规生产批次量较小的无菌原料药应尽最大限度模拟实施大生产产品的批次量，但常规生产批次量较大的无菌原料药，要考虑模拟大生产批次量的可行性和实际培养的可行性，模拟灌装批次量可比大生产批次量小，只要能充分模拟实际大生产的各种最差条件和干预活动即可。

选择最差条件时，应确认模拟介质是否能接触到实际生产工艺过程中所有无菌产品能接触到的表面，操作时长是否挑战到了与生产相当或更差的条件，比如产品暴露操作时间应不短于实际生产过程中的时间，将时间延长以模拟最差条件，如果缩短时间来模拟，则需要说明 / 论证是否缩短时间后的条件可等同于生产工艺的最差条件。其他方面还需考虑如下因素：

- 生产过程中进出人数最多的模拟；
- 人员的最差条件，如增加维修人员进出等；
- 模拟员工最劳累时的操作，如涵盖可能存在的夜班操作和每班最长工作时间等；

● 模拟人为干预，加大频次，逐项列出，逐项实施并记录所有干预操作；

● 培养容器选择上需要考虑实际使用的各种大生产包装容器，如相同体积时，考虑开口大的容器，使用的容器数量应最大限度模拟实际生产的容器数目；

● 灭菌效期挑战：可选择各种设备灭菌效期达到或超过最大允许间隔时再用于模拟验证；

● 无菌阶段性生产最长灭菌效期挑战：模拟总时间达到允许的无菌阶段性生产最长时间，或在阶段性生产的周期末，对设备只清洗不灭菌后进行模拟验证；

● 尽最大限度排除实际生产工艺中存在抑制微生物生长的操作或步骤，如用除菌过滤的压缩空气取代氮气来打破真空，或培养基模拟灌装时采用其他更适合微生物生长的温度替代实际生产工艺中采用的可能对微生物有抑制作用的过高或过低温度等；如必须采用惰性气体用于模拟厌氧无菌工艺（氧气浓度低于 0.1%）及培养厌氧微生物，应确认惰性气体与所选培养基的组合，能够支持厌氧微生物的生长。

干预是指由操作人员按照相关规定参与无菌工艺生产有关的所有操作活动。干预可分为固有干预和纠正性干预。固有干预是指常规和有计划的无菌操作，如环境监控、设备安装或容器更换等；纠正性干预是指对无菌生产过程的纠正或调整，如更换部件、设备故障排除等。无菌生产过程各种允许的干预活动应该有批准的文件，明确规定正常生产活动和干预活动，模拟灌装试验中干预设计应与实际的生产活动保持一致，模拟灌装试验不应挑战不合理的干预来证明其合理性。

在模拟试验方案中应制定干预清单和实施计划，明确固有干预和纠正性干预的类型和频次，模拟灌装试验时逐一实施并记录用以评估干预对无菌保证的影响。纠正性干预记录的内容至少应包括纠正性干预的类型、位置、次数；固有干预记录至少包括干预内容和发生频率等信息。固有干预及经常发生的纠正性干预应在每次模拟中都实施，偶发性的干预可周期性的模拟。如无菌生产过程意外暂停或重启、无菌状态下设备/设施偶发故障排除等。

根据工艺的特点，可以采用连续工艺模拟方式或分段模拟方式进行。

连续模拟方式是将整个无菌过程视为一个整体，模拟介质不间断地完成各个单元操作，并在最终分装容器内进行无菌培养和判定，以评价生产过程的无菌保障水平。连续工艺模拟可以真实反映整体无菌保障水平。但也有其不足之处，如发现污染，调查污染源的难度较大。

分段模拟方式是将无菌生产过程按照工艺单元分割成若干段，逐段进行模拟灌装试验，分段数量取决于工艺过程和模拟介质。模拟灌装试验最终的结果是各段独立模拟灌装试验结果的累积，对一些无菌工艺而言，如结晶工艺，可根据需要变换采用液体或固体模拟介质，保持与实际工艺过程的一致性。分段工艺模拟的优点是可以特定评价某一单元操作的无菌风险，如发现微生物污染，相对于连续工艺模拟更易于调查发现污染源，进而采取针对性纠正措施。分段模拟方式也有不足之处，如需要更多种类或数量的模拟介质；模拟介质需要多次无菌化处理，增加潜在污染风险；需要采集更多的物料、环境和人员监测样本进行评价。

容器装量：容器中培养基灌装量应考虑适宜微生物生长的需要和容器内表面覆盖的要求，灌装量不必与产品相同。适宜的装量既可保证产品通过倒置和旋转接触到容器所有内表面，又有足够的氧气支持微生物的生长。

培养量：无菌工艺模拟试验结束后，应对所使用的模拟介质（培养基、惰性介质）进行全部处理和培养。非培养基模拟介质可通过适当的无菌过滤器系统将微生物转移至滤膜或其他便于培养、观察的介质上，之后将滤膜或其他介质浸入培养基内进行培养；也可在最终包装容器内加注无菌培养基进行培养。培养基的浓度应能支持潜在微生物的生长，如 TSB 一般浓度控制在 3% 水平。

无菌工艺模拟惰性介质对各部分进行小量取样（类似无菌检查）培养，可以有助于发现污染发生的部位，但因其样本量过小，难以基于这些小样本的培养阴性结果来判断模拟灌装是否可以接受。

培养温度：建议先在 20~25℃ 培养至少 7 天，再转到 30~35℃ 条件下培养至少 7 天，可在培养前先倒置以便让培养基充分接触容器（包括密封件）所有的内表面。如选择其他培养计划，应有试验数据支持所选培养条件的适用性。在整个培养期间应连续监控培养温度。

结果观察：如培养容器不透明的，应考虑培养到期后将其转移至透明容器观察，以确保有阳性时能被观察到。操作人员要进行特殊培训以正确判断是否有微生物生长。观察后应再进行培养基促生长能力试验（stasis test），以确认培养基在培养末期仍能够支持微生物的生长。

培养基的促生长能力试验：QC 微生物实验室确定最终培养物是否支持药典规定的无菌检查的各种菌以及该无菌原料药生产线无菌区环境监测和人员监测分离到的典型菌的生长。

对于头孢菌素或青霉素产品，模拟验证时为排除残留产品对微生物生长的干扰，也可加入中和剂（头孢菌素酶或青霉素酶）中和。

结果处理：应采用定性标准判定模拟试验结果，定性标准意味着模拟试验只接受零污染的结果，排除了定量标准中识别微生物污染来源的困惑和潜在不确定性风险。无菌工艺模拟试验存在污染，即意味着无菌保证可能存在问题，出现的任何污染样品均应视为偏差并彻底调查，并为改进无菌工艺提供数据支持。建议对模拟试验中发现的微生物进行鉴别，以便开展污染途径的调查，并列入企业微生物菌种库。对无菌工艺模拟试验实施过程相关的所有记录进行详细调查，并关注各种偏差、验证、变更等，所有偏离原始验证状态情况均应逐一评估并说明。检查所有相关人员的培训和资质确认记录。如调查找到指定的原因，应制定纠正预防措施，并再次进行模拟试验，以证明措施的有效性。如调查无指定原因，应对生产工艺过程的无菌控制开展系统性评估，在现有模拟试验方案的基础上增加取样点和频次，以获得更多数据支持原因调查，同时应适当增加试验批次。

实例分析

实例3：冻干工艺模拟验证设计

某无菌抗生素原料药为冻干工艺，批次量为200kg，工艺流程依次为溶解→除菌过滤→料液装箱→冻干→出箱→制粒→混合过筛→分装，产品直接分装入灭菌后的铝瓶内。对该工艺进行培养基模拟灌装，考虑到工艺特性，产品在不同阶段分别有液体和固体两种形式，因此可采用分段模拟的方式。选用惰性介质（如乳糖）作为模拟介质，冻干工艺模拟生产时应考虑实际生产无菌原料药的工艺，模拟生产工艺流程示例如下：

（1）第一段：液体模拟部分

在本段模拟中，将非无菌乳糖溶解于水中形成液体乳糖溶液，来模拟正常产品投料→溶解→除菌过滤→料液装箱→冻干过程（不启动冻干程序）的工艺过程（图18-14）。除菌过滤后模拟的各个步骤需要挑战到工艺的最差条件及可能的干预操作（最差条件及干预示例见表18-9）。模拟结束后可采用将所有液体溶液通过过滤器排放，以截留系统中可能存在的微生物，最终培养该过滤器滤芯（简称排泄滤芯）的方式实现全培养。

此段模拟需要注意：

• 配制的液体乳糖溶液浓度应进行适当的抑菌性研究，确保选用浓度不会抑制微生物的生长；

• 液体乳糖的体积需要确保可充分接触日常生产中产品可能接触到的设备内表面；

• 排泄滤芯可直接使用包装容器（如铝瓶）进行培养，将滤芯拆下放入铝瓶中，加入适量 TSB 培养基，确保充分浸没滤芯的前提下，保留适量的空间以满足需氧微生物的生长，密封后培养。

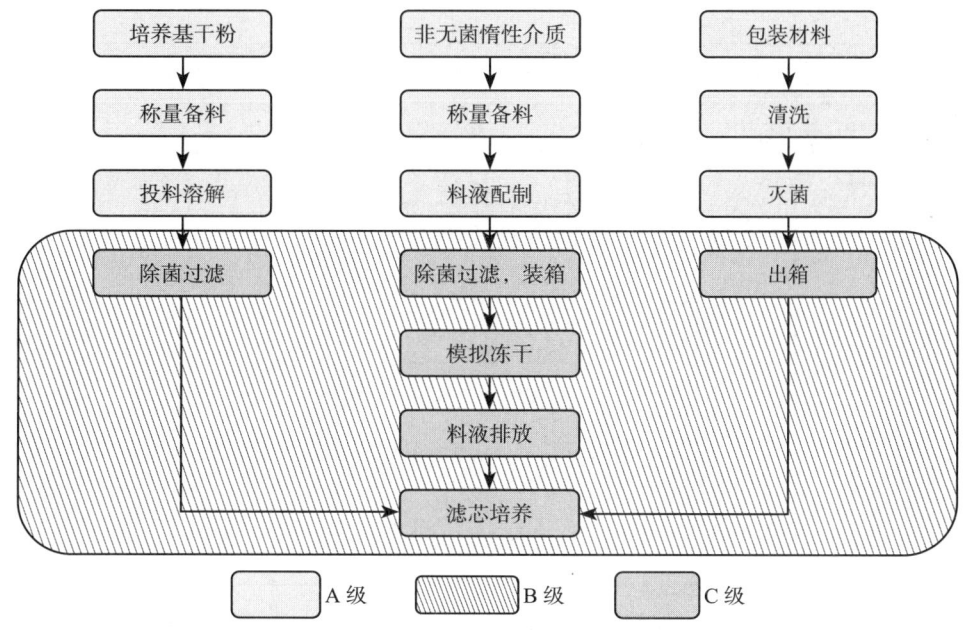

图 18-14 冻干无菌原料药模拟生产工艺流程——液体模拟

（2）第二段：粉体模拟部分

在本段模拟中，首先将非无菌乳糖溶解于水中形成液体乳糖溶液，经过除菌过滤和冻干程序获得无菌乳糖，再从冻干机开始使用无菌乳糖来模拟正常产品出箱制粒→混合过筛→分装取样的工艺过程（图 18-15）。模拟过程中同样需要最大可能地挑战最差条件和可能出现的干预（最差条件及干预示例见表 18-9）。模拟结束后的无菌乳糖可按正常生产的工艺步骤分装至铝瓶中，按比例加入 TSB 培养基后密封，摇匀溶解，送至培养室进行培养。

此段模拟需要注意：

● 固体乳糖的批量选择需要考虑充分接触日常生产中产品可能接触到的设备内表面，且能满足干预次数的模拟（如最多的分装件数）；

● 固体乳糖和 TSB 培养基的配比浓度应进行适当的研究，确保可以充分溶解且支持微生物的生长；

● 固体乳糖的分装量需要考虑包装用铝瓶的体积，确保固体乳糖加培养基后，仍然留有适当空间满足需氧微生物的生长条件。

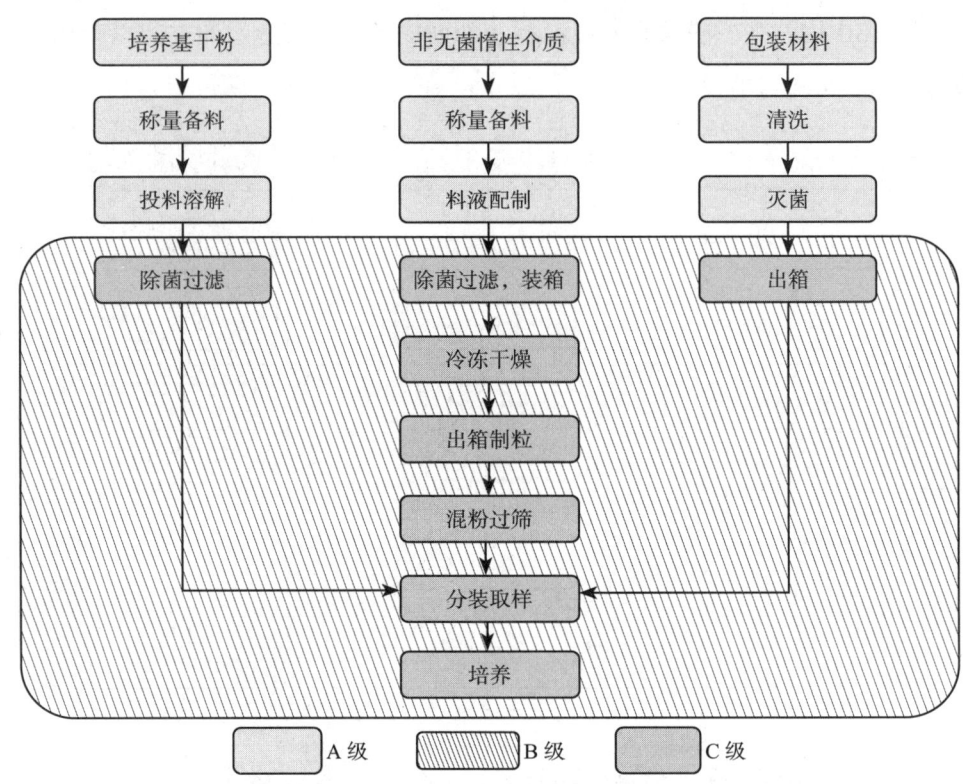

图 18-15　冻干无菌原料药模拟生产工艺流程——粉体模拟

表 18-9　惰性介质模拟冻干无菌原料药生产部分最差条件和干预活动示例

项目	正常生产过程	模拟验证	类型	风险说明
分装枪连接与拆卸	每天进行分装枪连接与拆卸	每批进行分装枪连接与拆卸	固有干预	模拟固有干预，挑战无菌连接风险
A/B 级区人员	无菌室人员 ≤ 5 人其中生产/维修人员 3~4 人进行无菌操作；中控人员 1 人进行环境监测；QA 人员 1 人定期进行现场检查	进行 1~2 次无菌室人员 5~8 人的挑战其中生产/维修人员 3~4 人进行无菌操作；中控人员 1~2 人进行环境监测；QA 人员 1~2 名进行现场检查	最差条件	在无菌工艺中操作人员是最大的微生物污染源，挑战操作人员的最大数量，对环境和生产的风险大于正常生产
A/B 级区人员	工作时间 ≤ 6 小时	进行 1~2 人次工作时间 6~9 小时的挑战	最差条件	人员疲劳程度加大，无菌风险大于正常生产
物料滤芯使用次数	≤ 3 批	≥ 3 批	最差条件	挑战滤芯的最大重复使用次数，无菌风险大于正常生产
冻干机装箱操作	每批每盘进行装箱	每批每盘进行装箱	固有干预	模拟固有干预，挑战无菌操作风险

项目	正常生产过程	模拟验证	类型	风险说明
冻干机装箱时间	每批 ≤ 30 分钟	每批挑战 30~40 分钟	最差条件	料液暴露时间延长，无菌风险大于正常生产
混粉结束后分装前保持时间	偶尔出现混粉结束不能立即分装的情况，保持时间 ≤ 24 小时	至少 1 批挑战 24~30 小时	最差条件	模拟遇到特殊生产情况，产品不能及时分装，增加产品存放时间及无菌风险
分装机故障	偶尔出现分装机故障	模拟分装机急停开关误操作，维修人员复位维修后，进行分装	纠正性干预	增加纠正性干预，挑战无菌风险
包材灭菌后使用	≤ 48 小时	至少 1 批挑战 48~52 小时	最差条件	存放时间超过最长存放效期，无菌风险高于正常生产
分装数量	每批分装 ≤ 20 桶	至少 20 桶每批分装 20~25 桶	固有干预	增加产品暴露操作的干预次数，挑战无菌风险
单桶分装时间	每桶 ≤ 3 分钟	至少挑战 3 桶分装时间 3~5 分钟	最差条件	产品暴露时间更长，无菌风险高于正常生产

（3）培养条件及结果判断

①培养条件

阳性对照：固体乳糖分装过程中取 6 份样品，每份取少量固体乳糖至取样瓶中，按培养比例加入 TSB 培养基后密封作为阳性对照。在 QC 阳性菌室分别加入药典标准菌和环境菌（小于 100cfu）。加入细菌的阳性对照在 30~35℃培养 3 天，观察并记录结果。加入真菌的阳性对照在 20~25℃培养 5 天，观察并记录结果。

阴性对照：按照 TSB 培养基配制批号，灌装相同培养量的培养基至铝瓶中作为阴性对照，放置与测试铝瓶相同条件下培养。

测试铝瓶：将密封好的铝瓶转移至培养室，先在 20~25℃培养至少 7 天，再转到 30~35℃条件下培养至少 7 天，可在培养前先旋转或倒置以便让培养基充分接触容器所有的内表面。

培养基促生长能力试验（stasis test）：培养结束后，每批选择至少 6 个包装，分别加入药典标准菌及环境典型菌进行培养基促生长能力试验，确认培养基在培养末期仍能够支持微生物的生长。培养条件同阳性对照。

②结果判断

阳性对照均显示微生物生长。

阴性对照应无微生物生长。

测试铝瓶应无微生物生长。

培养基促生长能力试验均显示微生物生长。

要点备忘

- 无菌原料药无菌生产工艺模拟验证的介质的选择；
- 无菌原料药无菌模拟验证的常见最差条件和干预活动。

18.6.2 灭菌／消毒验证

法规要求 ·······································

药品生产质量管理规范（2010 年修订）无菌药品附录

第四十五条 必要时，可采用熏蒸的方法降低洁净区内卫生死角的微生物污染，应当验证熏蒸剂的残留水平。

第六十二条 可采用湿热、干热、离子辐射、环氧乙烷或过滤除菌的方式进行灭菌。每一种灭菌方式都有其特定的适用范围，灭菌工艺必须与注册批准的要求相一致，且应当经过验证。

第六十三条 任何灭菌工艺在投入使用前，必须采用物理检测手段和生物指示剂，验证其对产品或物品的适用性及所有部位达到了灭菌效果。

第六十四条 应当定期对灭菌工艺的有效性进行再验证（每年至少一次）。设备重大变更后，须进行再验证。应当保存再验证记录。

第六十六条 应当通过验证确认灭菌设备腔室内待灭菌产品和物品的装载方式。

第六十七条 应当按照供应商的要求保存和使用生物指示剂，并通过阳性对照试验确认其质量。

使用生物指示剂时，应当采取严格管理措施，防止由此所致的微生物污染。

第七十条 热力灭菌通常有湿热灭菌和干热灭菌，应当符合以下要求：

（一）在验证和生产过程中，用于监测或记录的温度探头与用于控制的温度探头应当分别设置，设置的位置应当通过验证确定。每次灭菌均应记录灭菌过程的时间－温度曲线。

采用自控和监测系统的，应当经过验证，保证符合关键工艺的要求。自控和监测系统应当能够记录系统以及工艺运行过程中出现的故障，并有操作人员监控。应当定期将独立的温度显示器的读数与灭菌过程中记录获得的图谱进行对照。

第七十一条 湿热灭菌应当符合以下要求：

（一）湿热灭菌工艺监测的参数应当包括灭菌时间、温度或压力。

腔室底部装有排水口的灭菌柜，必要时应当测定并记录该点在灭菌全过程中的温度数据。灭菌工艺中包括抽真空操作的，应当定期对腔室作检漏测试。

第七十二条 干热灭菌符合以下要求：

（一）干热灭菌时，灭菌柜腔室内的空气应当循环并保持正压，阻止非无菌空气进入。进入腔室的空气应当经过高效过滤器过滤，高效过滤器应当经过完整性测试。

（二）干热灭菌用于去除热原时，验证应当包括细菌内毒素挑战试验。

（三）干热灭菌过程中的温度、时间和腔室内、外压差应当有记录。

第七十三条 辐射灭菌应当符合以下要求：

（一）经证明对产品质量没有不利影响的，方可采用辐射灭菌。辐射灭菌应当符合《中华人民共和国药典》和注册批准的相关要求。

（二）辐射灭菌工艺应当经过验证。验证方案应当包括辐射剂量、辐射时间、包装材质、装载方式，并考察包装密度变化对灭菌效果的影响。

（三）辐射灭菌过程中，应当采用剂量指示剂测定辐射剂量。

（四）生物指示剂可作为一种附加的监控手段。

（五）应当有措施防止已辐射物品与未辐射物品的混淆。在每个包装上均应有辐射后能产生颜色变化的辐射指示片。

（六）应当在规定的时间内达到总辐射剂量标准。

（七）辐射灭菌应当有记录。

📋 技术要求

GMP 无菌药品附录中关于灭菌验证给出了具体的技术要求，无菌原料药和无菌制剂生产过程中的各种灭菌/消毒验证的技术要求无差异，也可参考本丛书《无菌制剂》分册无菌制剂部分"10 灭菌方法"。通常来说，任何一种灭菌或消毒工艺在用于生产前应经过验证，可用物理的方法结合生物指示剂的方法进行验证。通常灭菌或消毒验证至少应每年进行一次，或在设备进行了重大改造或维修可能影响到灭菌或消毒效果时进行变更后再验证。

实施指导

无菌原料药本身的灭菌已在本分册"18.4 产品灭菌"中有具体阐述。无菌原料药的生产中对于除产品外的其他物品和设备可采用热力灭菌、辐射灭菌、气体灭菌 / 消毒、消毒剂消毒等。

A. 热力灭菌验证

无菌原料药生产常用的热力灭菌包括灭菌器灭菌和在线灭菌。

（1）灭菌器灭菌

灭菌器灭菌有湿热灭菌和干热灭菌，湿热灭菌常常是采用蒸汽灭菌柜对设备或物品进行灭菌，湿热灭菌验证时，应进行生物指示剂研究，灭菌方法应能达到或超过使生物指示剂下降 6 个对数值的效果。干热灭菌最常见的是采用热风循环烘箱对设备或物品进行灭菌，因微生物对于干热的抵抗力不如细菌内毒素，干热灭菌验证时，如能持续保证内毒素下降 3 个对数值，可以证明除热原效果是有效的，则干热灭菌效果可认为是有保证的。

所有采用灭菌器的热力灭菌验证均要有清楚的装载模式图或照片以及详细的说明，在装载模式图中应清楚地标明热电偶和生物指示剂的布点位置。对于生物指示剂挑战试验，使用前应由 QC 部门确认生物芽孢数以确定购买的生物指示剂是否符合要求。灭菌柜、烘箱灭菌验证时应确定所有可能的灭菌装载模式，首先对装载物品进行冷点研究；然后根据冷点的研究结果，进行灭菌装载的验证。首次验证时，每种装载模式连续运行至少 3 个周期，再验证时，每种装载模式至少进行 1 个周期。生产装载模式应和验证过的装载模式一致。应至少进行空载 / 满载两种情况下的温度分布 / 热穿透和生物指示剂研究确认。日常装载量可变的，即物品摆放的位置和方法不变，数量可变的情况时，可进行最小装载量验证，日常灭菌装载量可在验证过的最小和最大装载量之间波动。

所有采用纯蒸汽的湿热灭菌验证均应确认灭菌温度与压力的对应关系。灭菌温度分布验证应至少进行连续 3 次成功的运行。灭菌验证周期至少 1 年进行一次。验证时可采用更短的灭菌时间以模拟最差条件。

验证报告和日常灭菌 SOP 中对于每种装载模式应有明确的示意图和（或）照片，以及详细装载方式描述，以便确保在日常灭菌时操作人员可依据验证过的装载模式进行正确装载。

装载的设计应当从以下方面进行考虑（不限于）：纯蒸汽的穿透能力、不凝气体的排出能力、冷凝水的有效排出、避免二次污染。

● 纯蒸汽的穿透能力：应避免物品的装载出现重叠、用密闭容器盛放被灭菌物品等影响蒸汽穿透的情况出现；

● 不凝气体的排出能力：应避免装载阻碍不凝气体被置换出去的情况出现，如用封闭的容器盛放被灭菌物品、使用封闭不透气的包装材料包装被灭菌物品，应选择能够排除空气的包装材料（如呼吸袋）；

● 冷凝水的有效排出：装载的设计应有利于灭菌过程中产生的冷凝水的排出，如被灭菌的软管应有一定的斜度保证冷凝水能够流出而不积累在软管内部、将桶倒置、体积大的物品应放到灭菌柜中较低的架子上，以减少冷凝水带来的潮湿，并避免冷凝水滴落到被灭菌物品上；

● 避免二次污染：装载的设计应避免已灭菌的物品被二次污染的风险，如合理设计被灭菌物品的取出顺序，对产品无菌风险最大的物品应优先并方便取出。

滤器在灭菌柜中灭菌的灭菌验证：滤器摆放的方向应使冷凝水可顺利流出，应避免平放，装载模式图应能看出滤器摆放方向。

热电偶和生物指示剂的放置应尽量放置在待灭菌物品和设备的内部，即相对蒸汽难以到达，或空气难以排净、受热相对比较困难的位置。

热电偶前端部分不要接触周边介质（如笼架、柜壁）否则会影响测定的准确性，应当把热电偶放置在设备内部最难以热穿透的位置进行，如蝶阀内部、软管中心、滤芯内部等，以考察管道内部空气是否排净，达到灭菌温度的时间是否存在滞后。

应进行空载热分布、负载热分布、负载热穿透、生物指示剂挑战确认，其中负载热穿透确认中热电偶的分布应注意，每种类型的物品的放置探头的数目要有代表性。负载热分布、负载热穿透和生物指示剂挑战确认可同时进行。

使用灭菌柜灭菌后，产品对水分有要求的，需要考虑胶塞、胶圈等包材灭菌后的水分确认。

负载运行时，每个灭菌周期内，可以规定平衡时间，即最后一个达到121℃的温度探头的达到时间和灭菌柜温度控制探头位置的温度探头达到121℃的时间差，应不超过规定的数值（800L 以上包括 800L 的灭菌柜的平衡时间不大于 30s，800L 以下的灭菌柜的平衡时间不大于 15s)。

（2）在线纯蒸汽灭菌

设备在线蒸汽灭菌验证时排水点和冷凝水积聚点应放置热电偶和生物指示剂。平衡时间与设备的内部构造、预抽真空的脉动次数有关。预抽真空的次数越多，空气排得彻底，对设备内部预热好，冷凝水排得干净，灭菌温度分布的均一性会更好，灭菌后干燥也会更容易。

管线 SIP 的验证：验证前应检查管线是否保持适当的斜率向排水点倾斜，不会积聚冷凝水，水平管线上的隔膜阀应倾斜安装防止积聚冷凝水。应在管线的最远端最靠近排水点和疏水阀排放冷凝水的地方放置热电偶和生物指示剂。

对滤器 SIP 灭菌验证时滤芯上游、内部、下游最好都要布点。滤器和管线一起 SIP 时，要考虑管线的斜率和走向，布点要涵盖滤器下游管道末端最靠近疏水阀冷凝水排放的地方。

B. 其他灭菌 / 消毒方式及验证

对于除无菌原料药之外的其他物品的灭菌 / 消毒的效果也应进行充分验证：如辐射灭菌验证、VHP 净化效果验证，VHP 熏蒸分为"干法"和"湿法"两种方法，其中干法工艺对于测试环境要求较高，尤其是湿度（一般 40%RH 左右）有特定要求，温度要求不高。灭菌效果一般要求芽孢数下降 6 个 log 值，消毒效果一般要求芽孢数下降 3 个 log 值。这些与 GMP 无菌药品附录对于无菌药品的要求无区别，可参见本丛书《无菌制剂》分册无菌制剂部分"13 清洁和消毒"。

实例分析

实例 4：灭菌柜灭菌装载模式

根据具体情况，比如各类需要经灭菌柜灭菌的物品共计有 3 种装载模式，则验证时可进行空载模式 3 个灭菌周期，每类装载的最大装载模式各 3 个灭菌周期。

灭菌整体装载模式见图 18-16。

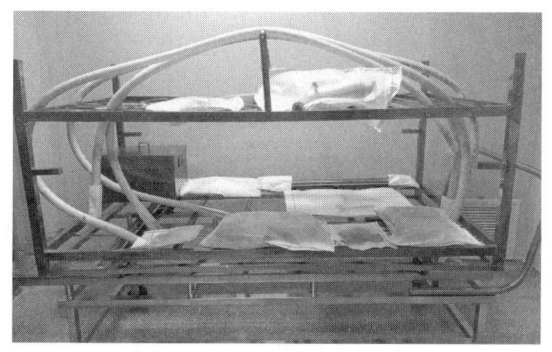

图 18-16　灭菌装载模式示意

注：软管两端可以使用呼吸袋密闭保护，其他物品放到呼吸袋或者带孔不锈钢盒进行保护，由于不锈钢盒较重，为了避免产生的冷凝水滴到其他物品上，因此将其放置到底层的位置。

局部灭菌物品见图 18-17。

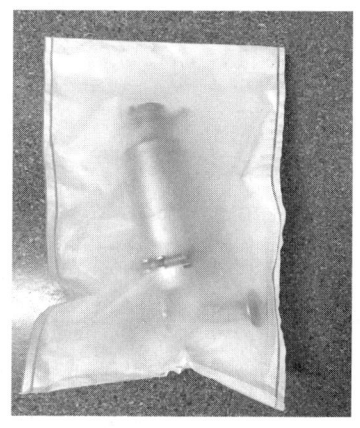
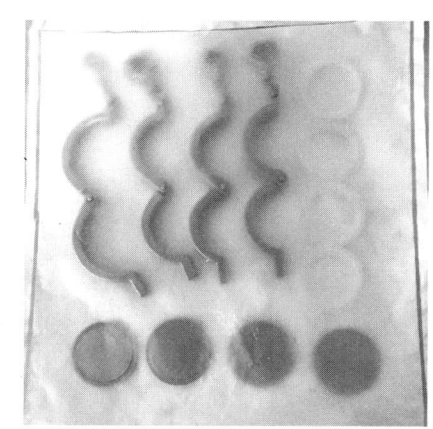

过滤器　　　　　　　　　　　　　卡箍、垫子，盲板

图 18-17　局部灭菌物品示意

📋要点备忘

● 灭菌柜 / 烘箱灭菌验证：参见本丛书《无菌制剂》分册无菌制剂部分 "10 灭菌方法"；

● 长管线和滤器在灭菌柜中灭菌的灭菌验证；

● SIP：设备、管线、滤器等的灭菌验证。

18.6.3 工艺验证

法规要求

药品生产质量管理规范（2010 年修订）

第一百三十九条 企业的厂房、设施、设备和检验仪器应当经过确认，应当采用经过验证的生产工艺、操作规程和检验方法进行生产、操作和检验，并保持持续的验证状态。

第一百四十条 应当建立确认与验证的文件和记录，并能以文件和记录证明达到以下预定的目标：

（五）工艺验证应当证明一个生产工艺按照规定的工艺参数能够持续生产出符合预定用途和注册要求的产品。

第一百四十一条 采用新的生产处方或生产工艺前，应当验证其常规生产的适用性。生产工艺在使用规定的原辅料和设备条件下，应当能够始终生产出符合预定用途和注册要求的产品。

第一百四十二条 当影响产品质量的主要因素，如原辅料、与药品直接接触的包装材料、生产设备、生产环境（或厂房）、生产工艺、检验方法等发生变更时，应当进行确认或验证。必要时，还应当经药品监督管理部门批准。

第一百四十四条 确认和验证不是一次性的行为。首次确认或验证后，应当根据产品质量回顾分析情况进行再确认或再验证。关键的生产工艺和操作规程应当定期进行再验证，确保其能够达到预期结果。

第一百四十八条 确认或验证应当按照预先确定和批准的方案实施，并有记录。确认或验证工作完成后，应当写出报告，并经审核、批准。确认或验证的结果和结论（包括评价和建议）应当有记录并存档。

第一百四十九条 应当根据验证的结果确认工艺规程和操作规程。

📋 **技术要求**

GMP 中对于工艺验证有详细的规定和要求。ICH Q7A 第 12 章验证中的 12.4 和 12.5 分别对工艺验证的方法和程序进行了阐述。EMA *Guideline on Process Validation for Finished Products*（EMA 工艺验证指南）、PIC/S 和欧盟 GMP 附录 15 *Qualification and Validation*（确认和验证）中 Process Validation（工艺验证）对工艺验证应包含内容进行了细致描述。美国 FDA 指南 *Guidance for Industry: Process Validation: General Principles and Practices 2011*（行业指南：工艺验证：基本原则与实践 2011）对工艺设计、工艺确认、持续工艺确认进行了详细阐述。

无菌原料药的工艺验证的技术要求与无菌制剂无明显差异，这部分的要求也可参见本丛书《无菌制剂》分册中的相应部分。

实施指导

无菌原料药工艺验证实施前应确保各类灭菌工艺验证均完成且符合要求，为减少产品污染的风险，可在培养基模拟灌装验证通过后再实施无菌生产工艺无菌原料药的工艺验证。

无菌原料药基于化学角度的工艺验证和原料药工艺验证的要求相同，具体可参见本分册"12.3 工艺验证"。无菌原料药工艺验证应证明能够最大限度地降低微生物、各种微粒和内毒素的污染。无菌原料药的工艺验证方案设计时，应当重点考虑包括但不限于以下内容。

A. 制定详细的取样策略

（1）无菌原料药工艺验证的取样应当作为干预进行合理性评价，评价合格后再应用到无菌原料药工艺验证中，降低取样可能引入的污染风险。

（2）应列出详细的取样计划，包括取样时间、取样部位、取样频率、取样方法、取样量、样品包装、样品检测项目及标准等。

（3）无菌原料药工艺验证的取样包括常规的中间控制取样、最终原料药取样，另外，为了加强对工艺的监控，可适当增加额外取样，具体的取样如下，但不限于以下内容：

① 中间过程取样

● 微生物的控制和检测，考虑对产品除菌或灭菌前的微生物负载进行取样监控；

● 微粒的控制和检测，考虑对内包材清洗后，产品除菌/灭菌后，对可能由外部环境引入或者工艺本身产生的步骤进行取样监控；

● 内毒素的控制和检测，考虑对产品除菌/灭菌后进行取样监控；

● 无菌的控制和检测，考虑对产品除菌/灭菌后进行取样监控；

- 混粉均匀性确认取样，可以在分装过程中进行取样；
- 如果使用一个配料罐配制一批料液分到多个冻干机（运行性能一致）进行冻干，冻干后到一个混粉机或者单锥进行混粉分装可以按照一批时，工艺验证需要额外在冻干机半成品中取样检测，检测项目应当进行评估；
- 其他中间控制取样。

② 最终无菌原料药取样。

③ 稳定性试验取样。

B. 关键参数的控制

- 各工艺步骤具体的时限范围，另外，还需要对相关步骤的时限进行确认，如料液稳定性；
- 过滤器完整性测试；
- 清洗、除菌 / 灭菌参数；
- 其他各工艺步骤的关键参数。

C. 环境监测

无菌原料药工艺验证的可接受标准，不限于以下内容：

- 控制参数都满足工艺的标准；
- 检测结果都满足所有的质量标准；
- 均匀性验证满足验证方案设定的标准；
- 验证过程无偏差，或者偏差经调查与工艺本身无关。

工艺验证完成后，应当进行无菌原料药的持续工艺确认，以证明工艺的能力和工艺的稳定性是满足要求的，工艺始终处于受控状态。无菌原料药的持续性工艺确认应当注意包括但不限于以下内容：

- 确定需要收集的数据类型及收集途径，需要收集的数据类型一般包括关键工艺参数、关键质量属性、工艺性能检测参数、中间工艺控制参数、收率等；对于无菌原料药，由于内毒素、无菌检测结果不是定量连续的数据，因此不需要进行趋势分析，只需满足可接受标准即可，其他数据类型如果不是定量连续的数据情况时，同样不需要进行趋势分析。数据的收集途径包括批生产记录、批检验记录、LIMS 等。
- 应当根据工艺知识的理解和研究，以及工艺验证的程度确定持续性工艺确认是否采取额外取样，额外取样策略可参考无菌原料药工艺验证的取样策略，取样时应当按照规定的干预动作进行取样，避免带来污染风险。

● 应当定期分析持续性工艺确认收集的数据并形成持续性工艺确认报告。可通过控制图分析工艺的趋势是否存在异常，通过 Cpk/Ppk 的计算分析工艺的性能是否满足要求。对于异常趋势，和（或）工艺性能不足时，应当进行调查和采取适当的措施，来提升工艺的稳定性。

实例分析

实例 5：无菌原料药工艺验证的方案和报告内容设计

某公司无菌原料药工艺验证的方案和报告分别包括但不限于以下内容。

1. 无菌冻干原料药的工艺验证方案

（1）验证方案的起草与审批。

（2）验证的职责分配。

（3）验证的原因及目的。

（4）验证概述

①产品描述。

②工艺描述，并画出工艺流程图、设备流程图，应明确各步骤所在洁净区的洁净级别。

③设备 / 设施、公用系统描述。

④原辅料、中间控制样品、成品质量标准描述。

（5）参考资料。

（6）工艺验证合格的接受标准。

（7）建议的时间进度表。

（8）验证准备

①验证所需的文件确认。

②验证所涉及人员资质确认。

③验证所需设备仪器仪表校验确认。

④验证所需检验方法验证确认。

⑤验证所需物料的确认。

（9）验证实施内容

①对关键工艺参数进行收集及汇总。

②对投料量信息进行收集及汇总。

③对取样策略进行描述并要求汇总检测结果，包括但不限于以下内容：

- 配料

  ○ 配料所用注射用水的取样和检测；

  ○ 料液稳定性确认，可通过检测溶液外观、含量、有关物质、微生物和内毒素等来确认料液在工艺允许的最长放置时间内的稳定性；

- 过滤

  ○ 微生物负载监控：对除菌过滤前的料液进行取样和检测；

  ○ 无菌检测：取样并检测过滤后料液的无菌性；

  ○ 可见异物和微粒检测：除菌过滤后取样检测可见异物和微粒的水平；

  ○ 内毒素检测：除菌过滤后取样检测内毒素。

- 混粉：无菌原料药的混粉均匀性应进行验证，可以在分装过程中取样，取样点不少于 10 个，分别检测产品的含量，具体接收标准可采用统计学的方法制定（参考值含量的 RSD ≤ 5%）。

- 分装及成品取样：取样量应当满足所有质量标准检测的要求，包括无菌、微粒、内毒素等项目。

- 稳定性留样。

④环境监测，按照日常的要求进行环境监测。

⑤偏差说明。

⑥验证总结。

⑦再验证规定。

⑧附录。

2. 无菌原料药工艺验证报告

（1）工艺验证报告的格式和内容可以和验证方案中规定的一致。

（2）工艺验证报告中，汇总和记录验证准备的各个项目确认结果，并将验证实施中产生的数据记录到相应的项目中，并对数据进行汇总分析，所有验证数据应当满足可接受标准，否则应有分析和论证。

（3）偏差分析及处理。

（4）工艺验证产品的批生产记录、批检验记录、工艺验证附加监测数据等原始数据可作为工艺验证报告的附件。

（5）总结验证状态、验证总评价、验证结论。

（6）验证报告应经质量部门审核和批准，并决定是否批准该工艺用于生产。

📋 要点备忘

- 无菌原料药工艺验证特点：除菌过滤前料液污染水平的检测、混粉均匀性验证。
- 无菌原料药工艺验证的取样策略。
- 持续性工艺确认注意事项。

18.7 实验室测试 / 质量控制

法规要求

药品生产质量管理规范（2010 年修订）无菌药品附录

第三条 无菌药品的生产须满足其质量和预定用途的要求，应当最大限度降低微生物、各种微粒和热原的污染。生产人员的技能、所接受的培训及其工作态度是达到上述目标的关键因素，无菌药品的生产必须严格按照精心设计并经验证的方法及规程进行，产品的无菌或其他质量特性绝不能只依赖于任何形式的最终处理或成品检验（包括无菌检查）。

第五十二条 应当尽可能减少物料的微生物污染程度。必要时，物料的质量标准中应当包括微生物限度、细菌内毒素或热原检查项目。

第八十条 无菌检查的取样计划应当根据风险评估结果制定，样品应当包括微生物污染风险最大的产品。无菌检查样品的取样至少应当符合以下要求：

（一）无菌灌装产品的样品必须包括最初、最终灌装的产品以及灌装过程中发生较大偏差后的产品；

（二）最终灭菌产品应当从可能的灭菌冷点处取样；

（三）同一批产品经多个灭菌设备或同一灭菌设备分次灭菌的，样品应当从各个 / 次灭菌设备中抽取。

背景介绍

GMP 第二章、第十章中对质量管理和实验室测试的要求外，无菌药品附录中对无菌原料药和无菌制剂的无菌方面的要求进行了明确的规定。原料药附录中第九章质量管理中对于原料药的质量标准制订和稳定性考察也进行了具体的规定。GMP对无菌原料药的实验室控制方面的要求和对无菌制剂和原料药的要求原则上没有差异。

无菌原料药与非无菌原料药的质量要求的不同之处主要在于标准中加入了无菌、微粒和可见异物的要求，另外，对内毒素的要求通常与无菌制剂相同。相应地，无菌原料药的实验室控制包括对物料的检测、工艺过程中的检测和无菌原料药产品的检测，现仅针对如何确保无菌原料药的上述特殊质量属性，将其实验室测试与非无菌原料药和制剂略有不同的内容分别予以讨论。

18.7.1 物料的检验

📋 技术要求

无菌原料药生产用到的所有物料的质量控制应符合其预期的用途。

实施指导

A. 原料的检验

无菌原料药配料用到的原料通常需要进行内毒素检测和微生物限度检测，内毒素检测通常需要每批检测，微生物限度检测可根据产品类别和污染风险确定适当的检测频率。

B. 水的检验

用于无菌原料药生产配料和设备/包材等的精洗的工艺用水（应当符合注射用水的质量标准），设备/包材等的粗洗可采用纯化水。工艺用水和纯蒸汽冷凝水必须定期检验，并应重点关注其内毒素和微生物检测结果，微生物应同时关注是否有异常趋势。

C. 内包材的检验

需要清洗灭菌的内包材如铝瓶胶塞（或胶圈）的检测应特别关注外观尺寸等项目的检测结果以确保包装的密封性。内包材的密封性应经过验证（详细验证可参见本分册"18.8 包装");外购的无菌内包材应重点关注无菌、微粒、可见异物、内毒素等项目。对外购无菌内包材的检验不能代替对于其供应商的审计，尤其是其灭菌工艺验证和生产过程中产品暴露环境的验证，以及生产商无菌处理的方式，对于化学法处理的情况，应重点关注化学残留的检测。

D. 外包材的检验/控制

应根据外包材的预期用途制订适当的标准并进行检验。如外包材仅仅用于保护，则主要控制尺寸、材质等，比如无菌原料药装入铝瓶密封运出无菌室后可以再包非无菌 PE 塑料袋作为保护性外包材；如果制剂厂为了方便购入的铝瓶装无菌原料药逐层脱外包进入其制剂无菌室，可以通过质量协议要求无菌原料药厂家在铝瓶外面再包装两层或三层聚乙烯无菌塑料袋，这种情况下，无菌原料药厂家还要对塑料袋的无菌性进行控制和检测，并在无菌室内完成装袋密封。

E. 用于无菌原料药生产的一次性无菌品的检验

除了对供应商进行资质确认外，对进厂接收的一次性无菌品应逐批抽样检测无菌性，必要时进行微粒、内毒素的检测。对其包装情况、生产洁净级别控制均需评估确认，以最大限度避免对无菌室环境和产品的污染风险。

F. 消毒剂的检验

应建立对外购消毒剂检验的标准和检验方法，至少进行鉴别、浓度等测定。对于外购的无菌消毒剂还应进行无菌性抽样检测。对于企业自己配制消毒剂的情况，还应定期对除菌或其他灭菌方式处理后的消毒剂的无菌性进行检测。

实例分析

实例 6：原料的检验实例分析

某无菌原料药配料由一非无菌原料药的酸与碳酸氢钠酸碱反应成盐除菌过滤后冻干得到。由于除菌过滤不能去除内毒素，为确保该无菌原料药的内毒素符合要求，通常需要每批检测该非无菌原料药和碳酸氢钠的内毒素，符合质量标准的方可使用。另外，对于这两种主要原料的微生物限度也应进行检测，但可基于微生物污染风险的评估，确定适当的检测频率。需要注意的是，用于生产无菌原料药的碳酸氢钠应符合药用级别，其质量标准应符合《中国药典》中碳酸氢钠的辅料的质量标准，同

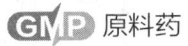

时微生物和内毒素应符合要求。

📋 要点备忘

• 除常规的鉴别、含量和其他理化检测外，无菌原料药生产所使用的物料的质量控制应特别关注可能影响无菌产品特性的方面，如微生物、内毒素等。

18.7.2 中间控制检测

📋 技术要求

无菌原料药工艺过程中应对关键工艺参数进行监控，并在必要时进行中控检测。ICH Q7A 8.3 工序中取样和中间控制对中间控制取样方法和取样点、取样标准的制定提供了参考。

实施指导

无菌原料药工艺监控的要点除对化学反应的监测外，更加关注影响无菌原料药质量特性的设备、物品、包材的清洁程度检测，料液的微生物污染水平检测和工艺过程半成品的检测。

A. 清洗检测

直接接触无菌原料药的设备，如无菌原料药配料罐或结晶罐、滤器、不锈钢冻干盘或干燥用容器（如锥体、喷塔等）、料斗等最后一遍的冲洗水通常需要检测，确保清洗干净；工艺过程中应对清洗后的可能直接接触产品的设备、器具或内包材，如铝瓶、胶塞、胶圈、铝盖、取样瓶等取样检测确认清洗效果。设备的清洗应当经过清洗验证，日常设备 / 器具清洗需进行可见异物的检测，如清洗过程中使用碱液灭活需进行 pH 的检测。包材的清洗程序需要进行清洗效果的挑战验证，日常清洗完包材后，需要定期对包材清洗水的内毒素、微生物限度和可见异物进行检测。设备、器具和包材的清洗应当有 SOP 和记录。除日常每次清洗后检测清洗后的包材外，还宜对内包材的清洗程序进行清洗效果的挑战验证，以确保日常内包材清洗效果的可靠性。

B. 料液化学检测

酸碱反应配料的无菌原料药通常需要取料液检测 pH 来确定反应终点，虽然反应罐一般也都配备在线 pH 检测，但由于罐内料液浓度往往较高，在线 pH 检测结果通常仅作为配料过程中的参考，终点的确定通常需要对罐内的料液取样并稀释到一定的浓度后离线检测 pH 来确定反应终点。为了更好地控制最终成品溶液的澄清度和颜色，可根据工艺特点和需求，在溶解配料结束时对料液溶液的澄清度和颜色进行取样测定。

C. 料液微生物污染水平检测

无菌生产工艺的无菌原料药除菌过滤前料液的微生物污染水平通常需要取样检测，最终除菌过滤前，料液的微生物污染水平一般不超过 10cfu/100ml。取样应采用无菌取样瓶，可在预过滤后取样，但要注意，如果采用连续两个除菌级过滤器对料液进行冗余过滤的，料液取样应在第一个除菌过滤器之前取样，以免污染第一个除菌过滤器下游，造成冗余除菌过滤受到影响。当然，如果第一个除菌过滤器仅仅用来降低料液微生物污染水平，不作为除菌滤器的，则可以在第一个除菌过滤器之后取样用于料液微生物污染水平检测。取样后的料液应尽快在微生物实验室检测。欧盟 GMP 附录 1 要求对无菌生产工艺的无菌产品除菌过滤前的料液微生物污染水平每批监测，但实际对于抗生素等抑菌性较强的产品或高毒性抗肿瘤类产品，如采用冗余过滤，也可基于历史数据论证定期监测微生物污染水平的合理性，确定监测频率。

D. 滤后料液的无菌检测

料液或冲洗管道的注射用水除菌过滤后，在无菌室内取样检测无菌并不是必须的，有些企业这样做是为了便于及时发现除菌过滤器后的无菌连接可能造成的污染问题，或仅仅作为工艺验证的监测项目。

E. 冻干无菌原料药粉饼的检测

无菌原料药冻干结束后，有些企业会对不同层箱板上的粉饼抽样检测水分等指标，但对于验证过的冻干工艺，这不是必须进行的检测或仅仅作为工艺验证时的监测项目。

F. 溶媒结晶无菌原料药烘干过程中的取样

溶媒结晶的无菌原料药在干燥末期可通过设备本身自带的取样阀取样进行水分等检测，确保达到干燥终点后再卸料。对于干燥温度和时间验证过的工艺，这也不是必须要做的检测或仅仅作为工艺验证时的监测项目。

G. 产品过筛试验和粒度分布检测

无菌原料药需要粉碎和（或）过筛控制粒径的，中控实验室通常可配备标准筛及时检测产品以便发现生产车间筛网安装不好或筛网破损造成的产品粒径异常。也存在企业通过粒度分布检测仪检测产品粉碎或过筛后的粒度分布情况，但不是必须的或仅仅作为工艺验证时的监测项目。

H. 产品复溶溶液可见异物中控

无菌原料药的中控实验室通常需要在得到样品后立即检测溶液的可见异物，以便做到一旦有污染问题可以立即发现并反馈给生产部门，以尽快分析造成污染的根本原因。这对无菌原料药的生产来说尤其关键，因为无菌原料药通常都是阶段性周期性生产的，在同一周期内一旦发生污染，受到影响的批次往往会累及到多批产品，因此，生产车间设中控检测可在第一时间发现问题并立即反馈给生产部门，有利于生产部门采取紧急措施如停产等，以减少污染所波及的批次。

实例分析

实例 7：无菌原料药内包材清洗效果挑战性试验

（1）铝瓶 NaCl 溶液挑战性试验

配制适当浓度的 NaCl 溶液足量，取待清洗铝瓶 15 个，向每个铝瓶中加入一定量的 NaCl 溶液，振摇使溶液尽量润湿铝瓶内壁，然后干燥至无液体可见。取上述用 NaCl 处理过的铝瓶 3 个，做好相应的标记，然后分别向铝瓶中加入定量注射用水，充分振摇。从每铝瓶中分别取一定体积的水，分别转移至洁净的锥形瓶内，用硝酸银滴定法测定 NaCl 的含量。NaCl 含量大于一定的污染程度 / 铝瓶，方可进行下述步骤，否则要继续反复用高浓度 NaCl 溶液采用上述方法处理，直到处理后的铝瓶内 NaCl 污染程度达到要求。

将剩余 12 个采用和上述 3 个对照铝瓶相同方法用 NaCl 处理过的铝瓶分 3 组，

均按标准程序进行清洗（每组 4 个），清洗结束后，向每个铝瓶中分别定量加入一定体积的注射用水，充分振摇，然后取一定量的清洗水于洁净取样瓶中，并进行编号。采用硝酸银滴定方法对清洗后铝瓶内 NaCl 残留进行检测。

接收标准：被污染铝瓶清洗后测得的 NaCl 残留量与铝瓶清洗前平均 NaCl 污染量相比应达到 3 个对数单位的下降。

（2）铝瓶微粒挑战性试验

标准溶液：配制高浓度标准微粒溶液适量。

取高浓度微粒溶液，按照微粒检测仪检测方法依法进行溶液微粒测试。然后取待清洗铝瓶 15 个，向每个铝瓶中加入一定量高浓度微粒溶液，振摇使溶液尽量润湿铝瓶内壁，然后干燥至无液体可见。取清洗前用高浓度微粒溶液处理过的铝瓶 3 个，做好相应的标记，然后分别向铝瓶中定量加入一定体积的微粒检测用水，充分振摇。取一定体积的清洗水于洁净取样瓶中进行微粒测定，计算每个铝瓶中的微粒数及 3 个铝瓶的微粒平均值。

将上述按照相同方法处理过的剩余 12 个铝瓶分 3 组分别按标准程序进行清洗（每组 4 个铝瓶），每组清洗结束后，向每个铝瓶总分别定量加入一定体积的微粒检测用水，充分振摇，并按照上述方法进行微粒测定，计算清洗后每个铝瓶中的微粒数。

合格标准：被污染铝瓶清洗后测得的微粒残留量与清洗前平均微粒量相比应达到 3 个对数单位的下降。

18.7.3 产品检验

📋 技术要求

无菌原料药按照既定标准检验应符合规定。每个产品的无菌检查和内毒素检测方法均应经过验证。无菌检查和内毒素检测的样品的取样应具有代表性，无菌生产工艺生产的无菌原料药应至少包括无菌分装最初、中间和最后的产品以及分装过程中出现任何重大干预操作时的样品。

GMP 无菌药品附录和欧盟 GMP 附录 1 关于这部分的要求无明显差异。

实施指导

A. 取样

如前所述，在工艺的过程中可以根据需要取中间控制的样品。对无菌原料药的产品取样，应在无菌原料药分装的过程中进行，取样应涵盖分装的全过程，包括对无菌原料药分装的开始、中间和结束部分的取样以及分装过程中出现任何重大干预操作时的取样。无菌原料药的样品应能代表无菌原料药从设备向最终包装容器内的分装工艺，对于通过热力灭菌进行最终灭菌的无菌原料药来说，其取样应包括对于灭菌设备装载内最冷点的取样。质量控制人员在需要时，应当可以进入生产区进行取样和调查。

应当按经批准的书面操作规程取样，规程内容包括：

- 取样方法；
- 使用的设备；
- 取样量；
- 任何需要细分样品的说明；
- 所用样品容器的类型和条件；
- 样品容器的标识；
- 需要注意的特殊事项，特别是无菌和有害物料的取样；
- 贮存条件；
- 取样设备的清洁和贮存说明。

样品取样应在批次原材料或产品中具有代表性。取样过程中使用过的取样容器必须标记。取样的无菌材料样品或者在生产过程中取样的样品，必须通过合适的方法进行标记。如果样品容器太小不便于贴标签，可以考虑使用条码或其他方法来追溯样品信息。

在整个无菌原料药分装过程中取样操作都必须在 A 级层流保护下进行。如对于上述取样后需要混合后二次再分装的样品，除无菌、可见异物和微粒检测用样品外，其他用途的检验样品可以在 B 级环境下操作分样。取样瓶、取样器、待取样的产品等物品在层流下的摆放要特别注意，要确保所有需要层流保护的产品、样品瓶、取样器等的上游不得有任何其他物品遮挡层流。员工在取样过程中应最大限度地避免对层流的干扰。在分装/灌装过程中出现任何重大干预，如操作过程中人员对 RABS 进行开关门操作、设备故障干预或出现 RABS 短暂停止运行等情况时，需要在相应的产品容器中进行取样检测无菌性。

整个无菌原料药产品的取样过程必须在 A 级层流保护下进行，在进行往取样瓶分样操作时，除用于无菌、可见异物和微粒检测的样品以外，其余用途样品可不需在 A 级层流保护下进行。但需注意，用于无菌、可见异物和微粒检测样品的取样瓶、取样器以及待取样产品需要在层流保护下存放，且人员操作要注意对层流的干扰和对样品的污染。

取样器具的清洗灭菌转运必须和内包材一样管理，取样器具在清洗、灭菌、转运、使用的过程中要始终注意轻拿轻放，防止因碰撞产生金属屑或玻璃屑等异物，取样过程中要特别注意取样动作的轻、柔，防止取样器具和铝瓶、取样瓶口碰撞产生异物，更要防止玻璃取样瓶破碎可能带来的污染。

接触产品的无菌取样器使用过程中宜定时更换以减少使用时间过长可能造成的污染。

无菌原料药为无菌检查和可见异物检查取的每瓶样品的重量应和无菌检查或可见异物检查所需溶解的样品量一致，以避免实验室再次称量转移样品而污染样品。例如：某无菌原料药薄膜过滤法无菌检查的最低重量为 9g（每张膜 3g），某企业日常检测的样品量是每瓶 12g，在生产车间无菌室取样的时候，每瓶样品装 12g 或平均分装几瓶样品共 12g，以方便实验室直接进行无菌检查。

另外，可见异物检查的样品瓶也可不压铝盖，只加胶塞后密封于无尘物料袋内以降低因开启铝盖操作导致的对检测结果的干扰。

B. 放行检验

无菌原料药放行检验要特别关注的项目是无菌、内毒素、复溶溶液不溶性微粒、可见异物检测。除车间中控实验室要及时检测生产过程中的样品外，无菌原料药产品的上述检测项目通常应在样品到达实验室后尽早安排，以便万一有污染问题可以早发现早处理。

复溶溶液的不溶性微粒的标准设定要考虑无菌原料药相应的无菌制剂最大规格的装量，以确保制剂最大规格的复溶溶液的不溶性微粒能符合标准要求。

有些企业为了严格控制产品质量，采用滤膜过滤法对无菌原料药进行过滤，在显微镜下观察滤膜上的不溶性微粒和异物的情况，有助于发现肉眼不可见的小金属屑等，从而从工艺上加以控制，确保产品质量。显微镜下观察到的肉眼不可见的微小异物，虽然放行标准中不一定要求，但是仍作为放行控制项目，其趋势变化对无菌生产工艺的污染控制具有参考价值。

需要注意的是无菌原料药的无菌和内毒素检查的方法均需要进行验证，避免出现假阴性的检测结果。

无菌原料药的无菌检查出现阳性后应进行充分的系统的调查，除非可确证为实验室失误才能认为阳性结果无效。

由于无菌原料药通常都是周期性生产的，在同一个周期内，很多无菌设备是不再进行批间清洗和灭菌的，在整个无菌周期的生产过程中，如果发现了无菌检查不合格或内毒素检查不合格的批次，则调查应涵盖该周期内所有批次，必要时停止该无菌生产线生产，直至找到染菌的根本原因并彻底解决。

对于各种环境和人员监测的审核应不局限于每个批次生产时的监测结果，而是对整个无菌生产周期内生产过程中的数据进行系统审核，发现有超出警戒限或行动限或异常趋势的情况时，对该周期内的所有批次是否会有影响应进行客观、科学的评估，原料药放行之前，所有的异常调查都必须调查审核完毕。

因此，无菌原料药产品的无菌检查，仅仅是对于无菌原料药无菌控制的最后一道必要的检测控制手段。

C. 留样和稳定性考察

无菌原料药的留样应采用模拟上市包装，内包材宜与上市包装相同材质，条件许可时应尽量采用相同厂家提供的材质尽可能相同的小包装，如日常采用铝瓶包装的，留样应尽可能采用相同材质的小铝瓶；如采用和上市包装不同材质的模拟包装进行留样的，宜有书面的论证，通过不同材质的留样包装对于无菌原料药稳定性的影响的对比研究数据无差异来支持这种做法的合理性。留样应有专供做无菌检查的单独包装。

无菌原料药的稳定性考察至少要在效期内最后一次稳定性考察中加做无菌和内毒素检查。

实例分析

实例 8：无菌原料药污染调查

无菌原料药一旦检测到有污染，实验室调查和生产调查程序均与无菌制剂类似，仅仅是无菌原料药的工艺更为复杂，需要密切结合工艺特点进行调查。以下为某公司的无菌阳性调查程序和不溶性微粒及可见异物调查程序，仅供参考。

1. 无菌阳性调查

实验室调查按照以下内容进行。

（1）调查样品的整个检测过程及检测过程中所用培养基的无菌性等项目都应被确认。调查仪器设备是否有问题，如集菌仪、超净工作台等，导致有微生物污染。

（2）审核污染菌鉴定情况。

（3）审核检验用物品的灭菌记录。如培养基、培养器、除菌滤膜、稀释液、冲洗液、无菌服等。

（4）阴性对照是否有菌生长。

（5）检查人员培训状况，如果有操作录像，要调取操作录像。如果没有，人员应回顾操作中是否有异常情况出现。

（6）审核无菌阳性结果发现之前至少 30 天内的如下记录：

①审核微生物无菌检查 A/B 级洁净区的环境及人员的所有监测记录；

②审核微生物无菌检查 A/B 级洁净区的温度、湿度及压差记录；

③审核高效过滤器的完整性的监测数据（包括终端设备和层流台）；

④对无菌阳性管内的微生物进行鉴定，鉴定结果与 A/B 级洁净区（生产区域和微生物无菌检查区域）环境监测和人员监测中所发现的菌进行对比分析；

⑤回顾审核在以前的无菌阳性结果中污染的微生物；

⑥回顾审核其他相关的数据。

注意：若采用条件④用于判断无菌检查的阳性结果无效时，必须采用经微生物学家认可的、灵敏的鉴定技术，如分子分辨技术（RNA/DNA 同族技术），应用一种方法进行两种微生物的鉴定。

药典规定：若供试品无菌检查培养管/培养筒任何一管显浑浊并确证有微生物生长，应判供试品不合格，除非能充分证明该试验结果无效，即生长的微生物非供试品所含有。无菌检查阳性结果仅当符合下列至少一个条件时，方可判定试验结果无效：

● 无菌检查试验所用的设备及无菌检查过程中的无菌实验室微生物监测结果不符合无菌检查法的要求；

● 回顾审核无菌试验过程，发现确实有造成微生物污染的因素；

● 阴性对照管有微生物生长；

● 供试品管中生长的微生物经鉴定后，确证是因无菌试验中所使用的物品和（或）无菌操作技术不当引起的。

如果该无菌试验阳性结果经实验室调查被确认无效，应重试。重试时，以同量供试品依法重试，若无微生物生长则判供试品符合规定；若有微生物生长则判供试品不符合规定。同时，微生物实验室应根据调查结果制定相应的整改和预防措施并实施。

QC 微生物实验室人员在出现无菌检验阳性结果后除按药典规定进行充分的实验室调查外，还需及时上报给 QA 和 QC 负责人进行后续调查。

在所有调查结束前无菌检验相关原始培养物，均不得销毁或丢弃。

无菌检查确证不合格后，QA 部门应指定专门的调查人员启动如下调查程序。

● 回顾该无菌生产线最近产品质量情况（至少回顾上次成功的培养基灌装至今生产的批次），尤其是无菌检查结果，是否出现过无菌阳性的情况等。

● 调查最近从该生产线生产的所有其他批次无菌原料药与该无菌不合格批次是否为同一生产周期内生产，列出所有批次，标记出与无菌阳性批在同一生产周期内生产的批次。

● 对于同一生产线、同一生产周期内生产的其他批次的无菌原料药，要调查这些批次是否已销售，已经销售的应立即通知客户：未使用的原料药应停止使用，已经用于制剂的应通知客户立即停止制剂销售及使用，必要时由制剂厂家召回制剂。

● 将所有未销售的同一生产线、同一生产周期内生产的其他批次的无菌原料药转移到待检区直至进一步的调查显示没有无菌问题前不得放行。从这些批次中选取一些批次的留样进行无菌复检。

● 任一无菌检查出现阳性结果不能按照上述规定判定阳性结果无效的，所有相关批次应判为无菌不合格。已经销售的原料药应立即启动召回，已上市销售的制剂应要求客户立即启动召回。进一步调查根本原因并采取相应的整改预防措施。QA 部门要基于进一步的实际调查结果和无菌复检结果及无菌风险评估对于无菌阳性批次之前之后的其他批次进行扩展的无菌调查。

● 必要时停止该无菌生产线生产，直至找到染菌的根本原因并彻底解决。

应由有经验的 QA 人员到该无菌生产线进行针对无菌保证体系的现场自查，包括但不限于以下方面。

● 现场检查并评价无菌生产线的设施情况，调查是否有任何厂房、设施、设备的变更以及无菌操作是否符合要求。

● 检查车间厂房、设施、设备的维护状态是否符合要求。

● 审核近期批记录，重点核查是否有无菌生产过程中的偏差，确认是否所有灭菌记录、除菌滤器完整性测试等任何与无菌原料药无菌性有关的工作都已正确地进行，且有相应记录支持。审核近期料液除菌过滤前微生物污染水平的趋势是否有异常。检查并评价该无菌生产线最近的变更控制记录以及偏差记录、OOS 报告等，特别是在过去一年中无菌检查的情况，以及所有无菌操作人员和其他进入无菌区的人员在过去一年中的培训记录、资质确认记录和再确认计划等。

- 审核在过去一年中空调通风系统的确认报告，注意检查高效过滤器的完整性测试、压差、换气次数、恢复时间、层流流型烟雾试验等。

- 审核评价其过去一年中的培养基灌装的报告。

- 审核评价其灭菌器如高压蒸汽灭菌柜和相应的一年内的验证报告。

- 审核其最近一年内的无菌环境监测、无菌操作人员微生物监测结果是否符合要求，是否有异常趋势。同时，无菌检查实验室的无菌环境监测、无菌操作人员微生物监测结果如符合要求且无异常趋势，往往提示污染更可能来自于生产车间。

- 审核其无菌取样设施、人员、方案和无菌检查程序是否符合要求。

2. 不溶性微粒及可见异物的调查

鉴于无菌原料药工艺的复杂性，无菌原料药生产厂应将所有可能引入不溶性微粒和可见异物的来源，按照工艺步骤逐一分析，实验室保留各种可能引入的异物样本供化验员培训和核查比对。实验室样本应注意更新、并不断丰富。同时，QC 实验室应与无菌生产车间密切沟通，且应了解生产车间工艺、设备、人员等可能引入的异物的类型和外观。在实验室可采用溶液滤膜过滤法，用显微镜观察，并可将镜下发现物拍照，与可能的异物来源进行比对，还可以采用红外显微等技术鉴别异物来源。需要注意的是，有时溶液中看似异物，如点、片、毛或絮状物的微粒物质不一定是异物，也可能是不溶或析出的产品，应从异物和产品不溶 / 析出物等方面全面考虑和调查。

实验室检测时应避免引入异物，实验室操作环境、操作人员着装控制、检查用水、仪器设备等应符合要求。

📋 要点备忘

- 无菌原料药要特别关注是否有微生物、内毒素、异物和微粒等污染，因此其产品检验和非无菌原料药相比，在无菌检查、内毒素检查、复溶溶液不溶性微粒、可见异物检测方面要有严格的控制。

- 取样的过程要确保不能对产品和样品造成任何污染。

18.8 包装

药品生产质量管理规范（2010 年修订）无菌药品附录

第五十五条 最终清洗后包装材料、容器和设备的处理应当避免被再次污染。

第五十六条 应当尽可能缩短包装材料、容器和设备的清洗、干燥和灭菌的间隔时间以及灭菌至使用的间隔时间。应当建立规定贮存条件下的间隔时间控制标准。

第五十九条 无菌生产所用的包装材料、容器、设备和任何其他物品都应当灭菌，并通过双扉灭菌柜进入无菌生产区，或以其他方式进入无菌生产区，但应当避免引入污染。

第七十七条 无菌药品包装容器的密封性应当经过验证，避免产品遭受污染。

背景介绍

直接接触无菌原料药的内包装材料应是无菌可密封的，且一旦开封后能被发现。如果其包装容器需要多次开启，则应设计为每次开启后可再次密封且不会影响其密封性。其材质应是惰性的，不脱落颗粒，可清洁灭菌，如玻璃、塑料、铝或不锈钢，密封系统也可采用胶塞/胶圈等材质。容器密封系统和无菌原料药的相容性应有研究数据支持。

无菌原料药可被装在不同类型的容器中，比较常见的包装方式如下。

● 直接装在铝瓶内，加胶塞（或胶圈）压铝盖密封。有不少企业会根据客户要求在铝瓶外再加塑料袋防护，外包装通常为纸箱。

● 直接装在单层或双层无菌塑料袋内密封，再外装铝瓶或铝箔袋或其他容器密封，加胶塞（或胶圈）压铝盖密封，外包装通常为纸箱。

包装无菌原料药的具体方式，需要有该无菌原料药包装在相应的直接接触产品的内包材内的稳定性研究数据支持，不得随意改变。需要变更时必须考虑相关质量研究，如进行相容性研究、容器密封性研究、稳定性研究并申报注册变更获得批准后才可更换。

📋 技术要求

无菌原料药的包装材料、包装过程和包装密封性应确保无菌产品的质量不受影响。

实施指导

A. 包材的清洗灭菌和检查

直接接触产品的铝瓶、胶圈、胶塞、铝盖在灭菌前必须经过充分的清洗，最后一遍清洗可采用经过除微粒过滤的注射用水，可进行挑战试验对自动清洗工艺进行验证。定期对清洗效果进行检查，如对清洗后包材抽样检测可见异物。精洗后灭菌前的包材的暴露环境常为 D 或 C 级下的局部层流。包材清洗后应在规定的时间间隔内灭菌。铝瓶和铝盖可采用烘箱或灭菌柜灭菌，胶圈／胶塞可采用灭菌柜灭菌。企业无论采用哪种灭菌方式，均需要对灭菌工艺进行验证。采用湿热灭菌的，可对灭菌前清洗程序去除内毒素的效力进行验证；采用干热灭菌的，可采用内毒素挑战验证灭菌过程中去除内毒素的能力。日常生产过程中的清洗工艺、干热或湿热灭菌装载方式应与验证过的模式相同，灭菌、干燥周期的参数设置不得随意改变，以确保清洗灭菌后的内包材的无菌性和干燥效果。内包材灭菌后应在规定的时间间隔内使用，灭菌后使用前，未完全密闭的内包材应始终在灭菌器内或 A 级层流 /RABS 保护下保存。

无菌塑料袋优先采用辐射灭菌的方法，这种方法没有残留。选用其他替代的灭菌方法时需充分评估污染风险并验证灭菌有效性。外购无菌塑料袋用于无菌原料药产品包装时，企业必须要对供应商进行充分的资质审核，至少应审核其塑料袋生产的工艺、配方、生产环境的洁净度和灭菌验证和日常的洁净度、灭菌控制是否可确保直接接触无菌产品的无菌塑料袋不会引入杂质、异物、微粒和微生物、内毒素的污染。同时，企业对每批购入的无菌塑料袋都要有严格的至少包括塑料袋材质鉴别、无菌、内毒素和可见异物、微粒控制等的进厂检验。塑料袋使用前也要检查其外观完整性和是否有可见异物。辐射灭菌的塑料袋的灭菌工艺必须经过充分的验证，通常建议辐射灭菌时在灭菌物品包装上附辐射灭菌剂量指示剂，以指示是否经灭菌或灭菌是否有异常。

B. 内包装过程管理

胶圈灭菌后和内铝盖的组装是应该特别注意的操作步骤。此时手工操作较多，采用手工安装的应严格控制无菌操作，手套消毒和消毒剂的晾干，采用镊子等器具安装的要注意避免镊子等划擦铝盖和胶圈产生异物和颗粒。亦可在清洗后对胶圈和内铝盖进行预组装，再进行湿热灭菌，应对灭菌效果、干燥效果进行验证，此方法可有效控制灭菌后组装带来的污染风险。

内包装材料灭菌后如不能采用密闭容器转运的，在无菌区内的传递应全过程有 A 级层流 /RABS 保护，直到分装结束压盖完成。

分装过程中应注意物品摆放位置，保持对所有内包材和产品的 A 级层流 /RABS 保护，分装开始直到取样后密封的全过程必须有 A 级保护。密封后应至少对每个包装容器进行目视密封性检查确认密封完成。

容易吸潮的无菌原料药，其整个分装环境在分装过程中应控制湿度，分装的时间应尽量缩短，减少产品吸潮的可能性。

C. 外袋包装

在直接装铝瓶的无菌原料药桶外是否加套塑料袋，取决于无菌原料药企业和制剂企业的质量协议，也有一些制剂企业会希望在铝瓶外面再加多层洁净甚至无菌的塑料袋，包装塑料袋的操作视客户要求在相应的洁净级别进行。有无菌包装要求时应使用无菌塑料袋，在无菌区进行包装操作，这样桶装无菌原料药进制剂企业无菌区时便于逐层脱包进入，减少铝瓶表面微生物和异物污染的可能性。制剂企业在使用前必须要和无菌原料药厂充分沟通加装塑料袋的环境级别，以及所加的保护性塑料袋是否是无菌的，防止误将非无菌保护性塑料袋当成无菌塑料袋而在传入过程中对铝瓶后续消毒不足而造成制剂污染。

D. 铝屑的预防

无菌原料药直接装铝瓶包装的，应谨防铝屑的产生。在搬运或运输过程中受到重击或摔打变形的铝瓶，其内部的无菌产品往往会受到铝屑污染，不应再继续作为无菌原料药使用。目前为减少铝瓶开盖过程中产生铝屑的可能性，很多企业采用撕拉盖便于制剂厂开启铝盖，减少铝屑产生的可能性。有些物流公司存在野蛮搬运的情况，制剂企业收货时可能会发现包装受损，故应加强对运输公司的约束和要求。原料药企业也可在产品包装的形式上如外加泡沫固定、缓冲等形式来降低运输公司错误操作可能造成的对无菌产品质量的影响。

E. 无菌产品的贴签

如在无菌室内贴签的，标签应经过适当的无菌处理后进行。除非与客户有特殊协定，应有标签贴在产品的内包装上。无菌原料药每批使用的标签，应每张复核，确保内容准确无误。

F. 无菌原料药包装容器密封性验证

无菌原料药容器密封系统的密封性应经过验证。验证方法通常包含微生物浸入法和色水法。微生物浸入法的一般流程是：无菌条件下，在内包装系统内装入无菌的液体培养基如 TSB，采用和生产相同的密封/压盖方式密封后将其封口倒置浸没在高浓度的挑战菌液内，并考虑进行适当的负压维持处理一定时间后，在适当的温度下培养适当的时间，观察包装内培养基是否有相应的挑战菌生长。色水法的一般流程是：在内包装系统内装入一定浓度的色水（如亚甲基蓝溶液），采用和生产相同的密封/压盖方式密封后将其封口倒置浸没一定体积的纯化水中，并进行适当的负压维持一定时间后，取样检测浸泡水中是否有色水标记物浸出。

密封性检查方法需进行适当的方法学验证。重点关注方法灵敏度的考察，灵敏度是指方法能够可靠检测的最小泄漏率或泄漏尺寸，目的在于找出微生物侵入或其他泄漏风险与泄漏孔隙类型/尺寸之间的关系，进而明确检测方法的检出能力。通过挑战性重复测试存在和不存在泄漏缺陷的包装来确认方法灵敏度。方法验证需设立阴性及阳性对照样品。阴性对照系指不存在已知泄漏孔隙的包装容器，而阳性对照系指采用激光打孔、微管/毛细管刺入等方法制造已知泄漏孔隙的包装容器。

用于验证的包装样品批次和数量主要基于包装产品的复杂性、产品的质量需求和生产商之前的经验积累，根据风险评估结果制定。可参见本丛书《无菌制剂》分册无菌制剂部分"11.1 包装系统密封性验证及检查"。

实例分析

实例 9：微生物浸入法进行铝瓶包装密封性验证的方案

样本量的选择需要综合考虑研究的目的和科学性，按照一定的原则进行选取，此处不做统一规定，以样本量 3 为例进行方案介绍。

（1）根据包装的规格，随机选择每批 3 套进行验证。

（2）分别用高压灭菌柜将包材、适量的培养液进行灭菌。

（3）在 A 级洁净区内，将培养基放入无菌的铝瓶内，用常规程序封盖并密封铝瓶。

（4）将相应的编号①～⑦写于铝瓶上。

①	②	③	④	⑤	⑥	⑦
培养基阳性对照	培养基阴性对照	测试	测试	测试	缺陷阳性对照	缺陷阴性对照（必要时）

（5）在微生物室阳性菌室的生物安全柜保护下打开铝瓶①，将稀释成含有 < 100cfu/0.1ml 的菌液 0.1ml 放入桶内，混匀，按照规定程序对铝瓶进行压盖密封，作为培养基阳性对照。将②号铝瓶置于 30~35℃条件下倒置培养 14 天，作为培养基阴性对照。将铝瓶③～⑦瓶口朝下完全浸泡于 ≥ 10^6cfu/ml 菌液中，要求菌液没过瓶口（下图）。

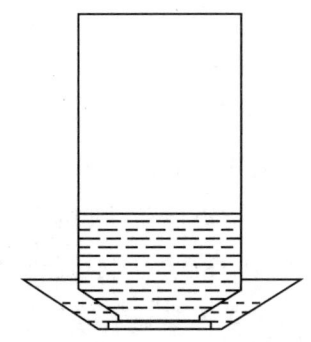

（6）将上图所示组合放入密闭设备中，通过真空泵对密闭设备进行抽真空操作，使设备的相对真空达到一定数值后关闭设备所有阀门，保持此压力一定时间。

（7）负压保持结束后恢复常压，继续常压保持一定时间后打开密闭设备，从菌悬液中将铝瓶取出，使用消毒剂擦去桶外残留的菌悬液并消毒铝桶外表面。

（8）将编号①和③～⑦（必要时）号铝瓶倒置于 30~35℃条件下培养 14 天。

（9）培养结束后，在微生物实验室 B 级背景下的 A 级层流台内，将铝瓶外表面消毒并开封后检查铝瓶中培养基内是否有菌生长。对于①号铝瓶和任何没有显示微生物生长的铝瓶，分别取出培养基继续进行增菌培养，然后观察并鉴定是否有接种菌／挑战菌的生长。

（10）接收标准

培养观察各容器培养基中微生物的生长情况，编号为②～⑤和⑦的铝瓶应显示铝瓶内没有微生物的生长。编号为①和⑥的铝瓶内应有菌生长且经鉴定确认为接种的挑战菌。

实例 10：色水法进行铝瓶包装密封性验证的方案

（1）根据包装的规格，随机选择每批 3 套进行验证。

（2）分别用高压灭菌柜将包材按规定程序进行清洗灭菌。

（3）每个铝瓶内分别加入一定量一定浓度的亚甲基蓝溶液，加入过程注意避免亚甲基蓝溶液污染瓶口，然后按照规定程序对铝瓶进行压盖密封。

（4）将相应的编号①～⑤写于铝瓶上。

①	②	③	④	⑤
测试	测试	测试	缺陷阳性对照	缺陷阴性对照（必要时）

（5）如下图所示，将所有铝瓶倒置在盛放有一定量纯化水／注射用水的容器中，纯化水／注射用水的液面刚好没过铝瓶口，对加入容器内的纯化水／注射用水同步取样（使用清洁后的取样瓶取样），作为空白对照，并在样品上做好相关标识。

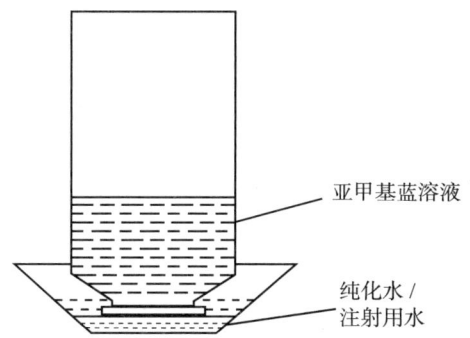

亚甲基蓝溶液

纯化水／
注射用水

（6）将上图所示组合放入密闭设备中，通过真空泵对密闭设备进行抽真空操作，使设备的相对真空达到一定数值后关闭设备所有阀门，保持此压力一定时间。

（7）负压保持结束后恢复常压，继续常压保持一定时间后打开密闭设备，取出铝瓶，将桶口擦拭干净，检查容器内颜色并取样检测。

（8）接受标准

对容器中溶液取样检测亚甲基蓝是否有泄露，编号为①～③和⑤（必要时）铝瓶应无亚甲基蓝溶液检出，④号铝瓶应可检测出亚甲基蓝泄露。

📋 要点备忘

● 鉴于上述要求，无菌原料药内包材的洁净度、无菌性或灭菌过程、转运和包装过程、容器密封系统的密封性应严格控制。